全国高等教育自学考试指定教材

儿科护理学（本）

［含：儿科护理学（本）自学考试大纲］

（2023 年版）

全国高等教育自学考试指导委员会　组编

主　编　李　杨

编　者　（按姓氏汉语拼音排序）

陈　华　陈京立　洪黛玲

蒋文慧　李　杨　连冬梅

梁　爽　张　欣　周　静

北京大学医学出版社

ERKE HULIXUE（BEN）

图书在版编目（CIP）数据

儿科护理学：本 / 李杨主编．—北京：北京大学医学出版社，2023.9（2025. 6 重印）
ISBN 978-7-5659-2968-7

Ⅰ．①儿… Ⅱ．①李… Ⅲ．①儿科学 - 护理学 - 高等教育 - 自学考试 - 教材 Ⅳ．① R473.72

中国国家版本馆 CIP 数据核字（2023）第 156096 号

儿科护理学（本）

主　　编：李　杨
出版发行：北京大学医学出版社
地　　址：（100191）北京市海淀区学院路 38 号　北京大学医学部院内
电　　话：发行部 010-82802230；图书邮购 010-82802495
网　　址：http://www.pumpress.com.cn
E-mail：booksale@bjmu.edu.cn
印　　刷：北京溢漾印刷有限公司
经　　销：新华书店
责任编辑：刘陶陶　　**责任校对**：靳新强　　**责任印制**：李　啸
开　　本：787 mm × 1092 mm　1/16　　**印张**：21.75　　**字数**：585 千字
版　　次：2023 年 9 月第 1 版　2025 年 6 月第 2 次印刷
书　　号：ISBN 978-7-5659-2968-7
定　　价：58.00 元

组编前言

21 世纪是一个变幻难测的世纪，是一个催人奋进的时代。科学技术飞速发展，知识更替日新月异。希望、困惑、机遇、挑战，随时随地都有可能出现在每一个社会成员的生活之中。抓住机遇，寻求发展，迎接挑战，适应变化的制胜法宝就是学习——依靠自己学习、终生学习。

作为我国高等教育组成部分的自学考试，其职责就是在高等教育这个水平上倡导自学、鼓励自学、帮助自学、推动自学，为每一个自学者铺就成才之路。组织编写供读者学习的教材就是履行这个职责的重要环节。毫无疑问，这种教材应当适合自学，应当有利于学习者掌握和了解新知识、新信息，有利于学习者增强创新意识，培养实践能力，形成自学能力，也有利于学习者学以致用，解决实际工作中所遇到的问题。具有如此特点的书，我们虽然沿用了“教材”这个概念，但它与那种仅供教师讲、学生听，教师不讲、学生不懂，以“教”为中心的教科书相比，已经在内容安排、编写体例、行文风格等方面都大不相同了。希望读者对此有所了解，以便从一开始就树立起依靠自己学习的坚定信念，不断探索适合自己的学习方法，充分利用自己已有的知识基础和实际工作经验，最大限度地发挥自己的潜能，达成学习的目标。

欢迎读者提出意见和建议。

祝每一位读者自学成功。

全国高等教育自学考试指导委员会

2022 年 8 月

目　录

全国高等教育自学考试

儿科护理学（本）
自学考试大纲

全国高等教育自学考试指导委员会　制定

大纲前言

为了适应社会主义现代化建设事业的需要，鼓励自学成才，我国在 20 世纪 80 年代初建立了高等教育自学考试制度。高等教育自学考试是个人自学，社会助学和国家考试相结合的一种高等教育形式。应考者通过规定的专业课程考试并经思想品德鉴定达到毕业要求的，可获得毕业证书；国家承认学历并按照规定享有与普通高等学校毕业生同等的有关待遇。经过 40 多年的发展，高等教育自学考试为国家培养造就了大批专门人才。

课程自学考试大纲是规范自学者学习范围、要求和考试标准的文件。它是按照专业考试计划的要求，具体指导个人自学、社会助学、国家考试及编写教材的依据。

为更新教育观念，深化教学内容方式、考试制度、质量评价制度改革，更好地提高自学考试人才培养的质量，全国考委各专业委员会按照专业考试计划的要求，组织编写了课程自学考试大纲。

新编写的大纲，在层次上，本科参照一般普通高校本科水平，专科参照一般普通高校专科或高职院校的水平；在内容上，及时反映学科的发展变化以及自然科学和社会科学近年来研究的成果，以更好地指导应考者学习使用。

全国高等教育自学考试指导委员会

2023 年 5 月

Ⅰ　课程性质与课程目标

一、课程性质和特点

儿科护理学（本）课程是全国高等教育自学考试护理学专业（专升本）考试课程之一，是为辅导和检验自学考生的儿科护理学的基本理论、基本知识和基本技能而设置的一门专业课。

二、课程目标

通过本课程的学习，学生能够全面、系统地掌握儿科护理学的基本理论知识和技能，包括小儿生长发育和健康保健内容，常见疾病的病因、病理生理学改变、临床特征、防治原则和护理方法，其中疾病护理重点强调对患儿护理问题的识别和护理干预的实施。学生能够运用护理程序，全面评估儿童及其家庭的需要，对临床护理问题做出正确判断，为儿童及家庭提供及时、安全、有效的整体护理。

三、与相关课程的联系与区别

儿科护理学是护理专业临床课程的重要组成部分。医学基础课程如人体解剖学、生理学、病理生理学、药理学、健康评估等，人文课程如沟通交流、护理心理学等课程的学习，均是学好儿科护理学的重要基础和保障。

四、课程的重点和难点

本课程的重点是：小儿生长发育规律，各年龄期儿童保健的内容，儿科常用护理技术，各系统常见疾病的概念、病因、临床表现、辅助检查、治疗原则和护理措施。本课程的难点是：儿科护理学课程内容覆盖了小儿从健康到疾病这一动态变化过程，内容较多；另外，不同年龄阶段儿童身心发展特点不同，所涉及的健康保健和疾病护理内容也存在差异，需要在学习中注意相互的联系和区别。

Ⅱ　考核目标

本大纲在考核目标中，按照识记、领会、简单应用和综合应用 4 个层次规定考生在学习后应达到的能力层次要求。4 个能力层次是递进关系，各能力层次的含义是：

识记（Ⅰ）：要求考生能够识别和记忆本课程中有关儿科护理学基础知识的主要内容（如小儿生长发育的规律、主要指标，疾病的概念、病因、临床表现、治疗原则、护理措施等），并能够根据考核的不同要求，做正确的选择和表述。

领会（Ⅱ）：要求考生能够领悟和理解本课程中儿科护理学的基本理论和基本技能，如疾病的发病机制和病理生理学变化、护理措施的依据等，理解相关知识的区别和联系，并能根据考核的不同要求进行逻辑推理和论证，做出正确的判断和解释。

简单应用（Ⅲ）：要求考生在识记和领会儿科护理学基本理论知识和技能的基础上，能够根据实际的情景或案例，运用本课程中的相关知识点，通过分析得出正确的结论或做出正确的判断，解决儿童及其家庭一般的实际问题。

综合应用（Ⅳ）：要求考生在识记和领会儿科护理学基本理论知识和技能的基础上，能够根据较复杂的实际情景或案例，运用本课程中的综合知识和技能，通过分析得出正确的结论或做出正确的判断，解决儿童及其家庭较复杂的实际问题。

Ⅲ　课程内容与考核要求

第一章　绪　论

一、学习目的与要求

通过本章的学习，学生能够了解儿科护理学的范围和任务，掌握儿科护理工作的特点、原则，以及儿科护士的专业角色和素质要求。

二、课程内容

第一节　儿科护理学的范围和任务

（一）儿科护理学的范围

内容包括儿童生长发育、儿童保健、疾病预防与护理等。实践范围包括临床护理工作；儿童保健工作；儿童及其家庭的健康教育支持工作等。

（二）儿科护理学的任务

第二节　儿科护理工作的特点和原则

（一）儿童护理工作的特点

儿童身心发育的特点：生理发育特点，营养代谢特点，免疫特点，心理社会发育特点。儿科临床工作特点：疾病特点，诊治特点，预后和预防特点。

（二）儿科护理工作的原则

以儿童及其家庭为中心，预防和减少儿童身体和心理上的伤害，促进儿童身心健康发展，遵守法律和伦理道德规范。

第三节　儿科护士的专业角色和素质要求

（一）儿科护士的专业角色

照顾者，健康教育者，咨询者和支持者，合作者和协调者，研究者。

（二）儿科护士的素质要求

具有高尚的职业道德观念，具有与儿童及其家庭有效沟通的能力，具有扎实的专业知识和技能。

三、考核知识点与考核要求

1. 儿科护理学的范围和任务
识记：儿科护理学的范围。
领会：儿科护理学的任务。
2. 儿科护理工作的特点和原则
识记：儿科护理工作的原则。
领会：儿童身心发育的特点，儿科临床工作的特点。
综合应用：将儿科护理工作原则应用到实际工作中。
3. 儿科护士的专业角色和素质要求
识记：儿科护士的专业角色。
领会：儿科护士的素质要求。

四、本章重点、难点

本章重点内容：儿科护理工作的特点和原则，儿科护士的专业角色。

第二章　生长发育

一、学习目的与要求

通过本章的学习，学生能够掌握小儿年龄分期和各期特点、生长发育的规律、儿童体格生长的规律，以及心理社会发展过程。熟悉生长发育的影响因素及儿童生长发育过程中常见的心理行为问题。了解儿童生长发育的评价方法。

二、课程内容

第一节　概　述
（一）小儿年龄阶段的划分及各期特点
胎儿期，新生儿期，婴儿期，幼儿期，学龄前期，学龄期，青春期。
（二）生长发育的规律
生长发育具有连续性和阶段性，各系统器官发育具有不平衡性，生长发育具有一定的顺序性，生长发育具有个体差异性。
（三）影响生长发育的因素
遗传因素，环境因素。
第二节　体格发育
（一）体格生长常用指标及测量方法
常用指标：体重，身高（长），坐高，头围，胸围。
（二）骨骼和牙齿的发育

骨骼发育：颅骨的发育，脊柱的发育，骨化中心的发育。牙齿的发育。

（三）脑和脊髓的发育

脑的发育，脊髓的发育。

（四）生殖系统的发育

女性生殖系统的发育，男性生殖系统的发育。

第三节　心理与社会的发展

（一）感知觉的发展

视感知发育，听感知发育，嗅觉和味觉发育，皮肤感觉发育，知觉发育。

（二）运动功能的发展

大动作的发育，精细动作的发育。

（三）语言的发展

发音阶段，理解语言阶段，表达语言阶段。

（四）认知的发展

注意的发展，记忆的发展，思维的发展，想象的发展。

（五）情绪、情感的发展

（六）社会行为的发展

（七）游戏能力的发展

各年龄阶段游戏发展特点。游戏的功能。

第四节　儿童常见的心理行为问题

（一）遗尿症

遗尿症的概念、病因、临床表现、治疗和护理。

（二）注意力缺陷多动障碍

注意力缺陷多动障碍的概念、病因和发病机制、临床表现、治疗和护理。

（三）孤独症谱系障碍

孤独症谱系障碍的概念、临床表现、诊断与治疗。

（四）网络 / 游戏成瘾

网络 / 游戏成瘾的概念和判断标准，以及对青少年的影响。

第五节　儿童生长发育的评价

（一）体格生长的评价

体格生长评价的方法：均值离差法，中位数百分位法，指数法，生长曲线法。

（二）心理社会发展的评价

发育水平测验：筛查性测验，诊断性测验。适应性行为评定。心理测验注意事项。

三、考核知识点与考核要求

1. 小儿年龄阶段的划分及各期特点

识记：胎儿期、围生期、新生儿期、婴儿期、幼儿期、学龄前期、学龄期，以及青春期的概念。

领会：各年龄段的特点。

2. 生长发育的规律和影响因素

识记：生长发育的规律。

领会：影响生长发育的因素。

3. 体格生长常用指标及测量方法

（1）体重

识记：体重的概念，体重增长规律，正常儿童体重估算公式。

领会：体重非匀速增长规律，体重测量的意义。

简单应用：不同年龄儿童体重测量方法。

（2）身高（长）

识记：身高（长）的概念，身高增长规律，上部量和下部量的概念，正常儿童身高估算公式。

领会：身高（长）测量的意义。

简单应用：不同年龄儿童身高（长）测量方法。

（3）坐高

识记：坐高的概念。

领会：坐高测量的意义。

简单应用：坐高的测量方法。

（4）头围

识记：头围的概念，头围增长规律。

领会：头围测量的意义。

简单应用：头围测量的方法。

（5）胸围

识记：胸围的概念，胸围与头围的关系。

简单应用：胸围测量的方法。

4. 骨骼的发育

识记：前囟的概念、正常值、闭合时间，后囟的概念和闭合时间，颅骨缝闭合时间。脊柱 3 个自然弯曲的形成过程。

领会：囟门和颅骨缝闭合的影响和意义，骨化中心的发育。

简单应用：前囟测量方法。

5. 牙齿的发育

识记：乳牙的数目、出牙时间和出齐时间，换牙的时间和顺序。

领会：乳牙萌出的顺序。

6. 脑和脊髓的发育

领会：脑的发育，脊髓的发育。

7. 生殖系统的发育

识记：女性生殖系统发育的过程，男性生殖系统发育的过程。

领会：男女生殖系统发育的特点。

8. 感知觉的发展

识记：视感知、听感知、嗅觉 / 味觉、皮肤感觉、知觉发育的发展过程。

9. 运动功能的发育

识记：小儿动作发育规律，大动作发育过程。

领会：大动作和精细动作的区别。

10. 语言的发展

识记：语育发展的 3 个阶段，3 个阶段语言发展的具体表现。

领会：语言发展过程中需要注意的现象。

11. 认知的发展

领会：注意、记忆、思维、想象的发展过程。

12. 情绪、情感的发展

领会：情绪、情感的发展过程。

13. 社会行为的发展

识记：社会行为发展的过程。

14. 游戏能力的发展

识记：各年龄阶段游戏的特点，游戏的功能。

领会：游戏对儿童发展的作用。

综合应用：指导家长选择适合儿童年龄特点的游戏，在护理实践中运用游戏促进患儿的生长发展。

15. 儿童常见的心理行为问题

（1）遗尿症

识记：遗尿症的概念、临床表现、护理措施。

领会：遗尿症的病因、治疗方法。

（2）注意力缺陷多动障碍

识记：注意力缺陷多动障碍的概念、临床表现、治疗和护理措施。

领会：注意力缺陷多动障碍的病因和发病机制、诊断依据。

（3）孤独症谱系障碍

识记：孤独症谱系障碍的概念、临床表现。

领会：孤独症谱系障碍的诊断和治疗方法。

（4）网络 / 游戏成瘾

识记：网络 / 游戏成瘾的概念、判断标准。

领会：网络 / 游戏成瘾对青少年的影响。

16. 儿童生长发育的评价

识记：体格生长评价的 4 个方法（均值离差法、中位数百分位法、指数法、生长曲线图法）。

领会：心理社会发展的评价方法。

简单应用：体格生长的评价（均值离差法、中位数百分位法、生长曲线图法）。

四、本章重点、难点

本章重点内容：小儿年龄阶段的划分及各期特点，生长发育的规律，体格生长常用指标及测量方法，骨骼和牙齿的发育，感知觉的发展，运动功能的发展，语言的发展，社会行为的发展，游戏能力的发展，遗尿症的概念和临床表现。

本章难点内容：儿童生长发育的评价，包括体格生长评价和心理社会发展的评价。

第三章　儿童保健

一、学习目的与要求

通过本章学习，学生能够了解儿童保健的内容和重要意义。熟悉儿童对能量及各种营养素的需要量。熟悉儿童体育锻炼的方法。熟悉预防接种的不良反应及处理方法。掌握不同年龄期儿童的喂养方法、膳食安排。掌握不同年龄期儿童的保健特点和具体措施。掌握免疫规划的内容和程序，以及预防接种注意事项。掌握儿童意外伤害的管理方法。

二、课程内容

第一节　儿童营养与膳食安排

（一）儿童营养需要

能量的需要：基础代谢，食物的热力作用，生长所需，活动消耗，排泄消耗。营养素的需要：碳水化合物，脂类，蛋白质，维生素，矿物质，水，膳食纤维。

（二）婴儿喂养

母乳喂养，混合喂养，婴儿配方喂养，过渡期食物的选择。

（三）1 岁以上儿童膳食安排

幼儿的饮食，学龄前期儿童的饮食，学龄期儿童的饮食，青春期少年的饮食。

第二节　各年龄期儿童健康保健特点

（一）新生儿期保健

出生后日常护理，新生儿疾病筛查，新生儿家庭访视。

（二）婴儿期保健

合理喂养，户外活动，排便训练，口腔保健，定期健康检查和生长发育监测，预防接种和预防常见病，防止意外。

（三）幼儿期保健

合理喂养，合理安排小儿生活和培养良好生活习惯，早期教育，定期健康检查，预防接种，预防意外事故，防治常见的心理行为问题。

（四）学龄前期保健

合理营养，日常护理，早期教育，预防疾病和意外，防治常见的心理行为问题。

（五）学龄期保健

从小培养健康的生活方式，合理膳食，培养良好的卫生习惯，保持正确的姿势，预防龋齿和近视，培养劳动观念及体育锻炼习惯，定期健康检查，防治常见的心理行为问题。

（六）青春期保健

保证充足的营养，形成健康的生活方式，性教育，防止意外。防治常见的心理行为问题。

第三节　体格锻炼

（一）户外活动

（二）婴儿皮肤按摩

（三）三浴锻炼

空气浴，日光浴，水浴。

（四）其他

体操。体育运动。

第四节　免疫规划

（一）免疫规划的内容

主动免疫，被动免疫，疫苗。

（二）免疫规划程序

免疫程序，几种疫苗的特点。

（三）预防接种注意事项

预防接种的注意事项、禁忌证。

（四）预防接种不良反应及处理

预防接种的一般反应、异常反应。

第五节　儿童意外伤害的管理

（一）车祸

车祸的原因、预防措施。

（二）溺水

溺水的高发年龄段、高风险地点、预防措施。

（三）烧、烫伤

预防烫伤、火焰烧伤、电灼伤的措施，烧、烫伤的急救处理。

（四）异物窒息

异物的种类，预防措施。

（五）中毒

中毒的原因、预防措施、急救措施。

（六）跌落

跌落的发生原因、预防措施。

三、考核知识点与考核要求

1. 儿童营养需要

识记：儿童对能量需要的 5 个方面，人体必需的 7 大类营养素。

领会：各种营养物对儿童健康成长的作用。

2. 母乳喂养

识记：母乳的成分和特点，母乳喂养的优点，母乳喂养注意事项，不宜母乳喂养的情况。

领会：影响母乳喂养的因素。

简单应用：指导产妇母乳喂养的方法，断奶的方法。

3. 混合喂养和婴儿配方喂养

识记：混合喂养的概念和方法，婴儿配方喂养的概念，婴儿配方喂养的注意事项。

领会：婴儿配方奶与母乳的区别。

简单应用：婴儿配方奶的配制。

4. 过渡期食物的选择

识记：过渡期食物添加的原则。

领会：正确选择和添加过渡期食物的重要意义。

简单应用：过渡期食物添加的步骤。

5. 1 岁以上儿童膳食安排

领会：1 岁以上各年龄期儿童营养需求特点和膳食安排。

6. 新生儿期的保健

识记：日常护理，新生儿疾病筛查的内容，家庭访视的时间安排和访视内容。

领会：加强新生儿期保健工作的重要意义。

7. 婴儿期的保健

识记：婴儿期的保健措施。

8. 幼儿期的保健

识记：幼儿期的保健措施。

9. 学龄前期的保健

识记：学龄前期的保健措施。

10. 学龄期保健

识记：学龄期的保健措施。

11. 青春期保健

识记：青春期的保健措施。

12. 体格锻炼

领会：户外活动、婴儿皮肤按摩、三浴锻炼的方法。

简单应用：为儿童家长进行户外活动、婴儿皮肤按摩、三浴锻炼提供具体指导。

13. 免疫规划内容

识记：免疫规划、预防接种、人工主动免疫、人工被动免疫的概念；主动免疫和被动免疫常用的制剂。

领会：免疫规划的重要意义。

14. 免疫规划程序

识记：国家免疫规划疫苗儿童免疫程序（2021 版）：疫苗名称、接种途径、剂量、接种年龄，疫苗的接种注意事项。

领会：几种常见疫苗的特点。

简单应用：国家免疫规划疫苗儿童免疫程序（2021 版）所列疫苗的接种方法。

15. 预防接种

识记：预防接种的注意事项，禁忌证，一般反应和异常反应的表现。

简单应用：预防接种的一般反应和异常反应的处理。

16. 车祸

识记：针对婴幼儿的预防措施，针对学龄儿童的预防措施。

领会：车祸的原因。

17. 溺水

识记：高发年龄段，高风险地点，预防措施。

18. 烧、烫伤

识记：预防烫伤、火焰烧伤、电灼伤的方法，烧烫伤急救处理方法。

简单应用：烧烫伤的紧急处理。

19. 异物窒息

识记：异物种类，预防措施。

简单应用：异物窒息的预防。

20. 中毒

识记：中毒原因，预防措施。

简单应用：中毒的急救处理。

21. 跌落

识记：发生原因，预防措施。

简单应用：跌落的预防。

四、本章重点、难点

本章重点内容：儿童的营养需要，母乳喂养的优点及方法，过渡期食物的选择，不同年龄期儿童的保健要点，免疫规划的内容和程序，预防接种注意事项。

本章难点内容：儿童对能量及各种营养素的需要量，不同年龄期儿童的喂养方法、膳食安排，预防接种不良反应及处理方法。

第四章　住院儿童的护理

一、学习目的与要求

通过本章学习，学生能够掌握住院儿童的一般护理、住院儿童的心理反应及护理、住院儿童的临终关怀及家庭支持护理、儿童药物治疗特点及护理。熟悉与住院儿童及家庭沟通的方法，熟悉住院儿童家庭对疾病与住院的反应和应对。了解儿童疼痛管理。

二、课程内容

第一节　住院儿童常规护理

（一）住院儿童一般护理

入院护理常规，住院期间护理，出院护理。

（二）与住院儿童及家庭沟通的方法

与住院儿童沟通的方法，与住院儿童家庭沟通的方法。

（三）住院儿童病例资料收集的特点

住院儿童病例收集的内容及注意事项。住院儿童体格检查的注意事项。

第二节　住院儿童的心理反应和护理

（一）各年龄阶段儿童对疾病的认识

婴儿期，幼儿和学龄前期，学龄期，青春期。

（二）影响儿童适应住院的因素

（三）儿童对住院的心理反应及护理

住院儿童的心理反应（分离性焦虑、失控感、焦虑或恐惧、羞耻感和罪恶感）。住院儿童的心理护理。

第三节　住院儿童家庭的反应和应对

（一）家庭对儿童住院的反应

（二）对住院儿童家庭的支持

第四节　住院儿童的临终关怀及家庭支持

（一）不同年龄儿童对死亡的认识

婴幼儿，学龄前儿童，学龄儿童，青少年。

（二）临终患儿家长的心理反应

否认、震惊，愤怒，协议或磋商，抑郁，接受。

（三）对临终患儿的临终关怀及家庭支持

第五节　儿童疼痛管理

（一）儿童疼痛的评估

不同年龄阶段儿童的疼痛反应特点，儿童疼痛的评估工具。

（二）儿童疼痛的护理

药物性干预，非药物性干预。

第六节　儿童药物治疗特点及护理

（一）儿童用药特点

（二）药物选择及护理

抗生素，镇静药，镇咳祛痰药，止泻药 / 泻药，退热药，肾上腺皮质激素。

（三）给药方法

口服法，注射法，灌肠法，外用药，其他方法。

（四）小儿药物剂量计算

按体重计算，按体表面积计算，按年龄计算，按成人剂量折算。

三、考核知识点与考核要求

1. 住院儿童一般护理

识记：入院护理常规，治疗性游戏的概念、方法和作用。

综合应用：做好住院期间护理，为患儿及其家庭做好出院护理。

2. 与住院儿童及家庭沟通的方法

识记：与住院儿童沟通的方法。

领会：与住院儿童家庭沟通的方法。

简单应用：能够与住院儿童及其家长进行有效沟通。

3. 住院儿童病例资料收集的特点

识记：住院儿童病例收集的内容，住院儿童体格检查的注意事项。

简单应用：对住院儿童进行体格检查。

4. 住院儿童的心理反应

识记：影响儿童适应住院的因素，住院儿童常见的心理反应，分离性焦虑的概念、分期和各期特点，以及不同年龄儿童分离性焦虑的表现。

领会：各年龄阶段儿童对疾病的认识，失控感的概念、不同年龄儿童发生的原因及表现，焦虑 / 恐惧，羞耻感和罪恶感。

简单应用：能够识别住院儿童的各种心理反应。

5. 住院儿童的心理护理

识记：住院儿童心理护理的措施。

简单应用：能够做好住院儿童的心理护理。

6. 住院儿童家庭的反应和应对

领会：住院儿童家庭的反应。

简单应用：能够为住院儿童家庭提供支持。

7. 住院儿童的临终关怀及家庭支持

识记：濒死儿童父母心理反应的 5 个阶段，住院儿童临终关怀及家庭支持的具体措施。

领会：不同年龄阶段儿童对死亡的认识。

8. 儿童疼痛的评估

领会：不同年龄阶段儿童疼痛反应特点，3 种儿童常用疼痛评估工具的适用人群。

简单应用：能够使用适宜的疼痛评估量表对儿童进行疼痛的评估。

9. 儿童疼痛的护理

识记：非药物干预的常用方法。

领会：药物干预的原则和方法。

10. 儿童药物治疗特点及护理

识记：常用的几种给药方法（口服、注射、灌肠、外用、其他），药物的选择和护理。

领会：小儿用药特点，小儿药物剂量的计算。

简单应用：常用的几种给药方法（口服、注射、灌肠、外用）的正确实施。

四、本章重点、难点

本章重点内容：住院儿童的一般护理，住院儿童的心理反应及护理，住院儿童的临终关怀及家庭支持，儿童药物治疗特点及护理。

本章难点内容：儿童疼痛管理，儿童药物治疗特点及护理。

第五章　儿科常用护理技术

一、学习目的与要求

通过本章学习，学生能够掌握婴儿沐浴、留置针穿刺技术、股静脉穿刺、温箱的使用，以及光照疗法的操作目的、操作方法和操作注意事项。熟悉各项操作的用物准备。能够正确实施婴儿沐浴、留置针穿刺、股静脉穿刺、温箱的使用，以及光照疗法。

二、课程内容

第一节　婴儿沐浴

（一）操作目的

清洁皮肤，观察全身情况，促进全身血液循环。

（二）用物准备

（三）操作方法

操作前评估，准备，操作步骤，操作后整理。

（四）注意事项

第二节　留置针穿刺技术

（一）操作目的

输入药物，维持体液平衡，营养支持，维持血压。

（二）用物准备

（三）操作方法

操作前评估，准备，操作步骤，操作后整理。

（四）注意事项

套管针的选择，加强巡视。

第三节　股静脉穿刺

（一）操作目的

留取血标本进行化验检查。

（二）用物准备

（三）操作方法

操作前评估，准备，操作步骤，操作后整理。

（四）注意事项

不是首选采血方式，保护会阴部位，采血中观察患儿，拔针后延长按压时间。

第四节　温箱的使用

（一）操作目的

为早产儿和低体重儿提供适宜的温湿度环境，实施保护性隔离。

（二）用物准备

（三）操作方法

操作前评估，准备，操作步骤，操作后整理。

（四）注意事项

保证安全，监测体温，箱温监测探头上不放置其他物品，选择适宜温箱温度。

第五节　光照疗法

（一）操作目的

适用于新生儿高胆红素血症患儿。

（二）用物准备

（三）操作方法

操作前评估，准备，操作步骤，操作后整理。

（四）注意事项

裸露皮肤，保护眼睛和生殖器；补充水分；光疗灯定期更换；保证患儿安全。

三、考核知识点与考核要求

1. 婴儿沐浴

识记：婴儿沐浴的操作目的、操作步骤、要点与说明、注意事项。

简单应用：能够正确为婴儿沐浴并做好脐带护理。

2. 留置针穿刺技术

识记：留置针穿刺技术的操作目的、操作步骤、要点与说明、注意事项。

简单应用：能够正确实施留置针穿刺。

3. 股静脉穿刺

识记：股静脉穿刺的操作目的、操作步骤、要点与说明、注意事项。

简单应用：能够正确实施股静脉穿刺。

4. 温箱使用

识记：温箱使用的操作目的、操作步骤、要点与说明，以及出温箱的条件、注意事项。

简单应用：能够正确使用温箱。

5. 光照疗法

识记：光照疗法的操作目的、操作步骤、要点与说明、注意事项。

简单应用：能够正确实施光照疗法。

四、本章重点、难点

本章重点内容：婴儿沐浴，留置针穿刺技术，股静脉穿刺，温箱的使用，光照疗法的操作目的、操作步骤、要点与说明，以及操作注意事项。

第六章　新生儿与新生儿疾病患儿的护理

一、学习目的与要求

通过本章的学习，学生能够掌握新生儿分类及其相关概念；正常足月儿的特点及护理方法；早产儿的特点及护理方法；新生儿常见疾病（新生儿窒息、新生儿呼吸窘迫综合征、新生儿肺炎、新生儿黄疸、新生儿缺氧缺血性脑病、新生儿败血症、新生儿寒冷损伤综合征）的概念、临床表现、主要护理问题和护理措施。熟悉以上新生儿常见疾病的病因、发病机制、病理生理、辅助检查及治疗原则。了解新生儿重症监护单位的管理和主要工作内容。

二、课程内容

第一节　新生儿分类

（一）基本概念

围生期，新生儿。

（二）新生儿分类

按胎龄分类，按出生体重分类，按体重和胎龄关系分类，高危儿。

第二节　正常足月儿的特点及护理

（一）正常足月儿的特点

外观，体温调节，呼吸系统，循环系统，消化系统，血液系统，泌尿系统，神经系统，能量和体液代谢，免疫系统。

（二）正常足月儿的几种特殊生理状态

生理性体重下降，生理性黄疸，“马牙”和“螳螂嘴”，乳腺肿大和假月经，粟粒疹及红斑。

（三）足月新生儿的护理

维持体温稳定，保持呼吸道通畅，合理喂养，预防感染，促进母婴感情建立，预防接种，新生儿筛查。

第三节　早产儿的特点及护理

（一）早产儿特点

外观，呼吸系统，体温调节，循环系统，消化系统，血液系统，泌尿系统，神经系统，免疫系统。

（二）早产儿护理

维持体温稳定，营养支持，维持有效呼吸，预防感染。

第四节　新生儿重症监护

（一）新生儿重症监护单位的设置和管理

环境布置和设备，医院感染管理，入室指征。

（二）主要工作内容

体温监护，心肺监护，呼吸监护和管理，血压监测，氧合水平的监测，静脉营养，病情观察。

第五节　新生儿窒息

（一）病因

（二）病理生理

（三）临床表现

（四）辅助检查

（五）治疗原则

（六）预防措施

（七）常见的护理问题和护理措施

第六节　新生儿呼吸窘迫综合征

（一）病因和发病机制

（二）临床表现

（三）辅助检查

（四）治疗原则

（五）预防措施

（六）常见的护理问题和护理措施

第七节　新生儿肺炎

（一）分类

吸入性肺炎，感染性肺炎。

（二）临床表现

吸入性肺炎，感染性肺炎。

（三）辅助检查

（四）治疗原则

（五）常见的护理问题和护理措施

第八节　新生儿黄疸

（一）概述

新生儿胆红素代谢特点，新生儿黄疸的分类，治疗原则。

（二）新生儿溶血病

新生儿溶血病的病因和发病机制、临床表现、辅助检查、治疗原则。

（三）新生儿黄疸的护理

新生儿黄疸的护理问题、护理措施。

第九节　新生儿缺氧缺血性脑病

（一）病因

（二）病理生理
（三）临床表现
（四）辅助检查
（五）治疗原则
（六）常见护理的问题和护理措施
第十节　新生儿败血症
（一）病因
（二）临床表现
（三）辅助检查
（四）治疗原则
（五）常见的护理问题和护理措施
第十一节　新生儿寒冷损伤综合征
（一）病因和发病机制
（二）临床表现
（三）辅助检查
（四）治疗原则
（五）常见的护理问题和护理措施

三、考核知识点与考核要求

1. 新生儿分类

识记：围产期、新生儿的概念；按胎龄分类：早产儿、足月儿、过期产儿的概念；按出生体重分类：正常出生体重儿、低出生体重儿、极低出生体重儿、超低出生体重儿、巨大儿的概念；按胎龄与出生体重的关系分类：小于胎龄儿、适于胎龄儿、大于胎龄儿的概念。

领会：高危儿与母婴有关的因素。

2. 正常足月儿的特点及护理

识记：正常足月新生儿的概念，外观特点，生理性体重下降的概念，生理性黄疸的表现，“马牙”和“螳螂嘴”的概念，乳腺肿大和假月经的原因及表现，粟粒疹及红斑的表现，正常新生儿的护理措施。

领会：正常足月儿呼吸系统、循环系统、消化系统、血液系统、泌尿系统、神经系统、免疫系统、能量和体液的特点。

综合应用：做好正常足月儿的日常护理。

3. 早产儿的特点及护理

识记：外观特点，常见护理问题，护理措施

领会：早产儿呼吸系统、体温调节、消化系统、血液系统、泌尿系统、神经系统、免疫系统的特点。

综合应用：做好早产儿的日常护理。

4. 新生儿重症监护

识记：医院感染管理的措施、入室指征。

领会：环境布置特点和设备，主要工作内容。

5. 新生儿窒息

识记：新生儿窒息的概念、临床表现、复苏方案和护理措施。

领会：新生儿窒息的病因、病理生理学改变、辅助检查、预防措施。

综合应用：能够识别患儿的护理问题并提供护理。

6. 新生儿呼吸窘迫综合征

识记：新生儿呼吸窘迫综合征的概念、病因、临床表现、护理措施。

领会：新生儿呼吸窘迫综合征的发病机制、辅助检查、治疗原则、预防措施。

综合应用：能够识别患儿的护理问题并提供护理。

7. 新生儿肺炎

识记：新生儿肺炎的分类，吸入性肺炎的病因、临床表现，感染性肺炎的病因、临床表现和护理措施。

领会：吸入性肺炎和感染性肺炎的发病机制、辅助检查和治疗原则。

综合应用：能够识别肺炎患儿的护理问题并提供护理。

8. 新生儿黄疸

识记：新生儿黄疸的概念、分类，生理性黄疸的临床特点，病理性黄疸的临床特点，导致病理性黄疸的常见疾病，新生儿黄疸的护理措施。

领会：新生儿胆红素代谢的特点和治疗原则。

综合应用：能够识别患儿的护理问题并提供护理。

9. 新生儿溶血病

识记：新生儿溶血病的概念和临床表现。

领会：新生儿溶血病的病因和发病机制、辅助检查、治疗原则。

10. 新生儿缺氧缺血性脑病

识记：新生儿缺氧缺血性脑病的概念、临床表现、护理措施。

领会：新生儿缺氧缺血性脑病的病因、病理生理、辅助检查、治疗原则。

综合应用：能够识别患儿的护理问题并提供护理。

11. 新生儿败血症

识记：新生儿败血症的概念、临床表现、护理措施。

领会：新生儿败血症的病因、辅助检查、治疗原则。

综合应用：能够识别患儿的护理问题并提供护理。

12. 新生儿寒冷损伤综合征

识记：新生儿寒冷损伤综合征的概念、临床表现、护理措施。

领会：新生儿寒冷损伤综合征的病因和发病机制、辅助检查、治疗原则。

综合应用：能够识别患儿的护理问题并提供护理。

四、本章重点、难点

本章重点内容：新生儿分类及其相关概念，正常足月儿的特点及护理方法，早产儿的特点及护理方法，新生儿常见疾病（新生儿窒息、新生儿呼吸窘迫综合征、新生儿肺炎、新生儿黄疸、新生儿缺氧缺血性脑病、新生儿败血症、新生儿寒冷损伤综合征）的概念、临床表现、主要护理问题和护理措施。

本章难点内容：新生儿重症监护。

第七章　营养障碍疾病患儿的护理

一、学习目的与要求

通过本章的学习，学生能够掌握蛋白质 - 能量营养不良，儿童单纯性肥胖，维生素 D 缺乏性佝偻病，维生素 D 缺乏性手足搐搦症的概念、病因、临床表现、治疗原则、常见护理问题和护理措施。熟悉蛋白质 - 能量营养不良、儿童单纯性肥胖、维生素 D 缺乏性佝偻病、维生素 D 缺乏性手足搐搦症的发病机制、病理生理学改变及辅助检查方法。了解维生素 D 的来源、生理功能和代谢特点。

二、课程内容

第一节　蛋白质 - 能量营养障碍

（一）蛋白质 - 能量营养不良

蛋白质 - 能量营养不良的病因、病理生理、临床表现、辅助检查、治疗原则、常见护理问题和护理措施。

（二）儿童单纯性肥胖

儿童单纯性肥胖的病因、病理生理、临床表现、辅助检查、治疗原则、常见护理问题和护理措施。

第二节　维生素营养障碍

（一）营养性维生素 D 缺乏性佝偻病

维生素 D 的来源、生理功能与代谢，营养性维生素 D 缺乏性佝偻病的病因、发病机制、临床表现和辅助检查、治疗原则，以及常见护理问题和护理措施。

（二）维生素 D 缺乏性手足搐搦症

维生素 D 缺乏性手足搐搦症的病因和发病机制、临床表现、治疗原则，以及常见护理问题和护理措施。

三、考核知识点与考核要求

1. 蛋白质—能量营养不良

识记：蛋白质—能量营养不良的概念、病因、临床表现、营养治疗原则、护理措施。

领会：蛋白质—能量营养不良的病理生理学改变和辅助检查。

简单应用：为蛋白质 - 能量营养不良患儿进行饮食管理和健康宣教。

2. 儿童单纯性肥胖

识记：儿童单纯性肥胖的概念、病因、诊断标准、临床表现、治疗原则、护理措施。

领会：儿童单纯性肥胖的病理生理学改变和辅助检查。

简单应用：为儿童单纯性肥胖患儿提供减肥指导。

3. 营养性维生素 D 缺乏性佝偻病

识记：营养性维生素 D 缺乏性佝偻病的概念、病因、临床表现、治疗原则、护理措施。

领会：维生素 D 的来源、生理功能和代谢；营养性维生素 D 缺乏性佝偻病的发病机制、辅助检查。

综合应用：能够识别患儿的护理问题并提供护理。

4. 维生素 D 缺乏性手足搐搦症

识记：维生素 D 缺乏性手足搐搦症的概念、临床表现、护理措施。

领会：维生素 D 缺乏性手足搐搦症的病因、发病机制和治疗原则。

综合应用：能够识别患儿的护理问题并提供护理。

四、本章重点、难点

本章重点内容：常见营养障碍疾病（蛋白质 - 能量营养不良、儿童单纯性肥胖、维生素 D 缺乏性佝偻病、维生素 D 缺乏性手足搐搦症）的概念、病因、临床表现、治疗原则、常见护理问题和护理措施。

本章难点内容：维生素 D 的来源、生理功能与代谢；常见营养障碍疾病的病理生理学改变。

第八章　呼吸系统疾病患儿的护理

一、学习目的与要求

通过本章的学习，学生能够掌握儿童呼吸系统的解剖特点、常见体征 / 症状；掌握氧疗、雾化吸入、胸部物理治疗（体位引流、叩击、震颤）的适应证、实施方法及注意事项；掌握急性喉炎、支气管哮喘、急性支气管炎、肺炎的概念、临床表现、治疗原则、常见护理问题和护理措施。熟悉氧疗、雾化吸入、胸部物理治疗（体位引流、叩击、震颤）的目的和原理；熟悉急性喉炎、支气管哮喘、急性支气管炎、肺炎的病因、发病机制及辅助检查。了解呼吸系统的生理特点和免疫特点。

二、课程内容

第一节　儿童呼吸系统的解剖生理特点

（一）解剖特点

上呼吸道，下呼吸道。

（二）生理特点

呼吸频率与节律，呼吸形态，呼吸功能。

（三）免疫特点

（四）呼吸系统常见症状 / 体征

呼吸急促，吸气时胸廓凹陷，吸气喘鸣，呼气呻吟，异常呼吸音，发绀，杵状指（趾）。

第二节　呼吸系统疾病常用的治疗方法

（一）氧气治疗

氧气治疗的定义、使用目的、氧疗的适应证，给氧的方法。

（二）雾化吸入法

雾化吸入法原理、目的、分类、方法。

（三）胸部物理治疗方法

胸部物理治疗方法的目的、方式、禁忌证。体位引流，叩击，震颤。

第三节　急性感染性喉炎

（一）病因

（二）临床表现

（三）辅助检查

（四）治疗原则

（五）常见的护理问题和护理措施

第四节　支气管哮喘

（一）病因和发病机制

（二）病理生理

（三）临床表现

（四）辅助检查

（五）治疗原则

（六）常见的护理问题和护理措施

第五节　急性支气管炎

（一）病因和发病机制

（二）临床表现

（三）辅助检查

（四）治疗原则

（五）常见的护理问题和护理措施

第六节　肺炎

（一）分类

病理分类。病因分类。病程分类。病情分类。是否典型分类。发生地点分类。

（二）支气管肺炎

支气管肺炎的病因、病理生理、临床表现、辅助检查、治疗原则，以及常见的护理问题和护理措施。

（三）几种不同病原体所致肺炎的特点

呼吸道合胞病毒肺炎，腺病毒肺炎，金黄色葡萄球菌肺炎，肺炎支原体肺炎，流感嗜血杆菌肺炎，衣原体肺炎。

三、考核知识点与考核要求

1. 儿童呼吸系统的解剖生理特点

识记：解剖特点，常见症状 / 体征。

领会：生理特点，免疫特点。

2. 呼吸系统疾病常用的治疗方法

识记：氧气治疗适应证，给氧方法，雾化吸入法的目的和分类，胸部物理治疗的目的和方式，胸部物理治疗的禁忌证，体位引流的注意事项，叩击的注意事项，震颤的适应证，震颤的注意事项。

领会：氧疗目的，雾化吸入的原理，体位引流的原理和方法，叩击的原理和方法，震颤的原理和方法。

简单应用：能够正确为患儿实施氧气治疗、雾化吸入、胸部物理治疗（体位引流、叩击、震颤）。

3. 急性感染性喉炎

识记：急性感染性喉炎的概念、临床表现、治疗原则、护理措施。

领会：急性感染性喉炎的病因和发病机制、病理生理、辅助检查。

综合应用：能够识别患儿的护理问题并提供护理。

4. 支气管哮喘

识记：支气管哮喘的概念、临床表现、治疗原则、护理措施。

领会：支气管哮喘的病因和发病机制、病理生理、辅助检查。

综合应用：能够识别患儿的护理问题并提供护理。

5. 急性支气管炎

识记：急性支气管炎的概念、临床表现、护理措施。

领会：急性支气管炎病因和发病机制、辅助检查、治疗原则。

综合应用：能够识别患儿的护理问题并提供护理。

6. 肺炎

识记：肺炎的分类，支气管肺炎的临床表现，支气管肺炎控制感染的原则和护理措施，几种不同病原体所致肺炎的特点。

领会：支气管肺炎的病因、病理生理、辅助检查。

综合应用：能够识别肺炎患儿的护理问题并提供护理。

四、本章重点、难点

本章重点内容：儿童呼吸系统的解剖特点、常见体征 / 症状，氧疗、雾化吸入、胸部物理治疗（体位引流、叩击、震颤）的适应证、实施方法及注意事项，急性喉炎、支气管哮喘、急性支气管炎、肺炎的概念、临床表现、治疗原则、常见护理问题和护理措施。

本章难点内容：胸部物理治疗方法。

第九章　消化系统疾病患儿的护理

一、学习目的与要求

通过本章的学习，学生能够了解小儿消化系统的解剖生理特点。熟悉腹泻病、消化性溃疡的病因、发病机制、治疗原则。掌握腹泻病、消化性溃疡的概念、临床表现、护理问题和护理措施。掌握小儿体液平衡特点、液体疗法及护理措施。

二、课程内容

第一节　小儿消化系统解剖生理特点

（一）吞咽能力、唾液、口腔

（二）食管、胃、肠

（三）肝、胰腺

（四）健康婴儿粪便

第二节　小儿体液平衡特点和液体疗法

（一）小儿体液平衡特点

体液的总量和分布，体液的电解质组成，体液和电解质的调节。

（二）水、电解质和酸碱平衡紊乱

脱水，钾平衡紊乱，酸碱平衡紊乱。

（三）液体疗法

补充累积损失量，补充继续损失量，供给生理需要量。

（四）小儿液体疗法的护理

补液前的准备阶段，补液阶段。

第三节　腹泻病

（一）病因及分类

（二）发病机制

（三）临床表现

（四）辅助检查

（五）治疗原则

（六）常见的护理问题和护理措施

第四节　消化性溃疡

（一）病因和发病机制

（二）临床表现

（三）辅助检查

（四）治疗原则

（五）常见的护理问题和护理措施

三、考核知识点与考核要求

1. 小儿消化系统解剖生理特点

领会：小儿消化系统的解剖生理特点。

2. 小儿体液平衡特点

识记：脱水的概念，脱水的分度和临床表现，等渗性脱水、低渗性脱水、高渗性脱水的概念和临床特点，低钾血症和高钾血症的原因、概念、临床表现及治疗原则，代谢性酸中毒的原因、临床表现和治疗原则。

领会：小儿体液平衡特点，代谢性碱中毒、呼吸性酸中毒及呼吸性碱中毒的原因、临床表现和治疗原则。

3. 液体疗法及护理

识记：液体疗法的原则（三定、三先、两补），液体疗法的过程，液体疗法的护理。

综合应用：为脱水患儿正确实施液体疗法并做好护理。

4. 腹泻病

识记：腹泻病的概念、病因、临床表现、治疗原则、护理措施。

领会：腹泻病的发病机制、辅助检查。

综合应用：能够识别患儿的护理问题并提供护理。

5. 消化性溃疡

识记：消化性溃疡的概念、临床表现、护理措施。

领会：消化性溃疡的病因和发病机制、辅助检查、治疗原则。

综合应用：能够识别患儿的护理问题并提供护理。

四、本章重点、难点

本章重点内容：小儿体液平衡特点、液体疗法及护理措施，腹泻病、消化性溃疡的概念、临床表现、护理问题和护理措施。

本章难点内容：小儿体液平衡特点和液体疗法。

第十章　心血管系统疾病患儿的护理

一、学习目的与要求

通过本章的学习，学生能够了解小儿心血管系统的特点。熟悉先天性心脏病、充血性心力衰竭和病毒性心肌炎的病因、分类、辅助检查、治疗原则。掌握先天性心脏病、充血性心力衰竭和病毒性心肌炎的临床表现、常见护理问题和护理措施。

二、课程内容

第一节　儿童心血管系统概论

（一）心脏的胚胎发育和胎儿血循环

心脏的胚胎发育。胎儿血液循环和出生后的改变。

（二）正常各年龄儿童心脏、心率、血压的特点

心脏大小和位置。心率。血压。

第二节　先天性心脏病概论

（一）病因

（二）临床分类

左向右分流型。右向左分流型。无分流型。

第三节　常见先天性心脏病

（一）室间隔缺损

室间隔缺损的病理生理学改变、临床表现、辅助检查、治疗原则。

（二）房间隔缺损

房间隔缺损的病理生理学改变、临床表现、辅助检查、治疗原则。

（三）动脉导管未闭

动脉导管未闭的病理生理学改变、临床表现、辅助检查、治疗原则。

（四）肺动脉狭窄

肺动脉狭窄的病理生理学改变、临床表现、辅助检查、治疗原则。

（五）法洛四联症

法洛四联症的病理生理学改变、临床表现、辅助检查、治疗原则。

第四节　先天性心脏病患儿的护理

（一）护理评估

（二）常见护理问题

（三）护理措施

第五节　病毒性心肌炎

（一）病因和发病机制

（二）临床表现

（三）辅助检查

（四）治疗原则

（五）常见护理问题和护理措施

第六节　充血性心力衰竭

（一）病因

（二）临床表现

（三）辅助检查

（四）治疗原则

（五）常见护理问题和护理措施

三、考核知识点与考核要求

1. 儿童心血管系统概论

识记：各年龄儿童心率正常值；新生儿及学龄儿童高血压判定标准；心脏发育的关键期。

领会：胎儿血液循环与出生后血液循环的区别。

2. 先天性心脏病概论

识记：先天性心脏病的临床分类及其各类特点。

领会：先天性心脏病的病因，常见 3 大类先心病的临床特点并比较其异同。

3. 室间隔缺损

识记：室间隔缺损的分型、临床表现，艾森曼格综合征的概念。

领会：室间隔缺损的病理生理学变化、辅助检查、治疗原则。

4. 房间隔缺损

识记：房间隔缺损的临床表现。

领会：房间隔缺损的病理生理学变化、辅助检查、治疗原则。

5. 动脉导管未闭

识记：动脉导管未闭的临床表现、差异性发绀的概念。

领会：动脉导管未闭的病理生理学变化、辅助检查、治疗原则。

6. 肺动脉狭窄

识记：肺动脉狭窄的临床表现。

领会：肺动脉狭窄的病理生理学变化、辅助检查、治疗原则。

7. 法洛四联症

识记：法洛四联症的四种畸形和临床表现，缺氧发作的处理。

领会：法洛四联症的病理生理学变化、辅助检查、治疗原则。

8. 先天性心脏病患儿的护理

识记：先天性心脏病患儿的护理措施。

综合应用：能够识别患儿的护理问题并提供护理。

9. 病毒性心肌炎

识记：病毒性心肌炎的临床表现、护理措施。

领会：病毒性心肌炎的病因和发病机制、辅助检查、治疗原则。

综合应用：能够识别患儿的护理问题并提供护理。

10. 充血性心力衰竭

识记：充血性心力衰竭的概念、临床表现、诊断依据、护理措施。

领会：充血性心力衰竭病因、辅助检查、治疗原则。

综合应用：能够识别患儿的护理问题并提供护理。

四、本章重点、难点

本章重点内容：先天性心脏病临床分类及其各自特点，室间隔缺损、房间隔缺损、动脉导管未闭、肺动脉狭窄、法洛四联症的临床特点，先天性心脏病患儿的护理措施，病毒性心肌炎的临床表现和护理措施，充血性心力衰竭的临床表现、诊断依据和护理措施。

本章难点内容：心脏的胚胎发育，胎儿血液循环和出生后的改变，先天性心脏病的病理生理学变化。

第十一章　造血系统疾病患儿的护理

一、学习目的与要求

通过本章的学习，学生能够掌握儿童血象特点；贫血的概念、分类、护理措施，营养性缺铁性贫血和营养性巨幼细胞性贫血的概念、病因、临床表现、护理措施，急性白血病的临床表现和护理措施。熟悉免疫性血小板减少症的临床特点和护理措施。

二、课程内容

第一节　儿童造血和血象的特点

（一）造血特点

胚胎期造血，生后造血。

（二）血象特点

红细胞数及血红蛋白含量，白细胞数与分类，血小板计数，血容量。

第二节　贫血

（一）概述

（二）贫血分类

按程度分类，按病因分类，按形态分类。

（三）营养性缺铁性贫血

铁的代谢，营养性缺铁性贫血的病因和发病机制、临床表现、辅助检查、治疗原则。

（四）营养性巨幼细胞性贫血

营养性巨幼细胞性贫血的病因和发病机制、临床表现、辅助检查、治疗原则。

（五）贫血患儿的护理

贫血患儿的常见护理问题、护理措施。

第三节　免疫性血小板减少症

（一）病因和发病机制

（二）临床表现

（三）辅助检查

（四）治疗原则

（五）常见护理问题和护理措施

第四节　急性白血病

（一）病因和发病机制

（二）分类和分型
（三）临床表现
（四）辅助检查
（五）治疗原则
（六）常见护理问题和护理措施

三、考核知识点与考核要求

1. 儿童造血和血象的特点
识记：骨髓外造血的概念，血象的特点。
领会：胚胎期造血与生后造血的区别。
2. 贫血的概述
识记：贫血的概念、分类、护理措施。
综合应用：能够识别贫血患儿的护理问题并提供护理。
3. 营养性缺铁性贫血
识记：营养性缺铁性贫血的概念、病因、临床表现、治疗原则。
领会：营养性缺铁性贫血的发病机制、辅助检查。
4. 营养性巨幼细胞性贫血
识记：营养性巨幼细胞性贫血的概念、病因、临床表现。
领会：营养性巨幼细胞性贫血的发病机制、辅助检查、治疗原则。
5. 免疫性血小板减少症
识记：免疫性血小板减少症的临床表现、护理措施。
领会：免疫性血小板减少症的病因和发病机制、辅助检查、治疗原则。
综合应用：能够识别患儿的护理问题并提供护理。
6. 急性白血病
识记：急性白白病的分类、临床表现、护理措施。
领会：急性白白病的病因和发病机制、辅助检查、治疗原则。
综合应用：能够识别患儿的护理问题并提供护理。

四、本章重点、难点

本章重点内容：儿童血象特点，贫血的概念、分类、护理措施，营养性缺铁性贫血的概念、病因、临床表现、治疗原则，营养性巨幼细胞性贫血的概念、病因、临床表现，急性白血病的临床表现和护理措施。

本章难点内容：儿童造血特点，免疫性血小板减少症的发病机制，急性白血病的治疗。

第十二章　泌尿系统疾病患儿的护理

一、学习目的与要求

通过本章的学习，学生能够熟悉小儿泌尿系统的解剖生理特点。掌握泌尿道感染、急性肾小球肾炎、原发性肾病综合征、急性肾损伤的病因、病理生理变化、临床特点、治疗原则、常见护理问题和主要护理措施。

二、课程内容

第一节　儿童泌尿系统解剖生理特点

（一）解剖特点

肾，输尿管，膀胱，尿道。

（二）生理特点

肾小球滤过率；肾小管重吸收和排泄功能，尿浓缩和稀释功能；儿童排尿及尿液特点。

第二节　泌尿道感染

（一）病因和发病机制

（二）临床表现

（三）辅助检查

（四）治疗原则

（五）常见护理问题和护理措施

（六）预防及健康教育

第三节　急性肾小球肾炎

（一）病因和发病机制

（二）病理生理

（三）临床表现

（四）辅助检查

（五）治疗原则

（六）常见护理问题和护理措施

第四节　原发性肾病综合征

（一）病因和发病机制

（二）病理生理

（三）临床表现

（四）辅助检查

（五）治疗原则

（六）常见护理问题和护理措施

第五节　急性肾损伤

（一）病因

（二）临床表现
（三）辅助检查
（四）治疗原则
（五）常见护理问题和护理措施

三、考核知识点与考核要求

1. 儿童泌尿系统解剖生理特点
领会：理解小儿泌尿系统解剖生理特点。
2. 泌尿道感染
识记：泌尿道感染的病因、感染途径，急性泌尿道感染的临床表现、治疗原则、护理措施。
领会：慢性泌尿道感染和无症状性菌尿的临床特点，不同年龄阶段的小儿泌尿系感染的临床特点。
综合应用：能够识别患儿的护理问题并提供护理。
3. 急性肾小球肾炎
识记：急性肾小球肾炎的病因、临床表现、治疗原则、护理措施。
领会：急性肾小球肾炎的发病机制、病理生理变化、辅助检查。
综合应用：能够识别患儿的护理问题并提供护理。
4. 原发性肾病综合征
识记：原发性肾病综合征的临床表现、主要并发症、治疗原则、护理措施。
领会：原发性肾病综合征的病理生理变化、辅助检查。
综合应用：能够识别患儿的护理问题并提供护理。
5. 急性肾损伤
识记：急性肾损伤的概念、病因分类、临床表现、治疗原则、护理措施。
领会：疾病发展过程及各期的临床特点、辅助检查。
综合应用：能够识别患儿的护理问题并提供护理。

四、本章重点、难点

本章重点内容：泌尿道感染的感染途径，急性泌尿道感染、急性肾小球肾炎、原发性肾病综合征的临床表现和护理措施，急性肾损伤的临床过程、主要并发症和护理措施。

本章难点内容：急性肾小球肾炎和原发性肾病综合征发病机制，急性肾损伤的治疗。

第十三章　神经系统疾病患儿的护理

一、学习目的与要求

通过本章的学习，学生能够熟悉儿童神经系统解剖生理特点。掌握癫痫、急性细菌性脑膜炎、吉兰 - 巴雷综合征的概念、病因、临床表现、辅助检查、治疗原则、常见护理问题和护理措施。

二、课程内容

第一节　儿童神经系统解剖生理特点
（一）脑和脊髓的发育
（二）脑脊液的正常值
（三）神经反射
第二节　癫痫
（一）病因
（二）临床表现
常见的癫痫发作形式。常见癫痫综合征。癫痫持续状态。
（三）辅助检查
（四）治疗原则
（五）常见的护理问题和护理措施
第三节　急性细菌性脑膜炎
（一）病因及发病机制
（二）流行病学
（三）临床表现
（四）并发症
（五）辅助检查
（六）治疗原则
（七）常见的护理问题和护理措施
第四节　吉兰 - 巴雷综合征
（一）病因及发病机制
（二）临床表现
（三）辅助检查
（四）治疗原则
（五）常见的护理问题和护理措施

三、考核知识点与考核要求

1. 儿童神经系统解剖生理特点
识记：脑脊液的正常值；神经反射的特点。
领会：脑和脊髓的发育特点。
2. 癫痫
识记：癫痫的概念、临床表现、治疗原则、护理措施。
领会：癫痫的病因、辅助检查。
综合应用：能够识别患儿的护理问题并提供护理。

3. 急性细菌性脑膜炎

识记：急性细菌性脑膜炎的概念、病因、临床表现、并发症、脑脊液检查、治疗原则、护理措施。

领会：急性细菌性脑膜炎的发病机制；流行病学。

综合应用：能够识别患儿的护理问题并提供护理。

4. 吉兰-巴雷综合征

识记：吉兰-巴雷综合征的概念、临床表现、脑脊液检查、护理措施。

领会：吉兰-巴雷综合征的病因和发病机制、治疗原则。

综合应用：能够识别患儿的护理问题并提供护理。

四、本章重点、难点

本章重点内容：癫痫、急性细菌性脑膜炎、吉兰-巴雷综合征的概念、临床表现、脑脊液检查、治疗原则，以及护理措施。

本章难点内容：癫痫、急性细菌性脑膜炎、吉兰-巴雷综合征的辅助检查与治疗方法。

第十四章　免疫性疾病患儿的护理

一、学习目的与要求

通过本章的学习，学生能够熟悉儿童免疫系统发育特点。掌握幼年特发性关节炎、过敏性紫癜和川崎病的概念、病因、病理改变、临床表现、辅助检查、治疗原则、常见护理问题和护理措施，

二、课程内容

第一节　儿童免疫系统发育特点

（一）非特异性免疫反应

屏障防御机制，细胞吞噬系统，补体系统。

（二）特异性免疫反应

特异性细胞免疫，特异性体液免疫。

第二节　风湿性疾病患儿的护理

（一）幼年特发性关节炎

幼年特发性关节炎的概念、病因和发病机制、临床表现、辅助检查、治疗原则，以及常见护理问题和护理措施。

（二）过敏性紫癜

过敏性紫癜的概念、病因和发病机制、病理改变、临床表现、辅助检查、治疗原则，以及常见护理问题和护理措施。

（二）川崎病

川崎病的概念、病因、病理生理学改变、临床表现、辅助检查、治疗原则，常见护理问题和护理措施。

三、考核知识点与考核要求

1. 儿童免疫系统发育特点

识记：特异性免疫反应的概念，特异性体液免疫的特点。

领会：非特异性免疫反应的特点；特异性细胞免疫的特点。

2. 幼年特发性关节炎

识记：幼年特发性关节炎的分型、临床表现、治疗原则、护理措施。

领会：幼年特发性关节炎的病因、病理生理学改变、辅助检查。

综合应用：能够识别患儿的护理问题并提供护理。

3. 过敏性紫癜

识记：过敏性紫癜的临床表现、治疗原则、护理措施。

领会：过敏性紫癜的病因及发病机制、病理生理学改变、辅助检查。

综合应用：能够识别患儿的护理问题并提供护理。

4. 川崎病

识记：川崎病的临床表现、治疗原则、护理措施。

领会：川崎病的病理生理学改变、辅助检查。

综合应用：能够识别患儿的护理问题并提供护理。

四、本章重点、难点

本章重点内容：幼年特发性关节炎的分型、临床表现、治疗原则和护理措施，过敏性紫癜的临床表现和护理措施，川崎病的临床表现和护理措施。

本章难点内容：非特异性免疫反应与特异性免疫反应的特点，幼年特发性关节炎、过敏性紫癜、川崎病的发病机制和病理变化。

第十五章　内分泌系统疾病患儿的护理

一、学习目的与要求

通过本章的学习，学生能够掌握儿童糖尿病的概念、分型、病因、临床表现、治疗原则、并发症的处理以及护理措施；掌握先天性甲状腺功能减退症的概念、分类、临床表现、治疗原则和护理措施。

二、课程内容

第一节　儿童糖尿病

（一）病因及发病机制
（二）临床表现
（三）辅助检查
（四）治疗原则
（五）并发症的处理
（六）常见护理问题和护理措施
第二节　先天性甲状腺功能减退症
（一）病因及发病机制
（二）临床表现
（三）辅助检查
（四）治疗原则
（五）常见护理问题和护理措施

三、考核知识点与考核要求

1. 儿童糖尿病
识记：儿童糖尿病的概念、分型、临床表现、治疗原则、并发症的处理、护理措施。
领会：儿童糖尿病的病因及发病机制、辅助检查。
综合应用：指导患儿及家长正确使用胰岛素；饮食指导；预防并发症。
2. 先天性甲状腺功能减退症
识记：先天性甲状腺功能减退症的概念、分类、临床表现、治疗原则、护理措施。
领会：先天性甲状腺功能减退症的病因及发病机制、辅助检查。
综合应用：能够识别患儿的护理问题并提供护理。

四、本章重点、难点

本章重点内容：儿童糖尿病的概念、分型、临床表现、治疗原则、并发症的处理，以及护理措施。先天性甲状腺功能减退症的临床表现和治疗护理措施。

本章难点内容：儿童糖尿病的治疗与并发症的处理。

第十六章　感染性疾病患儿的护理

一、学习目的与要求

通过本章的学习，学生能够掌握流行性腮腺炎、水痘、麻疹、手足口病、猩红热、中毒型细菌性痢疾、结核病的流行病学特征、病因、临床表现、主要并发症、治疗原则、护理措施及预防。掌握结核菌素试验的方法、结果判定、临床意义。

二、课程内容

第一节　病毒感染

（一）流行性腮腺炎

流行性腮腺炎的流行病学、病因及发病机制、病理生理学改变、临床表现、并发症、辅助检查、治疗原则，以及常见的护理问题、护理措施和预防。

（二）水痘

水痘的流行病学、病因及发病机制、病理生理学改变、临床表现、并发症、辅助检查、治疗原则，以及常见的护理问题、护理措施和预防。

（三）麻疹

麻疹的流行病学、病因及发病机制、病理生理学改变、临床表现、并发症、辅助检查、治疗原则，以及常见的护理问题、护理措施和预防。

（四）手足口病

手足口病的病因及发病机制、病理生理学改变、临床表现、辅助检查、治疗原则，以及常见的护理问题、护理措施和预防。

第二节　细菌感染

（一）猩红热

猩红热的病因及发病机制、病理生理学改变、临床表现、并发症、辅助检查、治疗原则，以及常见的护理问题、护理措施和预防。

（二）中毒型细菌性痢疾

中毒型细菌性痢疾的病因及发病机制、病理生理学改变、临床表现、辅助检查、治疗原则，以及常见的护理问题、护理措施和预防。

第三节　结核病

（一）概述

结核病的流行病学、病因及发病机制、辅助检查、治疗原则和预防。

（二）原发型肺结核

原发型肺结核的病理生理学改变、临床表现、辅助检查、治疗原则，以及常见的护理问题和护理措施。

（三）结核性脑膜炎

结核性脑膜炎的病理生理学改变、临床表现、辅助检查、治疗原则，以及常见的护理问题和护理措施。

附：结核菌素试验（PPD 试验）

三、考核知识点与考核要求

1. 流行性腮腺炎

识记：流行性腮腺炎的流行病学特征、临床表现、并发症、护理措施、预防。

领会：流行性腮腺炎的病因和发病机制、病理生理学改变、辅助检查、治疗原则。

综合应用：能够识别患儿的护理问题并提供护理。

2. 水痘

识记：水痘的流行病学特征、临床表现、并发症、护理措施、预防。

领会：水痘的病因和发病机制、病理生理学改变、辅助检查、治疗原则。

综合应用：能够识别患儿的护理问题并提供护理。

3. 麻疹

识记：麻疹的流行病学特征、临床表现、并发症、护理措施、预防。

领会：麻疹的病因和发病机制、病理生理学改变、辅助检查、治疗原则。

综合应用：能够识别患儿的护理问题并提供护理。

4. 手足口病

识记：手足口病的病因及传播途径、临床表现、护理措施。

领会：手足口病的发病机制、病理生理学改变、辅助检查、治疗原则、预防。

综合应用：能够识别患儿的护理问题并提供护理。

5. 猩红热

识记：猩红热的病因及传播途径、临床表现、并发症、护理措施、预防。

领会：猩红热的发病机制、病理生理学改变、辅助检查、治疗原则。

综合应用：能够识别患儿的护理问题并提供护理。

6. 中毒型细菌性痢疾

识记：中毒型细菌性痢疾的病因及传播途径、临床表现、护理措施、预防。

领会：中毒型细菌性痢疾的发病机制、病理生理学改变、辅助检查、治疗原则。

综合应用：能够识别患儿的护理问题并提供护理。

7. 结核病概述

识记：结核病的流行病学特征、治疗原则、预防，结核菌素试验的方法、结果判定、临床意义。

领会：结核病的结核病病因和发病机制、辅助检查。

8. 原发型肺结核

识记：原发型肺结核的临床表现、护理措施。

领会：原发型肺结核的病理生理学改变、辅助检查、治疗原则。

综合应用：能够识别患儿的护理问题并提供护理。

9. 结核性脑膜炎

识记：结核性脑膜炎的临床表现、辅助检查、护理措施。

领会：结核性脑膜炎的病理生理学改变、治疗原则。

综合应用：能够识别患儿的护理问题并提供护理。

四、本章重点、难点

本章重点内容：流行性腮腺炎、水痘、麻疹、手足口病、猩红热、中毒型细菌性痢疾、结核病的流行病学特征、临床表现、主要并发症、治疗原则、护理措施及预防。结核菌素试验的方法、结果判定、临床意义。

本章难点内容：流行性腮腺炎、水痘、麻疹、手足口病、猩红热、中毒型细菌性痢疾、结核病的病理生理改变和治疗。

第十七章　儿科重症监护单位患儿的护理

一、学习目的与要求

通过本章的学习，学生能够掌握急性呼吸衰竭、急性颅内压增高、心跳呼吸骤停的概念、临床表现、处理原则及护理措施。掌握急性中毒的途径、临床表现、急救处理措施以及护理措施。了解儿科重症监护单位的监护内容和技术。

二、课程内容

第一节　儿科重症单位的监护技术

（一）心血管系统的监护

（二）呼吸系统的监护与治疗技术

（三）神经系统的监护

（四）体温监测

第二节　急性呼吸衰竭

（一）概念和分型

（二）病因和发病机制

（三）病理生理

（四）临床表现

（五）辅助检查

（六）治疗原则

（七）常见护理问题和护理措施

第三节　急性颅内压增高

（一）病因和发病机制

（二）病理生理

（三）临床表现

（四）辅助检查

（五）治疗原则

（六）常见护理问题和护理措施

第四节　心跳呼吸骤停

（一）概念

（二）病因

（三）病理生理

（四）临床表现

（五）治疗原则及护理措施

第五节　急性中毒

（一）概述

急性中毒的病因和中毒途径、病理生理、临床表现、辅助检查、处理原则，以及护理问题和护理措施。

（二）毒鼠药中毒

毒鼠药中毒的毒物和中毒特点，以及急救处理措施。

（三）有机磷农药中毒

有机磷农药中毒的原因、临床表现，以及急救处理措施。

三、考核知识点与考核要求

1. 儿科重症监护单位的监护技术

识记：平均动脉压的计算公式；中心静脉压的正常范围；Glasgow 评分判断；临界温度与适中温度的概念。

领会：儿科重症监护单位的监护内容。

综合应用：运用各种监护技术及时了解患儿病情变化，为诊治提供依据。

2. 急性呼吸衰竭

识记：急性呼吸衰竭的概念、分型、临床表现、护理措施。

领会：急性呼吸衰竭的病因和发病机制、病理生理、治疗原则。

综合应用：能够识别患儿的护理问题并提供护理。

3. 急性颅内压增高

识记：急性颅内压增高的概念、临床表现、护理措施。

领会：急性颅内压增高的病因和发病机制、病理生理、治疗原则。

综合应用：能够识别患儿的护理问题并提供护理。

4. 心跳呼吸骤停

识记：心跳呼吸骤停的概念，心肺复苏的概念，心跳呼吸骤停的临床表现、治疗原则、护理措施。

领会：心跳呼吸骤停的病因、病理生理。

综合应用：及时实施抢救，提供基本生命支持、高级生命支持及心肺复苏后的护理。

5. 急性中毒

识记：急性中毒原因和途径，急性中毒的护理措施，毒鼠药中毒特点和急救处理措施，有机磷农药中毒临床表现和急救处理措施。

领会：急性中毒辅助检查，毒鼠药和有机磷农药中毒的常见原因。

综合应用：能够为中毒患儿实施急救处理。

四、本章重点、难点

本章重点内容：急性呼吸衰竭、急性颅内压增高、心跳呼吸骤停的概念、临床表现、处理原则及护理措施。急性中毒的途径、临床表现、急救处理措施以及护理措施。

本章难点内容：儿科重症监护单位的监护技术；急性呼吸衰竭、急性颅内压增高、心跳呼吸骤停的发病机制和病理生理学改变。

Ⅳ　关于大纲的说明与考核实施要求

（一）自学考试大纲的目的和作用

课程自学考试大纲是根据专业自学考试计划的要求，结合自学考试的特点而确定。其目的是对个人自学、社会助学和课程考试命题进行指导和规定。

课程自学考试大纲明确了课程学习的内容以及深广度，规定了课程自学考试的范围和标准。因此，它是编写自学考试教材和辅导书的依据，是社会助学组织进行自学辅导的依据，是自学者学习教材、掌握课程内容知识范围和程度的依据，也是进行自学考试命题的依据。

（二）课程自学考试大纲与教材的关系

课程自学考试大纲是进行学习和考核的依据，教材是学习掌握课程知识的基本内容与范围，教材的内容是大纲所规定的课程知识和内容的扩展与发挥。课程内容在教材中可以体现一定的深度或难度。

大纲与教材所体现的课程内容保持一致；大纲里面的课程内容和考核知识点，教材均有具体描述。大纲的内容体现了教材的重点、难点，有助于学生的自学和社会助学。

（三）关于自学教材

《儿科护理学（本）》，全国高等教育自学考试指导委员会组编，李杨主编，北京大学医学出版社出版，2023 年版。

（四）关于自学要求和自学方法的指导

本大纲的课程基本要求是依据专业考试计划和专业培养目标而确定的。课程基本要求还明确了课程的基本内容，以及对基本内容掌握的程度。基本要求中的知识点构成了课程内容的主体部分。因此，课程基本内容掌握程度、课程考核知识点是高等教育自学考试考核的主要内容。

为有效地指导个人自学和社会助学，本大纲已指明了课程的重点和难点，在章节的基本要求中也指明了章节内容的重点和难点。

本课程共 5 学分。考生在学习本课程时，重点要放在对基本理论、基本知识和基本技能的掌握和理解，对于本科学习的考生一般具有一定的临床经验，建议考生在全面、系统掌握知识的基础上，密切结合自己的临床经验，提高独立思考和解决问题的能力。

（五）对社会助学的要求

在助学活动中，助学者应根据本大纲规定的考试内容和考核目标，认真学习和领会指定教材，对应考者进行有效的辅导，把握好助学的方向。

助学者要正确引导应考者正确处理学习知识和提高能力的关系，使应考者能将知识、领会同应用联系起来，把基本理论和知识转化为实际应用能力。

助学者应指导应考者全面系统地学习教材，掌握全部考试内容和考核知识点，在此基础上突出重点内容，切忌盲目地猜题压题。

（六）对考核内容和考核目标的说明

本课程要求考生学习和掌握的知识点内容都作为考核的内容。课程中各章节的内容均由若干知识点组成，在自学考试中成为考核知识点。因此，课程自学考试大纲中所规定的考试内容是以分解为考核知识点的方式给出的。由于各知识点在课程中的地位、作用以及知识自身的特点不同，自学考试将对各知识点分别按四个认知（或能力）层次确定其考核要求。四个能力层次从低到高用教育测量学的语言表述依次是：识记；领会；简单应用；综合应用。

（七）关于考试命题的若干规定

1. 本课程考试采用的题型有单项选择题、简答题、论述题，在命题工作中按照本课程大纲中所规定的题型命制考试使用的题型，各题型的具体形式可参见大纲附录样卷。

2. 本大纲各章节所规定的基本要求、知识点及知识点下的知识细目，都属于考核的内容。考试命题既覆盖到章节，又会突出重点难点。

3. 命题不会有超出大纲中考核知识点范围的题目，考核目标不高于大纲中所规定的相应的最高能力层次要求。命题着重考核自学者对基本概念、基本知识和基本理论是否了解或掌握，对基本方法是否能够应用。

4. 本课程在试卷中对不同能力层次要求的分数比例大致为：识记占 20%，领会占 30%，简单应用占 30%，综合应用占 20%。

5. 考试将合理安排试题的难易程度，试题的难度可分为：易、较易、较难和难四个等级。每份试卷中不同难度试题的分数比例一般为 2 ∶ 3 ∶ 3 ∶ 2。考核中试题的难易程度与能力层次有一定的联系，但二者不是等同的概念。在各个能力层次中对于不同的考生都存在着不同的难度，考生切勿混淆。

附录：题型举例（参考样卷）

一、单项选择题（本大题共 25 小题，每小题 2 分，共 50 分。在每小题列出的备选项中只有一项是最符合题目要求的，请将其选出。）

1. 影响小儿生长发育的两个基本因素是(　　)

A. 性别和年龄　　B. 营养和孕母情况

C. 遗传和环境因素　　D. 疾病和药物

2. 能够有意识叫“爸爸”“妈妈”的年龄是（　　）

A. 6 个月　　B. 7 个月

C. 8 个月　　D. 10 个月

3. 幼儿期的游戏特点是（　　）

A. 单独游戏　　B. 平行游戏

C. 合作游戏　　D. 竞赛游戏

4. 小儿各系统器官发育最早的是（　　）

A. 生殖系统　　B. 脂肪组织

C. 淋巴系统　　D. 神经系统

5. 婴儿期是指（　　）

A. 出生后到 10 个月　　B. 出生后 30 天到 1 岁

C. 出生后到 1 岁　　D. 出生后到 2 岁

6. 口服铁剂正确的做法是（　　）

A. 在两餐间服用铁剂　　B. 可以与母乳同服

C. 不可与维生素 C 同服　　D. 出现大便黑色应立即停药

7. 寒冷季节引起婴幼儿腹泻的病原体主要是（　　）

A. 病毒　　B. 细菌

C. 寄生虫　　D. 真菌

8. 一新生儿胎龄 38 周，出生体重 2800 g，其出生体重在同胎龄儿平均体重的第 25 百分位，该新生儿是（　　）

A. 早产儿、大于胎龄儿　　B. 早产儿、适于胎龄儿

C. 足月儿、小于胎龄儿　　D. 足月儿、适于胎龄儿

9. 麻疹的传播途径主要是(　　)

A. 消化道传播　　B. 虫媒传播

C. 飞沫呼吸道传播　　D. 血液传播

10. 小儿泌尿道最常见的感染途径是（　　）

A. 血行感染　　B. 肠道感染

C. 上行感染　　D. 淋巴感染

11. 小儿液体疗法中补充累积损失量时，低渗性脱水应补充的溶液是（　　）

A. 1/3 张含钠液　　B. 1/2 张含钠液

C. 2/3 张含钠液　　D. 等张含钠液

12. 患儿，9 个月，患佝偻病并有腹泻，伴中度等渗性脱水，经输液纠正脱水后出现手足抽搐。考虑该患儿最有可能发生了（　　）

A. 低血糖　　B. 低钠血症

C. 低钾血症　　D. 低钙血症

13. 属于上尿路感染的是（　　）

A. 肾盂肾炎　　B. 肾小球肾炎

C. 膀胱炎　　D. 尿道炎

14. 营养不良患儿皮下脂肪最先消失的部位是（　　）

A. 胸部　　B. 腹部

C. 面部　　D. 四肢

15. 原发性单纯性肾病的主要临床特点是（　　）

A. 肉眼血尿，高血压　　B. 大量蛋白尿，高度水肿

C. 肉眼血尿，高度水肿　　D. 大量蛋白尿，高血压

16. 下列先天性心脏病中属于左向右分流型的是（　　）

A. 室间隔缺损　　B. 法洛四联症

C. 大动脉错位　　D. 肺动脉狭窄

17. 关于水痘的叙述**不正确**的是（　　）

A. 皮疹呈向心性分布　　B. 仅由呼吸道传播

C. 病人为主要传染源　　D. 水痘为自限性疾病，病程 10 天左右

18. 患儿，9 个月，处于维生素 D 缺乏性佝偻病激期，其骨骼改变主要表现为（　　）

A. 颅骨软化　　B. 方颅

C. 鸡胸　　D. “O”形腿，“X”形腿

19. 患儿女，9 岁，诊断为 1 型糖尿病。未遵医嘱治疗，出现食欲减退、恶心呕吐、腹痛、皮肤黏膜干燥、呼吸深长可闻及烂苹果味，首先考虑的并发症是（　　）

A. 急性腹膜炎　　B. 急性胰腺炎

C. 坏死性小肠结肠炎　　D. 酮症酸中毒

20. 患儿，6 个月，腹泻 2 天，稀便每日 10 次左右，精神稍差，皮肤弹性稍差，眼窝稍凹陷，尿稍少，四肢温。其脱水程度是（　　）

A. 轻度脱水　　B. 中度脱水

C. 重度脱水　　D. 未脱水

21. 急性感染性喉炎患儿仅于活动后出现吸气性喉鸣及呼吸困难，肺呼吸音清晰，心

率无改变。其喉梗阻的分度为（　　）

A. Ⅰ度　　B. Ⅱ度

C. Ⅲ度　　D. Ⅳ度

22. 川崎病患儿最早出现的症状为（　　）

A. 淋巴结肿大　　B. 肢端变化

C. 皮疹　　D. 发热

23. 唯一能通过胎盘的免疫球蛋白是（　　）

A. IgE　　B. IgA

C. IgM　　D. IgG

24. 小儿中心静脉压的正常值是（　　）

A. 4 ~ 5 cmH_2O　　B. 6 ~ 12 cmH_2O

C. 10 ~ 15 cmH_2O　　D. 12 ~ 18 cmH_2O

25. 维生素 D 缺乏性手足搐搦症发生惊厥、喉痉挛多见于（　　）

A. 婴儿　　B. 幼儿

C. 学龄前儿童　　D. 学龄儿童

二、简答题（本大题共 5 小题，每小题 6 分，共 30 分）

26. 简述小儿生长发育的规律。

27. 简述青春期保健的重点。

28. 简述营养性缺铁性贫血的病因。

29. 简述急性肾小球肾炎患儿的饮食管理要点。

30. 简述癫痫患儿发作时的护理措施。

三、论述题（本大题共 2 小题，每小题 10 分，共 20 分）

31. 论述急性白血病患儿预防出血的措施。

32. 患儿女，6 个月，人工喂养。咳嗽 2 天，一天来发热伴喘憋入院。病后吃奶差，二便正常。查体：T 39℃，R 68 次 / 分，HR 160 次 / 分，可见鼻翼扇动及三凹征，口周发绀，两肺布满中小水泡音及少量痰鸣音，肝肋下 2 cm。实验室检查：Hb 112 g/L；WBC 30×10^9/L，中性粒细胞占 80%。请回答：

（1）该患儿最可能的医疗诊断。

（2）该患儿 3 个主要护理问题。

（3）针对该患儿的主要护理措施。

后 记

《儿科护理学（本）自学考试大纲》是根据《高等教育自学考试专业基本规范（2021年）》的要求，由全国高等教育自学考试指导委员会医药学类专业委员会组织制定的。

全国考委医药学类专业委员会对本大纲组织审稿，根据审稿会意见由编者做了修改，最后由医药学类专业委员会定稿。

本大纲由北京协和医学院护理学院李杨教授负责编写，参加审稿并提出修改意见的有北京协和医院魏珉教授、北京儿童医院刘小梅教授。

对参与本大纲编写和审稿的各位专家表示感谢。

全国高等教育自学考试指导委员会
医药学类专业委员会
2023 年 5 月

全国高等教育自学考试指定教材

儿科护理学（本）

全国高等教育自学考试指导委员会　组编

编者的话

儿科护理学（本）是高等教育自学考试护理学专业（专升本）的课程，本书是该课程的配套教材。

立足“为党育人、为国育才、立德树人”的指导思想，坚持以学生为中心，以能力培养为导向，严格把握教材编写的政治性、思想性、科学性、规范性和适学性的要求。本书依据“儿科护理学（本）自学考试大纲”编写，共 17 章，内容强调儿科护理的基本知识、基本理论和基本方法，同时体现时代性，和临床实践接轨，满足现实的实践需求。依据学科发展的现状及临床实际情况，相比于 2011 年版，本版在编写上进行了较大幅度的修改，包括内容的增新或删减，部分章节结构的调整等。比如“第五章 儿科常用护理技术”为新增内容，“第十六章 感染性疾病患儿的护理”补充了“小儿手足口病的护理”相关内容的介绍等。

在编写体例上，突出“以家庭为中心”的儿科护理理念，以护理程序为框架，在介绍每个系统的解剖生理学特点、典型疾病的病因和发病机制、临床表现和治疗原则的基础上，引导学生识别患儿及其家庭的主要护理问题，并制订护理措施，培养学生的分析判断及临床决策能力。结合各章节内容，每章后附有习题，以帮助学习者更好地理解掌握教材内容。

本教材采用了纸质内容与数字内容相结合的模式，数字内容主要分析了各章节的知识点、重点及考点，针对知识点配有习题及答案解析，可与纸质版内容结合学习。

由于水平有限，本书难免存在不当之处，敬请广大读者批评指正。

李　杨

2023 年 5 月

第一章数字资源

第一章　绪　论

儿科护理学是研究儿童生长发育、卫生保健、疾病防治、康复与护理，以促进儿童身心健康、全面成长的一门专科护理学。儿科护理学的服务对象包括胎儿至青春期的儿童。

第一节　儿科护理学的范围和任务

一、儿科护理学的范围

儿科护理学是护理学所属的二级学科，研究内容包括儿童生长发育、儿童保健、疾病预防与护理等内容。儿科护理学实践范畴包括：①临床护理工作，承担着儿科一般临床护理工作和急、危、重症患儿的抢救及监护工作；②儿童保健工作，儿童保健护士在家庭、托幼机构、学校等地担负着传播育儿知识和疾病防治的工作，防治在儿童体格、精神、心理发育中可能遇到的问题，并适时地采取讲座、展览等方式有的放矢地普及健康保健知识；③儿童及家庭的健康教育支持工作，对儿童及其家庭的健康教育工作已成为儿科护理学中的有机组成部分，旨在针对儿童及在家庭教养中的健康问题，给予咨询和指导，其目的是为提高儿童的健康水平和儿童及家庭的生活质量。

二、儿科护理学的任务

儿科护理学的任务是通过研究小儿的生长发育规律、营养和教育的需要，实施儿童保健措施及疾病防治；根据各年龄阶段儿童生理、心理、社会行为的特点，提供以家庭为中心的护理，使小儿获得良好的生长发育，促进儿童身心全面健康发展，减少各种危险因素对小儿身体和健康的损害，降低儿童疾病发病率和死亡率，提高儿童健康水平。

第二节　儿科护理工作的特点和原则

一、儿科护理工作的特点

（一）儿童身心发育的特点

小儿从生命的开始直至长大成人，整个阶段都处于一个生长发育的动态过程中，在生理、心理、医疗护理服务需求方面都具有其显著特点。

1. 生理发育特点　小儿年龄越小，体格生长速度越快，在外观上不断变化，表现在身长（高）、体重、头围、胸围等的增长和身体各部分比例的改变。不同器官系统生长发育规律不同，随着年龄的增长功能不断成熟完善。了解小儿生理发育特点，有助于做好保健护理工作。如小婴儿头部相对较重、较大，抱婴儿时，要注意保护其头部，冬季注意头部的保暖，夏季注意头部的散热；小儿的呼吸道软骨柔软、管腔狭窄、黏膜血管丰富，在（患）有上呼吸道感染时，易引起阻塞而发生呼吸困难，应注意预防。小儿特别是新生儿，皮肤表皮角化层较薄，表皮与真皮之间的基底层发育尚未完善，皮肤易破损和感染，做好皮肤护理非常重要。另外，不同年龄儿童有不同的生理、生化指标的正常值，如心率、血压、呼吸、周围血象等均与成人有所不同。

2. 营养代谢特点　小儿生长发育快，代谢旺盛，对营养物质的需要相对比成人更多。但小儿的消化功能不成熟，易出现营养缺乏和消化功能紊乱。所以小儿的饮食既要富有营养，又要适合不同年龄小儿的消化功能特点，如食物应以软、烂、碎、色鲜、味美为原则，易于婴儿的消化和吸收。

3. 免疫特点　小儿的体液免疫及细胞免疫功能均不健全，防御能力差。新生儿期血清免疫球蛋白 IgM 含量低，易患革兰氏阴性菌感染；新生儿虽可从母体获得 IgG，但出生后 3 ~ 5 个月逐渐消失，而其自身合成的 IgG 一般要到 6 ~ 7 岁时才达到成人水平。另外，婴幼儿期分泌型免疫球蛋白 A（sIgA）缺乏，易导致呼吸道及胃肠道感染。

4. 心理社会发育特点　小儿脑功能的不断完善是正常心理活动形成和发展的物质基础。儿童心理活动随年龄的增长发生着阶段性的变化，不同年龄阶段的心理特征不同。心理发育过程受到家庭、社会和教育的深刻影响，从不成熟到成熟。儿科护理工作者应根据不同年龄阶段小儿的心理发育特征和心理需求，提供护理措施，并注意为小儿创造一个良好、轻松的生活环境，促进其心理的健康发展。

（二）儿科临床工作特点

1. 疾病特点　小儿的疾病种类与成人有很大区别，如小儿心血管系统疾病以先天性心脏病为多见，成人则常见动脉粥样硬化引起的心脏病；肿瘤中小儿多见急性白血病、神经母细胞瘤等，而成人则以肺癌、乳腺癌为多。婴幼儿中患先天性、遗传性疾病和感染性疾病者较成人多见。小儿易患急性传染病或感染性疾病，常起病急，来势凶，缺乏局限能力，易发展为败血症。另外，小儿病情发展过程易反复、波动、变化快，临床中应密切观察患儿的病情变化，及时发现问题、及时处理。

2. 诊治特点　在小儿疾病的临床诊断中，要重视年龄因素和临床特点，如当小儿患急性细菌性痢疾，常起病急骤，高热、惊厥、休克等危重症状往往较腹泻、腹痛先出现，为诊断带来困难。由于大多数患儿不能自述病情，在临床诊断中，应详细向家长询问病史，严密观察病情，结合必要的辅助检查做出诊断。在临床护理实践工作中，护士观察到的患儿病情的细微变化，都可以为医生确诊提供依据。

3. 预后和预防特点　小儿患病后若得到明确诊断，应采取及时有效的治疗和安全的护理，由于小儿机体修复和再生能力强，康复较快，后遗症也较成人少。但对年幼、体弱、病情危重的患儿，由于病情变化急骤，应严密监护、积极救治、降低病死率。小儿有些疾病是可以预防的，例如开展计划免疫和加强传染病管理，已使麻疹、脊髓灰质炎、白喉、破伤风、伤寒、乙型脑炎等许多小儿传染病的发病率和死亡率大大下降。在儿童时期注意饮食，营养供给均衡，积极参加体格锻炼，可防止小儿肥胖症，同时对成年后出现的由有高血压、动脉粥样硬化引起的冠心病起到预防作用。

4. 护理特点　较小患儿不能明确地表达自己的需要或不适，需要护士主动、细心地观察，准确评估患儿的情况。与较大的患儿交流，要考虑其认知水平，使用儿童能够理解的语言进行沟通。儿科护理专科性强，工作内容繁多，具有一定的复杂性，要求护士具备扎实的专业理论知识和专业技能。

二、儿科护理工作的原则

1. 以儿童及其家庭为中心　“以家庭为中心护理（family-centered care，FCC）”是儿科护理理念，强调服务对象不仅是儿童，还包括家长及其整个家庭。儿科工作者应与儿童及其家庭建立相互信任、尊重的合作关系，鼓励家庭参与儿童照护的各个方面，关注儿童及其家庭成员的心理感受和服务需求，为其提供预防保健、健康指导、疾病照护和家庭支持等服务。

2. 预防和减少儿童身体和心理上的伤害　对于患病儿童，特别是住院儿童，因疾病本身带来的机体不适、离开父母造成的分离焦虑等，由于年龄不同会产生不同的心理反应。护士有责任帮助他们适应住院环境，鼓励儿童诉说或发泄内心感受，减轻患病带来的身体、心理的损害。

3. 促进儿童身心健康发展　儿童的年龄是儿科护理工作中不容忽略的因素，儿科护理工作者应重视不同年龄阶段小儿的生理、心理特征和个体差异，注意提供促进儿童身体、心理、社会平衡发展的休养环境，运用游戏、讲故事、角色扮演，鼓励家人、亲戚、同学探视等手段，降低疾病对儿童身心发展产生的负面影响。

4. 遵守法律和伦理道德规范　儿科护理工作者应自觉遵守法律和伦理道德规范，尊重儿童的人格，保障儿童的权益，促进儿童在生理、心理、道德、精神和社会等方面的健康成长。

第三节　儿科护士的专业角色和素质要求

一、儿科护士的专业角色

1. 照顾者　儿科护理人员必须与患儿的家人一起参与照顾患儿的护理活动，确认护理问题、明确护理目标和患儿的服务需求，提供个体化的整体护理措施，满足他们健康的需要。

2. 健康教育者　儿童护理工作，旨在向个人、家庭、人群和社区提供卫生保健支持，以增进健康、预防疾病和提高生命质量为主要目标，健康教育将成为护士完成上述活动必不可少的工作内容。护士应帮助儿童及其家人意识到他们自身对健康负有责任，增进他们的健康意识，改变他们不良的行为，通过具体的计划传达医疗健康信息，注重反馈与评价，提高服务对象的学习兴趣。

3. 咨询者和支持者　护士承担着咨询角色，包括对儿童及其家庭成员的支持和健康教育，帮助他们掌握应对压力的方法，通过彼此交换思想和观念，达到解决问题的目的。儿科护理人员可通过多种方式对儿童及其家庭提供支持帮助，如倾听患儿或其父母的内心感受、触摸和陪伴患儿等，特别是触摸和陪伴患儿，对儿童是最有帮助的非语言沟通；也可通过鼓励等语言沟通方式达到支持的效果。

4. 合作者和协调者　护士是健康服务体系中的一员，必须与其他医务人员有效地分工合作，才能完成高质量的健康服务。

5. 研究者　儿科护理工作者，应在临床、教学、社区、家庭和学校的工作岗位上，不断总结经验，积极开展护理科研工作，为提高儿童护理工作水平，不断探索。

二、儿科护士的素质要求

1. 具有高尚的职业道德观念　由于小儿年龄和生理特点，多数小儿不能主动或清楚地表达自己的不适，护士要有高度的责任感和严谨的工作态度，仔细、认真、严密地观察患儿的病情变化。以理解、友善、平和、忍耐和博爱的心态，为患儿提供切实可行的帮助。儿科护理工作项目繁多，具有一定的复杂性，要求护理工作者操作准确，技术娴熟，具有慎独精神。儿科护士在工作中应做到言行一致，严于律己，遇事沉着冷静，善于思考，以良好的素质和职业道德服务儿童。

2. 具有与儿童及其家庭有效沟通的能力　儿科护士与儿童及其家庭成员的相互沟通、交流信息，可以帮助护士取得患儿及家庭成员的信任，彼此建立良好的人际关系，共同商榷可能影响小儿健康的问题，识别健康问题发生发展的家庭和社会因素，帮助儿童及其家人采取或提出具体措施达到促进或维护健康的目的。护士与儿童及其家庭成员在沟通过程中应注意：①选择适当的时机，②传达正确的信息，③倾听儿童及其家人的内心感受。做到以上几点可提高沟通的技巧与能力。

3. 具有扎实的专业知识和技能　儿科护理工作要求护士不仅应具备丰富的医疗、护理、营养、预防保健的知识，而且要掌握儿童心理学、儿童教育学，以及一些基本的自然科学、社会科学、文学、艺术（绘画、音乐）等方面的知识，根据各年龄阶段小儿身心发展的特点，为小儿提供安全有效的个体化整体护理。

（陈京立　李　杨）

习题

一、单项选择题

1. 下列小儿疾病特点描述正确的是

A. 疾病种类与成人相同　　B. 不易患感染性疾病

C．病情相对较轻　　D．病情发展快、易反复

2．儿科护士的专业角色**不包括**

A．照顾者　　B．咨询者

C．开拓者　　D．合作者

二、简答题

1．简述儿科临床工作的特点。

2．简述儿科护理工作的原则。

在线答题

第二章数字资源

第二章　生长发育

第一节　概　述

一、小儿年龄阶段的划分及各期特点

根据小儿生长发育不同阶段的特点，小儿年龄阶段划分为：

1．胎儿期（fetal period）　从受精卵形成到胎儿出生，共 280 天，约 40 周。此期又分为两期。

（1）胚胎期：妊娠初 8 周为胚胎期，从受精卵分化开始，直到大体成形，形成外、中、内 3 个胚层。此期，胚胎细胞高度分化，对多数致畸因子敏感。母亲感染、用药、受到放射线照射等均可引起胚胎发育障碍，导致胚胎发育缺陷和畸形。

（2）胎儿期：从妊娠第 9 周起到胎儿娩出为胎儿期。此期，胎儿组织器官迅速生长，功能发育渐趋完善。胎儿完全依靠母体生存，应加强孕期保健和胎儿保健，重在预防。

2．新生儿期（neonatal period）　自胎儿出生脐带结扎到生后 28 天为新生儿期，出生 7 天内的新生儿称早期新生儿。新生儿期是婴儿脱离母体后适应环境的阶段，由于各器官系统功能发育尚不完善，适应能力较差，因此，发病率和死亡率均高，新生儿期死亡率占婴儿死亡率的 60% ~ 70%，早期新生儿死亡率又占新生儿期死亡率的 70%。此期应注意加强保暖、喂养、清洁卫生和预防感染，避免其受到外界不良因素的影响，力求降低新生儿死亡率。

围生期（perinatal period）是指胎龄满 28 周至生后 7 天。此期包括胎儿晚期、娩出过程和新生儿早期，是生命经受巨大变化和遭受最大危险的时期。

3．婴儿期（infant period）　从出生后到 1 周岁为婴儿期，又称乳儿期。此期是小儿生长发育最迅速的时期，每日需要的热量和蛋白质相对较高，但其消化功能尚不完善，易发生消化和营养紊乱性疾病，如腹泻、营养不良、维生素 D 缺乏性佝偻病等。婴儿期后半年来自母体的免疫抗体逐渐消失，而自身免疫系统尚未发育完善，抗感染能力较差，易患传染性和感染性疾病。此期的保健重点是提倡母乳喂养、合理营养、及时添加辅食、进行计划免疫，并重视卫生习惯的培养和注意消毒隔离。

4．幼儿期（toddler period）　自满 1 周岁到 3 周岁为幼儿期。此期小儿体格生长速度

减慢，智能发育加速，活动范围增大，接触社会事物增多，语言、思维和社交能力有明显发展。由于缺乏对危险事物的识别能力和自身保护能力，易发生意外伤害和中毒。此期保健重点在于培养良好的饮食和卫生习惯、保证营养和辅食添加、预防传染病和意外事故。

5. 学龄前期（preschool period） 自满3周岁至6～7岁为学龄前期。此期小儿体格发育进一步减慢，智能发育进一步增快。理解力逐渐增强，好奇多问，模仿能力强，可塑性强，应注意培养良好的思想品德和行为习惯。此期免疫反应性疾病如肾炎等开始增多，保健重点在于继续预防传染病、意外事故和中毒。

6. 学龄期（school-age period） 自6～7岁入小学至青春期前（12～13岁前后）为学龄期。此期小儿体格生长稳步增长，除生殖系统外，其他系统器官的发育已接近成人。智力发展更加成熟，控制、理解、分析、综合能力增强，是接受系统科学文化知识教育的重要时期。保健重点在于保证营养和充足的睡眠、进行适当的体格锻炼，注意安排规律的学习和生活制度，培养正确的姿势，保护视力，预防龋齿。

7. 青春期（adolescence period） 青春期指从第二性征出现到生殖功能发育成熟、身高停止增长的时期。女孩从11～12岁开始到17～18岁，男孩从13～14岁开始到19～21岁。女孩青春期开始年龄和结束年龄都比男孩早2年左右。青春期进入及结束年龄存在较大个体差异。此期体格生长再次加速，体重、身高大幅度增加，出现第二性征，生殖系统迅速发育并趋于成熟，经历了复杂的生理和心理变化。此期各种疾病的患病率降低，精神、行为、心理方面的问题开始增多。保健的重点在于供给充足的营养，加强道德品质教育和生理、心理知识教育，使之树立正确的人生观和养成优良的道德品质，建立健康的生活方式。

二、生长发育的规律

1. 生长发育的连续性和阶段性 生长发育是一个连续性的过程，但并非等速进行，具有阶段性，每一个阶段的发展均依赖前一阶段为基础。一般体格生长，年龄越小，增长越快，生后6个月内生长最快，以后逐渐减慢，2周岁后基本稳步成长，至青春期又迅速加快。

2. 各系统器官发育的不平衡性 各系统的发育快慢不同，各有先后。神经系统发育领先，淋巴系统在儿童期迅速生长，于青春期前达到高峰，以后逐渐下降至成人水平；生殖系统发育最晚，在青春期前处于幼稚期，青春期迅速发育达到成熟；其他系统如呼吸、循环、消化、泌尿等的发育基本与体格生长平行（图2-1）。

3. 生长发育的顺序性 一般生长发育遵循：①由上到下，②由近到远，③由粗到细，④由低级到高级、由简单到复杂的顺序规律。

4. 生长发育的个体差异性 小儿的生长发育，在一定范围内因受先天和后天各种因素影响而存在较大的个体差异。在正常标准范围内，体格生长变异的情况随年龄增长而逐渐加大，到青春期则差异更明显。因此在评价时必须考虑各种因素对个体的影响，并应进行连续动态的观察，才能做出正确的判断。

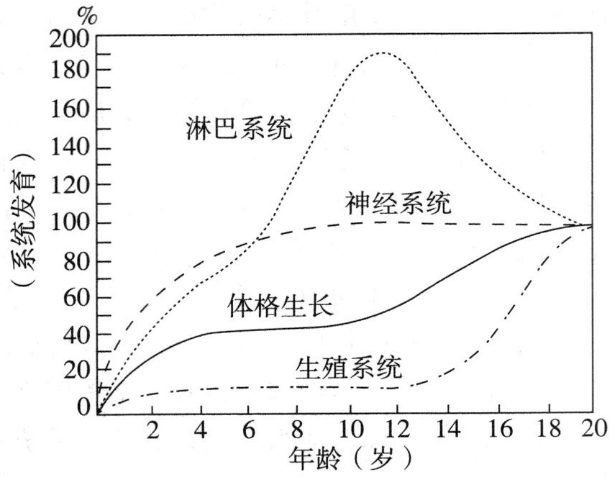

图 2-1　人体主要系统生长模式

三、影响生长发育的因素

遗传因素和环境因素是确定小儿生长发育进程的两个最基本因素。遗传决定机体发育的可能范围，环境则决定发育的速度及最终达到的程度。内在遗传因素与外界环境因素相互作用决定了每个儿童的生长发育水平。

1．遗传因素

（1）小儿生长发育的特征、潜力、趋向受父母双方遗传因素的影响，种族和家族间的差异影响着体格特征，如皮肤和头发的颜色、面部特征、身材高矮、性成熟早晚，以及对某些疾病的易感性均与遗传有关。同时也决定了小儿性格、气质和学习方式等方面的特点。

（2）性别也影响小儿生长发育的。如女孩的平均身高（长）、体重较同龄男孩小，而女孩的语言、运动发育略早于男孩。

2．环境因素

（1）营养：充足和合理的营养是小儿生长发育的物质基础。宫内营养不良的胎儿不仅体格发育落后，严重时脑的发育也可受到影响。生后长期营养不良，会影响体格发育和身体免疫、内分泌、神经调节等功能紊乱，甚至影响智力、心理和社会能力的发展。

（2）孕母状况：胎儿宫内发育受孕母的营养、情绪、健康状况、生活环境等因素影响。如妊娠早期感染可导致胎儿先天畸形；孕母严重营养不良可引起流产、早产和胎儿发育迟缓；孕母接受某些药物、放射线照射、环境毒物污染、精神创伤等可引起胎儿发育受阻。

（3）生活环境和教育：家庭和社会经济水平对儿童的生长起着显著作用。家庭的文化习俗对孩子的教养和护理方式有较大的影响。和谐的家庭气氛、父母的爱抚，以及良好的学校和社会环境对儿童身、心各方面的生长发育有着深远影响。

（4）疾病：任何疾病若持续很长一段时期，尤其是在小儿发展的关键时期，均可对成长造成永久性的影响。长期患病的儿童不断处于疾病所造成的不平衡状态中，承受持续的内在压力，影响其独立及自主能力的发展。

第二节 体格发育

一、体格生长常用指标及测量方法

（一）体重

体重（weight）为各器官、组织和体液的总重量，是代表体格生长、营养情况的重要指标，也是临床计算药量、输液量的重要依据。出生体重与新生儿的胎次、胎龄、性别及宫内营养状况有关。我国2015年九市城区儿童体格发育调查结果显示，平均男婴出生体重为（3.38±0.40）kg，女婴为（3.26±0.40）kg。

出生后体重增长应为胎儿宫内体重增长曲线的延续。新生儿在生后数天内，由于摄入不足、胎粪及水分的排出，体重会暂时性下降，称生理性体重下降（physiological weight loss）。一般下降范围为原有体重的3%～9%，多在生后3～4天达到最低点，以后逐渐回升，至第7～10天恢复到出生体重。早产儿体重恢复较慢。如体重下降超过10%或至第10天体重未恢复到出生时水平，应考虑喂养不足或病理原因所致。生后如及早合理喂哺可减轻甚至避免生理性体重下降的发生。

儿童年龄越小，体重增长越快。我国儿童体格发育调查资料显示，正常足月儿生后第1个月体重增长可达1～1.7 kg，生后3～4个月时体重约为出生体重的2倍；出生后前3个月体重的增长约等于后9个月体重的增长，即12月龄时婴儿体重约为出生体重的3倍（10 kg）。生后第1年是体重增长最快速的时期，为“第一个生长高峰”。生后第2年体重增加2.5～3.0 kg，2岁后到青春前期体重增长趋于稳定，每年增长2～3 kg。进入青春期后体格生长再次加快，呈现“第二个生长高峰”。

儿童体重增长为非匀速增长，存在个体差异，故大规模儿童生长发育指标测量所得的数据均值只能提供参考。评价某一名儿童的生长发育状况时，应连续定期监测其体重，以个体儿童自己体重的变化为依据，发现体重增长过多或不足，需追寻原因。当无条件测量体重时，为便于医务人员计算儿童用药量和液体量，可用公式估算体重（表2-1）。

表2-1　正常儿童体重、身高估算公式

年龄	体重/kg	年龄	身高（长）/cm
出生	3.25	出生	50
3～12个月	[年龄（月）+9]/2	12个月	75
1～6岁	年龄（岁）×2+8	2～6岁	年龄（岁）×7+75
7～12岁	[年龄（月）×7−5]/2	7～10岁	年龄（岁）×6+80

（二）身高（长）

身高（长）（height）指从头顶至足底的垂直长度，是反映骨骼发育的重要指标。一般情况下，3岁以下儿童立位测量不易准确，应仰卧位测量，称为身长，测量值一般相差

1 ～ 2 cm。

身高的增长规律与体重相似，年龄越小增长越快，也出现婴儿期和青春期两个生长高峰。新生儿出生时平均为 50 cm；6 个月时达 65 cm，1 周岁时达 75 cm，2 周岁时达 85 cm；2 岁以后平均每年增长 6 ～ 8 cm，此后至青春期身高稳步增长，平均每年增长 5 ～ 7 cm；青春期出现身高增长的第 2 个加速期。身高（长）的估算公式见表 2-1。

身高包括头部、脊柱和下肢的长度。3 部分发育进度并不相同，头部发育较早，下肢较晚。因此，有时临床上需要分别测量上部量（从头顶至耻骨联合上缘）和下部量（从耻骨联合上缘至足底），以检查其比例关系。新生儿上部量与下部量的比例为 60% ∶ 40%，中点在脐以上。2 岁时中点在脐下，6 岁时中点移至脐与耻骨联合上缘之间，12 岁时上、下部量相等，中点在耻骨联合上缘。

影响身高的因素有遗传、营养、内分泌、运动、疾病等。短期的疾病与营养的波动不易影响身高的发育。身高在均值加减 2 个标准差范围内均为正常。

3 岁以下小儿用量板卧位测身长，读刻度至 0.1 cm。3 岁以上可用身高计或固定于墙上的软尺进行测量，记录至 0.1 cm。

（三）坐高

坐高（sitting height）指从头顶至坐骨结节的长度，3 岁以下仰卧位测量，也称顶臀长。坐高增长代表头颅与脊柱的生长。出生坐高为身高的 67%，4 岁时坐高为身高的 60%，14 岁时约为 53%。此百分数显示了身体上、下部比例的改变，反映了身材的匀称性，比坐高绝对值更有意义。

与身长测量一致，3 岁以下儿童仰卧位测量为顶臀长，读刻度至 0.1 cm。3 岁以上的被测者坐于坐高计凳上，记录读数至 0.1 cm。

（四）头围

头围（head circumference）指经眉弓上方、枕后结节绕头一周的长度。出生时平均为 34 ～ 35 cm，3 个月时约 40 cm，1 岁为 45 ～ 47 cm，2 岁为 47 ～ 49 cm，5 岁为 50 ～ 51 cm，15 岁接近成人，为 54 ～ 58 cm。头围是反映脑和颅骨发育的一个重要指标。头围过小常提示脑发育不良，头围过大或增长过速则提示脑积水、脑肿瘤的可能。

测量时测量者将软尺 0 点固定于头部一侧眉弓上缘，将软尺紧贴头皮绕枕骨结节最高点及另一侧眉弓上缘回至 0 点，记录读数至 0.1 cm。

（五）胸围

胸围（chest circumference）指沿乳头下缘水平经肩胛骨绕胸一周的长度为胸围。出生时平均为 32 ～ 33 cm（较头围小 1 ～ 2 cm），1 岁时胸围与头围大致相等，1 岁以后胸围超过头围，其差数（cm）约等于其岁数减 1。胸围反映胸廓、胸背肌肉、皮下脂肪及肺的发育程度。

测量时取卧位或立位。小儿两手自然平放或下垂，测量者将软尺 0 点固定于一侧乳头下缘（乳腺已发育的女孩，固定于锁骨中线第 4 肋间），经两侧肩胛骨下缘回至 0 点，记录读数至 0.1 cm。

二、骨骼和牙齿的发育

1．骨骼发育

（1）颅骨的发育：颅骨随脑的发育而长大，可通过头围和囟门大小，以及骨缝闭合情况来衡量颅骨的发育。前囟是由额骨与顶骨形成的菱形间隙。后囟是由两块顶骨和枕骨形成的三角形间隙。各颅骨之间形成了额缝、冠状缝、矢状缝及人字缝（图 2-2）。前囟出生时 1.5 ～ 2 cm（对边中点连线长度），至 12 ～ 18 个月闭合。后囟出生时已闭合或很小，最迟于出生后 6 ～ 8 周闭合。颅骨缝于 3 ～ 4 个月闭合。前囟早闭或过小见于小头畸形，晚闭或过大见于佝偻病、先天性甲状腺功能减低症。前囟饱满反映颅内压增高，见于脑积水患儿。前囟凹陷见于脱水或极度消瘦患儿。

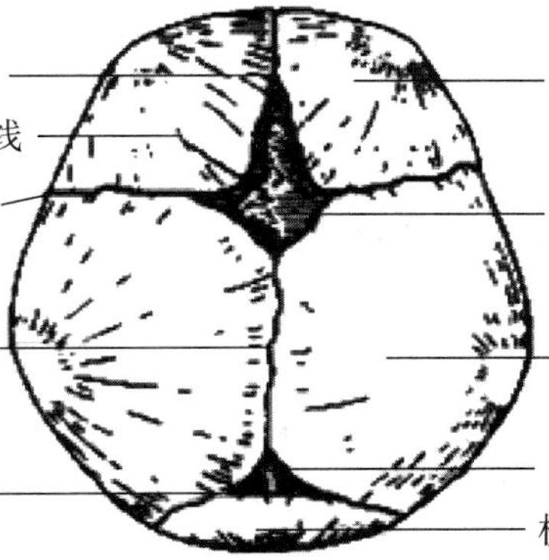

图 2-2 前囟示意图

（2）脊柱的发育：脊柱的增长反映脊椎骨的发育。新生儿时脊柱仅轻微后凸，3 个月能抬头时出现颈椎前凸，6 个月会坐时呈胸椎后凸，1 岁能行走时出现腰椎前凸。脊柱所形成上述 3 个自然弯曲有利于身体平衡。6 ～ 7 岁韧带发育完善，这 3 个脊柱自然弯曲为韧带所固定。不正确的坐、立、行走姿势及骨骼病变均可以引起脊柱发育异常或造成脊柱畸形。

（3）骨化中心的发育：长骨生长主要由于干骺端软骨骨化及骨膜下成骨作用使之增长、增粗。扁骨生长则主要由于周围骨膜骨化。通过 X 线检查身体各部的骨化中心出现时间、数目和干骺端融合的时间，可判断骨骼发育的年龄。腕部骨化中心的数目共 10 个，1 ～ 9 岁腕部骨化中心的数目约为其年龄加 1，10 岁时出全。骨龄即为正常儿出现上述骨化中心数的年龄，骨龄测试主要采用左手腕 X 线摄片，若小婴儿或临床上考虑有骨发育延迟的婴幼儿，应加摄膝部 X 线片，但正常骨化中心出现的年龄差异较大，在临床上判断骨龄应慎重，需结合临床综合分析。

2．牙齿的发育 乳牙共 20 个，一般 6 个月起（4 ～ 10 个月）开始出乳牙，3 岁前出齐。2 岁以内乳牙数目约等于月龄减 4 ～ 6。6 岁左右开始出第一颗恒牙即第 1 磨牙，又称为 6 龄齿。6 ～ 12 岁乳牙按萌出顺序（图 2-3）逐个脱落换之以恒牙。12 岁左右出第 2 磨牙，17 ～ 18 岁出第 3 磨牙（智齿），恒牙一般 20 ～ 30 岁出齐，共 32 个。出牙时个别小

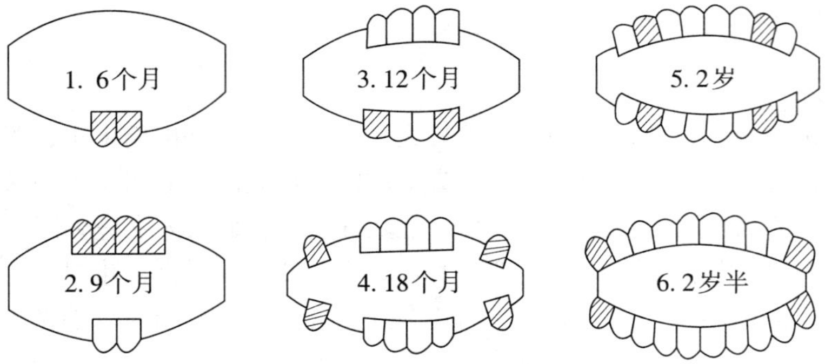

图 2-3　小儿乳牙萌出的顺序

儿出现低热、流涎、睡眠不安、烦躁等反应。较严重的营养不良、佝偻病、甲状腺功能减低症、先天愚型等患儿会有出牙较迟，牙釉质差等表现。

三、脑和脊髓的发育

1．脑的发育　在胚胎时期神经系统首先形成，脑的发育最为迅速。出生时脑重约 390 g，已达成人脑重的 25%，大脑体积是成人的 1/3，脑细胞数目已与成人相同（100 亿～140 亿），但树突与轴突少而短。3 岁时神经细胞基本分化完成，8 岁时接近成人。出生后脑重的增加主要是由于神经细胞体积增大和树突的增多，以及神经髓鞘的形成与发育。小儿神经纤维到 4 岁时才完成髓鞘化，故婴儿时期，神经冲动传入大脑，不易形成明显的兴奋灶。

2．脊髓的发育　在出生时已较成熟，脊髓的成长和运动功能的发育相平行。胎儿时脊髓下端达第二腰椎下缘。4 岁时脊髓下端上移至第一腰椎。做腰椎穿刺时应注意此发育特点。

四、生殖系统的发育

1．女性生殖系统发育　包括女性生殖器官的形态、功能发育和第二性征发育。第二性征发育顺序为乳房、阴毛、腋毛发育。乳房发育是第二性征中出现最早的征象，为青春期始动的标志，女孩多在 9 ～ 11 岁，继而阴毛和外生殖器发育，出现月经来潮及腋毛发育。女孩从乳房增大到月经初潮平均历时 2.5 ～ 3 年。月经初潮来临，标志女性生殖功能发育成熟。

2．男性生殖系统发育　包括男性生殖器官的形态、功能发育和第二性征发育。第二性征发育顺序为睾丸、阴茎、阴囊、阴毛、腋毛、变声、胡须及喉结。出生时睾丸大多已降至阴囊，约 10% 位于下降途中某一部位，一般于 1 岁内都会下降到阴囊，少数未降者即为隐睾。睾丸增大是男孩青春期的第一征象，其分泌的雄激素促进第二性征的出现。首次遗精标志男性性功能发育成熟。从睾丸增大到遗精出现平均历时 3 年。

青春期开始、持续时间及第二性征出现的顺序有很大的个体差异。女孩在 8 岁以前，男孩在 9 岁以前出现第二性征，为性早熟（precocious puberty），即青春期提前；女孩 14 岁、男孩 16 岁后仍无第二性征出现，为性发育延迟（delayed puberty），多与遗传及疾病有关。

第三节 心理与社会的发展

一、感知觉的发展

1. 视感知发育 新生儿视觉不敏锐，只有在 15 ~ 20 cm 内视觉才最清晰。第 2 个月可协调地注视物体，3 ~ 4 个月时头眼协调较好，6 ~ 7 个月出现手眼协调动作，开始认识母亲和常见物品，喜欢红色等鲜艳明亮的颜色；8 ~ 9 个月开始出现视深度感觉；18 个月可以辨别形状；2 岁时两眼调节好，视力达 0.5，4 ~ 5 岁时视深度充分发育，视力达 1.0。

2. 听感知发育 新生儿出生数天后，听力已相当良好，1 个月时能分辨“吧”和“啪”的声音；3 个月出现定向反应；7 ~ 9 个月开始区别语言的意义；2 岁时能听懂简单命令；3 岁后能更精细地区别不同声音；4 岁听觉发育完善。

3. 嗅觉和味觉发育 新生儿的嗅觉和味觉出生时已经发育成熟，新生儿对不同味道可产生不同的面部表情，4 ~ 5 个月的婴儿对食物味道的微小改变很敏感，是“味觉发育关键期”，故应合理添加各类换乳期食物。

4. 皮肤感觉发育 可分为触觉、痛觉、温度觉和深感觉。新生儿的触觉已很敏感，尤以眼、口周、手、足等部位最为敏感。痛觉出生时已存在，但比较迟钝，疼痛刺激后出现泛化的现象。温度觉也很灵敏，尤其对冷的反应。触觉是引起小儿某些反射的基础，2 ~ 3 岁时小儿能通过皮肤与手眼协调一致的活动区分物体的大小、软硬和冷热等。5 ~ 6 岁时能分辨体积相同、重量不同的物体。

5. 知觉发育 知觉是人对事物的综合反映，与上述各感觉能力的发育密切相关。小儿 1 岁末开始有空间和时间知觉；3 岁能辨上下；4 岁辨前后，5 岁能辨自身的左右；4 ~ 5 岁开始有时间概念；5 ~ 6 岁逐渐掌握周内时序及四季概念。

二、运动功能的发展

运动功能发育涉及骨骼肌的一切活动，可分为大动作和精细动作的发育。大动作包括颈肌和腰肌的平衡性活动，精细动作指手和手指的动作，小儿动作发育遵循一定规律：①由上至下或由头至尾；②由近到远；③由不协调到协调，由泛化到集中；④由粗动作到精细动作；⑤先有正向动作后有相反动作；如先会抓东西，后才能放下东西；先会向前走，然后才会向后退等。大动作发育过程可归纳为：“二抬四翻六会坐，七滚八爬周会走”（数字代表月龄）。

三、语言的发展

语言（language）为人类特有的高级神经活动，是儿童学习、社会交往、个性发展中的一个重要能力，与智能关系密切。儿童语言发育是儿童全面发育的标志。正常儿童天生具备发展语言技能的机制和潜能，但是环境必须提供适当的条件，如与周围人群进行语言交往，其语言能力才能得以发展。

1. 发音阶段　新生儿已会哭叫，并且饥饿、疼痛等不同刺激所反映出来的哭叫声在音响度、音调上有所区别。婴儿 3 ~ 4 个月咿呀发音，7 ~ 8 个月能发“爸爸”“妈妈”等语音，8 ~ 9 个月时喜欢模仿成人的口唇动作练习发音。

2. 理解语言阶段　婴儿在发音的过程中逐渐理解语言。婴儿通过视觉、触觉、体位觉等与听觉的联系，逐步理解一些日常用品，如奶瓶、电灯等的名称。6 ~ 7 个月时婴儿能听懂自己的名字，9 个月左右已能听懂简单的词意，如“再见”“把手给我”等。亲人对婴儿发音及时、恰当地应答，多次反复，可促进儿童逐渐理解这些语音的特定含义。10 个月左右的婴儿已能有意识地叫“爸爸”“妈妈”。

3. 表达语言阶段　在理解的基础上，儿童学会表达语言。一般 12 月龄开始会说单词，如“再见”“没了”；18 个月时能用 15 ~ 20 个字，并指认、说出家庭主要成员的称谓；24 个月时能指出简单的人、物品和图片，会说 2 ~ 3 个字构成的短句；3 岁时能指认常见的物品、图画，会说短歌谣；4 岁时能讲述简单的故事情节。

语言发育的过程中，须注意下列现象，①乱语：又称隐语，1 ~ 2 岁的孩子，很想用语言表达自己的需求，但由于词汇有限，常常说出一些成人听不懂的话语即乱语。遇到此种情况要耐心分析，不要加以训斥，否则会影响说话及表达思维的积极性；②口吃：3 ~ 4 岁的孩子，词汇增多，但常常发音不准或句法不妥。遇此情况不必急于纠正，无论说话时间持续多久，都应该让他们说完，一般情况下会逐渐转为发音正常；③自言自语：是儿童从出声的外部语言向不出声的内部语言（沉默思考时的语言）转化过程中的一种过渡形式，是幼儿语言发展过程中的必经阶段，是发展内部语言打下基础。一般 7 岁以后，儿童不会再出现自言自语，如继续存在，则应引起注意。

四、认知的发展

1. 注意（attention）的发展　注意是指人们心理的指向并集中于一定的人或物，是获取知识和发展智力的起点。注意可分为无意注意和有意注意。有意注意是自觉的、有目的的注意，需要一定的努力才能做到。无意注意则是自发的。婴儿时期以无意注意为主，强烈的刺激，如鲜艳的色彩、较大的声音或需要的物品（奶瓶等），都能成为小儿无意注意的对象，随着年龄增长、活动范围扩大及动作、语言的发展，注意的广度、注意的分配能力、注意的稳定性、注意的转移等方面都有不同程度的变化。1 岁时有意注意开始萌芽，但幼儿期和学龄前期小儿仍以无意注意为主。

随着年龄增长，注意时间越来越长。5 ~ 6 岁后才能较好地控制其注意力，集中时间约 15 min，7 ~ 10 岁 20 min，10 ~ 12 岁 25 min，12 岁后 30 min。任何新异的刺激都会引起学龄初期儿童的兴奋、注意力分散，并随着情绪的变化而转移。学龄儿童成长伴随注意广度的提高，能够更有效地监控和计划他们所注意的事物，并且逐渐能意识到他们自己认知的局限性。11 ~ 12 岁后儿童注意力的集中性和稳定性提高，注意的范围也不断扩大。

2. 记忆（memory）的发展　记忆是一个复杂的心理活动过程，是后天形成的，条件反射的形成就标志着婴儿记忆能力的开始。记忆包括识记、保持和回忆。回忆又可分为再认和重现。3 ~ 4 个月婴儿出现的怕生现象，说明婴儿所具备的记忆能力已经能够让他分辨熟人与陌生人了。1 岁以后才有重现。幼儿期再认的能力进一步增强，幼儿期的末期能再认相隔几十天或几个月的事物。婴幼儿时期的记忆特点是时间短、内容少，对带有欢乐、愤怒、恐惧等情绪的事物容易记忆，以无意识记忆为主。小儿记忆的持久性与精确性随年龄而增长，学龄前期小儿对感兴趣的、能激起强烈情绪体验的事物较易记忆，并保持持久，以机械记忆为主。学龄期儿童有意记忆能力增强，记忆的内容拓宽，复杂性增加，逻辑记忆逐渐发展。

3. 思维（thinking）的发展　思维是人利用理解、记忆、综合分析能力认识事物的本质，掌握事物发展规律，借助语言实现的一种思想或观念的精神活动，是认识的高级阶段。思维的发展过程分为直觉行动思维、具体形象思维和抽象概念思维。3 岁前的婴幼儿的思维是直觉行动思维，学龄前儿童以具体形象思维为主。6 岁以后，通过各种形式的智力活动，逐渐学会了综合、分析、分类、比较等抽象思维方法。

4. 想象（image）的发展　想象是一种特殊的思维活动，它是对头脑中原有的形象进行加工和改造，创造新形象的过程。新生儿无想象，1 ~ 2 岁小儿仅有想象的萌芽；3 岁小儿想象力仍简单贫乏，是片段和零散的想象；学龄前期是无意想象和再造想象为主，特点为想象的主题多变，想象与现实不能分清楚，具有特殊的夸大性，且以想象为满足；学龄期儿童的想象便复杂起来，包括有意想象和创造想象。

五、情绪、情感的发展

情绪是人们从事某种活动时产生的兴奋心理状态，属于原始、简单的感情，较短暂而外显。情感是人的需要是否得到满足时所产生的一种内心体验，属于较高级、复杂的情绪，持续时间长而不甚外显。情感是在情绪的基础上形成和发展的。新生儿对饥饿、不舒适、寒冷等表现出不安、哭脸及啼哭等消极情绪。2 个月时积极情绪增多，尤其是看到母亲时，表现得非常高兴。6 个月后能辨认陌生人时，婴儿明显地表现出对母亲的依恋及分离性焦虑情绪。婴儿与亲人间的这种依恋感情是小儿社会性发展的最早表现。没有建立良好依恋感情的婴儿，以后多不善于与人相处和不能很好地面对现实。9 ~ 12 个月时依恋情绪达到高峰。2 岁开始，小儿的情感表现日渐丰富和复杂，如喜、怒，以及初步的爱、憎等，也会有一些不良的情绪、情感反应，如见人怕羞、怕黑、嫉妒、爱发脾气。婴幼儿情绪表现常为时间短暂，反应强烈，易变化，易冲动，外显而真实。随年龄增长情绪反应日趋稳定。学龄前期小儿已能有意识地控制自己情感的外部表现，如故意不哭。

成人在日常养育中对小儿的生理需要做出及时、适当的应答，提供合适的玩具，维持和谐的家庭气氛，提供适度的社交活动，以及避免精神紧张和创伤，可以培养儿童良好、稳定的情绪和情感，促进其心智发展和良好品德的形成。

六、社会行为的发展

儿童社会行为（personal-social behavior）是各年龄阶段心理行为发展的综合表现，其发展受外界环境的影响，也与家庭、学校、社会对儿童的教育有密切关系，并受神经系统发育程度的制约。新生儿觉醒时间短，对周围环境反应少，但不舒服时会哭叫，抱起来即安静；2 ~ 3 个月时能以笑、停止啼哭、发音等行为表示认识父母；3 ~ 4 个月时开始出现社会反应性地大笑，对母亲声音表示愉快；7 ~ 8 个月时表现出认生，对发声玩具感兴趣等；9 ~ 12 个月是认生的高峰，会模仿别人的动作，呼叫其全名会转头；12 ~ 13 个月喜欢玩变戏法和躲猫猫游戏；18 个月时逐渐有自我控制能力，成人在附近时可独立玩很久；2 岁时不再认生，易与父母分开，爱表现自己，吸引别人注意，喜爱听故事、看绘本，能执行简单命令；3 岁时人际交往更熟练，与人同玩游时，能遵守游戏规则；此后，对周围人和环境的反应能力更趋完善。

七、游戏能力的发展

游戏是儿童必不可缺少的活动。通过游戏活动，儿童能够认识特定的文化内容，并扩展他们对世界运转的认知。游戏对儿童的社会性认知和体能发展均有帮助。了解各期儿童游戏的发展特点，护士可以帮助小儿及家长选择适当的游戏促进其身心发展，同时，通过游戏的治疗性作用有效实施护理措施。

1．各年龄阶段游戏发展特点

（1）婴儿期：多为单独性游戏，婴儿自己就是他们游戏的主要内容，玩手和脚、翻身、爬行和学步等身体动作带给他们极大的乐趣。学习语言时发出的各种声响也使他们无比兴奋。

（2）幼儿期：多为平行性游戏，即幼儿愿意在其他小朋友身旁玩类似的玩具，他们可能偶尔会交换或争夺玩具，但没有联合与合作活动。随着幼儿粗动作和细动作的发展，他们喜欢那些能被他们独自操纵而运动的玩具，如能连接在一起的火车。幼儿还喜欢用蜡笔在纸上随意涂画，随音乐手舞足蹈，翻看故事书或看动画片等。

（3）学龄前期：多为联合性游戏，他们共同参加同一个活动，开始交换意见并相互影响。但此期的游戏团体没有严谨的组织、明确的领袖和共同目标，每一个小儿可以依照自己的意愿去表现。学龄前儿童不需要太多的玩具，因为他们的想象力是一生中最丰富的。他们喜欢剧烈的活动、绘画、搭积木，做模型、技巧性活动。

（4）学龄期：多为合作性游戏和竞赛性游戏，他们有组织，互相讨论并制订计划，以完成某个目标。在游戏中每一个人的角色明确，他们相互合作构成一个小组，游戏的竞争性和合作性高度发展，并出现游戏的中心人物。此期儿童希望有更多的时间与同伴一起玩耍。

（5）青春期：青少年的兴趣因性别的不同而产生极大的差异。女孩可能对社交性活动产生兴趣。男孩则通常对运动中的竞争和求胜有兴趣，并表现出对小团体的忠诚精神，他们还喜欢机械和电器装置。

2．游戏的功能

（1）促进儿童感觉运动功能的发展及体格发展：所有年龄段的游戏都有感觉运动方面的活动，而在婴儿期最多。孩子通过游戏，促进感觉功能和肌肉控制能力、增加身体动作复杂性和协调性。

（2）促进儿童智力的发展：通过游戏，儿童学习识别物品的颜色、形状、大小、质地及用途，学习数字的意义及用法，练习及增进语言技巧，了解空间、时间等抽象概念和解决问题的技巧。

（3）促进儿童的社会化及自我认同：通过与其他儿童共同游戏，学会如何建立社会关系及解决有关的问题，学会适应自己的社会角色及良好的行为举止。婴幼儿通过游戏开始积极探索自己的身体，并把自己与外界分开。在游戏中，他们能够测试自己的能力并逐渐调整自己的行为。

（4）促进儿童的创造性：游戏能为儿童提供发挥创造性的机会，有助他们将来创造力的发展。

（5）促进道德价值观发展：儿童在游戏中体会到若想被接纳为团体的一员，他们必须遵守社会所接受的各种行为准则，如公平、诚实、自制、关心他人等。

（6）治疗性价值：游戏为儿童提供一个机会，让他们发泄外界环境所带来的紧张或压力。在医院环境中，儿童通过游戏表达他们对陌生环境的恐惧，对离开父母及同伴的焦虑，对治疗及护理等疼痛经历的感受。护士利用儿童游戏的时间可以观察并评估他们的生长发育水平，对健康保健知识的了解，以及对住院的情绪反应等。同时，运用玩具、绘画、图书、音乐或戏剧性的游戏活动向其解释治疗和护理过程并进行健康教育。

第四节　儿童常见的心理行为问题

一、遗尿症

一般小儿 2 ～ 3 岁后已能控制膀胱排尿，如 5 岁以后的儿童仍有经常性的不自主排尿，称遗尿症（enuresis），俗称“尿床”。多数患儿是因睡眠中失去警觉而遗尿，但也有些患儿是在清醒时有尿意，但不能抑制排尿反射而发生。遗尿症分原发性和继发性，原发性多因控制排尿迟滞，而无器质性病变，有家族史，男多于女（2 ∶ 1 ～ 3 ∶ 1），多发生在夜间，频率不一。健康欠佳、劳累、过度兴奋、紧张、情绪波动等可使症状加重，有时症状自动减轻或消失，又可复发。约 50% 儿童可于 3 ～ 4 年内发作次数逐渐减少而自愈，也有部分持续遗尿直至青春期或成人，往往造成严重心理负担，影响正常生活和学习；继发性遗尿症大多因全身性或泌尿系统疾病如尿崩症、糖尿病引起，其他如智力低下、神经精神创伤、泌尿道畸形、感染，尤其是膀胱炎、尿道炎、会阴部炎症等也都可以引起继发性遗尿现象。处理原发疾病后症状即可消失。

对遗尿症儿童必须首先排除全身或局部疾病，应详细询问健康史，了解儿童家庭、学校、周围环境等情况，以及训练儿童排尿的过程；帮助儿童建立信心，进行激励性行为矫正、正强化的行为干预，避免责骂、讽刺、处罚等；指导家长合理安排生活和坚持排尿训练，帮助儿童建立条件反射，晚餐后适当控制饮水量并避免兴奋活动，睡前排尿，睡熟后父母可在其经常遗尿时间之前将儿童叫醒，使其习惯于觉醒时主动排尿，亦可采用警报器协助训练；训练儿童膀胱功能，逐渐延长排尿间隔时间；必要时给予药物治疗。此外，尚可考虑针灸推拿、中药制剂治疗。

二、注意缺陷多动障碍

注意缺陷多动障碍（attention deficit hyperactivity disorder，ADHD）也称多动症，是指

智力正常或基本正常的儿童，表现出与年龄不相称的注意力不集中，不分场合的过度活动，情绪冲动并可有认知障碍或学习困难的一组症候群，是儿童青少年最多见的发育行为问题之一。ADHD 发病率为 3% ~ 5%，男孩明显高于女孩。

1. 病因和发病机制　ADHD 病因和发病机制尚不十分清楚，多数研究认为是生物—心理社会因素共同导致。病因与多种因素有关。遗传因素在本病发生中有相当大的作用，可能是一种多基因的遗传性疾病；其他因素如生物因素、心理因素、环境因素及家庭、社会问题等均可能与多动症的发病有关。

2. 临床表现

（1）注意缺陷：是诊断本症的必备症状。表现为患儿注意力短暂，并频繁转移注意力，生活或学习分不清主次，听课不专心，做事虎头蛇尾。

（2）多动：是本症另一重要症状。多数病人自婴幼儿时期即出现兴奋、易哭闹、睡眠差、喂食困难等症状。学龄儿童表现为上课不能遵守纪律，无目的动作多，坐立不稳，容易激动，行为常显得冲突、唐突、过分。

（3）情绪冲动：情绪易波动，易激惹，过度兴奋，不耐挫折，是本症较常见的症状。患儿缺乏克制能力，常对一些刺激做出过分的反应，以致经常做出伤人或破坏东西的行为。部分患儿还会出现品行障碍、焦虑症等精神障碍疾病。

（4）学习障碍：持续或明显的多动症患儿常伴有学习障碍。患儿语言表达能力差，学习能力低，但智力正常，可能与患儿注意力缺陷和缺少毅力有关。

（5）行为问题：适应困难，表现为不听从父母和老师的管教，好挑斗、打架、干扰集体活动、说谎、逃学、不守纪律或其他品行问题。

（6）其他：部分多动症儿童存在知觉障碍，表现为不能分析图形的组合，也不能将图形各部分综合成一个整体。少数患儿还同时伴有头面部、躯干或四肢的不自主活动；还可出现头痛、胃痛、腹泻、呕吐等症状。

本病缺乏特异性实验室诊断指标，主要依据病史和对特殊行为表现的观察与评定。主要诊断依据为：症状起始于学龄前；病程超过 6 个月；具有注意力障碍、多动及冲动行为。临床常用评定量表有 Conner 注意力缺陷多动障碍儿童行为量表、Vanderbilt 注意力缺陷多动障碍儿童行为量表等。

3. 治疗和护理　对于多动症的治疗主要是采取教育引导、行为疗法和药物治疗相结合。

（1）健康教育：针对患儿的特点耐心进行教育和管理，告知家长要和老师密切配合，避免对患儿歧视、惩罚或其他不当的教育方法。可以恰当运用以表扬、鼓励为主的方法，使患儿提高学习的自觉性，克服注意涣散和多动。合理安排日常作息时间，动静结合，培养良好的生活习惯。保持家庭健康生活，父母注意自我修养，为孩子树立良好的榜样，教养态度一致等均为综合治疗重要组成部分。

（2）药物治疗：药物治疗为辅。对本症唯一有效的药物为神经兴奋剂，如哌醋甲酯（利他林）、苯丙胺、匹莫林等。服药从小剂量开始，白天早餐后顿服，6 岁以下和青春期以后原则上不用药，通常节假日不上学时可停药。服药疗程，可视个体具体情况而定，一般需服药数月或 1 ~ 2 年，症状控制后，可逐步停药。

三、孤独症谱系障碍

孤独症（自闭症）谱系障碍（autism spectrum disorder，ASD），是一组以社交障碍、语言交流障碍、兴趣和活动范围狭窄，以及重复刻板行为为主要特征的神经发育性障碍。自1943年Kanner首次报道以来，随着对其研究和认识的不断深入，有关名称和诊断标准也相应发生演变。

1. 主要症状

（1）社会交流障碍：一般表现为缺乏与他人的交流或交流技巧，与父母亲之间缺乏安全依恋关系等。

（2）语言交流障碍：语言发育落后，或者在正常语言发育后出现语言倒退，或语言缺乏交流性质。

（3）重复刻板行为。

（4）智力异常：70%左右的孤独症儿童智力落后，但这些儿童可能在某些方面具有较强能力，20%智力在正常范围，约10%智力超常，多数患儿记忆力较好，尤其是在机械记忆方面。

（5）感觉异常：表现为痛觉迟钝、对某些声音或图像特别的恐惧或喜好等。

（6）其他：常见行为包括多动、注意力分散、发脾气、攻击、自伤等。这类行为可能与父母教育中较多使用打骂或惩罚有一定关系。

2. 诊断及治疗　ASD病因至今尚不明确，也没有特殊的药物治疗，但早期筛查、早期合理系统化干预训练，绝大部分儿童会有不同程度改善，一部分孩子可能获得基本痊愈或基本具备自主生活、学习和工作能力。常用的筛查量表有孤独症行为量表（ABC）、克氏孤独症行为量表（CABS）、改良婴幼儿孤独症量表（M-CHAT）。

训练干预方法主要有应用行为分析疗法（ABA）、孤独症及相关障碍儿童治疗教育课程（TEACCH）训练、人际关系发展干预疗法等。药物辅助治疗可以改善患儿的一些情绪和行为症状，如情绪不稳、注意缺陷和多动、冲动行为、攻击行为、自伤和自杀行为、抽动和强迫症状，以及精神病性症状等，提高训练和教育效果。

四、网络/游戏成瘾

网络成瘾（internet addiction，IA，简称网瘾）是指上网者由于长时间和习惯性地沉浸在网络时空当中，对互联网产生强烈的依赖，以致达到了痴迷的程度而难以自我摆脱的行为状态和心理状态。其判断的基本标准主要包括4个方面：①行为和心理上的依赖感；②行为的自我约束和自我控制能力基本丧失；③学习和生活的正常秩序被打乱；④身心健康受到较严重的损害。

青少年因网络引发的众多问题给社会和家庭带来的影响是不言而喻的，这与青少年心理、生理的发育规律有一定的关系，也受家庭、学校、社会环境的影响。从这个意义上讲，“禁网”不是解决网瘾的有效办法，对青少年的网络行为要立足于青少年的心理健康教育、网络教育及社会学校家庭的整体教育，正确引导青少年上网，使其能真正利用网上的丰富资源促进自身发展。

第五节　儿童生长发育的评价

一、体格生长的评价

1. 均值离差法　适用于正态分布状况。根据不同年龄、性别固定分组，通过大量人群的横断面调查算出均值（$\overline{X}$）和标准差（SD）。以均值为基值，标准差为离散距，一般认为均值加减两个标准差（含 95.4% 的总体）为正常范围。

2. 中位数、百分位法　适用于正态和非正态分布状况。以第 50 百分位（P_{50}）为中位数，其余百分位为离散距，常用 P_3、P_{10}、P_{25}、P_{50}、P_{75}、P_{90}、P_{97} 表示，通常 P_3 ~ P_{97} 为正常范围。

3. 指数法　用两项指标间相互关系做比较。① Kaup 指数，即体重（kg）/ 身高（cm）^{2} × 10^4，其含义为单位面积的体重值，主要反映体格发育水平及营养状况，尤其适用于婴幼儿；②体质指数（body mass index，BMI），即体重（kg）/ 身高（m）^{2}，它能较为敏感地反映体型胖瘦，受身高的影响较小，与皮脂厚度、上臂围等反映体脂累积程度指标的相关性较高，常用于区别正常或肥胖和评价肥胖程度。

4. 生长曲线（growth chart）评价法　将同性别、各年龄组儿童的某项体格生长指标（如身高体重等）值按离差法或百分位数法的等级绘成曲线，制成生长曲线图，将定期连续测量的个体儿童的体格生长指标数值每月或每年标于图上并绘成曲线，与标准曲线做比较，可了解该儿童目前所处的生长水平；比较前后数据，可看出其生长趋势和生长速度为正常、向下（增长不足、下降）、向上（增长加速）或平坦（不增），及时发现偏离，分析原因予以干预，这种连续动态测量较单次测量更能说明问题。

二、心理社会发展的评价

小儿神经心理发育的水平表现在感知、运动、语言和心理过程等各种能力及性格方面，对这些能力和特征的检查称为心理测验（psychometry）。儿童心理测验方法有发育量表、智能测验、适应行为测量等多种类型，又可分为筛查性测验和诊断性测验两大类。

（一）发育水平测验

1. 筛查性测验

（1）丹佛发育筛选测验（Denver developmental screening test，DDST）：是测量小儿心理发育最常用的方法，主要用于 6 岁以下小儿。共 104 个项目，分为个人–社会、精细动作–适应性、语言、大运动 4 个能区，评定结果为正常、可疑、异常、无法判断，对可疑或异常者应进一步做诊断性测验。

（2）Peabody 图片词汇测验（Peabody picture vocabulary test，PPVT）：适用于 4 ~ 9 岁小儿，共 120 张图片。该法可测试小儿听觉、视觉、知识、推理、综合分析、语言词汇及记忆力等，尤其适用于语言或运动障碍者。

（3）绘人测验（good enough draw-a-person test）：适用于 5 ~ 9.5 岁小儿。要求小儿根

据自己的想象画一个全身正面人像。绘人测验结果与其他智能测验的相关系数在0.5以上，与推理、空间概念、感知能力的相关性更显著。

2．诊断性测验

（1）贝莉婴儿发育量表（Bayley scales of infant development，BSID）：适用于2 ~ 30个月的婴幼儿，包括精神发育量表、运动量表和婴儿行为记录。其结果分别以精神发育指数和运动发育指数表示。

（2）盖瑟尔发育量表（Gesell scales of development）：适用于4周至3岁的婴幼儿，包括从大运动、精细动作、个人—社会、语言能力及适应性行为5个方面，检查结果记录为发育商数。

（3）斯坦福—比奈智能量表（Standford-Binet）：适用于2.5 ~ 18岁的小儿及青少年，内容包括幼儿的感知、认知和记忆，以及年长儿的思维、逻辑等，结果以智商（IQ）表示。

（4）韦氏学前及初小儿童智力量表（Wechsler preschool and primary scale of intelligence，WPPSI）和韦氏儿童智力量表修订版（Wechsler intelligence scale for children-revised）：分别适用于4 ~ 6.5岁小儿和6 ~ 16岁儿童，内容包括词语类及操作类两大部分，是智力评估和智力低下诊断的重要方法之一。

（二）适应性行为评定

适应性行为指人适应外环境赖以生存的能力，即个人处理日常生活和承担社会责任达到他的年龄和所处社会文化条件所期望的程度。主要评定量表包括婴儿初中学生社会生活能力量表，是目前国内最普遍采用的量表，适用于6个月 ~ 15岁儿童青少年；Achenbach儿童行为量表（child behavior checklist，CBCL），适用于4 ~ 16岁儿童，主要筛查儿童的社会能力和行为问题；Conners儿童行为量表（Conners child behavior checklist），适用于3 ~ 17岁儿童，主要用于评估儿童行为问题。

（三）心理测验注意事项

1．儿童心理测验只用于评定儿童神经心理发育水平，不能诊断疾病。

2．心理测验必须由经过专门训练的专业人员进行；根据目的选择测验；正确解释测验结果并对结果保密。

3．测试过程中与被试儿童建立友好、信任的关系，根据儿童年龄、性别、情绪等调整交流方式。

4．受试儿童宜精神饱满、无身体不适。测试环境光线柔和、温度适宜、安静舒适，测试开始后避免他人进出测试房间。

（陈　华　洪黛玲）

习题

一、单项选择题

1．正常小儿前囟闭合的时间为

A．3 ～ 4 个月　　B．5 ～ 6 个月
C．8 ～ 12 个月　　D．12 ～ 18 个月

2．小儿各器官系统发育有先有后，发育较迟的系统是
A．生殖系统　　B．循环系统
C．呼吸系统　　D．神经系统

3．婴儿能够有意识地叫出“爸爸”“妈妈”的月份是
A．6 个月　　B．8 个月
C．10 个月　　D．12 个月

4．健康婴儿 12 月龄时，婴儿体重约为出生体重的
A．1 倍　　B．2 倍
C．3 倍　　D．4 倍

二、简答题

1．简述小儿的年龄分期。

2．简述小儿生长发育的规律。

3．简述小儿各年龄阶段游戏的发展特点。

三、案例题

女孩，常规进行体格检查。检查结果：体重 10.5 kg，身长 76 cm，前囟未闭合，出牙 8 颗，胸围等于头围。

请思考：

（1）孩子最可能的年龄是多少？

（2）举例说明孩子可能完成哪些大运动？

（3）举例说明孩子语言发育水平到什么程度？

在线答题

第三章数字资源

第三章　儿童保健

儿童保健是研究小儿各时期生长发育规律、营养保健、疾病防治、健康管理、环境健康、卫生信息管理等方面的综合性学科。儿童保健的服务对象包括从胎儿期到青春期的儿童，主要是 7 岁以下的儿童，重点是 0 ～ 3 岁婴幼儿。儿童保健的工作任务是降低婴儿及 5 岁以下儿童的死亡率，保障儿童生存；预防儿童时期的常见病，减少发病率，保护儿童健康；采取有效措施，促进儿童心理行为健康和社会适应能力发展；优化生活环境，提高养育质量，促进儿童的全面发展。

第一节　儿童营养与膳食安排

营养是指人不断摄入各种食物，食物在体内进行消化、吸收和新陈代谢，从而维持生长发育和各种生理功能，保持人体健康。

一、儿童营养需要

小儿时期体格和精神处于不断生长和发展之中，合理及充足的营养是保证体格生长和智力发育的必要物质基础。

（一）能量的需要

人体的一切生命活动需要消耗能量，儿童对能量的需要主要包括 5 个方面。

1．基础代谢　是指人体在清醒、空腹而安静的状况下，在恒温（18 ～ 25 ℃）环境中维持基本生理活动所需的最低能量消耗。由于婴幼儿体表面积相对较大，代谢组织所占比例较大，故婴幼儿时期基础代谢率相对较高，基础代谢的需要占总需要能量的 50% ～ 60%，约为每日每公斤体重 230 kJ（55 kcal），随着年龄增长用于基础代谢所需能量逐渐减少，至成年时只占总需要能量的 25%。

2．食物的热力作用　食物中的营养素除了为人体提供能量外，本身在消化、吸收过程中，能量消耗也会出现额外增加，即食物代谢过程中所消耗的能量，称为食物的热力作用。三大产热营养素中以蛋白质食物的热力作用最大，约占蛋白质本身所产能量的 30%，而脂肪为 4%，碳水化合物为 6%。婴儿时期食物中蛋白质含量较高，此项能量占总能量的 7% ～ 8%，而混合膳食的年长儿所需仅占 5% 左右。当根据能量需要计算小儿的食物摄入量时，这种特殊的能量消耗应计算到总的能量需求中。

3. 生长所需　组织生长消耗能量为儿童所特有，与生长发育的速度成正比。在第一生长高峰期——婴儿期和第二生长高峰期——青春期生长发育特别快，能量的需要也最多。如能量供给不足，则生长发育就会延迟甚至停滞。婴儿期用于生长发育的能量为每天每公斤体重 126 ~ 167 kJ（30 ~ 40 kcal），占总需要能量的 25% ~ 30%。以后逐渐减少，至青春期再次增加。

4. 活动消耗　用于机体肌肉活动所需的能量相差很大，与小儿身体大小、活动强度、持续时间有关。小婴儿除啼哭、哺乳进食外活动较少，故消耗能量相对较少；睡眠少、爱哭闹、活动多的小儿，此项能量需要比安静者高出 3 ~ 4 倍。随年龄增大、活动增多而相应增加。当能量摄入不足时，儿童首先表现为活动减少。

5. 排泄消耗　是指食物在体内不能被完全消化吸收，残余部分排出体外所损失的能量。混合膳食的婴幼儿此项损失不超过总能量的 10%，腹泻或胃肠道功能紊乱时能量丢失增加。

以上 5 个方面能量的总和构成能量的总需要量。可根据小儿年龄、体重及生长速度估计每日所需的能量，中国营养学会规定的婴儿能量平均需要量为 80 ~ 90 kcal/（kg · d），1 岁以后以每岁计算。

（二）营养素的需要

人体必需的营养素一般包括以下 7 类：①碳水化合物；②脂类；③蛋白质；④维生素；⑤矿物质；⑥水；⑦膳食纤维。其中蛋白质、脂类、碳水化合物 3 种是供能营养素，而水、维生素、矿物质及膳食纤维虽不能提供能量，但参与体内各种生理生化活动，调节代谢过程，对人体十分重要，也属于必需的营养素。

1. 碳水化合物　为供能的主要来源，每克碳水化合物产能量为 16.8 kJ（4 kcal），还可促进其他营养素的代谢。每日由糖类供给的能量占总能量的 50% ~ 60%，糖类经消化分解，最终成为葡萄糖，作为机体能量来源，或转化为糖原与体脂储存。碳水化合物主要来源于乳类、谷物、水果、蔬菜等。若碳水化合物供给不足，机体将动用蛋白质和脂肪作为供能的来源，从而影响生长发育，引起营养不良。若供给过多，可引起肥胖，表现为苍白、虚胖、肌肉松弛。

2. 脂类　包括脂肪（甘油三酯）和类脂，是机体的第二主要供能营养素，每克脂类产能量为 37.8 kJ（9 kcal）。脂类也是人体组织细胞的重要成分，如细胞膜和神经细胞都含有脂肪酸和磷脂等，脂肪还能减少机体散热，保护脏器功能，协助脂溶性维生素的吸收，提供人体不能合成，必须由食物供给的必需脂肪酸。

脂肪由膳食供应。脂肪所提供的能量占婴儿摄入总能量的 40% ~ 48%，随年龄的增长，脂肪占总能量的比例下降，年长儿为 25% ~ 30%。长期脂肪摄入不足可引起生长发育迟滞、营养不良和脂溶性维生素缺乏症。

3. 蛋白质　小儿处于生长发育阶段，蛋白质的主要功能不仅是供给能量，当摄入的热量不足时，它也可作为能量来源，每克蛋白质产能量为 16.8 kJ（4 kcal）。人体的蛋白质由多种氨基酸组成，其中在人体内不能合成，必须由食物供给的，称为必需氨基酸。含必需氨基酸种类和数量多，配合比例合适，又易于消化的蛋白质为优质蛋白质。一般动物蛋白优于植物蛋白，尤以乳类和蛋类为优，肉、鱼、禽、肝等蛋白质的生物利用率也较高；

植物中豆类蛋白质的生物利用度较高，且由于富含赖氨酸而更优于其他谷物。米、面食品与大豆混合食用，可提高其生物利用度，称为蛋白质互补作用。蛋白质供给的能量占总能量的8% ~ 15%，婴幼儿时期生长发育旺盛，处于正氮平衡，需要的蛋白质相对比年长儿和成人为多。人乳蛋白质生物学价值高，吸收率高达90%，因此哺人乳的婴儿每日只需2 g/kg；牛乳蛋白质生物学价值略差，故牛乳喂养者需3.5 g/kg；植物蛋白的利用率更低，全靠植物蛋白供给营养的婴儿每日需4 g/kg。1岁以后蛋白质需要量逐渐减少，直到成人的每日1.1 g/kg。小儿时期处于生长发育时期，如长期缺乏蛋白质，处于负氮平衡，可出现营养不良、贫血和生长发育迟缓。但摄入过多可出现便秘、胃口差、肾负担增加、蛋白热等。

4. 维生素　在体内虽不能供能，但参与酶系统活动或作为辅酶，对调节体内各种代谢过程和生理活动、维持正常生长发育极为重要。

维生素需要量虽很少，但大多不能在体内合成，必须从食物中获得。维生素可分为脂溶性维生素（维生素A、D、E、K）及水溶性维生素（B族维生素和维生素C）两大类。前者可储存在体内，不需要每天供给，过量可引起中毒；后者易溶于水，不能储存在体内，需每天供给，不足会迅速发生缺乏症状，过量会排出体外，不引起中毒。

5. 矿物质　矿物质是人体重要的组成物质，按其含量的多少分为常量元素和微量元素，钙、磷、钠、钾、氯、镁、硫等为常量元素，铁、锌、铜、锰、铬、钼、钴、硒、镍、矾、锡、氟、碘、硅等为微量元素。这些元素在体内含量很少，但与小儿营养关系密切，一旦缺乏可能影响到小儿的新陈代谢、体格生长甚至智能发育。矿物质共同的特点为，不能在体内生成，必须由外界环境供给；体内新陈代谢过程中不会消失，必须通过各种途径排出体外；不提供能量，但构成机体组织及维持体内环境及维持正常生理功能所必需，如钠、钾、氯调节人体渗透压、水和电解质及酸碱平衡；钙、磷是构成骨骼和牙齿的主要成分，钙还与维持神经肌肉的正常生理功能有关。

6. 水　是一种宏量营养素，是维持生命的重要物质，体内的一切新陈代谢、生化、生理过程均需要水。水主要由饮水和内生水（每110 kcal约可产生12 g的水）获得。按体重计算，小儿年龄越小，体内含水量越多，新生儿体内水分占体重的78%，1岁时占65%，较成人（50% ~ 60%）高。小儿年龄越小新陈代谢越旺盛，对水的需求量也大，一般婴儿每日每公斤体重需水约150 ml，1 ~ 3岁幼儿每日每公斤体重需水约为110 ml，以后每3年减少25 ml，14岁需50 ~ 60 ml/kg。

7. 膳食纤维　主要来自植物的细胞壁，为不被小肠酶消化的非淀粉多糖，包括纤维素、半纤维素、木质素和果胶。纤维素可以吸收水分，使粪便的体积增加，促进排便；半纤维素可结合铁、锌、钙、磷等而使其吸收减少；果胶在吸水后可以形成凝胶，有降低食物中糖密度、减少食饵性胰岛素分泌的作用。

二、婴儿喂养

对于小婴儿来说，喂养的重要意义在于不仅能从食物中获取营养物质，而且也是获取满足感的最大来源，婴儿从这些感受中能获取对生命和人类本能的许多早期体验。因此喂养对婴儿的体格和情感及心理发育都具有重要的影响。根据婴儿获取食物的方式，喂养可分为3类：母乳喂养、部分母乳喂养和婴儿配方喂养。

（一）母乳喂养

母乳是婴儿最理想的天然食物，纯母乳喂养可持续6个月，健康、营养均衡的母乳可提供足月儿正常生长至6个月所需要的全部营养需求，应大力提倡母乳喂养。

1. 母乳的成分和特点　母乳的成分随产后不同时期而有所不同，从婴儿出生到产后第5天的人乳称初乳，量少，质稍稠而带黄色，含脂肪少而免疫球蛋白相对较多，维生素A、牛磺酸和矿物质含量也较高。5～10日为过渡乳，10日以后的为成熟乳，分泌量多，营养成分适当。

2. 母乳喂养的优点

（1）营养丰富，易消化吸收：①人乳蛋白质以乳清蛋白为主，酪蛋白较少，乳清蛋白在婴儿胃内形成的蛋白质凝块细小柔软，适合婴儿消化吸收；②不饱和脂肪酸丰富，脂肪颗粒小、又含脂肪酶，有利于脂肪的消化吸收。母乳中的卵磷脂、鞘磷脂、长链不饱和脂肪酸、亚油酸、乳糖、牛磺酸等可促进婴儿神经系统的发育；③乳糖含量高，以乙型乳糖为主，可促进乳酸杆菌生长和双歧杆菌生长；④钙磷比例（2∶1）合适，钙吸收好，铁吸收率高；⑤人乳中电解质浓度低，可减轻婴儿尚未成熟的肾的负荷。

（2）提升婴儿抗病能力：母乳中含有较多类型的免疫球蛋白，初乳中含量最高，特别是sIgA，有抗感染和抗过敏的作用；母乳中含有较多乳铁蛋白，大量的免疫活性细胞如巨噬细胞、T淋巴细胞、B淋巴细胞、补体，溶菌酶及双歧因子可抑制大肠杆菌和白色念珠菌生长，降低婴儿对呼吸道感染和感染性腹泻的易感性。此外母乳喂养儿粪便pH值低，对肠道中的正常菌群有利。

（3）培养母子感情：母乳喂养有利于促进母子感情，便于母亲密切观察小儿变化，随时照顾护理；有助于产生母婴间的依恋情结，有利于婴儿心理发展。

（4）促进产后母体恢复和避孕：婴儿吸吮乳房可促进母亲子宫收缩，防止产后子宫出血，有利于母亲产后的恢复。哺乳还能减少母亲乳腺癌、卵巢肿瘤发病的可能性。

（5）降低成人期代谢性疾病发生的风险：早期母乳喂养可明显减少成年期肥胖、高血压、高血脂、糖尿病和冠心病的发生率，并且可预防儿童期肥胖。

（6）清洁、经济、方便：母乳的量随小儿的生长而增加，温度和泌乳速度也适宜，不需加热，不易污染，直接喂哺，经济方便。

3. 母乳喂养的方法

（1）时间和次数：产后应尽早开始母乳喂养（＜1 h），新生儿的第一口食物应该是母乳，鼓励按需哺乳，对早期建立和维持良好的母乳喂养习惯尤为重要。按需哺乳即在婴儿正确含吸乳房的情况下，不限制母乳喂养的频率和持续时间。1～2月龄的婴儿日间＜2 h哺乳1次，这一时期如睡眠时间＞4 h，可将婴儿唤醒喂哺，避免奶量摄入不足。夜间哺乳间隔时间可延长约3 h，或4～5 h，24 h母乳喂哺次数为8～10次。3月龄以后可逐渐定时哺乳，3 h 1次，每日6次。4～5月龄后逐渐减少夜间哺乳，每日5次。6月龄后随每次奶量增加，逐渐减少喂哺次数至每天4次，夜间喂哺逐渐停止，但总奶量不减少。

（2）方法：哺乳前乳母应先为小儿换尿布，清洁双手。喂哺姿势有斜抱式、卧式、抱球式。无论采用何种姿势，要让婴儿的头和身体呈一条直线，婴儿身体贴近母亲，头和颈部得到支撑，尽量贴近乳房，鼻子面向乳头。哺乳前，母亲可用干净手指帮助婴儿口张大含住乳头和乳晕，嘴上方露出的乳晕比下方多，下颏接触到乳房。在尚未建立良好的母乳喂养习惯前，应避免让婴儿接触到奶瓶、安抚奶嘴及其他辅助喂哺装置。哺乳后把婴儿抱起，头靠母肩，轻拍其背，使吞下的气体从口中排出，避免溢奶、呕吐和窒息。

4．母乳喂养的注意事项

（1）产前准备：大多数健康的孕妇都具有哺乳的能力，但真正成功的哺乳则需孕妇身、心两方面的准备和积极的措施。应从孕妇妊娠期开始即加强对母乳喂养优点的宣传和增强信心的教育，孕妇应保持良好的健康状态、合理营养、充足睡眠、防止各种有害因子（物理、化学、生物因子）的影响等。

（2）保护乳头：保护乳头应从妊娠后期开始。每日用清水（切忌用肥皂或酒精之类）擦洗乳头，每次哺乳后可用少许乳汁均匀地涂抹在乳头上，可防止乳头皮肤皲裂。

（3）愉快心情：乳母的精神状态是影响乳汁分泌的重要因素。与泌乳有关的多种激素均直接或间接受下丘脑的调节，而下丘脑功能与情绪有关。一个母亲若具有健康的体质和良好的心理精神状态，便能促进乳汁分泌。忧虑不安、心情压抑可使泌乳显著减少，甚至停止。因此母亲在哺乳期间避免焦虑、紧张、过度疲劳，保持精神愉快和充足的睡眠。

（4）乳母合理膳食：乳母的饮食、营养状况是影响泌乳的重要因素。乳母营养不良将影响到乳汁分泌量及泌乳期的长短。乳母营养对乳量的影响比对乳质更敏感，乳母摄入营养素低时，在未影响到乳质时可先影响到乳量。因此，乳母饮食应含有丰富的蛋白质、维生素、矿物质和充足的能量。

（5）乳母避免用药：尽可能避免用药，因为某些药物可通过乳汁对婴儿产生不良影响。因此，如乳母患慢性病，需长期应用药物时，应考虑断乳。如乳母患急性病需用药时，可暂时中断母乳，以配方乳或牛乳代替，定时用吸奶器吸出母乳以防回乳，病愈后再继续母乳喂养。乳房及其附近皮肤禁用含汞的涂剂。母亲在哺乳期应戒掉毒品、烟、酒和避免摄入被污染的食品。

5．母亲外出或开始上班后的喂养　鼓励外出或上班后的母亲坚持母乳喂养，每天哺乳不少于 3 次，在外出或上班时挤出母乳，以保持母乳的分泌量。母乳喂养过程中如乳汁过多，可用吸奶器吸出存放至特备的“乳袋”中。挤出后的母乳，应妥善保存在冰箱或冰包中，食用前用温水加热至 40 ℃左右即可喂哺，避免用微波炉加热奶。

6．断离人乳　随着小儿年龄的增长，母乳的质和量日渐不能满足小儿的需要。而消化功能的发展和牙齿的萌出增强了小儿对食物品种、质和量的适应能力。婴儿从 6 个月按时添加泥糊状食品，逐渐为断乳做准备，原则上断乳应逐渐进行，如母亲乳汁充足，婴儿生长良好，母亲能按照常规引导婴儿接受其他食物，可持续母乳喂养到 2 岁左右。

7．不宜母乳喂养的情况

（1）乳母患慢性病：有活动性肺结核、严重心脏病或肾病、糖尿病、癌症或身体过于虚弱，以及母亲患慢性疾病须长期用药者。

（2）母亲患有急性传染病或败血症；乙肝或 HBV 携带者；HIV 感染者。

（3）母亲再次妊娠，则应停止哺乳。

（4）母亲患乳腺炎或乳头皲裂，患侧乳房应暂停哺乳，给予热敷、抗菌治疗，用吸奶器把奶吸出，待治愈后可继续哺乳。

（二）混合喂养

各种原因引起母乳不足或乳母因故不能按时给婴儿哺乳时，只能采用牛、羊奶等乳制品或代乳制品代替部分母乳，这种喂养方式称为混合喂养。有两种方法：

1. 补授法　母乳不足，每次哺喂母乳后，再补充配方乳或其他乳品。

2. 代授法　用配方奶或兽乳替代一次母乳量，为代授法，但母乳次数不要少于 3 次 / 日，以防母乳分泌减少。

（三）婴儿配方喂养

6 月龄以内的婴儿，由于各种原因不能进行母乳喂养时，完全采用配方奶粉喂哺，称为婴儿配方喂养。

婴儿配方奶粉是参照母乳组成成分和模式、对牛乳的营养组成加以调整和改进，配制成适合婴儿生长发育所需的制品。营养成分主要的变化是降低蛋白质的含量，减少酪蛋白，增加乳清蛋白，使两者比例接近母乳，添加了不饱和脂肪酸、乳糖，强化了维生素 A、D、B 和 C 及微量元素 Fe、Zn 等，脱去一部分牛乳中含量较高的无机盐。这种奶粉营养成分接近母乳，但尚不具备母乳的其他许多优点，尤其是缺乏母乳含有的免疫活性物质和酶，故仍不能代替母乳，但较鲜乳或全脂奶粉更易消化吸收，营养更平衡、全面，并且可直接加水调剂即可喂哺婴儿，不需煮沸和加糖，应用方便。在不能进行母乳喂养时，配方乳应作为人工喂养的首选。对于过敏的婴儿，可根据医嘱选用特殊成分的配方奶。

1. 摄入量估计　根据婴儿的体重、推荐摄入量，以及配方制品的规格估计婴儿的奶量，一般婴儿配方奶粉 100 g 供能约 500 kcal，婴儿能量的需要量为 90 kcal/（kg · d），故婴儿配方奶粉约需 18 g/（kg · d）。按规定调配的配方奶粉的蛋白质、矿物质浓度接近人乳，只要乳量适当总液量就可满足婴儿的需要。

2. 配方奶的冲配　冲配奶粉前清洁相关区域并洗净双手，保证冲奶的饮用水卫生，冲配配方奶时应先加水再加奶粉，一平勺（4.4 g）加温开水 30 ml，重量比为 1∶7。避免过稀或过浓造成营养不良和肾损伤。

3. 配方喂养的注意事项

（1）奶具煮沸消毒，每次使用后须彻底清洗并消毒奶瓶、奶嘴，可用专用消毒设备或煮沸 5 min 消毒。

（2）检查奶液温度，在喂哺前先滴几滴在手腕内侧试温，确保奶液温度适宜。

（3）检查奶头孔的大小，使乳汁能缓慢地连续滴出为宜。并且奶汁始终充满奶头，避免空气吸入胃内。

（4）母婴均应处于舒适体位，婴儿的头和身体呈一直线，避免让婴儿自己含着奶瓶喝奶。

（5）每次喂哺时间为 10 ～ 20 min，不宜过快或过长。每次喂哺后需竖抱轻轻拍背。

（四）过渡期食物的选择

过渡期食物以往又称婴儿辅食。6 个月后单纯乳类已不能满足婴儿生长发育的需要，需按时逐渐给婴儿添加除乳类以外的食物，使婴儿从单纯流质饮食过渡到半固体和固体食物；从吸吮吞咽乳汁转变为用口唇、舌头和牙齿协同动作咬切食物；从吸吮母乳乳房或奶瓶转变为使用小勺、杯、碗、筷；从授食过渡到自食。这种转变对于婴儿的生理和心理都需要一个适应和学习过程，家长应积极引导小儿养成良好的饮食习惯，培养其对各类食物的喜爱和自己进食的能力。

1. 过渡期食物添加的原则

（1）从少到多，如加蛋黄，从每天 1/4 个开始，如无不适，3 ~ 5 天后增至 1/3 ~ 1/2 个，再过 1 ~ 2 周加至每天 1 个。

（2）由稀到稠，如从加米汤开始到加稀粥，到稠粥，再到软饭。

（3）从细到粗，如加绿叶菜从加菜泥开始，乳牙萌出后尝试吃碎菜。

（4）从一种到多种，每次添加一种食物，观察婴儿食后反应，适应后再添加另一种。应在婴儿健康、消化功能正常时添加新的食物。

（5）婴儿食物应单独制作，要保持原味，不加盐、糖及刺激性调味品。

（6）注意婴儿对食物有无过敏反应如腹胀、腹泻、皮疹、流涕或流泪、异常不安或哭闹，出现过敏反应后应停止最近添加的食物，严密观察并寻找原因。

2. 过渡期食物添加的步骤

（1）6 个月：该阶段的婴儿唾液量显著增加，并富有淀粉酶，4 ~ 6 个月的婴儿体内的储存铁已消耗，首先添加的食物是含铁的米粉，其次引入的食物是根块茎蔬菜和绿叶蔬菜，以及水果补充少量维生素和矿物质。要多次坚持用小勺喂，训练婴儿味觉和咀嚼吞咽半固体食物的本领。此时婴儿对食物的好恶并不强烈，6 个月后婴儿的自主性渐显，对食物会表示喜恶，推迟添加可导致以后喂养的困难。

（2）7 ~ 9 个月：此时婴儿乳牙已萌出，应及时添加饼干、面包片、馒头片等固体食物以促进牙齿的生长，并训练咀嚼能力。每日乳类摄入总量不应超过 800 ml。由于消化功能进一步成熟，可添加烂粥、烂面、碎菜、全蛋、肝类、禽肉、豆腐等食品，使食谱丰富多彩、菜肴形式多样，增加小儿食欲。该时期是婴儿咀嚼和喂食学习灵敏时期，应逐渐过渡到三餐谷类和 2 ~ 3 次哺乳。

（3）10 ~ 12 个月：因婴儿消化功能进一步完善，故在上述食谱的基础上可添加瘦肉。肉类是蛋白质、铁和维生素的丰富来源，不宜煎、炒、爆，应剁成碎末加入粥或面条内同煮，以利于消化吸收。羊肉中的脂肪熔点较高，难以消化，故应在年龄稍大后再行添加（表 3-1）。

表 3-1 婴儿过渡期食物添加顺序

月龄	食物性状	种类	作用
6 个月	泥状食物	强化铁米粉、烂粥、蛋黄、菜泥、水果泥、鱼泥、豆腐	补充热量、增加动、植物蛋白，补铁，补充维生素、矿物质、膳食纤维
7 ~ 9 个月	末状食物	饼干、馒头片、鱼泥、肝泥、全蛋、肉末	增加热量、训练咀嚼，补充动物蛋白、铁、锌及维生素
10 ~ 12 个月	碎食物	软饭、面条、面包、碎菜、碎肉、豆制品	补充热能、各种维生素和矿物质、蛋白质、纤维素，训练咀嚼

三、1岁以上儿童膳食安排

（一）幼儿的饮食

1 ~ 3 岁幼儿处于从乳食为主转变为普通饮食为主的时期，此期生长发育仍较快，由于牙齿的萌出，咀嚼消化功能逐渐增强，食量增加，但是脾胃功能仍较弱。幼儿期的饮食无论从内容，或是形式均发生了很大变化，从以乳类为主食进入以谷类为主，从流质、半流质饮食逐渐过渡到软食，食物的品种也日趋多样化。幼儿膳食应以细、碎、软、烂为特点，如软饭、面条、带馅食品，肉、蛋、鱼、豆制品、蔬菜等；每日总能量男孩需 900 ~ 1250 kcal，女孩需 800 ~ 1200 kcal，蛋白质 2 ~ 3 g/kg，每日 4 ~ 5 餐，奶类 2 ~ 3 餐，主食 2 餐。吃饭定点，每餐定量，不随便吃零食。此阶段小儿的心理上也逐渐向个性化发展，并出现逆反心理，因此，家长应了解小儿的生理、心理特征及饮食需要变化，因势利导在小儿原有饮食规律的基础上养成良好的饮食行为，切忌强迫进食而导致小儿厌食及喂养困难。

（二）学龄前儿童的饮食

4 ~ 6 岁小儿的膳食基本上接近成人，但应避免过于坚硬、油腻和辛辣刺激性食物，食物要多样化，荤素搭配，粗细粮交替，每日总能量男孩需 1300 ~ 1600 kcal，女孩需 1250 ~ 1450 kcal，每日 3 次主食，午睡后可加 1 次点心，培养良好的饮食习惯，避免小儿挑食、偏食、喜吃零食的习惯。

（三）学龄期儿童的饮食

学龄期儿童食物种类与成人相同，每日总能量男孩需 1700 ~ 2350 kcal，女孩需 1550 ~ 2050 kcal；蛋白质要优质够量，每日总量在 60 ~ 80g，占总能量 12% ~ 15%；饮食应多样化、荤素搭配、平衡饮食，避免偏食、挑食。学龄期儿童上午脑力消耗最大，体力消耗也多，故早餐应吃好吃饱，占一天总能量的 25% ~ 30%，以保证大脑皮质的兴奋与抑制过程正常，可促进理解力和记忆力，保证学习效率。每日除三餐外，有条件的可在上午课间加餐一次，进食牛奶或豆浆与点心。

（四）青春期少年的饮食

青春期少年身体发育进入高峰时期，满足他们的营养需要才能增强体质，促进身心健康发展。青春期能量的需要个体差异较大，一般每日总能量女孩需 2000 ~ 2500 kcal，男孩需 2500 ~ 3000 kcal，蛋白质每日需 70 ~ 90 g，同时注意维生素和钙、铁等微量元素的供给，以满足骨骼生长需要及预防青春期贫血。

第二节　各年龄期儿童健康保健特点

一、新生儿期保健

新生儿由于各组织和器官的生理功能尚不成熟，对外界环境的适应能力低、抵抗力弱，易患各种疾病，且病情变化快，发病率和死亡率较高，所以需要格外注意护理。

（一）出生后

出生后应立即全面体检，测量身长、体重、体温，观察哭声、面色、脉搏、呼吸、吸吮力和大小便情况，有无畸形，做成熟度的评定。

（二）日常护理

1．保暖　新生儿居室应阳光充足，通风良好，以温度 20 ~ 22 ℃、湿度 55% 为宜；无条件者冬季可用热水袋保暖；夏季避免室内温度过高。

2．喂养　鼓励母乳喂养，尽早吸吮母乳，指导母亲正确的哺乳方法以保持良好的乳汁分泌；如母乳不足或无法进行母乳喂养者，应指导母亲采用正确的人工喂养方法，在喂养中注意大便的性质及颜色变化，以便进行调整。

3．衣服和尿布　宜用柔软的棉布制作，清洁干燥，宽松、易脱易穿，不妨碍肢体活动，切忌包裹太紧；尿布要勤换，以防尿布性皮炎。

4．皮肤护理　注意保持脐带残端的清洁和干燥，脐带脱落前可淋水沐浴，或用净水擦洗皮肤皱褶处；脐带脱落后可放入盆中洗澡，动作轻柔防止擦伤。

5．预防感染　居室保持空气新鲜，避免亲友探视，护理新生儿前要洗手，家人患病均不能接触新生儿，母亲患感冒喂奶时要戴口罩；新生儿食具消毒、用具专用。

6．促进感知觉、运动的发育　帮助新生儿发展信任感，母亲多与新生儿说话，可以做新生儿抚触，环境周围布置颜色鲜艳的玩具，促进其视、听、触觉的发展。

7．预防意外　注意防止因包被蒙头过严、哺乳姿势不当，乳房堵塞新生儿口鼻等造成新生儿窒息。

（三）新生儿疾病筛查

1．听力筛查　在新生儿期末进行听力测查，对于筛查未通过者于 3 个月后再复查一次，仍未通过应及时转诊。通过筛查可早期发现有听力障碍的新生儿，可使其在语言发育的关键期之前就能得到适当的干预。

2．新生儿遗传代谢、内分泌疾病的筛查　目前主要筛查的是苯丙酮尿症、先天性甲状腺功能减低症、先天性肾上腺皮质增生症、葡萄糖 -6- 磷酸脱氢酶缺乏症。

3．新生儿眼病的筛查　主要筛查早产儿视网膜病及其他如先天性、遗传性致盲眼病。

4．先天性髋关节发育不良　应注意先天性髋关节发育不良的症状，但有时在新生儿期不易确定。

（四）新生儿家庭访视

新生儿出院后 1 周内，医务人员到新生儿家中进行第 1 次访视，了解新生儿出生及出生后的情况、预防接种情况及新生儿疾病筛查情况，观察家居环境，重点询问和观察喂养、睡眠、大小便、黄疸、脐带情况等；进行全面体检，填写访视记录，建立婴幼儿保健手册。有针对性地对家长进行母乳喂养指导和常见疾病的预防指导。

（五）新生儿满月健康管理

新生儿满 28 天后，结合接种乙肝疫苗第 2 针，在社区卫生服务中心、乡镇卫生院进行随访。重点询问喂养、睡眠、大小便、黄疸等情况，对其进行体重、身长测量和发育评估。

二、婴儿期保健

婴儿生长发育快、营养需要量高、消化能力弱、抵抗力低，此期发病率、死亡率仍高，常见疾病有婴儿腹泻、肺炎及营养缺乏性疾病。

（一）合理喂养

6个月以内鼓励纯母乳喂养，6个月以后开始合理添加过渡期食品，由少到多，由细到粗，循序渐进。添加食品时应注意婴儿的消化功能，防止发生消化不良和腹泻。注意维生素D的补充。

（二）户外活动

家长应每日带婴儿进行户外活动，呼吸新鲜空气和晒太阳，以增强体质和预防佝偻病的发生。开始每天3 ~ 5 min，以后逐渐延长。在炎热的夏季，户外活动时间以上午10点以前和下午3点以后为佳，以防婴儿皮肤被阳光灼伤。家长还应为婴儿提供活动的空间和机会，如让婴儿洗澡时练习踢腿，俯卧时抬头，鼓励爬行和行走，做被动体操等。通过游戏为婴儿提供视觉、触觉、听觉等刺激。

（三）排便训练

婴儿3个月以后可以把尿，会坐后可以练习大小便坐盆，每次3 ~ 5 min。1岁时训练白天不用尿布，逐渐训练晚上也不用尿布。

（四）口腔保健

乳牙萌出后开始用指套牙刷清洁牙齿，避免睡觉时含奶瓶，以预防奶瓶龋；奶瓶的位置要适当，不能紧压下颌，亦不能将奶瓶过分抬起，预防牙颌畸形。4 ~ 10个月乳牙萌出时，婴儿会有一些不舒服的表现，如吸手指、咬东西，严重的会表现出烦躁不安、无法入睡和拒食等。由于婴儿会将所有能拿到的东西放入口中，家长应注意检查婴儿周围的物品是否能吃或安全。

（五）定期健康检查和生长发育监测

6个月以内每1 ~ 2个月1次、7 ~ 12个月2 ~ 3个月1次定期健康检查。高危儿、体弱儿适当增加检查次数。应用生长发育监测图监测婴儿的生长和营养状况，及时发现问题及时进行处理。

（六）预防接种和预防常见病

按照计划免疫程序完成各种疫苗的基础免疫。积极预防呼吸道感染、腹泻、贫血、佝偻病等。

（七）防止意外

婴儿最常见的死因之一是意外事故，包括异物吸入、窒息、中毒、烧伤、烫伤、跌伤、触电、溺水等。故应向家长特别强调意外伤害的预防。

三、幼儿期保健

此期小儿体格生长速度减慢，智能发育加速，活动范围增大，接触社会事物增多，语言、思维和社交能力有明显发展。由于缺乏对危险事物的识别能力和自身保护能力，易发生意外伤害和中毒。

（一）合理营养

满足每日所需要的热能和各种营养素，食物种类丰富，乳类供能不应低于总能量的1/3，每日 4 ~ 5 餐适合幼儿生长需要和消化道发育水平。食品应做到细软、烹饪多样化，并注意色、香、味。注意维生素 D 的补充。

（二）合理安排小儿生活和培养良好生活习惯

1. 饮食　应发展自我进食行为，避免强迫进食，按时进食、不吃零食；进食过程中要使小儿情绪愉快，专心进食，不能边吃边玩，培养不挑食、不剩饭的良好习惯。

2. 睡眠　足够的睡眠是保障婴幼儿健康必备条件之一，要从小养成良好的睡眠习惯。睡前不宜过度兴奋；居室温度适宜、空气新鲜、环境安静；养成午睡的习惯。

3. 口腔保健　从小培养其口腔良好的卫生习惯，家长可用指套牙刷或小牙刷帮助幼儿刷牙，每晚一次，饭后漱口，应少吃易致龋齿的食物，如糖果，预防龋齿；1 岁后应断离奶瓶，使用杯子喝水，预防错颌畸形。指导家长带幼儿做定期口腔检查。

4. 培养自我生活能力　可逐渐训练幼儿自己控制排便；应重视幼儿自我服务能力的培养，养成热爱劳动的习惯，如自己穿脱衣服、收拾玩具、帮助大人拿递东西，为适应幼儿园生活做准备。

（三）早期教育

早期教育对小儿的智力发展将会起到事半功倍的作用。

1. 促进小儿大运动 / 精细动作的发展　1 岁逐步学会走路，1 岁半后在走稳的基础上培养跑、跳、攀登等能力；逐步培养精细动作的发展，如玩积木、穿珠子、折纸、系纽扣等。

2. 语言能力的培养　重视与幼儿的语言交流，通过游戏、讲故事、唱歌等活动学习语言。

3. 认知能力的培养　可通过户外活动，观看图片、实物和玩具等，教小儿认识生活用品、水果、蔬菜、交通工具等；并分辨大小、形状、颜色和数量等。

4. 道德品质的培养　使小儿懂得“好”与“坏”，“对”与“不对”的概念；教育孩子懂得同情、友爱、有礼貌和尊重别人，为以后个性、品德的形成打下良好的基础。

（四）定期健康检查

每 3 ~ 6 个月应体格检查一次，继续用生长发育曲线监测儿童生长速度。

（五）预防接种

按照计划免疫程序对有关疫苗进行接种和加强免疫。

（六）预防意外事故

幼儿喜动，好奇心强，缺少生活经验，容易发生意外事故，3 岁以下幼儿尽量不食瓜子、花生等食物，不宜让幼儿独自留在家中或外出，幼儿接触的环境中应避免有致其烫伤、摔伤、触电、溺水等危险因素。

（七）防治常见的心理行为问题

幼儿常见的心理行为问题包括违拗、发脾气和破坏性行为等，家长应针对原因采取有效措施。

四、学龄前期保健

此期小儿体格发育进一步减慢，智能发育进一步增快。理解力逐渐增强，好奇多问，模仿能力强，可塑性强，应注意培养良好的思想品德和行为习惯。

（一）合理营养

食品制作要多样化，并做到粗、细、荤、素食品搭配，保证热能和蛋白质的摄入。每日 3 餐主食，1 ~ 2 餐点心，每日摄入的优质蛋白质占蛋白质总量的 1/2。注意培养儿童健康的饮食习惯和良好的进餐礼仪。

（二）日常护理

1. 自理能力　学龄前儿童已有部分自理能力，如进食、洗脸、刷牙、穿衣、如厕，但其动作缓慢、不协调，常需他人帮助，此时仍应鼓励儿童自理，不能包办。

2. 睡眠　因学龄前期儿童想象力极其丰富，可导致儿童怕黑、做噩梦等，儿童不敢一个人在卧室睡觉，常需要成人的陪伴。成人可在儿童入睡前与其进行一些轻松、愉快的活动，以减轻紧张情绪。

（三）早期教育

1. 品德教育　培养儿童关心集体、遵守纪律、团结协作、热爱劳动等好品质。安排儿童学习手工制作、绘画、弹奏乐器、唱歌和跳舞，以及参观动物园、植物园和博物馆等活动，培养他们多方面的兴趣和想象、思维能力，陶冶情操。

2. 智力发展　学龄前儿童进行绘画、搭积木、剪贴和做模型的复杂性和技巧性明显增加；游戏的模仿性强，如玩“过家家”。成人应有意识地引导儿童进行较复杂的智力游戏，增强其思维能力和动手能力。

（四）预防疾病和意外

儿童应每年进行 1 ~ 2 次健康检查和体格测量，筛查与矫治近视、龋齿、缺铁性贫血、寄生虫等常见病，继续监测生长发育，进行加强免疫接种。对学龄前儿童开展安全教育，采取相应的安全措施，以预防外伤、溺水、中毒、交通事故等意外发生。

（五）防治常见的心理行为问题

学龄前期常见的心理行为问题包括吮拇指和咬指甲、遗尿症、手淫、攻击性或破坏性行为等，家长应针对原因采取有效的措施。

五、学龄期保健

此期小儿体格生长稳步增长，除生殖系统外，其他系统器官的发育已接近成人。智力发展更加成熟，控制、理解、分析、综合能力增强，是接受系统科学文化知识教育的重要时期。学龄期儿童由幼儿园进入小学学习，开始逐渐接触社会，因此社会、学校和家庭应密切配合，注意保护学龄儿童的身心健康，促进其全面发展。

（一）从小培养健康的生活方式

儿童的模仿力强，可塑性大，容易受到成人和环境的影响。从小培养健康的生活方式对儿童具有重要的意义。儿童的生活习惯不但影响其当时的生长发育和健康，还会影响其成年后的生活质量。故从小教育儿童逐步形成并学会选择有利于健康的生活方式，能使其终身受益。

（二）合理膳食

提供多样化食物，鼓励儿童多吃蔬菜、水果、薯类，常吃奶类，经常吃适量的鱼、瘦肉、蛋、禽，少吃盐；养成良好的饮食习惯，做到定时定量地进餐，不挑食、不偏食、不贪食、不吃过多的糖类；吃饭要细嚼慢咽；不要一边看书或一边看电视一边吃饭等。避免一些不良的饮食行为，如贪吃零食、以饮料代替白开水、经常食用西式快餐、随便购买街头无卫生保证的食品。小学生早晨常因时间紧张而在上课前进食不足，因此要重视小学生的早餐质量，可于上午课间以加餐的方式来弥补早餐的不足，以保证其生长发育，减少疲劳，促进注意力集中。

（三）培养良好的卫生习惯

养成每天早晚刷牙、饭后漱口的好习惯；养成饭前便后洗手的习惯；养成按时进食、按时睡眠和夏季午睡的习惯；养成喝水用自己的水杯、不随地吐痰的习惯等。

（四）保持正确的姿势

学龄期儿童是骨骼成长发育的重要阶段，若听课、看书、写字时经常弯腰、歪头，站立时歪肩，走路时低头等都可影响胸廓的正常发育，还会造成驼背、脊柱异常弯曲等畸形。因此应从小培养正确的坐、立、走的姿势，背书包要注意两肩轮换，以避免驼背、脊柱侧弯等疾病。

（五）预防龋齿

学龄期儿童的龋齿发生率较高，要注意口腔卫生，睡前饭后要养成刷牙的习惯，注意饮食卫生。

（六）预防近视

教育儿童注意爱护眼睛和科学使用眼睛，及时矫正弱视；室内光线要充足，不宜过强和过暗，光线要从左方射进照在书本上，不要直射眼睛；注意读书写字的姿势和距离，最好每月轮换座位 1 次，避免学生经常朝向同一面看黑板，造成眼睛过度疲劳；读书和看电视时间不宜超过 1 h，注意做眼睛保护操。

（七）培养劳动观念及体育锻炼习惯

劳动与体育锻炼要适合学生的年龄及体格发育状况，需循序渐进，不宜安排过多，注意对学生加强卫生知识教育，以免因锻炼不当而影响生长发育。

（八）定期健康检查

每年体检 1 次，要测量身高、体重，检查牙齿、视力、听力及心理发育有无异常。

（九）防治常见的心理行为问题

不适应上学是学龄期儿童的常见问题，表现为焦虑、恐惧或拒绝上学。家长一定要查明原因，采取相应措施，帮助儿童适应学校生活。

六、青春期保健

青春期是由儿童过渡到成年的时期。此期体格生长迅速，认知、心理社会和行为发展日趋成熟。但由于神经内分泌调节尚不稳定，以及要面对更多的社会压力，他们会遇到许多新问题。

（一）保证充足的营养

青春期生长发育速度较快，需要增加热量、蛋白质、维生素及矿物质等营养物质的摄入。家长、学校和保健人员均有责任指导青少年选择营养适当的食物和保持良好的饮食习惯。

（二）形成健康的生活方式

青少年已具备自理能力，应指导他们养成良好的个人卫生习惯、保证充足的睡眠，以满足此期迅速生长的需要。并应坚持体育锻炼，不吸烟、不酗酒，强调教育青少年要开始对自己的生活方式和健康负有责任。

（三）性教育

青春期由于巨大的生理、心理变化，青少年经常对性和异性关系感到困惑和矛盾。家长、学校和保健人员都有责任对青少年进行性教育。他们所获得的性知识往往不完全，甚至不正确。性教育内容应包括介绍生殖器官的结构与功能、第二性征、月经和遗精等知识。对于青春期的自慰行为如手淫应给予正确引导，避免对健康造成危害，减少恐惧、苦恼和追悔的心理冲突和压力。青少年还应获得有关与异性正确交往、怀孕，以及性传播疾病的知识，防止少女怀孕、传播疾病等社会问题的增加。进行性教育的方式可包括分发宣传手册、观看展览、视听教学影片、分组讨论等。在解答青少年提出的问题时，注意用直接、科学的语言。

（四）防治意外

意外创伤和事故是青少年，尤其是男性青少年常见的问题，包括运动创伤、车祸、溺水、打架斗殴，应继续进行安全教育。

（五）防治常见的心理行为问题

此期最常见的心理行为问题为多种原因引起的出走、自杀及对自我形象不满而出现的心理问题。家庭及社会应给予重视，并采取积极的措施解决此类问题。

第三节　体格锻炼

锻炼要从小开始，并坚持不懈，因地制宜，循序渐进，使机体逐渐在不断变化的条件下，习惯不同强度的刺激，如开始户外活动时要选择风和日暖的天气，逐渐过渡到低温天气，时间、次数也要递加。但要注意个体差异，锻炼身体不能强求一致，尤其对体弱的小儿应根据具体情况进行锻炼。利用自然条件，如阳光、空气、水，进行体格锻炼，可促进儿童生长发育和身心健康。

一、户外活动

一年四季均可进行户外活动，可增加儿童的适应能力，提高机体免疫力，接受日光照射，降低佝偻病的发生。婴儿出生后应尽早进行户外活动，选择空气新鲜、人少的地方；开始户外活动时间由每日 1 ~ 2 次，每次 10 ~ 15 min，逐渐延长到 1 ~ 2 h；年长儿除恶劣气候外，应多在户外玩耍。

二、婴儿皮肤按摩

婴儿皮肤按摩又称婴儿抚触，出生1周后的新生儿可进行皮肤按摩，按摩时可用少量婴儿润肤霜使之润滑，每日早晚进行，每次10 ~ 15 min，在婴儿面部、胸部、腹部、背部及四肢进行有规律的轻柔与捏握。可刺激皮肤，有益于血液循环、呼吸功能、消化功能、肢体的活动，肌肉放松、改善睡眠、促进神经系统发育。皮肤按摩不仅给婴儿以愉快的刺激，同时也是父母与婴儿之间最好的交流方式之一。

三、三浴锻炼

（一）空气浴

空气浴锻炼主要是利用空气与人体皮肤之间的温差刺激机体，通过神经系统的反射作用，促进机体新陈代谢，提高体温调节的功能。空气浴是一种简单易行的方法，不受地区、季节和物质条件的限制。空气浴锻炼的作用比较缓和，一般小儿均可进行，应从夏季开始，逐渐过渡到冬季。一般先自室内开始，室内温度不低于20 ℃，开始时穿衣，逐渐减少到只穿短裤，适应后可转到室外进行。锻炼的时间自2 ~ 3 min开始，逐渐延长到30 min，每天1 ~ 2次。遇有大风、大雨或气温骤降等气候剧烈变化时则不宜进行。

（二）日光浴

适当的日光照射可扩张血管，加速血液循环；刺激骨髓的造血功能，增强机体的新陈代谢，促进儿童的生长发育；日光中的紫外线可使皮肤中的7—脱氢胆固醇转变为维生素D，有利于机体对钙和磷的吸收和利用。

日光浴场所应选择在清洁、避风的地方。头部上方应有遮阴的小阳伞或给小儿戴上凉帽和有色护目镜。日光浴锻炼的顺序是先晒背部，再晒左右两侧，最后晒胸腹部，日光照射时间开始时每侧30 s，逐渐延长，每次每侧增加1 min，日光浴的时间25 ~ 30 min/d，进行日光浴时，应仔细观察小儿的反应，如有皮肤发红疼痛、头晕头痛、满头大汗等应停止日光浴。日光浴不宜在空腹或饭后1 h内进行，日光浴后应及时补充水分，不要立即进餐。

（三）水浴

水浴主要是利用水的温度和机械作用给予刺激，以达到锻炼的目的，主要有以下几种方法。

1. 温水浴　不仅可保持皮肤清洁，还可促进新陈代谢，增加食欲，有利于睡眠、生长发育。冬季应注意室温、水温，做好温水浴前的准备工作，减少体表热能散发，新生儿脐带脱落后即可温水浴。

2. 擦浴　除每日温水浴外，7 ~ 8个月以上的婴儿还可进行身体擦浴。室温保持在16 ~ 18 ℃，水温为32 ~ 33 ℃。待婴儿适应后，水温可逐渐降至26 ℃。先用毛巾浸入温水，拧半干，然后在婴儿四肢做向心性擦浴，擦毕后再用干毛巾擦至皮肤微红。

3. 淋浴　适用于3岁以上儿童，每日一次，每次20 ~ 40 min，水温为35 ~ 36 ℃，待儿童适应后，可逐渐将水温降至26 ~ 28 ℃。浴后用干毛巾擦摩至全身皮肤微红。

4. 游泳　有条件者可从小训练，但注意应有成人在旁照顾，保证安全。

四、其他

（一）体操

1．婴儿被动操　适于2 ~ 6个月的婴儿，由成人给婴儿做四肢伸屈运动，逐渐过渡到主动操，可促进婴儿基本动作的发展。

2．婴儿主动操　6 ~ 12个月婴儿大运动开始发育，有意识训练婴儿爬、坐、仰卧起身、扶站、扶走、双手取物等动作。

3．幼儿体操　12 ~ 18个月幼儿学走尚不稳时，应在成人的帮助下进行有节奏的运动。18个月 ~ 3岁幼儿可配合音乐，做模仿操。

4．儿童体操　如广播体操、健美操，以增进动作协调，有益于肌肉骨骼的发育。

（二）体育运动

体育运动如游戏、田径与球类等。

第四节　免疫规划

一、免疫规划内容

免疫规划是指根据国家传染病防治规划，有效使用疫苗对易感人群进行预防接种所制定的规划、计划和策略。免疫是机体的一种生理性保护反应，包括非特异性和特异性免疫。特异性免疫包括主动免疫和被动免疫，预防接种属于人工主动免疫。预防接种是指利用人工制备的抗原或抗体，通过适宜的途径接种于人体，使个体和群体对相应传染病产生特异性的主动或被动免疫。有效的预防接种是提高易感儿童特异性免疫力，控制传染病流行和降低传染病发病率的重要环节。

（一）主动免疫

主动免疫包括自然主动免疫（临床感染、隐性感染）和人工主动免疫。人工主动免疫是指给易感者接种特异性抗原，刺激机体产生特异性抗体，从而产生免疫力。但主动免疫制剂在接种后经过一定期限产生的抗体，在持续1 ~ 5年后逐渐减少，故还要适时地安排加强免疫，巩固免疫效果。

（二）被动免疫

被动免疫包括自然被动免疫（通过胎盘或母乳）和人工被动免疫（抗毒素、抗血清和特异性免疫球蛋白）。未接受主动免疫的易感者在接触传染病后，给予相应的抗体，而立即获得被动免疫力，称之为人工被动免疫。由于抗体留在机体中的维持时间短暂（一般约3周），故主要用于应急预防和治疗。

（三）疫苗

人工主动免疫预防疾病的制剂分为3大类：菌苗、疫苗、类毒素，目前统称为疫苗。

1．菌苗　用细菌菌体制成，包括死菌苗（如霍乱、百日咳、伤寒菌菌苗）与活菌苗（如卡介苗、布氏杆菌菌苗）。

2. 疫苗　用病毒或立克次体接种于动物、鸡胚或组织中培养，经处理后制成，包括灭活疫苗（如乙型脑炎、狂犬病疫苗）与减毒活疫苗（如脊髓灰质炎、麻疹疫苗）。

3. 类毒素　用细菌所产生的外毒素加入甲醛，使其变成无毒性而仍有免疫性的制剂，如破伤风、白喉类毒素。

疫苗按性质划分死疫苗和活疫苗。死疫苗指将致病微生物用物理或化学的方法全部杀死制成的疫苗。通常用于皮下注射，它进入人体直接引起免疫应答，如乙型脑炎疫苗。活疫苗是由减毒活病菌或病毒所制成的疫苗。它接种于人体之后，在适当的组织系统中产生一定的或短暂的增殖，这样大量的抗原可引起与疾病相类似的免疫应答，但不会发病，这种疫苗只需接种一次，即可产生较牢固的免疫，如卡介苗、脊髓灰质炎疫苗。

4. 疫苗的预购、保存和运输　生物制剂是用微生物及其代谢产物制成，从化学成分上看，多为蛋白质，而且有些制品就是活的微生物。因此一般都怕热、怕光、有的怕冻，保存和运输条件直接影响疫苗质量，一般温度越高，保存时间越短，最适宜的保存条件为 2 ~ 10 ℃的干、暗环境。

二、免疫规划程序

疫苗的免疫规划程序包括接种疫苗种类、受种人群、初次接种年龄、剂次数和时间间隔等，只有按照科学、合理的免疫规划程序接种疫苗，才能充分发挥疫苗的免疫效果。按照《中华人民共和国疫苗管理法》的有关要求，国家卫生健康委员会于 2021 年 2 月印发国家免疫规划疫苗儿童免疫程序及说明（2021 年版）。国家对儿童实行预防接种证制度，国家免疫规划项目的预防接种实行免费政策。目前根据国家规定，共需接种 11 种一类疫苗，通过接种这 11 种疫苗，可预防乙型肝炎、结核病、脊髓灰质炎、百日咳、白喉、破伤风、麻疹、甲型肝炎、流行性脑脊髓膜炎、流行性乙型脑炎、风疹、流行性腮腺炎，共 12 种疾病。

除上述国家免疫规划疫苗的免疫程序外，各省市还增加了扩大免疫疫苗接种程序，为自愿接种、费用自理。常见的有水痘疫苗（1 ~ 12 周岁的健康儿童），流感疫苗（6 个月以上），23 价肺炎球菌疫苗（2 岁以上），流感嗜血杆菌疫苗（2 个月 ~ 5 岁），轮状病毒疫苗（2 个月 ~ 2 岁），狂犬病疫苗（任何年龄），伤寒、副伤寒菌苗（任何年龄）。

在重点地区对重点人群进行出血热疫苗接种；发生炭疽、钩端螺旋体病疫情或发生洪涝灾害可能导致钩端螺旋体病暴发流行时，对重点人群进行炭疽疫苗和钩体疫苗应急接种，预防流行性出血热、炭疽和钩端螺旋体病等传染病。

（一）免疫程序

国家免疫规划疫苗儿童免疫程序，详见表 3-2。

（二）几种疫苗的特点

1. 重组乙型肝炎疫苗（乙肝疫苗，HepB）　主要接种对象是新生儿，按“0—1—6 个月”程序共接种 3 剂次，其中第 1 剂在新生儿出生后 24 h 内接种，第 2 剂在 1 月龄时接种，第 3 剂在 6 月龄时接种。为肌内注射。接种剂量：①重组（酵母）HepB 每剂次 10 μg，无论产妇是乙肝病毒表面抗原（HBsAg）阳性还是阴性，新生儿均接种 10 μg 的 HepB。②重组［中国仓鼠卵巢（CHO）细胞］HepB 每剂次 10 μg 或 20 μg，HBsAg 阴性产妇所生

表 3-2　国家免疫规划疫苗儿童免疫程序表（2021 年版）

疫苗种类	接种途径	剂量	英文缩写	接种年龄														
				出生时	1月	2月	3月	4月	5月	6月	8月	9月	18月	2岁	3岁	4岁	5岁	6岁
乙肝疫苗	肌内注射	μg 或 20 μg	HepB	1	2					3								
卡介苗	皮内注射	Q 1 ml	BCG	1														
脊灰灭活疫苗	肌内注射	Q 5 ml	IPV			1	2											
脊灰减毒活疫苗	口服	1 粒或 2 滴	bOPV					3								4		
百白破疫苗	肌内注射	Q 5 ml	DTaP				1	2	3				4					
白破疫苗	肌内注射	Q 5 ml	DT															5
麻腮风疫苗	皮下注射	Q 5 ml	MMR								1		2					
乙脑减毒活疫菌	皮下注射	Q 5 ml	JE-L								1			2				
乙脑灭活疫苗	肌内注射	Q 5 ml	JE-1								1、2			3				4
A 群流脑多糖疫苗	皮下注射	Q 5 ml	MPSV-A							1		2						
A 群 C 群流脑多糖疫苗	皮下注射	Q 5 ml	M P S V -AC												3			4
甲肝减毒活疫苗	皮下注射	Q 5 ml 或 10 ml	HepA-L										1					
甲肝灭活疫菌	肌内注射	Q 5 ml	HepA1										1	2				

新生儿接种 10 μg 的 HepB，HBsAg 阳性产妇所生新生儿接种 20 μg 的 HepB。注意：乙肝表面抗原（HBsAg）阳性或不详的母亲所生新生儿接种第 1 剂应在出生后 12 h 内接种。

2. 卡介苗（BCG） 小儿出生 24 h 后接种，早产儿胎龄大于 31 孕周且医学评估稳定后，可以接种 BCG。胎龄≤ 31 孕周的早产儿，医学评估稳定后可在出院前接种。BCG 用无毒牛型结核分枝杆菌悬液制成，是不加防腐剂的活菌苗，用于预防结核病。注意：①有明显结核病接触史者，或 3 个月以上小儿和成年人，接种前应做结核菌素试验，阴性者接种；②接种前制品必须摇均，于受种者左上臂三角肌上端皮内注射 0.1 ml，注射深度要正确，剂量要准确，严禁皮下或肌内注射；③菌苗开瓶半小时后不可再用。

3. 脊髓灰质炎（脊灰）灭活疫苗（IPV）、二价脊髓灰质炎减毒活疫苗（脊灰减毒活疫苗，bOPV） 共接种 4 剂，其中 2 月龄、3 月龄各接种 1 剂 IPV，4 月龄、4 周岁各接种 1 剂 bOPV。IPV 为肌内注射，剂量 0.5 ml。bOPV 为口服，bOPV 糖丸剂型每次 1 粒；液体剂型每次 2 滴（约 0.1 ml）。糖丸用少量冷开水融化，服前、服后半小时至 1 h 不能喝热水或吃热食物。

4. 吸附无细胞百白破联合疫苗（百白破疫苗，DTaP）、吸附白喉破伤风联合疫苗（白破疫苗，DT） 主要供婴幼儿预防百日咳、白喉及破伤风。共接种 5 剂次，其中 3 月龄、4 月龄、5 月龄、18 月龄各接种 1 剂 DTaP，6 周岁接种 1 剂 DT。均为肌内注射，接种剂量为 0.5 ml。制品用前应充分摇匀，每针间隔不得少于 28 天。如儿童已按疫苗说明书接种含百白破疫苗成分的其他联合疫苗，可视为完成相应剂次的 DTaP 接种。

5. 麻疹腮腺炎风疹联合减毒活疫苗（麻腮风疫苗，MMR） 共接种 2 剂次，8 月龄、18 月龄各接种 1 剂，为皮下注射，剂量为 0.5 ml。注意：①如需接种包括 MMR 在内的多种疫苗，但无法同时完成接种时，应优先接种 MMR 疫苗；②注射免疫球蛋白者应间隔不小于 3 个月接种 MMR，接种 MMR 后 2 周内避免使用免疫球蛋白；③当针对麻疹疫情开展应急接种时，可根据疫情流行病学特征考虑对疫情波及范围内的 6 ~ 7 月龄儿童接种 1 剂含麻疹成分疫苗，但不计入常规免疫剂次。

6. 乙型脑炎减毒活疫苗（乙脑减毒活疫苗，JE-L） 共接种 2 剂次。8 月龄、2 周岁各接种 1 剂，为皮下注射，剂量为 0.5 ml。青海、新疆和西藏地区无乙脑疫苗免疫史的居民迁居其他省份或在乙脑流行季节前往其他省份旅行时，建议接种 1 剂 JE-L。注射免疫球蛋白者应间隔不小于 3 个月接种 JE-L。

7. 乙型脑炎灭活疫苗（乙脑灭活疫苗，JE-I） 共接种 4 剂次。8 月龄接种 2 剂，间隔 7 ~ 19 天；2 周岁和 6 周岁各接种 1 剂，为肌内注射，剂量为 0.5 ml。注射免疫球蛋白者应间隔不小于 1 个月接种 JE-I。

8. A 群脑膜炎球菌多糖疫苗（A 群流脑多糖疫苗，MPSV-A）、A 群 C 群脑膜炎球菌多糖疫苗（A 群 C 群流脑多糖疫苗，MPSV-AC） MPSV-A 接种 2 剂次，6 月龄、9 月龄各接种 1 剂。MPSV-AC 接种 2 剂次，3 周岁、6 周岁各接种 1 剂，皮下注射，剂量为 0.5 ml。注意：①两剂次 MPSV-A 间隔不小于 3 个月；②第 1 剂 MPSV-AC 与第 2 剂 MPSV-A，间隔不小于 12 个月；③两剂次 MPSV-AC 间隔不小于 3 年，3 年内避免重复接种；④当针对流脑疫情开展应急接种时，应根据引起疫情的菌群和流行病学特征，选择相应种类流脑疫苗；⑤对于小于 24 月龄儿童，如已按流脑结合疫苗说明书接种了规定的剂次，可视为完成 MPSV-A 接种剂次；⑥如儿童 3 周岁和 6 周岁时已接种含 A 群和 C 群流脑疫苗成分的疫苗，可视为完成相应剂次的 MPSV-AC 接种。

9. 甲型肝炎减毒活疫苗（甲肝减毒活疫苗，HepA-L） 18 月龄接种 1 剂。为皮下注射，剂量为 0.5 ml 或 1.0 ml，按照相应疫苗说明书使用。注意：①如果接种 2 剂次及以上含甲型肝炎灭活疫苗成分的疫苗，可视为完成甲肝疫苗免疫程序；②注射免疫球蛋白后应间隔不小于 3 个月接种 HepA-L。

10. 甲型肝炎灭活疫苗（甲肝灭活疫苗，HepA-I） 共接种 2 剂次，18 月龄和 24 月龄各接种 1 剂，为肌内注射，剂量为 0.5 ml。如果接种 2 剂次及以上含 HepA-I 成分的联合疫苗，可视为完成 HepA-I 免疫程序。

三、预防接种注意事项及禁忌证

（一）注意事项

1. 主要负责接种人员应是专职健康的医务人员。

2. 熟悉掌握疫苗说明书有关内容，如接种对象禁忌证、接种方法、注意事项并严格遵照执行。

3. 了解小儿健康情况，进行必要的体格检查。

4. 做好家长及儿童工作，取得协作，避免情绪紧张造成晕针，并说明疫苗的副作用、注意事项，以利于观察处理。

5. 选好接种场所，尽可能在光线明亮、空气新鲜、温度适宜的室内进行。

6. 备好一切用具，包括疫苗的数量、消毒注射用具、工作服、必要的急救药品［如肾上腺素、尼可刹米（可拉明）］。

7. 严格查对姓名、疫苗名称、有效期、有无变质。

8. 严格遵守各种制品的接种时间、间隔及次数，以免互相干扰。

9. 严格按规定剂量注射。

10. 严格无菌操作，用 2% 碘酊及 75% 乙醇消毒皮肤，但活疫苗仅用 75% 乙醇消毒，待乙醇干后再注射，以免疫苗被杀死；每人一个注射器、一个针头，以免交叉感染。

（二）禁忌证

1. 急性传染病及恢复期患儿、有传染病接触史、未过检疫期、严重慢性病、消耗性疾病、活动性肺结核、化脓性皮肤病、有明确过敏史者（特别是鸡蛋过敏者）；脊灰疫苗：牛奶或奶制品过敏者、乙肝疫苗：酵母过敏或疫苗中任何成分过敏者。

2. 某些疫苗还有特殊的禁忌证，尤应严格掌握，如免疫缺陷患儿或接受免疫抑制剂治疗期间，以及有发热、腹泻（4 次 / 日）症状者禁用脊灰病毒活疫苗。

3. 因百日咳菌苗偶有产生神经系统严重并发症，本人及家庭成员患癫病、神经系统疾病、有抽风史者禁用百日咳菌苗。

4. 近 1 个月内注射过丙种球蛋白者，不能接种活疫苗。

5. 各种制品的特殊禁忌证应严格按照制品使用说明执行。

四、预防接种不良反应及处理

预防接种后小儿可出现一些反应，有一般反应和异常反应两种。

（一）一般反应

下列一般反应是每个小儿通常都会出现的反应。

1. 局部反应　在接种后 24 h 内局部发生红肿热痛现象，直径 2.5 cm 以下者为弱反应，2.6 ~ 5 cm 者为中反应，5 cm 以上者为强反应，有时伴有淋巴结肿大。轻者不必处理，重者可局部热敷，并抬高患肢。这种反应一般 24 ~ 48 h 消退，很少持续 3 天以上。接种某些活疫苗后局部反应出现晚或持续时间较长。个别儿童接种麻疹疫苗后 5 ~ 7 天出现皮疹等反应。

2. 全身反应　主要表现为发热，一般体温在 37.5 ℃以下为弱反应，37.6 ~ 38.5 ℃为中反应，38.6 ℃以上为强反应，部分患儿伴有头痛、寒战、恶心、呕吐、腹痛、腹泻等。轻者适当休息，重者可对症处理。高烧持续不退者应到医院诊治。

（二）异常反应

下列异常反应只有少数小儿出现，反应较重，应紧急处治。

1. 过敏性休克　在注射后数分钟或 0.5 ~ 2 h 出现不安、脸色苍白、口唇青紫、出冷汗、四肢冰凉、呼吸困难、脉速而细、恶心、呕吐、惊厥、大小便失禁甚至昏迷，如不及时抢救，可在短期内发生生命危险。应使患儿平卧、头部放低、安静保暖，并立即皮下或静脉注射 1 ∶ 1000 肾上腺素 0.5 ~ 1 ml，必要时可重复注射，有条件时应吸入氧气，病情稍稳定后，应迅速转至就近医院抢救。

2. 晕针　儿童常由于空腹、疲劳、室内闷热、情绪紧张或恐惧等原因，在注射中或注射后数分钟内发生。轻者心慌、胃部不适、恶心、手足发木等；重者面色苍白、心跳加速、恶心、出冷汗、手足发凉，应马上平卧、头低、安静，饮用糖水，短时间内可恢复。

3. 过敏性皮疹　以荨麻疹最为常见，一般接种后几小时至几天内出现，经服用抗组胺药物后即可痊愈。

4. 扩散　免疫功能缺陷或功能低下者，接种减毒活菌（疫）苗后，则可扩散为全身感染，如口服脊髓灰质炎减毒活疫苗则可引起脊髓灰质炎，接种卡介苗可发生粟粒性结核。

第五节　儿童意外伤害的管理

儿童意外伤害（accident injury in children）是指突然发生的事件对儿童身体造成的损伤，包括窒息、溺水、交通事故、中毒、烧烫伤和跌落 6 大类。儿童意外伤害已成为威胁儿童健康和生命的主要卫生问题。

一、车祸

车祸是意外伤害的第一杀手，据世界卫生组织统计，每年有 18 万名以上的 15 岁以下儿童死于道路交通事故，数十万的儿童致残。

1．原因　主要包括3个方面：①不遵守交通规则，例如低龄孩子穿越马路时没有成年人带领，不走便道或人行横道；骑自行车技术不熟练，骑自行车带人或逆行；在公路旁玩耍；红灯亮时横穿马路等；②交通标志不醒目；③违章驾车，例如司机酒后开车、疲劳驾驶、超速行驶、闯红灯；儿童骑自行车上马路，骑车下坡不减速、猛拐、骑无刹车闸的车等；未成年人驾驶汽车。

2．预防措施　对婴幼儿：①加强看管，不要让孩子在人多车多的路上独自行走；②在托儿所、幼儿园进行交通安全常识的普及和宣传。孩子上马路要有家长陪伴，横穿马路时家长要牵着孩子的手行走；③不要让孩子骑儿童车上人行道、机动车道和狭窄的马路；④乘坐小汽车要给孩子系上安全带，小婴儿用专门的婴儿座椅。

对学龄儿童（重点是6～9岁低年级儿童）：①在学校开展交通安全教育；②学校采取一定的安全防范措施，如学校门口设专人执勤，在上学和放学时护送学生过马路；③教育学生不在马路上奔跑，过马路时不紧挨着停在路口的车辆；④12岁以下儿童不骑自行车上马路；⑤骑自行车要遵守交通规则，不抢行、不逆行、不骑车带人；定期检修自行车；禁止学生骑车撒把、下坡不捏刹车闸和骑车下台阶等。

二、溺水

全世界每年约有36万人死于溺水，其中儿童占45%左右。溺水已成为1～14岁儿童意外死亡的第二大原因，高发年龄段为1～4岁和11～14岁。

溺水的高风险地点：①4岁以下儿童的溺水高发地点主要为家中蓄水容器，如水缸、浴盆等；②5～9岁儿童溺水的高发地点会涉及水渠、池塘和水库等；③10岁以上儿童活动范围更大，主要溺水地点为池塘、湖泊和江河等。

家长应做到的预防措施：①孩子在水边和水中时，家长要时刻注意看管，包括澡盆、水桶附近；②没有家长或成人的陪同，不要让孩子去水池或泳池游泳，在泳池游泳时要严格遵守游泳安全规则；③不要让孩子直接潜（跳）入水中，须在成人的监护下进行；④不要让孩子在水中吃东西，以免被呛噎；⑤当孩子在船上、海边，或参加水上运动时，一定要穿上高质量的浮身物；⑥教育孩子不到不熟悉、无安全设施、无救援人员的水域游泳。⑦教孩子学习游泳，并学习心肺复苏等技能。

三、烧、烫伤

烧、烫伤可因失火、炉火、火柴、电器、电熨斗、电炉、热水、热油、蒸汽、爆竹、强碱强酸等造成。婴幼儿的烧烫伤几乎都是由于家庭成员的疏忽造成的。正在学爬或刚开始走路的宝宝，以及充满强烈好奇心的1～2岁的宝宝是最容易受烧、烫伤侵袭的危险人群。

1．预防烫伤　告诉家长应做到：①不要让宝宝在厨房和浴室玩耍；②厨房地板要保持干燥，以免滑倒被热液烫伤自己或宝宝；③洗澡放水时应先放冷水再放热水，水温一般控制在40 ℃左右；④热水瓶、热汤要放置在宝宝拿不到的地方；⑤建议餐桌以不铺桌巾为安全，以免餐桌上放热液时，宝宝好奇拉扯，把热液拉下而受伤；⑥不要拿刚煮沸又太重的热汤、热锅，以免不慎打翻而烫伤自己或宝宝；⑦避免宝宝因绊倒电线而弄翻茶壶、热锅或热水瓶等热液；⑧端热汤、热水时，最好先大叫“小心不要靠近”等警告语；⑨在车内要避免食用热汤；⑩ 不要让宝宝接触有高温蒸汽的东西。

2．预防火焰烧伤　告诉家长应做到：①所有易燃物品如杀虫剂、汽油，要远离火源，最好放在室外；②大人吸烟时要远离易燃物品，也不要躺在床上吸烟，以免不小心烧到小儿；③绝对不要让小儿玩火柴或打火机；④教育小儿不要靠近燃放中的鞭炮，也不可捡鞭炮或将鞭炮放在口袋中；⑤蚊帐中不点蚊香，使用蜡烛时要注意稳定性。

3．预防电灼伤　告诉家长应做到：①家中电器设备常是起火触电的原因，使用延长线或多插头插座时，应注意负载量；②不要让小儿摸到电线及插座，插座可用塑料盖盖住。

4．急救处理　告诉家长应做到：孩子发生烧烫伤情况后，首先要立即冷却烧烫伤的部位，方法是用冷水冲洗烧伤部位 10 ~ 30 min，或用冷水浸泡，直到没有痛感为止。然后尽快送往医院进一步治疗。需要注意的是：①一定要在伤口冷却后再剪开或脱去衣裤；②要妥善保护创面；③不可挑破伤处的水泡，不要在伤处乱涂药水或药膏；④搬运时，应让伤者仰卧，动作要轻，行进要稳，对途中发生呼吸、心跳停止的，应立即就地抢救。

四、异物窒息

1．异物的种类　异物的种类繁多，以植物性异物占多数，比如花生米、瓜子、果冻。另外，还有其他的物品，如塑料插板、玩具零件、纽扣、笔帽，甚至铁钉、图钉。此外，也有因被子盖住婴儿面部造成窒息死亡的。当幼儿能够自己伸手拿东西吃时，家长特别要注意他是否会被卡住喉咙。

2．预防措施　告诉家长应做到：①教育孩子不要随便将东西放入口中，也不要将一些较小的东西放在小孩子身边，以免小儿放入嘴里；②家长给孩子喂食时尽量把坚硬的东西弄碎让孩子吃，如花生、豆类、瓜子；并且在喂食时不要逗孩子笑或打骂孩子；③不要让孩子将笔帽、橡皮、弹珠塞入鼻腔和口中，以防突然说话时误吞异物；④儿童发生异物哽住咽喉时，家长不要盲目去取，如果不得法，还会使异物进入更深处，应立即去医院请医生救助。

五、中毒

1．原因　主要由于家长管理不善导致。日常化学用品如化妆品、家用清洁剂、杀虫剂、有毒植物及药品若被孩子误服，可能会导致致命的中毒。有时家长给孩子服用药物时，没有按照剂量和医嘱等，也是引起儿童意外中毒的原因之一。

2．预防措施　告诉家长应做到：①药品和家用清洁剂等放在儿童不易取到之处或上锁的抽屉中；②在给孩子服药时，要严格依据说明书和医嘱用药；③成人不要在孩子的面前服药；④建议选用儿童不易打开盖子的容器存放药品或化学用品；⑤在使用化学用品时，要注意看护好孩子；⑥不要将不同的化学用品混用；⑦过期和不用的药品或化学用品要及时扔掉；⑧化学制剂如酒精、汽油、清洁剂、农药不装在饮料瓶中。

3．急救措施　告诉家长请务必做到：①如遇到孩子有误服的情况，家长要立即打 120 急救电话；②送孩子去医院时要带上所误服的毒物或药物；③如果毒物进了孩子的眼睛，立即用清水冲洗 15 min 左右；④当孩子的皮肤接触到一般家用化学用品时，可用水冲洗 15 min 左右；⑤但如果是强酸，不可用水直接冲洗，要用干布擦拭，并立即去医院。

六、跌落

1．发生原因　高层楼房逐年增多，而阳台、门窗、楼梯缺乏保护装置，儿童坠落事故的发生有增多趋势。有的家长外出将小儿反锁房中，孩子由于恐惧由阳台或窗口翻出造成坠落。

2．预防措施　告诉家长应做到：①窗户边不要放孩子可攀爬的桌子、凳子等家具；②窗户安装一定高度的栏杆；③阳台的栏杆足够高，使孩子不易攀爬；④阳台栏杆间的宽度不易让孩子钻出；⑤台阶处白天和夜晚都有足够的亮度；⑥台阶上不要放置任何东西，如地毯要铺平并没有毛边；⑦台阶至少一边有扶手；⑧不要让孩子攀爬凳子、桌子、床等家具。

（梁　爽　洪黛玲）

习题

一、单项选择题

1．小儿时期特有的能量需求是
　A．基础代谢　　B．生长发育
　C．排泄损失　　D．活动需要

2．母乳中的乙型乳糖可促进肠道中
　A．乳酸杆菌的生长　　B．变形杆菌的生长
　C．大肠杆菌的生长　　D．白色念珠菌的生长

3．学龄期儿童常见的心理行为问题是
　A．违拗　　B．自杀
　C．学校恐惧症　　D．咬指甲

4．乙肝第一次接种的年龄是
　A．出生时　　B．1 个月
　C．3 个月　　D．6 个月

二、简答题

1．简述母乳喂养的优点。

2．简述婴儿过渡期食物添加的原则。

3．简述青春期保健工作的重点内容。

三、案例题

一个 7 个月的健康小儿，一直母乳喂养，未添加辅食，小儿身高、体重在正常范围，已萌出 2 颗小牙，无异常表现。

1．指导家长添加过渡期食物的种类。
2．列出该小儿已接种的疫苗名称。
3．列出此阶段小儿的保健内容。

在线答题

第四章数字资源

第四章　住院儿童的护理

第一节　住院儿童常规护理

一、住院儿童一般护理

（一）入院护理常规

各个年龄阶段的患病儿童尤其是住院儿童，由于体格、认知、社会心理的不同水平，以及性别、个性、家庭和文化背景、所患疾病种类及严重程度各异，对疾病、住院和诊疗，以及护理活动的理解与接受程度与成人不同，住院时对压力的反应及应对方式也有所差异。护士应理解儿童患病住院对患儿及其家庭的影响，在入院时为其提供必要的信息及情感上的支持，帮助儿童和家长做好入院的准备工作，包括用物的准备和精神的准备。工作中注意言语温和、态度亲切和蔼、工作认真负责以取得患儿与家长的信任，使患儿获得安全感和舒适感。护士在患儿入院时的工作职责包括：

1. 介绍病房情况　如病室环境、作息时间、探视制度，以及工作人员如主管医生、责任护士、护士长。将儿童及家长带至其病床边，并介绍给其他患儿和家长。

2. 收集患儿健康资料。

3. 测量体温、脉搏、呼吸、血压等生命体征，并进行全身体格检查（详见本章有关内容）。

4. 若病情允许可进行清洁护理，给患儿沐浴或擦浴。洗浴时，观察全身情况，特别应注意有无皮疹、皮肤出血点、肿物、肢体活动等，以发现有无相关疾病。

5. 在患儿家长离开时，对患儿进行心理护理，减轻分离性焦虑。对重症患儿，护士应根据病情协助进行治疗和抢救，待病情平稳后，再进行其他方面的护理。

（二）住院期间护理

1. 饮食护理　正在断奶的婴儿在住院期间应暂时停止断奶，继续喂哺母乳，待恢复健康后再断奶。能下地活动的患儿在护士的协助下可自主进餐，以促进其食欲。奶瓶、奶嘴及餐具每次用后消毒。护士还应经常与医生反馈患儿进食情况，以便及时调整治疗方案。

2. 作息护理　活泼好动是小儿的特点，除病情严重外，勿过分限制其活动。可根据情况为患儿制定生活日程，保证患儿的休息与睡眠。

3．清洁卫生　根据病情及季节不同定期为患儿擦浴或沐浴。每日晨、晚间护理时可协助患儿及家长进行清洁工作。患儿的衣服及被褥经常更换，保持清洁。

4．预防交叉感染和意外事故　严格遵守消毒隔离制度，认真执行各种安全防范措施，保证患儿免遭伤害。

5．促进生长发育、满足教育需求　为患儿提供适当、有益的活动和游戏，减少不良刺激，如分离性焦虑、疼痛等，使其生长发育的潜能得到最大的发展。对学龄儿童应帮助其完成学业，并保持其与同学和学校的联系。

6．治疗性游戏　治疗性游戏（therapeutic play）是指通过游戏的方式协助患儿表达对疾病、医院，以及医护人员、检查、治疗措施的感受、期望和需要，以应对疾病和住院带来的生理和心理变化。常用的方法包括讲故事、绘画、听音乐、用玩偶做游戏，以及进行具有情节的戏剧性的游戏。治疗性游戏可帮助护士接近患儿，并为其解释病因、治疗护理过程、自我保健知识等，同时使患儿表达恐惧、焦虑和幻想。护士应根据患儿年龄、病情选择适当的游戏与玩具。

7．健康教育　针对不同年龄和疾病的患儿及家长进行疾病预防、康复、营养、自我护理等知识的宣传。健康教育的形式应丰富多样，如个别指导和小组讨论，采用宣传画和视听教育材料等多种方式。

（三）出院护理

1．出院准备　患儿病情稳定后，护士就应开始评估儿童和家庭对出院的准备，包括家庭是否具有照顾儿童的知识和能力，需要哪些支持，以及社区健康服务资源等。出院计划需在住院期间尽早完成，以便帮助患儿和家长掌握必要的护理知识，如促进患儿的休息与睡眠、保证充足的营养、用药方法、病情观察。回家后仍需特殊护理的患儿，护士应教授特定的护理技术，如鼻管喂食、注射胰岛素、化验尿糖、压力性损伤护理、更换敷料，使家庭成员学会如何促进儿童恢复健康。

2．出院指导　医师决定患儿可以出院时，应即刻通知家长。为其准备出院所带药品，指导用药方法，安排定期复诊时间，并与家长共同复习出院后所需的护理知识和技术。

二、与住院儿童及家庭沟通的方法

（一）与住院儿童沟通的方法

1．采用适合患儿年龄和发育水平的沟通方式　护士应根据患儿的年龄和发育水平选择适合的方式与患儿交流，以患儿能够理解的语言来表达，并能根据患儿的反应调整沟通的方式。例如，护士与患儿初次接触时，可以从询问患儿喜爱的玩具或宠物入手，也可以先与主要照顾者建立关系，自然地让患儿接纳自己并开始交流。

2．注意给予患儿平等和尊重　患儿虽未成年，但护士在与患儿交流时要给予尊重，平等对待。在体态上，护士与患儿交流时应保持目光的接触，与患儿的视线保持水平，必要时可坐下或蹲下。患儿表现出恐惧、退化性行为和哭泣时，应给予理解和安慰，避免责备和羞辱。对青春期患儿，则应注意尊重患儿的想法和隐私，以客观而不加批判的开放态度与其交流。

3．保持诚信　护士与患儿交流时，应避免欺骗患儿，如在注射前，不应向患儿描述打针“一点都不痛”，应诚实地向患儿提供有关知识，不要试图隐瞒和欺骗，在诊疗程序结束时还应询问患儿的感受，避免前期交流中的误解导致患儿的不信任。

4. 恰当地使用语言沟通　交谈时，护士应吐字清晰，注意用词、语速、语调和音量。尽量使用开放式的问题向患儿提问，避免答案是“是”或“不是”的闭合式问题，并在患儿回答时，耐心倾听。

5. 恰当地使用非语言沟通　护士应外表整洁，给患儿安全感；在交流时，注意配合面部的表情、眼神、动作等；根据情况，在适当的时候使用肢体的接触，可给予患儿拥抱或抚摸，如轻拍患儿后背的简单动作就能传达出关心、安慰、信任和支持的含义。

6. 使用游戏作为护患沟通的桥梁　护士应积极参与患儿的游戏，并善于利用游戏与患儿沟通交流。应用治疗性游戏，可以帮助护士了解患儿内心的想法，替代语言的安慰帮助患儿发泄痛苦；协助护士向患儿解释诊疗程序；协助儿童减少住院的压力，配合治疗护理措施。

（二）与住院儿童家庭沟通的方法

1. 建立良好的第一印象　与患儿家长沟通时，护士的首要任务是取得患儿家长的信任。护士在与患儿家长初次接触时，应积极热情，展现自身良好的专业素质，体现出对患儿健康状况的关心，耐心倾听患儿家长的观点和想法，了解患儿和患儿家庭面临的问题和困难；告知患儿家长如何获取护士的帮助，避免家长感到被冷落和忽视。

2. 使用开放性问题鼓励交谈　护士应尽量使用开放性问题鼓励家长交谈，并注意倾听和观察语言和非语言信息，注意对谈话主题进行引导和限制，避免与患儿家长的交流偏离目标和主题。

3. 恰当地处理冲突　由于担忧患儿的病情，患儿家长易产生怀疑，表现得挑剔、易怒。护士应理解患儿家长的心情，针对家长的问题给予解答。进行各项操作时应给予耐心细致的解释，表现对患儿的关心爱护。例如患儿头皮静脉穿刺失败时，护士应安慰患儿，表示歉意，争取家长谅解，沉着熟练地重新操作或寻求同事协助，避免慌乱和无序操作，以免让患儿家长产生不信任感。

三、住院儿童病历资料收集的特点

（一）住院儿童病历收集的内容及注意事项

儿科患者的资料收集与成年患者不同，有很多特殊的内容和要求，一般患儿病历资料的收集包括以下内容：

1. 一般情况　包括姓名、性别、年龄、出生年月日、民族、入院日期、病历陈述者等项。有关年龄，患儿越小越应询问确切，新生儿期要求记录天数，婴儿要求记录月数，年长儿记录几岁几个月。

2. 主诉　询问促使家长带患儿来院就诊的主要原因（症状）及其经过。

3. 现病史　询问此次患病的详细情况，包括发病时间、主要症状、病情发展、严重程度，以及接受过何种处理等，还应包括其他系统和全身的伴随症状，以及同时存在的疾病，如营养缺乏疾病、贫血和佝偻病。

4．既往健康状况

（1）出生史：新生儿或小婴儿应重点询问，包括胎次、分娩情况、母亲怀孕经过及出生情况。

（2）喂养史：婴幼儿尤其是有营养缺乏症或消化功能紊乱者，应详细询问，包括喂奶的种类和方法，添加辅食情况，儿童进食方式。年长儿应注意询问有无偏食、贪吃零食等不良习惯。

（3）生长发育史：询问有关体格、运动、语言、认知和心理社会等方面的发育情况。此项是儿科患者所特有的，是评估儿童健康状况的重要依据。

（4）既往健康史：包括预防接种史、患病史、住院史、用药史和过敏史等。

（5）日常活动：包括儿童日常生活作息、自理情况、排泄情况和有无特殊行为问题。

5．家庭情况　家庭是儿童最主要的生活环境，家庭环境的情况直接影响小儿的身心发展，因此，对家庭的评估成为儿童健康评估的重要环节。

（二）住院儿童体格检查的注意事项

1．为取得患儿合作，对婴幼儿开始检查前应先与其交谈，或用玩具、听诊器等与之游戏，以解除其恐惧心理及紧张情绪，或以表扬的语言鼓励患儿，使之乐于接受检查。

2．根据患儿年龄采取适当的检查体位，婴幼儿可让家长抱坐着检查，或患儿伏在家长肩上，从其背后进行检查。

3．检查中应减少不良刺激，手和用具要温暖，手法轻柔，动作快速。对儿童应注意保护其隐私，不要过多地暴露身体。

4．应注意隔离保护，检查前应洗手，必要时戴口罩。避免暴露检查部位过久，以免着凉。注意预防意外，离开前要拉好床栏，检查用具是否齐全并带离床旁。

5．检查顺序应视患儿病情和情绪灵活掌握。易受哭闹影响的项目如测呼吸、脉搏、心脏听诊、腹部触诊应先检查，而皮肤、淋巴结、骨骼等项目不易受哭闹影响可随时检查。检查咽部、眼部时对患儿刺激较大，应放在最后。

儿科护理病历模板详见本章［附］。

第二节　住院儿童的心理反应和护理

一、各年龄阶段儿童对疾病的认识

1．婴儿期　5～6个月大的婴儿开始意识到自己是独立于母亲的个体，他们能够意识到与父母或主要照顾者的分离，也会害怕陌生人，但对疾病缺乏认识。

2．幼儿与学龄前期　这一阶段患儿能对自己身体各部位和器官的名称有所了解，但对疾病的病因不了解，常用自身的感情和行为模式来解释，易将疾病和痛苦认为是对自身不良行为的惩罚。

3．学龄期　随着认知能力的提高，学龄期患儿开始了解身体各部分的功能，对疾病的病因有一定的认识，能听懂关于疾病和诊疗程序的解释，疾病常使其关注自己的身体和治疗，喜欢询问相关的问题，对身体的损伤和死亡感到恐惧。

4．青春期　认知水平的提高使青春期患儿能够理解疾病及治疗，但也易对疾病和治疗所导致的后果感到焦虑、恐惧。而自我意识增强，使青少年难以接受疾病造成的身体功能损害和外表改变。

二、影响儿童适应住院的因素

影响儿童适应住院的因素主要包括：

1．成长发展的年龄阶段。

2．所患疾病及其严重程度。

3．以往患病、与父母分离或住院的经历。

4．应对应激事件的技巧。

5．其他可利用的支持系统或资源。

三、儿童对住院的心理反应及护理

（一）住院儿童的心理反应

住院使患儿离开了熟悉的生活环境，由于医院规章制度的限制和各种诊疗、护理措施，患儿常出现各种心理反应，常见的有：

1．分离性焦虑（separation anxiety）　指由现实或预期地与家庭、日常接触的人、事物分离时引起的情绪低落，甚至功能损伤。分离性焦虑一般表现为3个阶段：

（1）反抗期（protest）：患儿常表现为哭叫、认生、咒骂、愤怒和极度悲伤，拒绝医护人员的照顾和安慰等。

（2）失望期（despair）：发现分离的现状经过自身的努力不能改变，表现为沉默、沮丧、顺从、退缩，以及对游戏和食物缺乏兴趣。部分患儿可出现退化现象，即倒退出现患儿过去发展阶段的行为，如尿床、吸吮奶嘴和过度依赖，这是患儿逃避压力常用的一种行为方式。

（3）去依恋期（detachment）或否认期（denial）：长期与父母或亲密者分离可进入此阶段。患儿克制自己的情感，能与周围人交往，配合医护人员的各种诊疗程序，以满不在乎的态度对待父母或亲密者的探视或离去。这一阶段往往会被误认为患儿对住院生活适应良好，但却使患儿与父母之间的信任关系受到损害，患儿成年后不易与他人建立信任关系，甚至影响成年后的人际交往，患儿还有可能出现注意力缺陷、以自我为中心及智力下降等问题。目前由于住院时间的缩短，以及提倡以家庭为中心的护理照顾，第3阶段的分离焦虑已经不常见了。

分离性焦虑在不同年龄阶段的表现也会有所不同。婴幼儿对父母或照顾者的依恋十分强烈，6个月后的婴儿就能意识到与父母或照顾者的分离，当父母离开时，常表现为黏住父母不放手、明显的哭叫行为、四处张望以寻找父母等行为，并表现为排斥陌生人的行为反应；幼儿对时间的概念并不清楚，是分离性焦虑最明显的阶段；学龄前儿童由于进入一些日托机构接受学前教育，其社会交往范围较婴儿期扩大，已经可以忍受一段较长时间的分离，但在疾病和住院的影响下，患儿往往希望获得陪伴和安慰，住院导致的分离性焦虑常表现为偷偷哭泣，反复询问父母或照顾者探视的时间等，甚至出现呕吐、尿频、腹泻等身心症状；学龄期和青春期患儿已开始学校的学习生活，由于学校生活和同学朋友在其日常生活中所占位置越来越重要，住院的分离性焦虑更多地来自于与同学朋友的分离，患儿常担心学业的落后、感到孤独等。

2. 失控感（loss of control） 是一种对生活中和周围所发生的事情感到有一种无法控制的感觉。医院的各项规章制度和住院期间的各种诊疗活动常使患儿体验到失控感，不同年龄段住院导致失控感的原因和后果也有所不同。

（1）婴儿期：此期患儿已能通过简单的表情、姿势等逐渐学会对外部世界的控制，婴儿与主要照顾者之间的依附关系对儿童的心理健康尤其重要，住院的诊疗活动，特别是侵入性的诊疗活动会使患儿有失控感，住院导致与亲人的分离而产生分离性焦虑，易导致患儿产生不信任感和不安全感。

（2）幼儿及学龄前期：此期患儿正处于自主性发展的高峰，住院的规章制度和诊疗活动带来的失控感会使患儿感受到强烈的挫折感，患儿常有剧烈的反抗，同时可能伴有明显的退化行为。

（3）学龄期：此期患儿已能较好地处理住院和诊疗活动导致的限制和挫折，但对死亡、残疾和失去同学朋友的恐惧会导致失控感。

（4）青春期：此期患儿独立自主意识增强，住院和诊疗活动常使其感到自己对身体和生活的控制受到威胁，有挫折感及感到愤怒，很难接受诊疗引起的外表和生活方式改变，从而导致对治疗的抵触和不依从。另外，青少年有可能通过压抑自我情绪而做出符合他人期望或社会要求的行为。

3. 焦虑（anxiety）或恐惧（fear） 以上所述的分离性焦虑及失控感，还有面对不熟悉的环境，如不熟悉的语言、食物、奇怪的设备和服装，以及各种医疗护理操作，特别是侵入性操作引起的疼痛，均会引起患儿恐惧或焦虑。对疼痛的恐惧在各年龄段都是相似的，但幼儿及学龄前期患儿会害怕身体的完整性受到破坏，对侵入性操作和手术过程尤其会感到焦虑或恐惧。

4. 羞耻感和罪恶感 幼儿和学龄前患儿易将患病和住院视为惩罚。如错误观念得不到纠正，随着学龄后期道德观念的建立，患儿会产生羞愧、内疚和罪恶感等心理反应。

（二）住院儿童的心理护理

1. 入院前教育 在日常生活中，应鼓励父母、教师等通过图书、视频等多种媒体对孩子针对医院的作用和功能进行简单介绍，了解人体结构，学习简单的健康知识，注意引导孩子对医院的印象，禁止用住院或者诊疗行为恐吓孩子而导致其对住院和诊疗行为产生恐惧。

2. 防止或减少被分离的情况 有条件者应鼓励父母和照顾者对住院患儿进行陪护，对缓解婴幼儿和学龄前儿童分离性焦虑的效果尤为明显。护士应注意满足陪护者的生活需求，体现以家庭为中心的护理理念。

3. 减少分离的不良影响 当住院导致的分离不可避免时，护士应与家长协作，采用积极的方式应对分离。

（1）护士在患儿入院时主动介绍自己，并且介绍医院的环境和同病室的其他患儿，鼓励患儿结交新朋友，有利于患儿对医院环境的尽快适应，缓解不安和焦虑。

（2）家长向患儿解释分离的原因，鼓励家长尽可能多探视和陪伴孩子。

（3）陌生的环境和工作人员可能使患儿感到陌生、恐惧，尤其对于年幼的患儿，护士可将病房布置为患儿熟悉的环境，建议家长准备患儿喜欢的日常用品，如玩具、杯子、毯子、图书，提高其适应分离的能力。利用拥抱、轻拍等身体接触，以及分散注意力的技巧，为患儿提供舒适和安全感，建立信任感。

（4）鼓励学龄期患儿与学校老师和同学保持联络，允许同学和老师来院探视，可利用床边教学的方式，尽可能地让患儿继续学业。

（5）鼓励青少年与朋友保持联络，鼓励朋友来访，并为会面安排舒适的情境。病情允许时，可尽量安排同年龄层、同性别者住在相同或相邻的房间。

4．缓解失控感

（1）在不违反医院规定，以及在患儿病情允许的情况下，应鼓励患儿自由活动。

（2）有条件时，可尽量保持患儿住院前的日常活动，如收看患儿喜欢的电视节目、从事其喜爱的娱乐活动。

（3）允许患儿表达其反抗及生气的情绪和行为反应，以及退化性行为，尽可能地让学龄期以上患儿参与讨论治疗护理计划的制订及执行。

（4）在诊疗活动中，护士也可给患儿提供一些自我决策的机会来缓解失控感，例如，在静脉输液时，提供各种颜色的止血带让患儿选择，固定针头时选择胶布的数量和长短，这些都能明显地缓解住院带来的失控感。

5．应用游戏或表达性活动来减轻焦虑或恐惧　游戏不仅有助于患儿的生长发育，在住院时也有助于患儿应对住院带来的各种压力。

6．发掘住院的潜在正性心理效应　护士应积极地引导和发挥潜在的正性心理效应。

（1）住院虽然是不愉快的经历，但住院作为患儿生活中的一个应激事件，是促进父母和患儿的关系发展的契机。

（2）住院是一个教育过程，根据患儿及其家庭的需要和理解程度，护士能为其提供相关疾病的健康指导。

（3）成功地应对疾病能提高患儿的自我管理能力。患儿能发挥其独立能力，自我护理，从而更加自信。

（4）住院为患儿提供了一个特殊的接触社会的机会，能够近距离了解医务人员的工作，同其他患儿和家长交流，互相支持。

第三节　住院儿童家庭的反应和应对

一、家庭对儿童住院的反应

患儿住院对家庭是一个生活事件，家庭成员特别是患儿父母会因为患儿患病住院而出现不同程度的心理应激反应。心理应激反应与性别，家庭成员文化程度、职业，家庭经济状况、居住环境，患儿的性别、病情轻重程度及家庭中孩子的数量相关。

家长对儿童患病住院的最初反应往往是否认，不相信自己的孩子会出现如此严重的健康问题。继而他们会感到内疚，认为是由于自己的过失而使患儿生病，尤其是由于照顾不周而引起的意外伤害，或对患儿疾病开始时的症状注意不够治疗不及时，或由于平时工作较忙，对孩子照顾不够等怀有很大的歉意。发生原因不明的畸形或遗传性疾病，更使母亲感到不安和内疚。如果患儿病程长、预后不良、缺少经济或社会支持等，更增加了家庭适应的难度。

若患儿有同胞手足，家长对其他子女的照顾必然受到影响，因此，同胞手足对患儿住院的反应可能有嫉妒、愤怒、不安感和负罪感。

二、对住院儿童家庭的支持

1．评估患儿父母应激反应状态　有针对性地制订住院患儿家庭支持计划。

2．信息支持　父母对患儿最关注的就是病情和治疗方案，医护人员为患儿父母提供相关的知识和信息，帮助他们更好地应对和处理这些危机。

3．对患儿父母给予情感支持

（1）心理评估：首先对患儿父母和其他家人进行心理状态评估，了解有无心理症状和严重程度，如有无焦虑、抑郁、敌对、强迫、人际关系敏感。以此为依据，制订心理护理计划。

（2）个体化心理护理：如针对存在焦虑状态的患儿家长，最重要的是让家属享有知情权，向其讲明患儿的病情、可能的病因、正在采取的治疗方案及预后，帮助他们接受现实，认识疾病。对患儿家属的各种疑问，做到认真倾听、耐心解释，帮助其解除因对患儿疾病预后的不确定而产生的焦虑。

（3）创造人文环境舒缓患儿家长的压力：护理人员应恪守利他的专业价值观，关心、理解、尊重患儿家长，通过及时、有效的沟通，诚恳、真挚的态度，给予患儿家长情感上的支持。同时，病室环境应保持整洁、明亮、温馨、安静，创造一个人文舒适的休养环境。

（4）护理人员对患儿提供及时、安全、有效的专业化的护理，也是对患儿家长情感支持的重要内容。

第四节　住院儿童的临终关怀及家庭支持

一、不同年龄儿童对死亡的认识

儿童对死亡的认识与其认知水平的发展有密切联系。

1．婴幼儿　并不理解死亡是什么，濒死儿童只会用哭闹来表达他们的不舒适。

2．学龄前儿童　对死亡逐渐有所认识，如从日常生活中看到鸟的死亡或其宠物的死亡。但他们认为死亡是暂时的，像睡觉一样，不知道死后不能复生。他们还会把死亡与自己的不良行为联系起来，认为死亡是一种惩罚。学龄前儿童最害怕与父母分别，因此，他们对死亡的恐惧是长眠不醒所带来的分离和孤独。只要能在父母身边，就感到一切安全。

3．学龄儿童　通过个人经验，如看电影、电视上人物的死亡，逐步了解死亡的概念。9 岁以上儿童知道死亡是生命的终结，是普遍存在的，不可避免的，并把死亡和痛苦、伤害等联系起来，开始知道惧怕死亡。有时他们会认为死亡与自己的不良行为有关而有罪恶感。

4．青少年　对死亡的认识和成人相似，但他们很难接受生命的终止，特别是恐惧自己在愿望未实现前就死去。

二、临终患儿家长的心理反应

濒死患儿父母的心理反应过程可分为 5 个阶段：

1．否认、震惊　当父母知道自己的子女濒临死亡的消息时，首先的反应是“那不是我的孩子”，这时他们对任何人的语言和解说均不能接受，认为这是不可能的事。家长会带着孩子四处求医，不但浪费了财力而且忽视了对孩子的照顾。护士应帮助家长尽快度过这个时期。

2．愤怒　当濒死的事实无法否认时，父母的反应是“为什么是我的孩子”“这不公平”。父母会将愤怒发泄到医生、护士及周围人的身上。同时也责怪自己，对没有很好照顾子女感到内疚。此时，护士应更多地倾听家长的感受，并可组织有类似经历的家长相互交流，会对他们有所帮助。

3．协议或磋商　此时家长对医护人员报以过高期望，祈求医生、护士，有的祈求神灵，只要治愈孩子的绝症，家长愿意做出任何努力和牺牲。

4．抑郁　此期父母真正意识到将要发生什么，从而对将要失去自己的爱子无比忧伤。他们往往独自回忆过去，不愿和任何人交谈。

5．接受　最后，父母认识到“那是没有办法的事”，接受既成的事实。但是，很少有父母在孩子去世前能达到此阶段，往往在孩子死后几年父母才能接受这一现实。

以上 5 个阶段并不是直线式进行的，随着患儿病情的反复，父母的心理反应也在变化。而且每个阶段持续的时间也不相同。

临死前患儿的心理反应过程，也会经过否认、愤怒、协议、抑郁、接受 5 个阶段，但患儿和父母的心理反应阶段不是同时发生的。患儿经历每个阶段的时间均较短，也会因病情的变化而发生反复。年龄较小的儿童心理反应过程少于 5 个阶段。

三、对临终患儿的临终关怀及其家庭支持

在疾病的终末期，死亡不可避免，临终关怀（hospice care）是指对疾病终末期患儿和家庭提供照顾及支持，工作的重点是要从儿童所了解的死亡角度去协助患儿面临死亡的困境，缓解患儿的痛苦、提高生活质量；并对家庭成员给予适度的安慰和心理支持，以协助其家庭成员走过这段悲恸的艰难历程。需要注意的是，每个家庭在面对患儿死亡时的反应和需求都会有所差异，护士应注意评估患儿和家庭的个性化需求，给予相应的护理。具体措施包括：

1．护理人员应尽可能固定，有益于给患儿以支持和安慰，也易于获得父母的信任。

2．为濒死患儿提供全面的照顾，以及最大限度地减轻其痛苦，尽可能使其生活和要求得到满足。

3．鼓励父母多陪伴患儿，允许父母对患儿做其愿意做的、力所能及的护理工作，因为，父母感到能为濒死子女多做一些事情是一种心理安慰。护士应给父母提供护理患儿方面的指导。临死前患儿常希望得到身体上的接触，应鼓励父母搂抱、抚摸患儿。

4．医护人员需充分认识家长的心理反应阶段，根据不同阶段提供适当的护理服务。护士要控制自己的情感，真正理解、关心、同情患儿及家长。

5．患儿死后，父母常需要在患儿身边停留一些时间，护士应尽量满足其要求。如果患儿死亡时父母不在现场，事后要求看望及介绍死亡过程，护士应理解和同情，并满足其要求。

6．在医院应安排僻静的场所，让父母表达和发泄内心的悲痛，医护人员应适当给予劝解和抚慰。

第五节 儿童疼痛管理

一、儿童疼痛的评估

（一）不同年龄阶段儿童的疼痛反应特点

1．婴儿 研究表明，新生儿能够感觉疼痛，并且长时间、大强度的疼痛刺激会对小儿今后的成长发展造成影响。6个月以前的婴儿对疼痛刺激的反应表现为大声哭泣，身体僵硬或扭动的全身性动作，也可在刺激的部位有局部的反射性退缩，面部有疼痛的表情如皱眉、紧闭双眼、嘴巴张开呈方形。6个月以后婴儿疼痛时除哭泣外，更多地表现为身体局部退缩，以及身体的抵抗动作，如在受到疼痛刺激后推开刺激物。眼睛睁开，面部出现疼痛和愤怒的表情。

2．幼儿和学龄前儿童 小儿在疼痛刺激开始前就企图推开刺激物。疼痛时大声哭、尖叫，用语言表达“不要”，挥动四肢反抗，不合作，因此有时需要某种身体束缚。同时，患儿祈求结束治疗过程，要求感情上的支持，如抱住父母、护理人员。儿童对持续性的疼痛会表示不安和易激惹。有些小儿在预感将有疼痛经历时就会表现出以上行为。

3．学龄儿童 此期小儿也可表现以上所述的行为。同时，他们会用语言拖延治疗护理过程的开始，如“等一会儿，我还没有准备好”。疼痛时会表现出肌肉僵硬，如握紧拳头、咬紧牙关、收缩肢体、闭眼、皱眉。

4．青少年 疼痛时较少有语言上的反抗和肢体的动作，但可用语言表达疼痛的程度，以及肌肉紧张和对自己身体的控制。

（二）儿童疼痛的评估工具

由于疼痛是一种严重不舒适的主观感受，在评估儿童疼痛程度时存在较大困难。为了对患儿疼痛进行准确的评估，评估工具的选择应综合考虑患儿的年龄段、疾病的严重性、诊疗情况等因素，也可以联合使用多种评估工具以提高准确性。以下介绍几种常用的疼痛评估量表和工具（图 4-1，图 4-2）。

1. Wong-Baker 疼痛评估脸谱表　3 岁以上的儿童可应用此测量图评估疼痛程度。图 4-1 是从“不疼”到“很疼”的 6 个代表不同疼痛程度的卡通面孔，0 表示没有疼痛，10 表示无法忍受的疼痛，儿童可从中选择一个面孔来代表自己的疼痛感受。

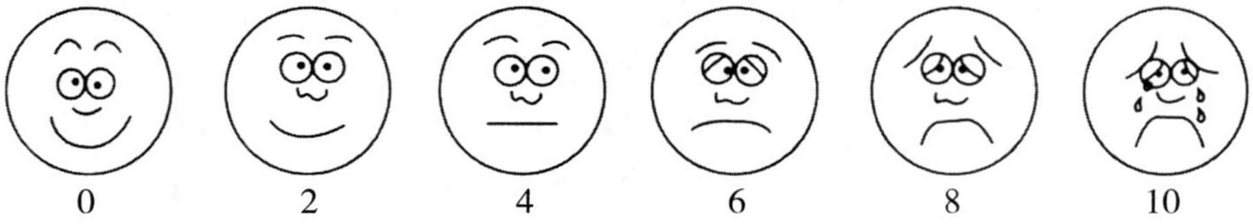

图 4-1　Wong-Baker 疼痛评估脸谱表

2. 数字式疼痛评估工具　此工具较常用，且应用简单，较大儿童和青少年可使用此工具进行疼痛的评估。在简示图中（图 4-2），坐标的一端“0”表示没有疼痛，另一端“10”表示极度疼痛，被测者可选择其中一个能代表疼痛感受的数字表示其疼痛程度。数字式疼痛评估工具简示如下：

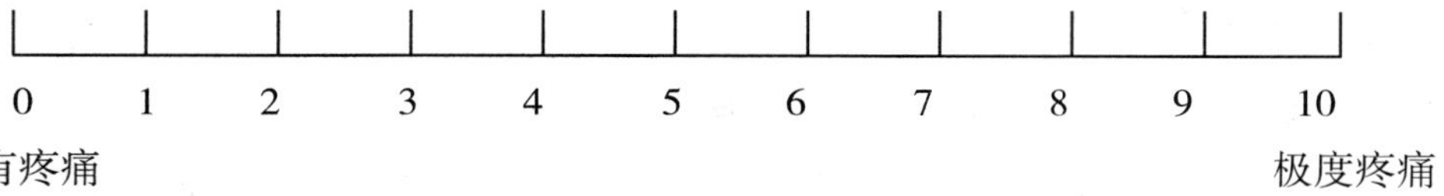

图 4-2　数字式疼痛评估工具示意图

3. FLACC（face，legs，activity，crying，consolability）评分表　此方法是小儿手术后疼痛评估的常用方法，它包括 5 个内容：表情（face）、肢体动作（legs）、行为（activity）、哭闹（crying）和安慰性（consolability）。疼痛分数由医护人员根据观察到的小儿情况与量化表中内容对照而得。每一项内容按 0 ～ 2 分评分，各项内容分数相加就是总评分，总评分分值为 0 ～ 10 分，分值越高，认为疼痛越严重。

二、儿童疼痛的护理

对儿童疼痛的护理，其目标是缓解或控制疼痛，减轻或消除疼痛带来的不良生理变化及心理行为反应。可以大致分成两种处理方法：药物和非药物方法。

（一）药物性干预

使用药物控制疼痛时，应按时评估和记录患儿的疼痛水平，监测可能的不良反应和患儿的各项指标，如呼吸频率、SpO2 和是否出现呕吐等，保证疼痛治疗的有效性和安全性。

1. 根据医嘱给止痛药　很多用于成人的非阿片类和阿片类药物可以用于儿童疼痛的控制，药代动力学与成人相似，但部分药物可能引起严重的不良反应，要注意鉴别。非阿片类药物包括对乙酰氨基酚和非甾体抗炎药物如布洛芬，是世界卫生组织疼痛处理的一线药物，作用于周围神经系统，适用于轻度至中度的疼痛，如关节炎引致的疼痛，其用药途径主要是口服或经肛用药，不建议肌内注射给药；须注意阿司匹林可能引起瑞氏综合征（Reye syndrome），12 岁以下患儿慎用。阿片类药物如吗啡、可待因，则作用于中枢神经系统，适用于中度至重度的疼痛，用药途径包括口服、经肛给药、肌内注射或静脉给药，须注意抑制药物对中枢神经系统的副作用。此外，阿片类药物还有经硬膜外、黏膜、皮肤等用药途径。儿童肝功能不成熟，易产生药物副作用，应注意药物的准确计算和配制，并注意观察药物的副作用。

2．使用 PCA 镇痛　5 岁以上患儿，其认知程度能够了解操作目的和方法，可以采用患者自控式止痛法（patient controlled analgesia，PCA）镇痛；5 岁以下患儿或者不能合作的患儿，可采用护士或家长控制镇痛的方法，护士应注意严密观察，防止患儿出现过度镇静和呼吸抑制。

（二）非药物性干预

除药物镇痛外，非药物性干预也有很好的镇痛效果，可联合镇痛药物使用或单独使用。

非药物性疼痛干预方式主要分为两类：认知 - 行为改变法（包括放松技巧、分散注意力、冥想法、正向鼓励法及生物反馈法）及生物物理干预法（包括吸吮、冷热疗法及按摩疗法）。放松技巧如深呼吸，冥想法如想象喜爱的事件、场景，适用于学龄期以上的儿童。下面重点介绍其中的几种方法。

1．分散注意力　主要有两种方式，即被动型和主动型。两种类型都有较好的效果，并且简便易行。应鼓励患儿家人的积极参与，使用时应先创造舒适的物理环境和轻松友好的气氛。

（1）主动型：需要患儿的参与。例如新生儿在接受疼痛性操作时，给予安慰奶嘴，采用非营养性吸吮的方法分散注意力；让幼儿和学龄前患儿吹肥皂泡，或者提供玩具给患儿游戏；让学龄期患儿唱歌，玩电动玩具；让青春期患儿玩电子游戏等，都有助于缓解患儿的疼痛。

（2）被动型：只需家长或医务人员进行分散患儿注意力的行为即可。例如，用柔软的毯子将新生儿和婴儿包裹起来，或者让母亲将患儿抱在怀中，贴在胸前，进行直接的皮肤接触，给予抚触按摩；年龄较小的患儿可给予拥抱、摇晃和轻拍；可以唱歌、播放音乐、讲故事给幼儿和学龄前患儿听；可以指导青春期患儿一些放松技巧等。

2．冷热疗法　热疗可以促进血液循环，使肌肉放松；冷疗可以减轻水肿，缓解急性软组织损伤的疼痛。

3．蔗糖溶液或葡萄糖溶液　可用于新生儿镇痛。手术或疼痛性操作如足跟采血前 2 min，口服 12% ~ 24% 蔗糖溶液或葡萄糖溶液 2 ml；早产儿根据孕周适当降低口服量，一般不低于 0.5 ml，有镇痛作用。超低出生体重儿及血糖水平不稳定的婴儿须谨慎使用。

第六节 儿童药物治疗特点及护理

一、儿童用药特点

1．由于小儿血脑屏障不完善，药物容易通过血脑屏障到达中枢神经系统，因此使用中枢神经系统药物应慎重，例如巴比妥类、吗啡类药物，它们在幼儿脑中的浓度要明显高于年长儿。

2．小儿肝肾功能发育不完善，对药物的代谢功能较差。小儿尤其是新生儿肝的酶系统发育不完善，对药物代谢分解功能较差，会使药物的半衰期延长，增加药物的血药浓度和毒副作用。小儿的肾功能也不成熟，导致药物排泄缓慢，也增加了药物的毒副作用。

3．小儿易发生电解质紊乱　小儿体液占体重的比例大，药物在体液中分布的比例也较高，因此小儿对于影响水盐代谢和酸碱代谢的药物特别敏感。

4．胎儿、乳儿易受母亲用药的影响　孕妇用药时，药物通过胎盘屏障可进入胎儿体内，对胎儿产生影响。部分药物也可以经过母乳作用于乳儿，引发毒性反应。如放射性药物、抗癌药、抗甲状腺激素等药物，哺乳期妇女应禁用。

5．遗传因素　家族中有遗传病病史的患儿在用药过程中用应特殊考虑，有过敏史者应慎用诱发过敏的药物。

二、药物的选择及护理

儿童用药应慎重选择，需根据儿童的年龄、病种、病情，以及儿童对药物的特殊反应和药物的远期影响，有针对性地选择药物。

（一）抗生素的应用及护理

严格掌握适应证，有针对性地使用抗生素，防止抗生素滥用。在应用抗生素时，要注意药物的毒副作用，如儿童应用链霉素、卡那霉素等药物时，应注意有无听力和肾损害；婴儿长时间地滥用广谱抗生素，容易发生鹅口疮、肠道菌群失调和消化功能紊乱等副作用。

（二）镇静药的应用及护理

儿童有高热、烦躁不安等情况，使用镇静药可以使其得到休息，有利于病情恢复。常用的药物有苯巴比妥、地西泮、水合氯醛等，地西泮在使用中应特别注意观察呼吸情况，以免发生呼吸抑制。

（三）镇咳祛痰药的应用及护理

婴幼儿支气管较窄，又不会主动咳嗽，炎症时易发生阻塞，引起呼吸困难。故婴幼儿一般不用镇咳药，多用祛痰药或雾化吸入稀释分泌物，配合体位引流排痰，使之易于咳出。哮喘患儿应用平喘药时，应注意观察有无精神兴奋、惊厥、心悸等。新生儿、小婴儿应慎用茶碱类药物。

（四）止泻药和泻药的应用及护理

儿童腹泻一般不主张使用止泻药，多采用调整饮食和补充液体等方法，因为使用止泻药后虽然腹泻可以暂时得到缓解，但加重了肠道毒素吸收甚至发生全身中毒现象。儿童便秘一般不用泻药，多采用调整饮食和外用松软大便的通便法。

（五）退热药的应用及护理

儿童发热一般使用对乙酰氨基酚和布洛芬，但剂量不宜过大，可反复使用。用药后注意观察患儿的体温和出汗情况，及时补充液体。

（六）肾上腺皮质激素的应用及护理

严格掌握适应证，在诊断未明确时一般不用，以免掩盖病情，不可随意减量或停药，防止出现反弹现象。长期使用可抑制骨骼生长，影响水、电解质、蛋白质、脂肪代谢，降低机体免疫力，还可引起血压增高和库欣综合征。此外，水痘患儿禁用糖皮质激素，以免加重病情。

三、给药方法

1. 口服法　是最常用的给药方法，神志不清、昏迷者可采用鼻饲法给药，年幼儿用糖浆、水剂、冲剂较好，也可将药片捣碎后加糖水吞服；年长儿可用片剂或丸剂。给药时应让小儿坐起或抱起，年长儿可训练和鼓励其自己服药，必要时可采取强制服药。婴幼儿可抱起，使之呈半卧位，用小勺或喂药器慢慢从嘴角灌入，使药达到舌根后部即可咽下，为防止小儿把药吐出或呛咳，可用拇指及食指紧按两颊，使上下颌分开，将小勺留在上下牙之间，直到将药咽下为止。

2. 注射法　注射法比口服起效快，重症、急症或有呕吐者多用此法。但注射法对小儿精神刺激较大，肌内注射次数过多造成臀部肌肉损害，可留下后遗症影响下肢运动，应尽量减少不必要的注射用药。因小儿静脉注射不易成功，费时费事，所以静脉推注一般只在抢救时用，而多用静脉滴注，可多次给药，要注意滴速，避免进入过多液体。

3. 灌肠法　因药物不易吸收，小婴儿又难以保留药液，一般较少使用。操作时，先用生理盐水做清洗灌肠，或在小儿自然排便后给药。药物应加水稀释到 10 ~ 30 ml，用灌肠器轻轻灌入后用手捏住肛门，以防排出。

4. 外用药　以软膏为多，也有用水剂、混悬剂、粉剂。要避免小儿用手抓摸药物，防误入口或眼引起意外。

5. 其他　鼻饲法一般用于昏迷的患儿，用胃管灌入只能口服的药物。舌下、含漱、吸入等只能用于能合作的年长患儿。

四、小儿药物剂量的计算

1. 按体重计算　是最常用、最基本的计算方法，计算公式为：

小儿剂量＝体重（kg）× 每日（或每次）每公斤体重所需剂量

需连续用的药物，如抗生素、维生素，按每日每公斤所需剂量算出后，再分数次服用。而临时对症用药，常按每次剂量计算，如退热药、镇静药。患儿体重按实际测得值为准，年长儿按体重计算剂量，如已超过成人剂量，则以成人剂量为限。

2. 按体表面积计算　由于很多生理过程如基础代谢、肾小球滤过率与体表面积的关系较之与体重、年龄更密切，所以按体表面积计算剂量更准确，但其方法较按体重计算复杂，一般用于计算抗代谢药、抗肿瘤药和免疫抑制剂等药物的用量。小儿体表面积可从“小儿体表面积图”查得，也可按以下公式计算出来：

$$<30\ \text{kg 小儿体表面积}（m^2）= \text{体重}（kg）\times 0.035+0.1$$

$$>30\ \text{kg 小儿体表面积}（m^2）=[\text{体重}（kg）-30] \times 0.02+1.05$$

剂量（每日或每次）= 体表面积（m^2）× 每平方米体表面积需要量（每日或每次）

3．按年龄计算　用于剂量幅度大，不需要很精确的药物，如止咳药、营养药。

4．按成人剂量折算　此法一般仅用于未提供小儿剂量的药物，计算剂量一般偏小，故不常用。计算公式如下：小儿剂量＝成人剂量 × 小儿体重（kg）/50。

以上各种方法计算的结果，还要结合患儿具体情况，决定其具体剂量，如新生儿和小婴儿肾功能较差，一般药物剂量要偏小，可用 1/2 ~ 2/3 剂量，但对新生儿耐受较强的药物如苯巴比妥则可适当增大剂量；重症比轻症使用药物剂量要大；不同用途所用药物剂量也不同，如青霉素治疗一般感染时用 3 万 ~ 5 万 u /（kg · d），而治疗化脓性脑膜炎时剂量为 40 万 ~ 80 万 u/（kg · d）。

附：儿科护理病历模板

（一）健康史

1．一般情况

姓名______　别名（小名）______　性别____　年龄满____岁____月____天（小婴儿）

出生日期____年____月____日　生于________省________县（市）________乡

民族____　住址____________________　联系电话____________

入院日期____年____月____日____时

病历陈述者________　病史采集日期____年____月____日____时

责任护士______　主管医生______

2．现病史

主诉：（此次就诊的主要原因和发病经过等。）

现病史：（此次患病的详细情况，包括发病时间、主要症状、病情发展、严重程度，以及接受过何种处理等；还应包括其他系统和全身的伴随症状，以及同时存在的疾病，如营养缺乏疾病、贫血和佝偻病等。）

3．既往健康史

（1）出生史

第____胎　第____产　胎龄____　出生体重____

母亲孕期情况：____

分娩经过：____

出生时情况：窒息____ 产伤____ Apgar 评分____
(2) 喂养史
乳儿期：
母乳喂养：每日____次 其他____
人工喂养：乳品种类____ 冲调浓度____ 每日____次 每次____ml
辅食添加（开始月龄和方法）：果汁、菜水____ 蛋黄____ 淀粉类____
肉类____ 果菜类____ 其他____ 小儿反应________________
VitA、D 制剂：开始服用时间____ 每日剂量____
进食方式：奶瓶____ 杯子____
较大儿童：
食品种类________ 每日____次 每次食量________
食欲______ 喜欢的食物________ 不喜欢的食物________
不良饮食习惯：挑食____ 偏食____ 吃零食____ 其他__________
喂养问题：
呕吐____ 腹泻____ 腹痛____ 溢奶____ 其他__________
(3) 生长发育史
以往体格生长指标记录：中等____ 偏高____ 偏低____
开始出牙____ 周岁牙数____ 换牙____
动作能：开始会抬头____ 翻身____ 坐____ 爬____ 站____ 走____
语言能：无意识叫“爸爸、妈妈”____ 有意识叫“爸爸、妈妈”____
现在____________________
认知发展：时间概念______ 空间概念______
学业（幼儿园、学校）：好____ 中____ 差____
心理社会发展：个性：外向____ 内向____ 温和____ 易激惹____
对新环境适应：好____ 不良____ 与他人交往：好____ 中____ 差____
游戏发展：喜欢的玩具________ 喜欢的游戏________
(4) 既往健康史
预防接种：卡介苗____ 乙肝疫苗____ 百白破三联____ 麻疹疫苗____
脊髓灰质炎疫苗____ 流脑疫苗____ 乙脑疫苗____ 其他____
患过何种疾病（时间、经过）____________________ 意外伤害____________
住院史（时间、经过）____
儿童对疾病、住院的反应（如退行性行为）______________________________
过敏史：药物________ 食物________ 其他__________
近期用药史（名称、剂量、服药方法等）________________________________
(5) 日常活动
活动环境：在家____ 托儿所____ 幼儿园____ 学校____ 照顾者____
卫生习惯：洗澡____ 换衣____ 刷牙____ 自理情况____________
睡眠与休息：每日睡______小时 白天小睡____次

睡眠习惯（如自己入睡、抱睡）________________________________
户外活动：每日____小时
排泄习惯：大便____次/日　便盆____　尿布____　其他____　习惯用语____
小便____次/日　便盆____　尿布____　其他____　习惯用语____　自理情况____
较大儿童：吸烟____　饮酒____　滥用药物________
特殊行为问题：吮拇指____　咬指甲____　手淫____　其他__________
4．家庭状况
父：姓名______　年龄____　职业________　文化程度________
健康状况______
母：姓名______　年龄____　职业________　文化程度________
健康状况______　妊娠次数和结果________________________________
父母是否为近亲婚配______　家庭成员有无毒物接触史____________
兄弟姐妹健康状况____
传染性疾病史________________________
遗传性疾病史________________________
家庭经济状况：上等____　中等____　下等____
居住环境（阳光、空气、水）：好____　中____　差____
宗教信仰________________________________
家庭成员间的关系：和谐____　冷淡____　经常争吵____
平时对小儿的教养：严格____　一般____　放纵____
对小儿的期望____________________________
家长对患儿疾病的了解程度____________________________
儿童住院后对家庭的影响______________________________
目前家长最关心的问题________________________________

（二）体格检查

一般情况：体温____　呼吸____　脉搏____　血压____　体重____
身高____　头围____　胸围____　发育____　营养____
四肢动作____　哭声____　病容____　精神状态________
皮肤及皮下脂肪：皮疹____　黄疸____　弹性____　其他__________
淋巴系统：________________________
头部：____________________________
头颅外形____　头发____　前囟____　骨缝____　颅骨软化____
眼睛____
耳______________________________　鼻____________________
咽、口腔（黏膜、扁桃体、牙齿）____________________________________
颈部：____
胸部：胸廓____　鸡胸____　肋骨串珠____　郝氏沟____　肋缘外翻____
呼吸系统：呼吸节律____　口周发绀____　鼻翼扇动____　三凹征____；

肺部检查____________________

循环系统检查：____________________

消化系统检查：____________________

脊柱、四肢：____________________

神经系统：生理反射（小婴儿）__________

肌张力__________；病理反射__________

（三）实验室检查

（四）治疗

（五）护理计划

日期	护理诊断	预期目标	护理措施	评价

（陈 华）

习题

一、单项选择题

1．患儿女，2岁，因支气管肺炎入院。患儿因与父母分离大声哭闹、拒食，下列说法不正确的是

A．这是住院患儿的一种常见反应　　B．患儿处于分离性焦虑的状况

C．该患儿有退化行为　　D．应尽量固定一位护士进行护理

2．儿童逐渐了解死亡概念，知道死亡是生命的终结的年龄阶段是

A．婴儿期　　B．幼儿期

C．学龄前期　　D．学龄期

二、简答题

1．简述影响儿童适应住院的因素。

2．简述住院儿童的心理反应。

3．简述分离性焦虑的3个阶段。

4．简述儿童用药的特点。

在线答题

三、案例题

患儿，女，3岁，因支气管肺炎入院。该患儿父母因事离开病房时，患儿出现剧烈哭闹，无法安抚。

（1）分析该患儿出现剧烈哭闹的可能原因。

（2）护士缓解患儿哭闹可采取的有效措施有哪些？

第五章数字资源

第五章　儿科常用护理技术

第一节　婴儿沐浴

一、操作目的

1. 清洁皮肤，促进舒适，预防感染。
2. 活动肌肉和全身关节，促进全身血液循环。
3. 观察全身情况。

二、用物准备

用物准备包括沐浴盆、水温计、洗发液、沐浴露、大毛巾、纱布巾、婴儿换洗衣物、纸尿裤、体重秤、75% 乙醇、棉签。

三、操作方法（表 5-1）

表 5-1　婴儿沐浴操作方法

步骤	要点与说明
1. 评估　新生儿的日龄和病情、皮肤情况及完整度、喂奶时间、精神状态、四肢活动度	1. 至少在吃奶后 1 h，或者喂奶前进行，以防呕吐和溢奶 2. 重点评估皮肤褶皱处、脐部及臀部，皮肤黄染程度及范围
2. 准备	
（1）环境：关闭门窗，温度在 26 ~ 28 ℃	
（2）护士：摘去饰品、剪短指甲、手卫生	
（3）用物：水温在 38 ~ 40 ℃，水量为 1/2 ~ 2/3 盆；物品按需摆放，操作台上铺好大毛巾	先放冷水，再放热水；
3. 操作步骤	
（1）核对身份，去除包被	

（续表）

步骤	要点与说明
（2）脱去新生儿衣物，检查全身情况。然后用大毛巾包裹新生儿全身（保留尿布）	若有粪便，先清洁干净
（3）头面部：用不滴水的纱布巾擦拭眼（由内眦→外）、脸部（额头→鼻翼→面部→下颏）、耳部；清洗并擦干头发，安全地将婴儿放置在沐浴床上	（1）使用纱布巾不同位置擦拭不同部位 （2）清洗头发时应反折耳廓堵住外耳道，防止污水进入耳道 （3）操作者可用左手托住新生儿头部，手臂环抱其背部，将新生儿夹在腋下的方式进行
（4）浴盆中放入少许沐浴露，轻轻摇匀	
（5）全身：①左手插入新生儿左侧腋下，握住其左肩及手臂，右手托住新生儿臀部放入盆中，半坐姿势，依次清洗颈部、腋下、上肢、胸腹部、外生殖器、下肢；②以右手握住新生儿右肩关节及右手臂腋下，让其头和胸部靠在右手臂上，清洗背部和臀部	（1）新生儿颈部力量弱，头部重量大，要给新生儿颈部支撑 （2）注意新生儿安全 （3）全程观察新生儿情况 （4）动作迅速、轻柔，皮肤暴露时间控制在 10 min 内
（6）用干净大毛巾擦干全身	
（7）称量体重并记录	
（8）观察全身皮肤情况，做好脐部与臀部护理	脐带未脱落前每次洗澡后要用 75% 酒精进行脐部护理。具体方法为：提起脐带残端，使用酒精棉签擦拭脐带根部直至无分泌物，再使用酒精棉签对脐带残端进行擦拭消毒。棉签一次一用
（9）穿好衣物，检查手脚腕带，核对身份，放入婴儿车中	操作者细心且有耐心，整个操作过程体现出对新生儿的关爱和呵护
4. 操作后　整理用物，洗手记录	

四、注意事项

1. 注意安全，预防跌倒及烫伤。
2. 沐浴过程中与新生儿进行情感交流。
3. 新生儿所用大毛巾、纱布巾，一人一用一消毒。感染患儿应该等到最后进行沐浴。

第二节　留置针穿刺技术

一、操作目的

1. 用于输入药物治疗疾病，检查时注射造影剂。

2．恢复和维持体内水分和电解质平衡。

3．静脉营养支持。

4．增加循环血量，维持血压。

二、用物准备

用物准备包括治疗车、治疗盘、消毒剂、无菌棉签、药液、输液器、留置针、透明敷贴、止血带、垫巾、医嘱单或PDA（用于医嘱核对）、手消液。

三、操作方法（表5-2）

表5-2 留置针穿刺操作方法

步骤	要点与说明
1．评估 ①患儿年龄、认知、病情、意识状态、合作程度、药物过敏史、心肺功能；②穿刺部位皮肤和血管情况；③病室环境和治疗室环境	
2．准备	
（1）护士：手卫生、戴口罩	
（2）核对医嘱及液体标签，准备药物，连接输液器	（1）必须双人核对，核对信息包括药名、浓度、剂量、时间、用法，查对药品质量和有效期 （2）执行输液标签双签字
3．操作步骤 （1）核对患儿身份、排气	3岁以下患儿主要和家长核对身份，3岁以上患儿要和患儿和家长共同核对
（2）评估输液部位、放置垫巾、扎止血带	新生儿可选用头皮静脉，但不是首选；小儿可选择上肢和手背，不下地行走的患儿可选择下肢或足背
（3）松开止血带，第一遍消毒，重新系止血带，第二遍消毒；消毒面积直径不少于8 cm	（1）首选消毒剂为氯己定（洗必泰） （2）每次消毒应充分晾干
（4）穿刺	（1）使用无接触式穿刺技术 （2）建议佩戴无菌手套 （3）不同留置针送套管方法详见说明书
（5）固定，标示穿刺日期、时间、穿刺人，必要时使用约束装置	（1）穿刺点必须暴露，以便观察 （2）贴膜无张力固定 （3）胶布固定管路使用高举平台法
（6）连接输液器，调节滴速	新生儿使用微量泵控制输液速度
（7）操作后核对，健康教育	
4．操作后处理　整理用物、洗手、签字、记录	

四、注意事项

1．套管针型号选择原则　在满足患儿输液治疗需要的前提下，选择最小型号、最短的留置针，小儿可使用 24 G，早产儿可使用 26 G。

2. 每小时至少巡视 1 次。观察输液速度是否正常，患儿主诉、有无哭闹，穿刺部位是否正常。

第三节　股静脉穿刺

一、操作目的

留取血标本进行化验检查，为临床诊断和判断治疗效果提供依据。

二、用物准备

用物准备包括治疗车、治疗盘、消毒剂、5 ml 注射器 / 采血组件、垫巾、真空采血管。

三、操作方法（表 5-3）

表 5-3　股静脉穿刺操作方法

步骤	要点与说明
1. 评估　患儿的年龄、病情、意识状态和合作程度、检验项目、进食时间，男婴注意睾丸下降情况，患儿家属对操作的接受能力	（1）股静脉穿刺适用于 1 ～ 3 岁肥胖的小儿，以及病情危重不宜翻动的小儿，采血难度较高 （2）如果有需要空腹检查的项目，不宜在患儿刚进食后进行
2. 准备	要留出采血管的观察窗
（1）选择正确的采血管，黏贴条码，双人核对	
（2）护士：手卫生，戴口罩	
（3）患儿体位：臀部可垫软枕，双下肢呈外旋外展位，与身体长轴呈 45°，膝关节屈曲呈直角	固定患儿臀部及双膝关节
3. 操作步骤	
（1）核对患儿和医嘱信息	
（2）评估股动脉搏动，选择搏动强的一侧肢体进行操作	腹股沟处从身体外侧到内侧的排列为：股神经（N）、股动脉（A）、股静脉（V）[可借助英文单词 navy（海军）记忆]。
（3）用消毒剂进行消毒，2 遍	每次消毒后要充分待干
（4）定位：①股动脉搏动处内侧 0.3 ～ 0.5 cm；②体表定位法：脐部引一条垂线垂直于腹股沟，交点即为穿刺部位	

（续表）

步骤	要点与说明
（5）穿刺：①直刺，针尖与皮肤呈 90° 刺入，见回血后一手固定，一手提拉针芯至所需血量；②斜刺，在原定位下方 2 ~ 3 cm 处进针，与皮肤呈 45° 针尖朝向原定位处，见回血后停止进针，提拉针芯至所需血量	若使用采血组件，则采用直刺法。见回血后直接连接真空采血管进行采血
（6）拔出针头，按压 3 ~ 5 min	
4．操作后处理整理用物、洗手、记录、送检标本	

四、注意事项

1．股静脉穿刺有形成动静脉瘘的风险，不宜作为首选采血方式。
2．注意保护好会阴部位，以免穿刺过程中患儿尿液污染穿刺处。
3．采血过程中注意对患儿的观察，避免出现意外。
4．如穿刺进入股动脉，拔针后延长按压时间。

第四节　温箱的使用

一、操作目的

为早产儿和低体重儿提供温、湿度适宜的环境；实施保护性隔离。适用于出生体重 < 2000 g 的新生儿及异常新生儿，如新生儿硬肿症、体温不升、窒息患儿。

二、用物准备

用物准备包括温箱、灭菌注射用水、探头贴膜。

三、操作方法（表 5-4）

表 5-4　温箱使用操作方法

步骤	要点与说明
1．评估　新生儿的胎龄、体重和日龄	
2．准备	
（1）湿化槽加入灭菌注射用水	水量以温箱刻度线为准
（2）接通电源，开机	温箱不能放在出风口或阳光直射处

（续表）

步骤	要点与说明
（3）预热	预热时采用箱温控制模式。相对湿度为55% ~ 65%，温度见注意事项第4点。
3．操作步骤	
（1）查对：核对新生儿身份	核对姓名、病案号或ID号
（2）箱温达到设置温度并稳定3 ~ 5 min即可将患儿置入温箱。抬高头端15° ~ 30°，盖上遮光罩。必要时使用鸟巢装置	（1）患儿可穿尿裤 （2）每4 h测量1次患儿体温，每小时至少巡视1次
（3）可以选择箱温或肤温控制模式	（1）仰卧时皮温监测探头应放置在剑突与脐部之间；俯卧时放置在背部 （2）每24 h至少更换一次探头位置，以防皮肤损伤
（4）维持温箱内温度稳定	（1）各种操作集中进行，尽量在温箱内完成，避免频繁开关箱门 （2）操作前后均应进行手卫生，洗手至肘部
（5）观察和记录	检查湿化水是否足够，如不足须及时添加
（6）维护	（1）每日常规擦拭温箱内外壁两次，有污染及时清理 （2）1周更换1次温箱，彻底清洁后消毒
4．出箱　核对患儿身份信息，给患儿穿衣并适当保暖	出温箱条件： （1）体重≥2000 g，体温正常 （2）室温24 ~ 26 ℃时，在不加热的温箱内患儿能维持正常体温 （3）患儿在温箱1个月以上，体重虽不到2000 g，但一般情况良好者

四、注意事项

1．严格执行操作规程，定期检查，保证绝对安全。

2．定时测量患儿体温，避免体温过高或过低。

3．温箱的箱温监测探头上不能放置其他物品。

4．不同出生体重和日龄患儿建议温箱温度见表5-5。

表5-5　不同出生体重和日龄患儿建议温箱温度

出生体重（g）	温度			
	35 ℃	34 ℃	33 ℃	32 ℃
1000 ~ 1500	出生10天内	10天后	3周后	5周后
1500 ~ 2000		出生10天内	10天后	4周后

（续表）

出生体重（g）	温度			
	35 ℃	34 ℃	33 ℃	32 ℃
2000 ~ 2500		出生 2 天内	2 天后	3 周后
≥ 2500			出生 2 天内	2 天后

第五节　光照疗法

一、操作目的

蓝光治疗可以降低血清未结合胆红素浓度，促进胆红素排出，是新生儿高胆红素血症的治疗手段，也可以辅助治疗新生儿溶血病。

二、用物准备

用物准备包括蓝光照射仪、遮光眼罩、遮光纸尿裤、心电监护仪、手脚套、温度计。

三、操作方法（表 5-6）

表 5-6　光照疗法操作方法

步骤	要点与说明
1．评估　新生儿的胎龄、日龄、体重、黄疸的范围和严重程度、胆红素检查结果、生命体征、精神反应等	
2．准备	
（1）患儿：洗温水澡，修剪指甲，双眼佩戴遮光眼罩，全身裸露，只用遮光纸尿裤遮盖会阴部	禁忌在皮肤上涂油和粉类
（2）环境：评估蓝光灯管使用时间，打开电源并根据患儿情况预热至适宜温度	（1）保持灯管及反射板的清洁，并定时更换灯管（使用时间超过 1000 h 必须更换） （2）光疗有效距离为 33 ~ 50 cm （3）箱温根据患儿胎龄、体重和日龄确定（可参考第四节注意事项第 4 点）
3．操作步骤	
（1）查对：核对患儿身份	核对姓名、病案号或 ID 号
（2）解释：向新生儿家长解释光疗的目的及注意事项	

步骤	要点与说明

（续表）

（3）入箱：将患儿置于已预热好的光疗箱中，记录开始照射的时间	放置在光疗箱中央
（4）光疗：应使患儿皮肤均匀照光，并尽量使身体广泛照射	（1）若使用单面光疗箱一般每 2 h 更换体位一次 （2）观察患儿皮肤和大便情况
（5）监测体温和箱温变化：光疗时应每 2 ~ 4 h 测体温 1 次或根据病情、体温情况随时测量	（1）若光疗时体温超过 38.5 ℃，要暂停光疗查找发热原因 （2）使核心体温保持在 36.5 ~ 37.5 ℃为宜 （3）光疗过程中保证水分及营养供给。两次喂奶之间适当喂水，必要时遵医嘱补液
（6）光疗结束后关闭光疗灯，取下眼罩，清洁全身皮肤，观察患儿有无光疗不良反应	常见的不良反应包括皮疹、发热、腹泻

四、注意事项

1. 尽量裸露婴儿皮肤，但同时应注意保护眼睛和生殖器，戴眼罩、穿好尿裤，防止光疗损伤。
2. 光疗过程中不显性失水增加，注意多饮水，及时补充水分。
3. 每日擦拭光疗灯，登记灯管使用时间，定期更换。
4. 患儿俯卧位光疗时要有专人巡视，以防压住口鼻。

（连冬梅）

习题

一、单项选择题

1. 小儿静脉留置针穿刺时，消毒面积的直径不少于

A. 5 cm　　B. 8 cm

C. 10 cm　　D. 15 cm

2. 蓝光灯管的有效使用期限为

A. 500 h　　B. 1000 h

C. 1500 h　　D. 2000 h

二、案例题

患儿，男，胎龄 40 周 +4/7 天，生后 4 天。生后以混合喂养为主，喂养量较少，小便每日 2 ~ 3 次，大便每日 3 次左右。生后第 3 天发现皮肤黄染，渐加重，生后约 72 h 查总胆红素 17 mg/dl，以高胆红素血症收入院。入院后予以静脉补液及双面蓝光照射治疗。

1．遵医嘱为该患儿进行静脉补液，优先选择的穿刺部位是

A．头皮　　B．手背或上肢

C．股静脉　　D．腋静脉

2．遵医嘱为该患儿进行蓝光治疗，蓝光治疗前需要做哪些准备？

在线答题

第六章数字资源

第六章　新生儿与新生儿疾病患儿的护理

第一节　新生儿分类

围产期是指从妊娠 28 周至产后 7 天，包括了妊娠后期、分娩过程和新生儿早期 3 个阶段。新生儿是指脐带结扎至出生后 28 天的小儿，此期间也称为新生儿期。新生儿分类有不同方法，临床上常用的有以下几种。

（一）根据出生时胎龄分类

1．足月儿　指胎龄满 37 周至未满 42 周的新生儿。

2．早产儿　指胎龄＜ 37 周的新生儿。

3．过期产儿　指胎龄≥ 42 周的新生儿。

（二）根据出生体重分类

1．正常出生体重儿　指出生体重在 2500 ～ 4000 g 的新生儿。

2．低出生体重儿　指出生体重＜ 2500 g 的新生儿。其中出生体重＜ 1500 g 者称为极低出生体重儿，体重＜ 1000 g 者称为超低出生体重儿。

3．巨大儿　指出生体重＞ 4000 g 的新生儿。

（三）根据体重和胎龄关系分类

1．小于胎龄儿　指出生体重在同胎龄儿平均体重的第 10 百分位以下的新生儿。胎龄已足月而出生体重＜ 2500 g 的新生儿称为足月小于胎龄儿。

2．适于胎龄儿　指出生体重在同胎龄儿平均体重第 10 ～ 90 百分位的新生儿。

3．大于胎龄儿　指出生体重在同胎龄儿平均体重的第 90 百分位以上的新生儿。

（四）高危儿

高危儿指已经发生或有可能发生危重状况，需要严密观察的新生儿。包括以下几种情况。

1．与婴儿因素有关的，如早产儿、过期产儿、小于胎龄儿、大于胎龄儿、低出生体重儿、各种手术产儿及有围生期窒息、呼吸窘迫、循环衰竭、出血、严重黄疸或感染的新生儿。

2．与母亲因素有关的，如母亲年龄＜ 18 岁或＞ 35 岁者，有异常妊娠者，合并有糖尿病、心脏病或肾病等，或在妊娠期患妊娠高血压综合征、感染性疾病、前置胎盘、胎盘早剥、羊水过多等疾病者所生的新生儿。

第二节　正常足月儿的特点及护理

正常足月新生儿是指胎龄满 37 周至 42 周，体重在 2500 g 以上，身长＞ 47 cm，没有任何疾病和畸形的活产婴儿。

一、正常足月儿特点

（一）外观特点

正常新生儿皮肤红润、胎毛少、全身皮肤覆盖着胎脂，头发可多可少，耳廓发育良好。乳晕清楚，可摸到乳房结节，四肢呈屈曲位，指（趾）甲长到或超过指（趾）尖，足跖纹理遍及整个足底，男婴睾丸已降入阴囊，女婴大阴唇完全覆盖小阴唇。

（二）生理特点

1. 体温调节　体温在 36 ~ 37 ℃。新生儿体温调节中枢功能不完善，皮下脂肪较薄，体表面积相对大，容易散热，体温易受外界环境影响。

2. 呼吸系统　新生儿在娩出后的数秒即建立呼吸，主要靠膈肌升降运动而呈腹式呼吸状态，呼吸较浅，频率较快，一般 40 ~ 60 次 / 分。

3. 循环系统　胎儿娩出后，血液循环和血流动力学发生重大变化：①脐带的结扎；②肺血管阻力降低；③卵圆孔功能性关闭；④动脉导管功能性关闭。出生的最初几天在心前区可闻及心脏杂音，可能与动脉导管未闭有关。正常足月新生儿安静时心率为 120 ~ 140 次 / 分，血压平均为 70/50 mmHg。

4. 消化系统　新生儿吸吮及吞咽功能完善，消化道面积相对较大，管壁薄、通透性高，胃呈水平位、贲门松弛，幽门括约肌发育较好，故新生儿易发生溢乳、吐奶情况。新生儿唾液分泌少，胰淀粉酶一般要生后 4 个月才达到成人水平，但肠内消化蛋白质、糖类及脂肪的能力已较完善。一般来说，新生儿生后 12 ~ 24 h 开始排胎粪，2 ~ 3 天排完。胎粪为墨绿色、黏稠状，由胎儿期肠道分泌物、胆汁及咽下的羊水浓缩而成，3 ~ 4 天转为过渡便。若 24 h 无胎粪排出则需检查有无肛门闭锁、巨结肠等消化道畸形。

5. 血液系统　新生儿出生时脐血平均血红蛋白值为 170 g/L，生后数小时由于不显性失水及排出小便、体内液体分布移动、血浆减少等，导致血红蛋白值上升，2 ~ 3 天后又降至出生时水平，第 1 周后逐渐下降。血红蛋白中胎儿血红蛋白约占 70%，由于胎儿血红蛋白对氧气有较强的亲和力，所以新生儿缺氧时往往发绀不明显。新生儿白细胞总数较高，出生后第 3 天开始下降。由于新生儿生后 1 周内凝血因子不足、活性低，易发生出血症，新生儿娩出后即给予 1 mg 维生素 K_1 肌内注射进行预防。

6. 泌尿系统　新生儿一般生后 24 h 内排尿，若生后超过 48 h 仍无尿，则需要寻找原因。新生儿肾小球滤过率低，浓缩功能差，不能迅速排出过多的溶质，易出现水肿或脱水症状。排出磷的功能较差，人工喂养儿血磷易偏高而导致钙磷平衡失调，造成低血钙。肾浓缩功能也相对较差，若食入奶液较浓，其血中尿素氮浓度也会增高。新生儿肾排出钠的能力也低，含钠溶液进入体内稍多可导致水肿。

7．神经系统　新生儿的头部相对大，脊髓相对较长，但大脑皮质和纹状体发育尚未完善，神经髓鞘没有完全形成，故常出现泛化反应。大脑皮质兴奋性低，睡眠时间长。新生儿期具有各种非条件反射，如觅食、吸吮、吞咽、握持、拥抱反射。在正常情况下，出生后数月这些反射自然消失。由于锥体束发育不成熟，腹壁反射、提睾反射可呈阴性，而巴宾斯基征呈阳性。

8．能量和体液代谢　新生儿糖原储备较少，在娩出后的 12 h 内若未及时喂养，容易出现低血糖。新生儿体液总量占体重的 70% ~ 80%，每日需能量 418 ~ 502 kJ/kg（100 ~ 120 kcal/ kg），液体需要量与体重、日龄、环境温度和湿度及临床情况有关。新生儿患病时易发生酸碱失衡，特别易发生代谢性酸中毒，需及时纠正。

9．免疫系统　新生儿的特异性免疫和非特异性免疫功能均不成熟，皮肤黏膜薄嫩、屏障功能差，脐部开放，细菌易侵入。胃酸分泌少，杀菌力低，白细胞吞噬能力低，血清中补体成分少，故其杀菌、溶菌及灭活病毒等作用较差，使新生儿感染发病率高。新生儿通过胎盘从母体获得一些 IgG，又从母乳内获得一些 IgA，故对麻疹、白喉等急性传染病具有免疫力，但易患呼吸道、消化道感染。血脑屏障尚未发育完善，易患细菌性脑膜炎。细胞免疫功能尚未完善，因此护理新生儿及预防新生儿感染极为重要。

二、正常足月儿常见的几种特殊生理状态

1．生理性体重下降　新生儿出生后 2 ~ 4 天由于摄入量少、不显性失水及胎粪排出等原因可使体重下降，约 1 周末降至最低点，体重下降一般小于出生体重的 10%，10 天左右恢复至出生体重。

2．生理性黄疸　是新生儿早期由于胆红素代谢的特点所致，生后第 2 ~ 3 天可出现黄疸，第 4 ~ 5 天达到高峰，第 10 ~ 14 天自然消退。它是新生儿正常发育过程中发生的一过性胆红素血症，一般不需要特殊治疗，多可自行消退。

3．“马牙”和“螳螂嘴”　“马牙”或称“板牙”，是指在新生儿上颚中线和齿龈部位有散在黄白色米粒大小的隆起，为上皮细胞堆积或黏液腺分泌物所致，数周或数月后可自然消退，不能挑破，以免感染；“螳螂嘴”是指口腔两侧部位各有一个隆起的脂肪垫，利于吸吮。

4．乳腺肿大及假月经　男女新生儿均可发生乳腺肿大，在出生后 3 ~ 5 天可能出现乳腺肿大如蚕豆至鸽蛋大小，多在 2 ~ 3 周后自行消退，切忌挤压或挑破；部分女婴出生后 5 ~ 7 天会出现类似月经样的流血，一般不需处理，1 周后可自然消失，主要是由出生后母亲雌激素突然中断所致。

5．粟粒疹及红斑　新生儿鼻尖、鼻翼、颜面部可见米粒大小的黄白色皮疹，为皮脂腺堆积所致，称为粟粒疹，亦可自然消退；新生儿出生后 1 ~ 2 天，可在头部、躯干和四肢出现大小不等的红色斑丘疹，称为新生儿红斑，1 ~ 2 天可自然消退。

三、足月新生儿的护理

（一）维持体温稳定

娩出后应将新生儿放在有保温设施的操作台上，立即用预热的毛巾擦干并包裹身体，使新生儿处于中性温度。新生儿病室应安置在阳光充足、空气流通的朝南区域，室内配有空调和空气净化设备，保持病室温度在 22 ~ 24 ℃，相对湿度为 55% ~ 65%，床间距在 1 m 以上。

（二）保持呼吸道通畅

娩出后迅速清除口鼻腔内黏液及羊水，使呼吸道通畅，建立正常呼吸。保持舒适体位，避免物品遮挡新生儿口鼻腔或压迫其胸部，如仰卧时避免颈部前屈或过度仰伸，俯卧时头应偏向一侧。

（三）合理喂养

提倡母乳喂养，一般在生后半小时内即可进行吸吮练习，以促进乳汁分泌，预防新生儿低血糖。必须人工喂养者，奶具须专人专用且严格消毒。奶量以奶后安静、不吐、无腹胀和理想的体重增长为标准。定时、定秤监测体重。

（四）预防感染

严格执行手卫生，医疗器械、设备定期消毒。如患感染性疾病应立即隔离，做好隔离标志，防止交叉感染。保持皮肤清洁，每天沐浴，检查脐带、皮肤完整性。排便后用温水清洗会阴及臀部，勤换尿布，以防尿布性皮炎。脐带脱落前观察脐部有无渗液、渗血，若有可用 0.2% ~ 0.5% 碘伏或 75% 乙醇由脐根部向外擦拭，根据具体情况决定频次；脐带脱落后应注意脐窝有无分泌物、肉芽组织及化脓感染。有分泌物者先用 3% 过氧化氢棉签擦拭，再用 0.2% ~ 0.5% 碘伏棉签擦拭；有肉芽组织者可用硝酸银烧灼局部；有化脓感染者除局部消毒外，可同时酌情应用抗生素。

（五）促进母婴感情建立

在母婴情况允许下，应尽早将新生儿安置在母亲身旁，进行皮肤接触，鼓励提早吸吮，这样既可以缓解产妇紧张、焦虑的心情，又可增加母婴之间的感情交流，使新生儿得到舒适、安全的护理，利于新生儿身心发育。

（六）预防接种

1．卡介苗　生后 3 天接种，新生儿接种卡介苗采用皮内注射法。皮内接种后 2 ~ 3 周出现直径约 1 cm 的红肿硬结，中间逐渐形成白色小脓疱，自行穿破后呈溃疡，最后结痂脱落并留下一个永久性圆形瘢痕。早产儿、有皮肤病变或发热等其他疾病者应暂缓接种；对疑有先天性免疫缺陷病的新生儿，绝对禁忌接种卡介苗，以免发生全身感染。

2．乙肝疫苗　生后 24 h 内、1 个月、6 个月时应各注射乙肝病毒疫苗一次；母亲为乙肝病毒携带者，新生儿应于生后 6 h 内肌内注射高价乙肝免疫球蛋白（HBIG）100 ~ 200 IU，同时换部位注射重组酵母乙肝病毒疫苗 10 μg。如母亲为 HBeAg（乙型肝炎 E 抗原）和 HBV-DNA（乙肝病毒基因）阳性患者，患儿生后半个月时应重复注射相同剂量 HBIG1 次。

（七）新生儿筛查

一般是在新生儿出生 72 h 后采取足跟血，用纸片法，对新生儿先天性甲状腺功能减退症、苯丙酮尿症、先天性肾上腺皮质增生症、葡萄糖 -6- 磷酸脱氢酶缺乏症等疾病进行筛查，使患儿得以早发现、早诊断、早治疗，防止机体组织器官发生不可逆的损伤。护理人员应了解新生儿筛查的相关项目，并给予相应的指导。

第三节　早产儿的特点及护理

早产儿又称未成熟儿，是指胎龄未满 37 周出生的活产新生儿。

一、早产儿特点

（一）外观特点

早产儿皮肤薄嫩、色红、水肿并发亮，皮下脂肪少，全身多毳毛，四肢肌张力低下，头发少而短。头相对较大，囟门宽，耳舟不清楚。指（趾）甲薄而短，达不到指（趾）端。乳腺无结节。足底跖纹少，足跟光滑。男婴睾丸多未降入阴囊，女婴大阴唇不能覆盖小阴唇。

（二）生理特点

1. 呼吸系统　早产儿肺泡数量相对少。肺表面活性物质含量少，呼吸肌弱，活动度差。肺泡表面活性物质缺乏，易发生肺透明膜病。呼吸中枢发育不完善，调节功能差，常出现呼吸暂停。呼吸暂停是指呼吸停止时间超过 20 s，伴有心率＜ 100 次 / 分或青紫、氧饱和度下降，严重时伴面色苍白、肌张力下降。

2. 体温调节　早产儿体温调节中枢发育不全，体温受环境温度影响大，易迅速升高或下降。棕色脂肪少，基础代谢低，产热能力差，而体表面积相对大，皮下脂肪少，易散热，更易发生低体温，甚至硬肿症。汗腺发育差，环境温度过高体温亦升高。

3. 循环系统　早产儿动脉导管未闭较为常见，易引起肺水肿、呼吸衰竭、喂养不耐受、心力衰竭等。早产儿心率偏快，血压偏低，收缩压一般在 45 ～ 65 mmHg。

4. 消化系统　早产儿吸吮及吞咽能力差、易呛奶。在缺血、缺氧、喂养不当的情况下易发生坏死性小肠结肠炎。由于肠蠕动弱，胎粪排出常延迟。由于肝功能不成熟，生理性黄疸程度重，持续时间长，易引起胆红素脑病。由于肝糖原储存少，蛋白质合成不足，易发生低血糖和低蛋白血症。肝内维生素 K 依赖凝血因子的合成少，易发生出血症。

5. 血液系统　体重越小，生理性贫血出现得越早、程度越重、持续时间越长。血小板数值较足月儿略低，贫血常见；维生素 K、铁及维生素 D 储备亦低，更易发生出血、贫血及佝偻病。

6. 泌尿系统　早产儿肾浓缩功能差，肾小管对醛固酮反应低下，排钠分数高，易产生低钠血症。葡萄糖阈值低，易发生糖尿。若用普通牛乳进行人工喂养，可因酪氨酸含量较高，易超过肾小管排泄能力而致晚期的代谢性酸中毒。因此，人工喂养的早产儿应使用早产儿配方奶粉。

7．神经系统　神经系统功能与胎龄关系较大，胎龄越小，原始反射越不完全，每天觉醒时间越少。早产儿易发生缺氧，导致缺氧缺血性脑病。此外，由于早产儿的脑室管膜下存在丰富的胚胎生发层，易发生脑室周围脑室内出血。

8．免疫系统　由于体液免疫及细胞免疫系统不成熟，缺乏来自母体的抗体（抗体要在妊娠最后 3 个月时才传给胎儿），皮肤的屏障功能差。故其对某些感染的抵抗力更低，易被病原体侵犯，感染后病灶不易局限，病情较重。

二、早产儿护理

【护理问题】

1．体温过低　与早产儿体温调节中枢不成熟、棕色脂肪少有关。

2．营养失调，低于机体需要量　与消化功能不成熟有关。

3．有呼吸暂停的危险　与呼吸中枢发育不成熟有关。

4．气体交换受损　与缺乏肺表面活性物质有关。

5．有感染的危险　与免疫功能发育不完善有关。

【护理措施】

由于早产儿具有组织器官发育不成熟、功能不全、生活能力差、抵抗力低、体温调节能力差、呼吸消化功能不健全等特点，因此他们需精心护理。护理人员要具有高度负责的精神，工作细致，动作轻柔，严格执行消毒隔离制度，注意保暖，合理喂养，细心观察，随时注意变化并给予相应处理，以保证早产儿的健康成长。

1．维持体温稳定

（1）一般护理：对于早产儿适宜的室温为 24 ~ 26 ℃，相对湿度为 55% ~ 65%。根据早产儿体重、成熟度及病情，给予不同的保暖措施。一般给予体重＜ 2000 g 的早产儿暖箱保暖；体重＞ 2000 g 的早产儿，放于婴儿床戴帽盖被保暖；对于体重＜ 1500 g 的极低出生体重儿，尤其是 28 周以下的早产儿，生后立即用保鲜膜或食品级塑料袋包裹颈部至全身，头部戴帽子，放在辐射台上保暖，防止热量丢失，病情稳定后放置在暖箱中。合理设置暖箱的温、湿度。一般低出生体重儿箱温在 32 ~ 33 ℃，极低出生体重儿箱温在 33 ~ 34 ℃，超低出生体重儿箱温在 34 ~ 35 ℃，或调节箱温使患儿体表温度维持在 36.5 ℃。根据胎龄、出生体重、日龄调节暖箱内的相对湿度，生后第 1 周内暖箱内相对湿度在 70% 以上可防止经表皮的水分丧失，所以一般设置在 60% ~ 80%，胎龄和出生体重越低，暖箱设置的相对湿度越高，1 周后逐渐下调。

（2）体温过高护理：若由于环境温度引起的发热，应降低室温、调节箱温，打开新生儿包被散热，同时注意腹部保暖。若为脱水热，应及时补充入液量；若体温高于 39 ℃，可采用物理降温。

2．营养支持

（1）肠内营养：①首选母乳喂养，适时强化，无法母乳喂养者以早产配方乳为宜。②小胎龄的早产儿或危重新生儿，只要临床生命体征稳定，无严重酸中毒、低血压和低氧血症即可开始“微量肠内喂养”。评估喂养耐受情况，尽早开始肠内喂养。③喂养方式推荐经口喂养，胎龄＜ 34 周的早产儿由于吸吮、吞咽功能不协调，可给予管饲喂养。④可根据胃食管反流情况取头高30°，侧卧位或俯卧位半小时。⑤因早产儿需要量和耐受情况有较大差异，不能硬性规定，以生长速度能稳定保持在每天体重增长25 ~ 30 g为合适。

（2）肠外营养：若经口摄入不足，需通过肠外营养补充。外周静脉输液的葡萄糖浓度不能超过12.5%。每天记录出入液量、准确测量体重。

3．维持有效呼吸

（1）生后应立即清除呼吸道内分泌物，以防窒息。

（2）立即给予呼吸监护，并观察有无呼吸窘迫症状，如三凹征、呻吟、鼻扇、呼吸加快、发绀、呼吸暂停。

（3）仰卧位时肩下垫软枕开放气道，必要时采用俯卧位促进呼吸，床头抬高。

（4）复苏时使用空气氧气混合仪控制吸入氧浓度，出生胎龄＜28周的早产儿生后初始吸入氧浓度为0.30，出生胎龄为28 ~ 31周的早产儿为0.21 ~ 0.30，应根据监测经皮动脉血氧饱和度数值调整吸入氧浓度。早产儿的目标血氧饱和度为91% ~ 95%，当经皮动脉血氧饱和度＜85%并有呼吸困难时应给予吸氧，当经皮动脉血氧饱和度＞95%时应下调吸入氧浓度，尽早脱离氧气，预防早产儿视网膜病变发生。

（5）呼吸暂停的早产儿应给予拍背、弹足底、刺激皮肤等处理，条件允许可放置水囊床垫，利用水振动减少呼吸暂停的发生。反复发作者可遵医嘱给予枸橼酸咖啡因注射剂兴奋呼吸中枢。

4．预防感染　早产儿因免疫系统不成熟、皮肤薄且具有通透性，因此容易受到感染。一些侵入性的治疗和检查，例如插气管导管和使用呼吸器，以及长期住院，都会使早产儿处于更大的感染危险中。因此，在护理上应注意：

（1）严格执行手卫生，接触早产儿前后皆应洗手。

（2）注意使用无菌技术。

（3）早产儿皮肤维持干净、干燥及完整。

（4）每位早产儿应有单独的用物，例如安抚奶嘴、听诊器。听诊器共用时，使用前应以乙醇消毒。

（5）暖箱每日清洁并每周更换。湿化槽中的湿化液应每日更换。

（6）限制访客，并要求访客洗手、穿隔离衣、戴口罩及帽子。

（7）静脉输液管及液体、呼吸器接管等应定时更换。

（8）注意脐带、眼睛、伤口及输液部位的感染先兆，如有发红、分泌物或体温不稳时，应立即通知医师处理。

第四节　新生儿重症监护

依据新生儿病情复杂、危险程度，对诊疗护理水平的需求，以及与之相适应的资源配置、组织管理、诊疗技术等方面的条件和能力水平，新生儿病房可以分为Ⅰ级、Ⅱ级和Ⅲ级。Ⅲ级为新生儿重症监护病房（neonatal intensive care unit，NICU），是集中治疗危重症新生儿的病房。

一、NICU 的设置和管理

（一）环境布置和设备

1．应当按照服务对象和服务区域设置适宜的床位数量，所在医疗机构每年每出生 1000 个新生儿，NICU 至少配置床位 5 ～ 8 张。

2．建筑布局应当符合环境卫生学、医院感染预防与控制的原则，做到布局合理、分区明确、人物分流，标志清晰，以最大限度地减少各种干扰和交叉感染，同时满足医护人员便于随时接触和观察患儿的要求。

3．床位空间应当满足患儿医疗救治的需要，无陪护抢救单元每床净使用面积不少于 6 m^2，间距不小于 1 m；有陪护病室每床净使用面积不低于 12 m^2。

4．医疗用电和生活照明用电线路分开，应当采用双路供电或备用的不间断电力系统，保证应急情况下的供电。

5．原则上，白天噪声不要超过 45 dB，傍晚不超过 40 dB，夜间不超过 20 dB。

（二）医院感染管理

1．制定医院感染管理规章制度和工作流程，包括医院感染监测制度、消毒隔离制度、手卫生制度、配奶间与沐浴间管理制度等。有效落实各项医院感染的预防与控制措施，降低发生医院感染的风险。

2．工作人员进入工作区应当更换工作服、工作鞋。在诊疗过程中应当实施标准预防，并严格执行无菌操作技术和手卫生规范。

3．医务人员在进行诊疗护理操作时，应当按照先早产儿后足月儿、先非感染性患儿后感染性患儿的原则进行。

4．新生儿使用的器械、器具及物品，应当遵循以下原则：

（1）手术使用的医疗器械、器具及物品应当灭菌。

（2）一次性使用的医疗器械、器具应当符合国家有关规定，不得重复使用。

（3）氧气湿化瓶、吸痰瓶应当每日更换清洗消毒，呼吸机管路的清洗消毒应按照有关规定执行。

（4）蓝光箱和暖箱应当每日清洁并更换湿化液，一人一用，用后清洁消毒。如同一患儿需要长期连续使用暖箱，则应当每周更换一次。暖箱内温度控制精度为目标值 ±0.8 ℃以内。

（5）接触患儿皮肤、黏膜的器械、器具及物品应当一人一用一消毒。

（6）患儿使用后的奶瓶、奶嘴一用一洗一消毒；盛放奶瓶、奶嘴的容器及保存奶制品的冰箱应当每日清洁与消毒。

（三）入室指征

1．需要进行呼吸管理的新生儿，如急性呼吸衰竭患儿。

2．病情不稳定、需要急救的新生儿，如休克、惊厥、窒息的新生儿。

3．胎龄＜ 30 周、生后 48 h 内；或胎龄＜ 28 周，出生体重＜ 1500 g 的所有新生儿。

4．经过外科手术后或某些特殊治疗后的新生儿。

5．严重感染或器官功能衰竭的新生儿。

二、主要工作内容

（一）体温监护

1．提供合适的环境温度是一项重要措施。室温不能太低，以 22 ～ 24 ℃为宜，必要时使用辐射暖台或新生儿培育箱并将体温监测仪传感器置于皮肤上，其腹壁皮肤温度和环境温度则自动连续显示。

2．由于低体重儿体表面积大，失水散热多，可用无色透明塑料薄膜覆盖体表，以减少不显性失水。

（二）心脏监护

心脏监护主要监测患儿的心率、心律和心电波形变化，如心率增快、减慢、各种心律不齐，以及各种原因引起的心电特征性表现。

（三）呼吸监护和管理

1．呼吸监护主要监测患儿呼吸频率、呼吸节律变化及呼吸暂停。

2．呼吸支持

（1）氧疗：在吸入空气的条件下，$PaO_2 \leqslant 50$ mmHg 或经皮动脉血氧饱和度≤ 90% 时需要氧疗，根据患儿缺氧程度选择不同的给氧装置，如鼻导管、面罩、头罩，如有条件尽量采用加温湿化给氧。

（2）机械通气治疗：提供呼吸支持，改善通气和换气功能，纠正低氧血症和高碳酸血症，为治疗导致呼吸功能衰竭的原发病创造条件。适用于呼吸衰竭、严重的呼吸窘迫综合征、严重的呼吸暂停或呼吸过慢、中枢神经系统问题等情况。机械通气治疗通过鼻塞或面罩等无创装置提供机械通气，可显著降低呼吸及相关性肺炎等并发症的发生率，在临床应用越来越广泛。

1）持续气道正压通气：当 $FiO_2 > 0.4$ 时，可尝试使用持续气道正压通气。吸气时提供气流支持，呼气时则气体留存增加，维持呼气末正压，防止肺泡萎陷。压力需个体化调节，适用于有自主呼吸、肺顺应性降低、肺泡功能残气量减少的患儿，如肺不张、呼吸暂停、呼吸窘迫综合征和肺水肿。

2）常频机械通气：当 $FiO_2 > 0.6$，经皮动脉血氧饱和度 < 85%，或 $PaCO_2 > 60$ mmHg 伴 pH < 7.25 时，应行常频机械通气治疗。

3）高频机械通气：以快速频率送气，小潮气量快速叠加，提供持续张力来维持肺容积增加的特点，改善了常频通气带来的并发症，减少肺损伤的发生率。

4）体外膜肺氧合：用于高频机械通气失败后的补救治疗，国内新生儿体外膜肺氧合开展时间较短，目前没有广泛应用。

（四）血压监测

1．直接测压法　经动脉插入导管直接连续测量血压，其测量值准确，但操作复杂且并发症多，临床上仅在周围血液循环灌注不良时应用。

2．间接测压法　将袖带束于患儿上臂或下肢，间接定时测量，自动显示收缩压、舒张压和平均动脉压，其测量值的准确性不如直接测量法，但方法简便，无并发症。

（五）氧合水平的监测

1. 脉搏血氧饱和度监测　无创且可以提供连续的数据，所有接受辅助供氧治疗的患儿都要监测脉搏血氧饱和度。在吸入室内空气的情况下，健康足月儿的正常脉搏血氧饱和度测定值平均为97%，而早产儿为95%。

2. 经皮氧分压监测　经皮氧分压监测仪通过放置于皮肤表面的加温电极来测量氧分压（即 $TcPO_2$）。但此方法需要频繁重新校准，且使用加温电极可造成暂时性皮肤发红，限制了其在临床的应用。

3. 动脉血气分析　在应用经皮血气监测的同时，应定期检测动脉血气。动脉血氧分压可测量溶于血浆的少量氧气产生的分压，是测量氧合的"金标准"。

（六）静脉营养

NICU的患儿多因进食困难而必须依靠静脉供给营养及液体。静脉高营养的成分包括高浓度葡萄糖、脂肪乳、氨基酸及复合维生素等。须均匀泵入，注意不能渗出血管，否则容易造成局部坏死。

（七）病情观察

1. 应观察记录患儿的一般情况，如患儿的面色、唇色、肤色、肌张力、体重和尿便的次数、颜色和量。

2. 做好各种记录，包括呼吸、心率、血压、体温等生命体征，液体的出入量，随时发生的病情变化，各种实验室检查结果及监测数据，以及执行医嘱和进行护理的内容（如翻身、吸痰、口腔护理、皮肤护理）。

第五节　新生儿窒息

新生儿窒息是指胎儿因缺氧发生胎儿窘迫及娩出过程中引起的呼吸循环障碍以至新生儿于出生后1 min内无自主呼吸或未能建立规律性呼吸，导致低氧血症、高碳酸血症及全身多脏器损伤。它是围生期新生儿主要死亡和致残的原因之一。

一、病因

窒息的本质是缺氧，凡是影响胎儿、新生儿气体交换，造成胎儿或新生儿缺氧的因素均可引起窒息，可发生于妊娠期，但大多数发生于产程开始后。

1. 出生前因素，如母亲有妊娠高血压综合征、严重贫血、心脏病、传染病，引起母体血流含氧量降低；或有子宫挛缩、子宫过度膨胀、胎盘功能不全、前置胎盘、胎盘早剥等影响了子宫胎盘间的血液循环；脐带扭转、打结、绕颈、脱垂等可使血流中断。

2. 分娩时可因头盆不称、胎位不正等使产程延长而致窒息；或因母亲用了麻醉剂或镇痛剂抑制了胎儿的呼吸中枢所致。

3. 胎儿本身因素，如早产儿或巨大儿、宫内感染、胎粪吸入、青紫型心脏病、膈疝，此外肺发育不成熟、肺膨胀不全及颅内出血等均可引起窒息。

二、病理生理学改变

1．呼吸、循环功能由胎儿向新生儿转变受阻　窒息时新生儿未能建立正常的呼吸，致使肺泡无法扩张，肺泡液无法清除；缺氧和酸中毒引起肺表面活性物质产生减少及活性降低，肺血管阻力增加，持续的胎儿循环导致持续性肺动脉高压。组织缺氧、缺血、酸中毒进一步加重，最后导致多器官不可逆的缺氧缺血损伤。

2．各器官缺血缺氧改变　窒息开始时，体内血液重新分布，各器官间血液分流，肺、肠、肾、肌肉和皮肤等非重要生命器官的血管收缩，血流量减少，以保证脑、心和肾上腺等重要生命器官的血液供应。同时血浆中促肾上腺皮质激素等增加，使心肌收缩力增强、心率增快、心排血量增加，以及外周血压轻度上升，心、脑血流灌注得以维持。若缺氧持续存在，无氧代谢使酸性产物继续增加，进一步加重了代谢性酸中毒，体内储存的糖原耗尽，丧失血流代偿机制，最终导致脑、心和肾上腺的血流量减少，心肌功能受损，心率和动脉血压下降，重要器官的血液供应减少，脑损伤发生，其他各脏器也已处于缺血情况下，因体内血氧含量继续下降而受到损害。

3．呼吸改变　在胎儿或新生儿窒息缺氧初期 1 ~ 2 min 时，呼吸代偿性加深加快，如缺氧未及时纠正，则转变为呼吸抑制、反射性心率减慢，即为原发性呼吸暂停。此阶段若病因解除，即可恢复自主呼吸，有时甚至无外界帮助也能恢复呼吸。若缺氧持续存在，则出现几次深度喘息样呼吸后，心率继续减慢，血压开始下降，肌张力消失，面色苍白，呼吸运动减弱，继而出现呼吸停止，进入继发性呼吸暂停。此阶段需外界正压通气方可恢复自主呼吸，否则将无法恢复而死亡。

三、临床表现

1．胎儿缺氧　早期胎动增加，胎儿心率≥ 160 次 / 分；晚期胎动减少甚至消失，胎心率< 100 次 / 分，变慢或不规则；羊水被胎粪污染，呈黄绿或墨绿色。

2．Apgar 评分　分别于出生后 1 min、5 min 和 10 min 进行评分。评分 8 ~ 10 分为正常，4 ~ 7 分为轻度窒息，0 ~ 3 分为重度窒息。出生后 1 min 评分反映窒息程度，是复苏的依据，5 min 及 10 min 评分反映复苏效果及有助于判断预后（表 6-1）。

表 6-1　新生儿窒息 Apgar 评分

体征	评分标准			评分（分）		
	0 分	1 分	2 分	1 min	5 min	10 min
心率（次 / 分）	0	< 100	> 100			
呼吸	无	呼吸浅表哭声弱	呼吸佳哭声响			
肌张力	松弛	四肢屈曲	四肢活动好			
吸清咽部黏液后弹足底或导管插鼻反应	无反应	有些动作	反应好			
皮肤颜色	青紫或苍白	躯干红四肢紫	全身红			
总分						

（1）轻度窒息的表现为皮肤青紫、呼吸浅表或不规则，心音尚有力但较慢，肌张力增强或正常。

（2）重度窒息的表现为皮肤苍白、呼吸微弱或无呼吸、心音低钝而渐渐消失、肌张力松弛、肢体松软。

（3）窒息患儿均伴有呼吸性酸中毒和（或）代谢性酸中毒。

四、辅助检查

对宫内缺氧胎儿，可通过羊膜镜了解羊水被胎粪污染的程度或胎头露出宫口时取头皮血行血气分析，以评估宫内缺氧程度；生后应检测动脉血气、血糖、电解质、血尿素氮和肌酐等生化指标。

五、治疗原则

1．及时复苏　出生后应立即进行复苏及评估，由产科医师、儿科医师、助产士、护士及麻醉师共同协作进行。采用 ABCDE 复苏方案。A：清理呼吸道；B：建立呼吸，增加通气；C：维持正常循环，保证足够心排血量；D：药物治疗；E：评估和环境（保温）。其中 ABC 3 步最为重要，A 是根本，B 是关键，评估和保温贯穿于整个复苏过程。大多数新生儿经过 A 和 B 步骤即可复苏，少数则需要 A、B 及 C 步骤，仅极少数需 A、B、C 及 D 步骤才可复苏。

2．复苏后处理　评估和监测呼吸、心率、血压、尿量、肤色、经皮动脉血氧饱和度及窒息所致的神经系统症状等，注意维持内环境稳定，控制惊厥，治疗脑水肿。

六、预防措施

1．积极治疗孕母疾病。

2．提高围生期保健的质量，及时处理高危妊娠。

3．加强胎儿监护，避免胎儿宫内缺氧。

七、常见的护理问题和护理措施

【护理问题】

1．低效型呼吸形态　与呼吸道分泌物增多、羊水或胎粪吸入有关。

2．体温过低　与缺氧有关。

3．潜在并发症　如脑损伤、呼吸暂停。

【护理措施】

1．复苏程序　严格按照 A-B-C-D 步骤进行，复苏过程中严密心电监护。

（1）A——清理呼吸道（要求在生后 15 ~ 20 s 内完成）：①新生儿娩出后即置于远红外保暖床或其他方法预热的保暖台上。②用温热干毛巾揩干头部及全身，减少散热。③摆好体位，肩部以布卷垫高 2 ~ 2.5 cm，使颈部轻微仰伸。④立即吸净口、咽、鼻黏液，吸引时间不超过 10 s，先吸口腔，再吸鼻腔黏液。

（2）B——建立呼吸：①触觉刺激：拍打足底和摩擦新生儿背部来促使呼吸出现。新生儿经触觉刺激后，如出现正常呼吸，心率＞100次/分，肤色红润或仅手足青紫者可予以观察。②正压通气：触觉刺激如无自主呼吸建立或心率＜100次/分，应立即用复苏器加压给氧；面罩应密闭遮盖下巴尖端、口鼻，但不盖住眼睛；通气频率为40～60次/分，吸呼比为1：2，压力以可见胸动和听诊呼吸音正常为宜。30 s后再评估，如心率＞100次/分，出现自主呼吸可予以观察；如无规律性呼吸，或心率＜100次/分，须考虑建立高级气道。

（3）C——恢复循环：气管插管正压通气30 s后，心率＜60次/分，应同时进行胸外心脏按压。采用双拇指法：操作者双拇指并排或重叠于患儿胸骨体下1/3处，其他手指围绕胸廓托在后背。按压频率为120次/分（每按压3次，正压通气1次，每个动作周期包括3次按压和1次人工呼吸，双人配合，耗时约2 s），下压深度为1.5～2 cm，按压放松过程中，手指不离开胸壁；按压有效时可摸到股动脉搏动。胸外心脏按压30 s后评估心率恢复情况。

（4）D——药物治疗：①建立有效的静脉通路；②保证药物的应用：胸外心脏按压30 s不能恢复正常循环时，遵医嘱给予肾上腺素，经静脉或气管内注入；如心率仍＜100次/分，可根据病情酌情用纠正酸中毒、扩容剂，有休克症状者可给予多巴胺或多巴酚丁胺；对其母在新生儿出生前6 h内曾用过麻醉药者，可用纳洛酮经静脉或气管内注入。

2．复苏后监护　监护主要内容为体温、呼吸、心率、血压、尿量、肤色和窒息所导致的神经系统症状；注意酸碱失衡、电解质紊乱、大小便异常、感染和喂养等问题。认真观察并做好相关记录。

3．保温　整个治疗护理过程中应注意患儿的保温，可将患儿置于远红外保暖床上，病情稳定后置于暖箱中保暖，维持患儿肛温在36.5～37.5 ℃。

4．复苏后的观察和护理

（1）复苏后应持续给氧直至呼吸平稳，血气分析正常。

（2）密切观察神经系统症状，若有脑水肿、颅内压增高等现象时，可酌情应用甘露醇等治疗，并对症止惊。

（3）注意保暖，保持安静，监测心率、血压和呼吸。

（4）注意排尿时间、尿量。

（5）有腹胀、呕吐、大便潜血阳性者应延迟喂奶，以免发生坏死性小肠炎。

第六节　新生儿呼吸窘迫综合征

新生儿呼吸窘迫综合征，又称肺透明膜病，系指由于各种原因引起肺表面活性物质的原发或继发性缺乏，导致从肺泡壁至终末细支气管壁形成嗜伊红透明膜和肺不张，以致生后不久出现以进行性呼吸困难、呼气性呻吟、发绀和呼吸衰竭为主要临床表现的严重肺部疾病。病理上主要表现为广泛性肺泡萎陷和嗜伊红透明膜形成。本病发病率高、病情进展快、病死率高，不但对早产儿，也对足月儿健康造成严重危害。

一、病因和发病机制

新生儿呼吸窘迫综合征主要与缺少肺表面活性物质（pulmonary surfactant，PS）有关。PS是由肺泡Ⅱ型细胞产生，具有降低肺泡壁的表面张力，保持肺泡张开，保留功能残气的功能。PS在胎龄20 ~ 24周出现，35周后迅速增加。

若缺乏PS，则肺泡表面张力高，呼气时肺泡趋于萎陷，影响气体交换而出现缺氧及青紫。缺氧和酸中毒可引起肺血管痉挛、阻力增加导致血液在动脉导管及卵圆孔水平由右向左分流，这不但可使青紫加重，并可因肺血流灌注不足，肺组织进一步缺氧，毛细血管渗透性增加，液体渗出，其中纤维蛋白沉着形成了一层嗜伊红透明膜而更加阻碍换气。

二、临床表现

病情重者，发展快，病死率高。

1．出生时呼吸、心率可正常，哭声好，但也有出生不久出现呼吸困难者。

2．生后6 h内出现呼吸困难、三凹征和青紫，伴呼气性呻吟，并进行性加剧，可出现呼吸暂停，面色青灰或苍白，病情重者发展成呼吸衰竭。

3．由于肺不张逐渐加重，故胸廓逐渐下陷，两肺呼吸音减低，可听到细小水泡音。

4．心音在开始时较强，以后减弱。

三、辅助检查

1．X线检查　早期为两侧肺野普遍性透明度降低，内有小颗粒或网状阴影，以后出现支气管充气征，类似秃叶分叉的树枝，重型患儿肺部表现为普遍的密度增加，呈“白肺”改变，是目前确诊的最佳手段。

2．肺部超声　主要表现为肺实变，能够连续进行监测。

3．血气分析　pH值降低，PaO_2降低，$PaCO_2$升高，BE负值增加。

4．其他　抽取羊水测磷脂和鞘磷脂的比值，以及胃液振荡试验，目前在临床上已极少应用。

四、治疗原则

1．纠正缺氧　根据患儿情况给予头罩吸氧、持续气道正压通气（CPAP）、气管插管机械通气。

2．肺表面活性物质（PS）治疗　外源性表面活性物质补充治疗能有效减少早产儿死亡率和并发症。

（1）使用天然制剂。

（2）早期治疗性应用PS是标准的治疗策略，若患儿出生后需气管插管，可在产房内使用PS。

3．对症处理　纠正酸中毒和电解质紊乱，纠正循环功能失衡，液体量不宜过多过快，以免造成肺水肿。

4．支持治疗　供给所需营养和水分，保持气道通畅。

5．防治肺部感染　应用抗生素预防和治疗肺部感染。

五、预防措施

（一）产前

1．理想情况下，对妊娠 34 周内存在早产风险的孕妇至少在分娩前 24 h 给予单疗程产前激素治疗。

2．妊娠＜ 32 周，紧急分娩前应给予硫酸镁治疗。

（二）产房内稳定阶段

1．尽可能延迟脐带结扎至少 60 s，以促进胎盘 - 胎儿输血。

2．存在自主呼吸的新生儿，可使用面罩或鼻塞 CPAP，压力至少为 6 cmH_2O。

3．复苏时应使用空气氧气混合仪控制吸入氧浓度，胎龄＜ 28 周早产儿为 0.30，胎龄 28 ～ 31 周早产儿为 0.21 ～ 0.30，胎龄≥ 32 周早产儿为 0.21。

六、常见的护理问题与护理措施

【护理问题】

1．清理呼吸道无效　与气道分泌物增多，患儿无力排出有关。

2．气体交换受损　与缺乏 PS 物质有关。

3．营养失调，低于机体需要量　与摄入不足有关。

4．有感染的危险　与早产、机械通气有关。

【护理措施】

1．保持呼吸道通畅，维持有效呼吸

（1）体位：采取头部轻度仰伸位，肩下稍垫高，抬高头肩部 30° 左右打开气道。

（2）及时清除口、鼻、咽部分泌物：必要时雾化吸入后吸痰，以保持呼吸道通畅。喂奶后不宜立即吸痰，防止反流引起误吸。

（3）供氧及辅助呼吸：根据病情及血气分析采用不同的供氧方法和调节氧流量，使 PaO_2 维持在 6.7 ～ 9.3 kPa（50 ～ 70 mmHg），SaO_2 维持在 0.87 ～ 0.95，注意避免氧中毒。如早产儿出现呻吟、呼吸困难、未吸氧时经皮动脉血氧饱和度在 90% 以下，可使用经鼻持续气道正压通气（nCPAP）。在 CPAP 氧疗期间，要注意观察鼻塞或鼻罩的密闭性，防止移位，同时也要做好鼻部皮肤保护，防止出现压力性损伤。当病情进展迅速，可行气管插管并行机械通气。护理机械通气的患儿，要定时观察并记录气管插管的外留长度，保证通路通畅及密封。注意对气体进行温湿化。

2．肺表面活性物质（PS）使用的护理

（1)PS 的保存和用药前准备：PS 有两种剂型、干粉剂和混悬剂。干粉剂冷冻保存，使用前用灭菌注射用水溶解。混悬剂冷藏保存，使用前轻轻摇匀，勿振荡，并放置于 37 ℃条件下预热数分钟。

（2）PS 给药方法：包括经气管插管注入、微创给药和雾化吸入 3 种方式。①经气管插管注入，是传统给药方式，将 PS 沿气管插管注入，推荐带侧孔的气管插管。②微创给药，包括微创表面活性物质注入（LISA）和微创表面活性物质治疗（MIST），是指在无创通气条件下，将细导管插入声门下进入气管，将 PS 注入肺内，避免气管插管。③雾化吸入技术，随着新型雾化装置的应用有了一定进展但是尚不成熟。

（3）PS 给药体位：常规为仰卧位。

（4）PS 给药后护理：观察患儿缺氧情况、皮肤颜色、肺呼吸音变化，4 ~ 6 h 内尽量避免气道内吸引。

3．一般护理

（1）体温调节：维持适中温度，室内相对湿度为 55% ~ 65%，维持核心温度在 36.5 ~ 37.5 ℃。

（2）保证营养及水分的供给：如果血流动力学稳定，应在生后第 1 天开始母乳喂养，并于生后第 1 天开始补充氨基酸和脂肪乳剂。

（3）做好消毒隔离：保持室内空气清新，严格执行无菌操作，预防感染。

第七节　新生儿肺炎

一、分类

新生儿肺炎按病因主要分为两大类：吸入性肺炎和感染性肺炎。

（一）吸入性肺炎

胎儿在宫内或娩出时吸入羊水，可引起肺部发生炎症反应，称羊水吸入性肺炎。若吸入已被胎粪污染的羊水，则为胎粪吸入性肺炎，又称胎粪吸入综合征（meconium aspiration syndrome，MAS）。

病因：羊水或胎粪吸入常是因胎儿在宫内或产时缺氧。

发病机制：胎粪和羊水吸入到肺中，在细支气管或支气管内可引起完全性或不完全性阻塞而出现肺不张和肺气肿，同时由于羊水和胎粪的化学刺激发生炎症，其中以 MAS 炎症为重。肺气肿严重而致肺泡破裂时，空气可沿淋巴管和血管至纵隔引起纵隔气肿，或肺泡破裂导致气体进入胸膜腔引起气胸。在胎粪吸入后导致肺不张、肺气肿、肺组织炎症，以及在 PS 继发性灭活的基础上，缺氧和酸中毒进一步加重，导致肺动脉高压。

（二）感染性肺炎

根据感染发生的时间，分为宫内感染性肺炎、分娩过程中感染性肺炎和出生后感染性肺炎。大多数新生儿肺炎是出生后感染性肺炎。

宫内感染性肺炎：主要病原体为病毒，如风疹病毒、巨细胞病毒、单纯疱疹病毒等。常在母亲妊娠期间感染，病原体通过胎盘屏障感染胎儿；也可因羊膜早破超过 12 h 引起羊水污染，胎儿吸入污染的羊水而发病。

分娩过程中感染性肺炎：胎儿在分娩过程中吸入被病原体污染的羊水或母亲产道分泌物而致病。常见病原体为大肠埃希菌、肺炎链球菌等。

出生后感染性肺炎：与呼吸道感染患者密切接触后感染，也可因患败血症由血行播散至肺，或在治疗抢救时由侵袭性操作（如插管）导致感染。出生后感染性肺炎以金黄色葡萄球菌、链球菌、肺炎球菌为主，也可有呼吸道合胞病毒及真菌感染。

二、临床表现

（一）吸入性肺炎

吸入性肺炎的症状轻重与吸入羊水的性状和量密切相关。若吸入少量或混合均匀的羊水，可无症状或症状轻微；若吸入大量羊水或胎粪黏稠者，可出现死胎或出生后不久死亡。

1. 有窒息史，经复苏后好转，但仍有气促和青紫。两肺均可闻及水泡音及呼吸音减低。

2. 吸入混有胎粪的羊水　①分娩时可见羊水中混有胎粪；②患儿皮肤、脐带和甲床留有胎粪污染的痕迹；③口、鼻腔可吸引出胎粪；④声门处或气管内分泌物含有胎粪。

3. 胎粪吸入综合征（MAS）的呼吸系统表现　生后出现呼吸窘迫，12 ~ 24 h 后呼吸困难更为明显，表现为呼吸急促、青紫、鼻翼扇动和吸气性三凹征等，少数患儿也出现呼气性呻吟。

4. 持续性肺动脉高压　MAS 合并持续性肺动脉高压最主要的表现是持续而严重的青紫，于哭闹、哺乳或躁动时青紫进一步加重；青紫程度重而肺部体征较轻；严重者可出现休克和心力衰竭。

（二）感染性肺炎

1. 宫内感染性肺炎　临床表现差异很大，多在出生后 24 h 内发病，出生时常有窒息史，复苏后可出现气促、呻吟、发绀、呼吸困难、体温不稳定、反应差。肺部听诊可闻及呼吸音粗糙、减低或闻及湿啰音。严重者可出现呼吸衰竭、心力衰竭、弥散性血管内凝血（DIC）、休克或持续肺动脉高压。病毒感染者出生时可无明显症状，而在第 2 ~ 3 天，甚至 1 周左右逐渐出现呼吸困难，并进行性加重，甚至进展为支气管肺发育不良。

2. 分娩过程中感染性肺炎　发病时间因不同病原体而异，一般在出生数日至数周后发病。细菌性感染在生后 3 ~ 5 天发病，Ⅱ型疱疹病毒感染多在生后 5 ~ 10 天出现症状，而衣原体感染潜伏期则长达 3 ~ 12 周。

3. 出生后感染性肺炎　发病时间较晚，可有呼吸道感染患者接触史，多在生后 5 ~ 7 天发病。呼吸系统表现有咳嗽、气促或呼吸不规则、鼻翼扇动、发绀、三凹征等，可伴有发热或体温不升、吸奶减少或拒乳、反应低下等全身症状。肺部体征早期常不明显，病程中可出现双肺细湿啰音。呼吸道合胞病毒性肺炎可表现为喘息，肺部听诊可闻及痰鸣音；沙眼衣原体肺炎出生后常有眼结膜炎病史；金黄色葡萄球菌感染易合并脓气胸。

三、辅助检查

1. 血液检查　细菌感染者白细胞总数升高；病毒感染者、体弱儿及早产儿白细胞总数多降低。

2. X 线检查　胸片可显示肺纹理增粗，有点状、片状阴影，由点融合成片。

3. 病原学检查　取血液、脓液、气管分泌物做细菌培养、病毒分离，出生后 1 h 内胃液及生后 8 h 内气管分泌物涂片和培养均可提示宫内感染的致病菌。

四、治疗原则

1．保持呼吸道通畅，尽快清除吸入物，减轻气道阻塞。

2．给氧，保暖，对症处理，可根据病情和血气分析结果选用适宜的给氧方式，维持 PaO_2 在 50 ～ 80 mmHg。

3．控制感染，针对病原体选择合适的抗生素。考虑细菌感染而病原体未明时，首选第三代头孢菌素，必要时联合应用。B 组溶血性链球菌感染或李斯特菌肺炎可用氨苄西林。衣原体肺炎首选红霉素；单纯疱疹病毒性肺炎可用阿昔洛韦；巨细胞病毒性肺炎可用更昔洛韦。

4．合理喂养，必要时可采用静脉补液，保证充足能量和营养供给。

五、常见的护理问题和护理措施

【护理问题】

1．清理呼吸道无效　与咳嗽反射较弱不能清除呼吸道分泌物有关。

2．气体交换受损　与呼吸道分泌物增多有关。

3．体温过高 / 过低　与肺部感染有关。

4．营养失调，低于机体需要量　与疾病限制液体入量有关。

5．潜在并发症　如心力衰竭、气胸。

【护理措施】

1．保持呼吸道通畅　①协助患儿保持头部轻度仰伸位，头部抬高 30°。②及时清除呼吸道分泌物，分泌物黏稠者可采用雾化吸入。③加强呼吸道管理，定时翻身、叩背、体位引流。④必要时可吸痰。

2．维持有效呼吸　患儿出现呼吸急促、呼吸困难或呼吸暂停、面色发绀或苍白，立即给予氧疗，一般采用鼻导管吸入法；病情严重时用面罩或头罩吸氧法；重症并发呼吸衰竭者，给予正压通气。

3．维持体温正常　①调节合适的环境温度和湿度，定时测量患儿体温。②患儿体温不升、四肢厥冷，应用暖箱保暖；体温过高，应采用物理降温法降温。③观察患儿的皮肤颜色和末梢循环情况。

4．合理喂养　可根据情况采用经口喂养，少量多餐，喂养时注意避免发生呛咳，喂奶后轻轻叩背，以免发生溢奶，防止窒息；鼓励母乳喂养，病情严重、吞咽反射差、拒乳或呛咳严重者，应给予管饲或由静脉补充营养物质及液体。

5．病情观察　观察患儿精神状态、心率、心音、呼吸频率 / 节律、呼吸肌运动、呼吸音等情况，若出现烦躁、心率过快、呼吸困难突然加重、呼吸音减弱等情况，警惕心力衰竭、气胸等并发症。

第八节　新生儿黄疸

新生儿黄疸是因胆红素在体内积聚引起的皮肤或其他器官黄染，分为生理性黄疸和病理性黄疸。病理性黄疸严重时称新生儿高胆红素血症（足月儿血清总胆红素＞ 12.9 mg/dl，早产儿＞ 15 mg/dl），黄疸严重可致中枢神经系统受损，引起胆红素脑病。

一、概述

（一）新生儿胆红素代谢的特点

1．胆红素生成过多　胎儿时期血氧分压低，红细胞数量代偿性增加，出生后血氧分压升高，过多红细胞被破坏；新生儿红细胞寿命较短，且血红蛋白分解速度快，故新生儿胆红素产生相对过高，属于未结合的胆红素。

2．血浆白蛋白结合胆红素的能力不足　刚娩出的新生儿常有不同程度的酸中毒，可减少胆红素与白蛋白的结合；早产儿胎龄越小，白蛋白含量越低，结合胆红素的量也越少。

3．肝处理胆红素的能力差　新生儿出生后 5 天内肝细胞缺乏 Y、Z 受体蛋白，生成结合胆红素的量较少；出生时肝细胞排泄结合胆红素的能力低下，可出现暂时性肝内胆汁淤积。

4．肠肝循环的特性　由于新生儿肠道的正常菌群尚未建立，进入肠道的结合胆红素不能被还原成粪胆原。且新生儿肠道中的 β- 葡萄糖醛酸苷酶活性较高，可将结合胆红素水解成未结合胆红素及葡萄糖醛酸，再被肠道吸收进入血液循环。

（二）新生儿黄疸的分类

1．生理性黄疸　足月新生儿常在生后第 2 ～ 3 天出现黄疸，第 4 ～ 5 天达高峰，第 5 ～ 7 天逐渐消退，最迟不超过 2 周，通常血清总胆红素应＜ 221 μmol/L（12.9 mg/dl）。早产儿的生理性黄疸程度较重（＜ 256 μmol/L）（15 mg/dl），消退较晚（3 ～ 4 周）。一般无其他临床症状。

2．病理性黄疸

（1）出现下列任何一项情况应该考虑为病理性黄疸：①出现早，生后 24 h 内出现黄疸；②黄疸程度重，上升快：胆红素每日上升超过 85 μmol/L（5 mg/dl）；③黄疸持续时间长，足月儿＞ 2 周，早产儿＞ 4 周；④黄疸退而复现；⑤血清结合胆红素＞ 34 μmol/L（2 mg/dl）。

（2）导致病理性黄疸的常见病包括新生儿溶血症、红细胞 6- 磷酸葡萄糖脱氢酶（G-6-PD）缺陷、新生儿败血症及其他感染、头颅血肿、母乳性黄疸、胎粪延迟排出、新生儿肝炎综合征、先天性胆道闭锁、半乳糖血症等。

（三）新生儿黄疸的治疗原则

1．治疗原发病。

2．采用蓝光疗法，降低血清胆红素；提倡早期喂养，诱导建立正常菌群，减少肠肝循环；保持大便通畅，减少肠壁再吸收胆红素。

3．根据病情，适当输入血浆和白蛋白，降低游离胆红素。

二、新生儿溶血病

新生儿溶血病通常是指母婴血型不合（ABO 或 Rh 等血型）所引起的同族免疫性溶血。

在我国以 ABO 血型不合溶血病为多见，这是由于 ABO 抗原在自然界较多，而我国 O 型者占 30% 左右，可以产生较高的 IgG 抗 A（B）抗体，因而在母亲为 O 型，胎儿为 A 型或 B 型时，易发生溶血病，其中第 1 胎即可发生 ABO 血型不合溶血病者占 40% ~ 50%。

Rh 血型有 6 种抗原（C、c、D、d、E、e），抗原性以 D 最强，临床上把和抗 D 血清呈阳性反应者称 Rh 阳性，和抗 D 血清不呈阳性反应者称为 Rh 阴性。我国汉族大多数（99.6%）为 Rh 阳性，故 Rh 血型不合溶血病少见。Rh 阳性母亲虽然不会产生抗 D 抗体，但仍有机会发生 E、e、C、c 等母婴血型不合的溶血病，如 RhE 溶血病在我国已有报道。若 Rh 阴性母亲未接受过输血，Rh 血型不合溶血很少在第 1 胎发生。

（一）病因和发病机制

1．新生儿溶血病主要是母体内存在与胎儿不同的血型抗体（IgG）这些抗体进入胎儿循环后引起。

2．在妊娠期中可有少量胎儿红细胞进入母体循环，而在胎儿红细胞所具有的抗原恰恰是母体所缺乏的情况下，母体可产生相应的抗体，这种抗体经胎盘进入胎儿循环后即可引起红细胞破坏而出现溶血。

（二）临床表现

症状轻重差异很大，Rh 血型溶血者表现重，ABO 血型溶血者一般较轻。严重者在出生时就有重度贫血、全身水肿及心力衰竭，甚至为死胎。

1．黄疸　常于生后 24 h 内或 48 h 内出现并迅速加重。黄疸出现愈早，进展愈快则病情愈重。

2．贫血　轻者不易发现，重者可引起心力衰竭。

3．肝脾大　大量溶血时髓外造血活跃，肝脾代偿性增生。

4．神经系统症状　当血清胆红素浓度≥ 20 mg/dl（342 μmol/L）时和（或）每小时上升速度＞ 0.5 mg/dl（8.5 μmol/L）时出现的中枢神经系统损害，称为急性胆红素脑病。急性胆红素脑病可能可逆，也可能导致永久的不可逆性中枢神经功能障碍或后遗症，称为核黄疸。最常受累的脑组织区域包括基底节及负责动眼神经功能和听觉功能的脑干核。

（1）急性胆红素脑病

1）早期：患儿表现为昏昏欲睡但可唤醒，唤醒时有轻至中度肌张力低下和尖声哭叫。

2）中期：患儿可有发热、嗜睡伴吸吮力弱，或易激惹和紧张不安。患儿的哭声可较尖锐，且难以安抚。可出现轻至中度肌张力过高，最初表现为在受到刺激时，颈部（颈后倾）和躯干（角弓反张）向后弯成弓形。

3）进展期：此期的特征是呼吸暂停、无法进食、发热、抽搐及半昏迷状态（可进展为昏迷）。患儿的死亡原因是呼吸衰竭或难治性抽搐。

（2）核黄疸的主要特征：

1）手足徐动症样脑性瘫痪（舞蹈病、投掷症、震颤和肌张力障碍）。

2）感音神经性听力损失，通常表现为听神经病变。

3）凝视异常，尤其是向上凝视受限。

4）牙釉质发育不良。

（三）辅助检查

1. 检查母婴血型　可证明其血型有无不合。

2. 血清特异性免疫抗体检测　包括改良直接抗球蛋白试验（Coombs 试验）、抗体释放试验及游离抗体试验。其中改良直接 Coombs 试验和（或）抗体释放试验阳性均表明患儿的红细胞已致敏，可以确诊；若仅游离抗体阳性只能表明患儿体内有抗体，并不一定致敏，此时应参考母体游离抗体效价，若母体抗体效价≥ 1：64 则有意义。

（四）治疗原则

1. 蓝光治疗，促进胆红素排泄。

2. 输注血浆和白蛋白，降低游离胆红素水平。

3. 必要时采用换血疗法。

三、新生儿黄疸的护理

【护理问题】

潜在并发症包括胆红素脑病、腹泻、皮疹、脱水、发热（与蓝光治疗有关）。

【护理措施】

1. 密切观察病情　①密切观察皮肤、巩膜的色泽变化和神经系统的表现；②观察生命体征；③注意神经系统的表现：哭声、吸吮力、肌张力变化、精神反应等，如患儿出现拒食、嗜睡、肌张力减退等胆红素脑病的早期表现，立即通知医生，做好抢救准备；④观察排泄情况：大小便次数、量及性质，促进粪便及胆红素排出；⑤严密监测溶血性贫血患儿的实验室检查结果，观察患儿呼吸、心率、尿量的变化，以及水肿、肝脾大等情况，判断有无心力衰竭。

2. 蓝光照射的护理

（1）光疗前准备：清洁患儿皮肤，修剪指甲；用遮光眼罩遮盖患儿双眼，用遮光纸尿裤保护会阴，其余皮肤均裸露，皮肤暴露面积越大，光疗效果越好。

（2）蓝光照射分为单面和双面两种，黄疸程度重的患儿需使用双面光疗箱照射。照射前检查蓝光灯管，擦净灯管污迹及灰尘，根据灯管使用情况及时进行更换，保证每根灯管蓝光亮度。

（3）加强巡视，根据病情、体温情况随时测量体温。保持体温在 36 ~ 37 ℃，如体温超过 37.8 ℃或低于 35 ℃，要暂停光疗。

（4）光疗时应适当补充液体，必要时遵医嘱给予静脉补液。

3. 换血疗法　光疗失败或婴儿出现任何胆红素脑病的临床征象时，可用换血疗法清除血液循环中的胆红素。

（1）严格执行无菌操作原则。

（2）准备新鲜血，室温预热，使之与体温接近。库存血贮存时间不要超过 3 天，避免游离钾离子增高引起高钾血症。

（3）换血过程中保持动静脉同步进行，以维持内环境的稳定。准确记录输出量、输入量及时间。

（4）换血过程中密切观察患儿生命体征、尿量、皮肤颜色及全身情况并记录，注意保暖。观察有无输血反应。及时送检血液标本，判断换血效果。换血后及时拔除动脉留置针，遵医嘱继续进行蓝光治疗，必要时使用白蛋白。

4．疫苗接种

（1）生理性黄疸、母乳性黄疸患儿身体健康状况良好，可按免疫程序接种疫苗。病理性黄疸患儿生命体征平稳，可正常接种乙肝疫苗。

（2）病理性黄疸患儿需及时查明病因，暂缓接种其他疫苗，建议前往专科门诊就诊。

第九节　新生儿缺氧缺血性脑病

新生儿缺氧缺血性脑病（hypoxic-ischemic encephalopathy，HIE）是指围生期由于各种因素尤其是窒息引起的部分或完全缺氧、脑血流减少或暂停，而导致胎儿或新生儿脑损伤，是新生儿窒息后严重的并发症，病情重，病死率高，少数幸存者可产生永久性神经功能缺陷，如智力障碍、癫痫、脑性瘫痪。

一、病因

临近分娩和（或）产程中的特殊事件造成的胎儿或新生儿缺氧、围生期窒息是最主要的病因。

1．母亲严重疾病　如哮喘、重症肺炎、肺栓塞、心搏及呼吸停止、心功能衰竭、休克、子痫或子痫前期、惊厥持续状态。

2．产科急症　如子宫破裂、羊水栓塞、严重的胎盘早剥、脐带脱垂、严重脐绕颈。

3．胎儿急症　如胎儿大量失血、胎儿 - 母体间或胎儿 - 胎儿间输血、胎儿血栓性疾病、重度溶血、严重感染。

二、病理生理学改变

1．脑血流改变　早产儿多为慢性或部分性缺氧缺血，出现代偿性血流重新分配，易损区位于脑室周围的白质区。足月儿多为急性完全性窒息，不会启动代偿机制，易损区在大脑矢状旁区的脑组织。

2．脑血管自主调节功能障碍　新生儿（尤其是早产儿）本身自主调节功能较差，脑血流灌注随全身血压的变化而波动。当血压高时，脑血流灌注可致颅内血管破裂出血；当血压下降、脑血流减少时，则引起缺血性脑损伤。

3．脑组织代谢改变　缺氧时，由于脑组织无氧糖酵解增加，组织中乳酸堆积、能量产生急剧减少，最终引起能量衰竭并导致脑细胞水肿、凋亡和坏死。

三、临床表现

根据新生儿的意识、肌张力、原始反射改变、病程及预后等将HIE分为轻、中、重3度。

1. 轻度　患儿易激惹，可有肌阵挛间断发作、瞳孔扩大。拥抱和吸吮反射、肌张力、脑电图（EEG）正常，呼吸正常，症状通常在72 h内消失，预后好。

2. 中度　患儿嗜睡，常有惊厥发作，肌张力降低，反射和吸吮反射减弱。有瞳孔缩小和中枢性呼吸衰竭等脑干损伤症状，EEG表现为低电压，可有痫样放电，病程通常为2周，可能遗留后遗症。

3. 重度　患儿昏迷状态、四肢松软、原始反射消失，有惊厥发作，可呈惊厥持续状态；双侧瞳孔可不等大，对光发射迟钝，中枢性呼吸衰竭明显；可在数日或数周内死亡，存活者多有后遗症。

四、辅助检查

1. 血气分析　脐动脉血pH值减低可反映胎儿宫内缺氧和酸中毒程度。

2. 脑影像学检查　可进行头颅B超、CT、磁共振成像。

3. 脑电生理检查　脑电图应在出生后1周内检查，可客观地反映脑损害的严重程度、判断预后，以及有助于惊厥的诊断。

五、治疗原则

1. 支持疗法　维持良好的通气功能，根据血气结果给予不同方式的氧疗；维持脑和全身良好的血流灌注，可用多巴胺、多巴酚丁胺等血管活性药物使血压维持在正常范围；维持血糖在正常范围。

2. 控制惊厥　有助于降低脑细胞代谢，首选苯巴比妥，肝功能不良者改用苯妥英钠，顽固性抽搐者加用咪达唑仑。

3. 治疗脑水肿　控制液体总量不超过60 ~ 80 ml/（kg · d）。颅内压增高时，呋塞米静脉注射；严重者可用20%甘露醇。

4. 亚低温治疗　是指用人工诱导方法将体温下降2 ~ 5 ℃，以降低能量消耗、减少细胞外谷氨酸氧化反应而达到保护脑细胞的作用。亚低温治疗分为头部亚低温或全身亚低温，应于出生后6 h开始，越早治疗，疗效越好。

六、常见的护理问题和护理措施

【护理问题】

1. 通气功能障碍　与呼吸中枢受损有关。

2. 潜在并发症　如脑疝、呼吸衰竭。

3. 有发生废用综合征的危险　与缺血缺氧导致的后遗症有关。

【护理措施】

1. 维持有效通气　及时清除呼吸道分泌物，保持呼吸道通畅。根据患儿缺氧情况，给予鼻导管吸氧或头罩吸氧，如缺氧严重，可考虑气管插管及机械辅助通气。

2．病情观察　严密监护患儿的呼吸、血压、心率、血氧饱和度等，注意观察患儿的神志、瞳孔、前囟张力及抽搐等症状，观察药物反应。

3．亚低温治疗的护理

（1）降温期：亚低温治疗时采用循环水冷却法进行选择性头颅降温，起始水温保持在10 ~ 15 ℃，直至体温降至35.5 ℃时开启体部保暖。头颅温度下降至34 ℃的时间应控制在30 ~ 90 min。

（2）维持期：亚低温治疗使头颅温度维持在34 ~ 35 ℃，在亚低温治疗时必须注意保暖，可给予远红外或热水袋保暖。采用远红外保暖时，皮肤温度控制在35 ~ 35.5 ℃，皮肤温度探头放置于患儿腹部，给予患儿持续的肛温监测，肛温维持在35.5 ℃左右。

（3）复温期：亚低温治疗结束后，宜缓慢复温，复温时间＞ 5 h，体温上升速度不高于0.5 ℃/h。体温恢复正常后，每4 h测体温1次。

（4）监测：亚低温治疗过程中，给予患儿持续的动态心电图监护，以及核心温度测量，观察患儿的面色、反应、末梢循环情况，以及输入液量和输出液量。在护理过程中应密切注意心率的变化，如出现心率过缓或心律失常，须及时与医生联系，确定是否停止亚低温治疗。

4．早期康复干预　对疑有功能障碍者，将其肢体固定于功能位。早期给予患儿动作训练和感知刺激的干预措施，促进脑功能恢复。

第十节　新生儿败血症

新生儿败血症是致病菌进入血液循环，并生长、繁殖、产生毒素，而引起的全身性炎症反应。其发生率占活产婴儿的1‰ ~ 8‰。出生体重越轻，发病率越高。

一、病因

1．免疫功能缺陷　新生儿（尤其是早产儿）由于免疫功能不完善，易发生感染且局限能力差，而发展为败血症。

2．病原菌　以金黄色葡萄球菌多见，其次为大肠埃希菌。近年来，表皮葡萄球菌、铜绿假单胞菌、克雷伯菌等条件致病菌引起的感染逐渐增多。

3．感染途径　有宫内感染、产时感染和产后感染。其中以产后感染最常见，脐部是细菌最易入侵的门户。

二、临床表现

1．早发型败血症　出生后7天内起病，是导致新生儿死亡的主要原因之一。感染通常发生在出生前或出生时，常由母亲垂直传播引起，常伴有肺炎，易出现暴发性起病、多器官受累。

2．晚发型败血症　出生7天后起病，感染通常发生在出生后，常伴有脐炎或肺炎。

新生儿败血症早期症状常不典型，尤其是早产儿。一般表现为反应差、少吃或少动，体温不稳定（发热或体温不升）、哭声弱等，逐渐发展为精神萎靡、嗜睡、拒乳、不哭、呼吸急促或暂停、青紫、黄疸、休克等。早产儿的病情多较严重，病死率高。

三、辅助检查

1．血常规　出生 12 h 后采血的结果较为可靠。白细胞计数减少（$<5\times10^9$/L）或白细胞计数增多（$>25\times10^9$/L 超过 2 天，或$>20\times10^9$/L 超过 3 天）均提示有败血症的可能。

2．血培养　致病菌培养阳性是诊断败血症的金标准。

3．病原菌抗原检测　局部病灶的病原菌抗原检测结果对病因诊断有参考价值。

四、治疗原则

1．选用合适的抗菌药物　早期、联合、足量、足疗程静脉用药，一般应用 10 ～ 14 天，有并发症者治疗时间需延长至 3 ～ 4 周。病原菌已明确者可按药敏试验用药；病原菌尚未明确前，多采用针对革兰氏阳性球菌和革兰氏阴性杆菌的抗生素联合用药。

2．对症、支持治疗　保暖、供氧、纠正酸中毒及电解质紊乱；及时处理脐炎、脓疱疹等局部病灶；保证能量及水的供给；必要时输注新鲜血、粒细胞、血小板，早产儿可静脉注射免疫球蛋白。

五、常见的护理问题和护理措施

【护理问题】

1．体温异常（体温过高或低于正常）　与感染有关。

2．皮肤黏膜完整性受损　与局部感染灶有关。

3．营养失调，低于机体需要量　与食欲下降、拒乳有关。

4．潜在并发症　包括化脓性脑膜炎、肺炎、感染性休克、弥散性血管内凝血、胆红素脑病等。

【护理措施】

1．维持正常体温　每 2 ～ 4 h 测体温一次。当体温低或体温不升时，及时给予保暖措施，如加盖包被、放入暖箱，病情较重患儿可入辐射式新生儿抢救台以便监护和抢救。当体温过高时应调节室温、松解包被、洗温水浴，以物理降温为主。新生儿不宜使用药物、乙醇擦浴、冷盐水灌肠等刺激性强的降温方法。降温 30 min 后，应复测体温 1 次。

2．妥善处理局部病灶　注意观察患儿全身皮肤黏膜情况，当发现局部感染灶时，及时予以处理。脐炎局部用 3% 过氧化氢及 75% 乙醇消毒，每天 2 ～ 3 次。如有鹅口疮、脓疱疮、皮肤破损，应做好局部处理，可涂抗菌软膏。如患儿留置中心静脉导管，但又不能明确患儿感染灶时，应及早拔除。

3．合理喂养

（1）根据患儿体重、日龄、病情等给予经口喂养或管饲喂养，少量多餐，观察耐受情况，保证供给足够的热量，以维持机体需要。对于病情危重者，可采用静脉补充营养，待病情好转后再行母乳喂养。

（2）早产儿吞咽、咳嗽反射差，哺乳时应注意防止呕吐、呛奶引起窒息。每日测量体重 1 次。

4．密切观察病情

（1）患儿出现面色青灰、体温异常、呕吐、前囟饱满、阵发性尖叫，提示有并发化脓性脑膜炎可能；出现咳嗽、气促、口唇发绀、口吐白沫，则有并发肺炎的可能。

（2）注意出血倾向，由于细菌毒素刺激，使毛细血管壁受损，引起皮肤黏膜出血。护理中需观察瘀点大小及增减情况，以便了解病情有无进展。重症出血时患儿可口吐咖啡色液体，应及时吸引、清除，防止窒息，并给予止血药物和氧气吸入。注意有无便血，必要时禁食，腹胀明显者给予肛管排气。

（3）观察神志变化，败血症患儿反应低下，故应加强巡视，密切观察神志与黄疸进展程度，防止胆红素脑病及中毒性脑病发生。如患儿不时发生呻吟、烦躁不安、两眼凝视，表示病情进展，应及时通知医生。

第十一节　新生儿寒冷损伤综合征

新生儿寒冷损伤综合征主要由受寒引起，其临床特征是低体温和多器官功能损伤，严重者出现皮肤和皮下脂肪变硬和水肿，此时又称新生儿硬肿症，以早产儿多见。

一、病因和发病机制

（一）病因

寒冷、体温调节功能不足、早产、感染和窒息为主要病因。

（二）发病机制

由于新生儿（尤其是早产儿）皮下脂肪组织的饱和脂肪酸比未饱和脂肪酸多，前者熔点较高，当受寒或其他原因引起体温降低时，皮脂容易发生硬化。新生儿容易出现体温低下，若在早产、受寒、窒息、严重感染而引起缺氧、酸中毒和休克时，可因摄入热量不足而使皮下脂肪组织凝固。在皮下脂肪凝固时，血流缓慢，加以新生儿的红细胞较多，容易发生血液淤滞，组织缺氧，引起毛细血管通透性增加而出现水肿。

二、临床表现

寒冷季节发病较多，以出生 3 天内新生儿多见，其中早产儿尤其多见。发病初期表现为体温降低、反应低下、哭声低弱、吸奶减少或拒乳、活动减少、可出现呼吸暂停等；病情加重时发生硬肿和多器官损害体征。

1．低体温　核心温度常降至 35 ℃以下，重症＜ 30 ℃。

2．硬肿　皮肤硬肿，局部皮肤呈暗红色或青紫色，按之似橡皮样感，紧贴皮下组织，不能移动，有水肿者压之有轻度凹陷。硬肿发生顺序是：小腿→大腿外侧→整个下肢→臀部→面颊→上肢→全身。

3．多器官功能损害　早期常有心音低钝、心率缓慢、微循环障碍表现；严重时可呈现休克、DIC、急性肾衰竭和肺出血等多器官衰竭表现。

三、辅助检查

根据病情的严重程度，可检测血常规、血培养、血糖、血电解质、动脉血气分析、尿素氮、肌酐、DIC 筛查试验。必要时可行 X 线、心电图等检查。

四、治疗原则

1．复温　是低体温患儿治疗的关键。复温原则是逐步复温，循序渐进。

2．支持疗法　足够的热量有利于体温恢复，根据患儿情况选择经口喂养或静脉营养，但应注意严格控制输液量及速度。

3．纠正器官功能紊乱　及时发现并处理心力衰竭、休克、DIC 等并发症。

4．控制感染　根据血培养结果应用抗生素治疗。

五、常见的护理问题和护理措施

【护理问题】

1．体温过低　与新生儿体温调节功能低下、寒冷、早产、感染、窒息等有关。

2．营养失调，低于机体需要量　与吸吮力弱、热量摄入不足有关。

3．皮肤完整性受损　与皮肤硬肿有关。

4．潜在并发症　如肺出血、DIC。

【护理措施】

1．复温

（1）轻、中度低体温（30 ℃以上，肛腋温差为零或正值）患儿可立即放入 30 ~ 32 ℃的温度环境中，通过减少散热使体温升高。将患儿置于已预热至中性温度的暖箱中，一般在 6 ~ 12 h 内恢复正常体温。

（2）重度低体温（低于 30 ℃，肛腋温差为负值，说明无产热能力）应将患儿置于箱温比肛温高 1 ~ 2 ℃的暖箱中进行外加热。每小时提高箱温 1 ~ 1.5 ℃，箱温不超过 34 ℃，在 12 ~ 24 h 内恢复正常体温。然后根据患儿体温调整暖箱温度。

（3）若无暖箱或远红外辐射台，也可采用热水袋、温水浴、电热毯或母亲将患儿抱在怀中等方式复温，注意监测患儿体温及采取相应保护措施，以免烫伤患儿。

（4）复温过程中用体温计测肛温，每 2 h 一次，体温正常 6 h 后改为每 4 h 一次，并做好记录。

2．合理喂养　尽早开始喂养，保证充足的热量供应，根据患儿病情及消化道功能状态逐渐增加营养摄入和热量。

3．保证液体供给，严格控制速度　有明显心、肾功能损害者，在复温时因组织间隙液体进入循环，可造成左心功能不全和肺出血，故应用输液泵严格控制输液速度及液体入量。

4．预防感染　做好消毒隔离，加强皮肤护理，经常更换体位，防止体位性水肿和坠积性肺炎，尽量减少肌内注射，防止皮肤破损引起感染。

5. 密切观察病情变化　监测生命体征，每小时记录体温、心率、呼吸、血氧饱和度、血压、尿量、有无出血症状等；观察硬肿程度及进展情况；备好抢救药物和设备，患儿一旦发生病情突变，如面色突然发青、发灰，鼻腔流出或喷出粉红色泡沫样液体，提示患儿可能发生肺出血，应立即将患儿头偏向一侧，及时吸出呼吸道分泌物，保持呼吸道通畅，同时报告医生，迅速有效地组织抢救。

（连冬梅　陈京立）

习题

一、单项选择题

1. 不符合足月新生儿外观特点的是
   A. 皮肤红润，胎毛少
   B. 耳廓软骨发育良好
   C. 四肢呈伸直状
   D. 男婴睾丸已降入阴囊，女婴大阴唇完全覆盖小阴唇
2. 新生儿易发生溢乳、吐奶的原因是
   A. 吞咽功能和呼吸不协调
   B. 消化道面积相对较小，通透性低
   C. 唾液分泌少，肠道蠕动差
   D. 胃呈水平位，贲门松弛、幽门括约肌发育良好
3. 最适宜新生儿的食物是
   A. 牛奶　B. 配方奶粉
   C. 亲母母乳　D. 捐赠母乳
4. 以下对于足月新生儿免疫系统的叙述，正确的是
   A. 从母体中获得较多抗体，不易患呼吸道感染
   B. 从母体中获得较多抗体，不易患消化道感染
   C. 易患麻疹、白喉等传染性疾病
   D. 血脑屏障发育不完善，易患细菌性脑膜炎
5. 早产儿易发生低体温的原因不包括
   A. 体温调节中枢发育不完善　B. 棕色脂肪少，产热能力差
   C. 体表面积相对较大，易散热　D. 汗腺发育差
6. 新生儿窒息首要的护理措施是
   A. 保暖　B. 建立呼吸
   C. 及时喂养　D. 给予心电监护
7. 新生儿败血症患儿体温过高时，正确的处理措施为

A．给予退热药物　　B．进行乙醇擦浴

C．降低室内温度，松开包被　　D．冰敷

8．符合新生儿败血症临床表现的是

A．高热　　B．烦躁不安

C．少哭、拒食　　D．肤色潮红

9．新生儿寒冷损伤综合征发生皮肤硬肿的主要原因是

A．皮下脂肪中饱和脂肪酸含量较多　　B．皮下脂肪中不饱和脂肪酸含量较多

C．棕色脂肪含量较多　　D．红细胞数量较少

10．患儿，女，生后 10 天，顺产。生后第 5 天出现吃奶减少，哭声弱，体温 37.4 ℃，皮肤黄染。查体可见脐部红肿，有少许分泌物，可闻及异味。入院后护士协助医生应首先处理的是

A．给予退热药　　B．脐部护理

C．鼻饲喂养　　D．留取血培养标本

11．患儿，男，胎龄 33 周，生后 5 天。出生后第 3 天开始出现哭声弱，吸吮无力，双下肢硬肿，精神弱，皮肤黄染，体温 32 ℃。该患儿最主要的护理问题是

A．营养失调，低于机体需要量　　B．皮肤完整性受损

C．体温过低　　D．有感染的危险

12．患儿，男，胎龄 33 周，生后 5 天。出生后第 3 天开始出现哭声弱，吸吮无力，双下肢硬肿，精神弱，皮肤黄染，体温 32 ℃。该患儿处理措施正确的是

A．将患儿放入 30 ℃温箱，6 ～ 12 h 内恢复正常体温

B．将患儿放入 30 ℃温箱，12 ～ 24 h 内恢复正常体温

C．将患儿放入 35 ℃温箱，6 ～ 12 h 内恢复正常体温

D．将患儿放入 35 ℃温箱，12 ～ 24 h 内恢复正常体温

二、简答题

1．简述足月新生儿的护理要点。

2．简述病理性黄疸的特点。

三、案例题

患儿，男，生后 15 天，无诱因出现发热，体温最高 39.6 ℃，呕吐数次，为胃内容物，无腹泻。双肺呼吸音稍粗，未闻及干湿啰音。脐部红肿，有少许分泌物。化验检查：C- 反应蛋白 94.0 mg/L。血培养革兰氏阴性杆菌（+），诊断为新生儿败血症。

请回答：

（1）该患儿患败血症最可能的感染途径是

A．呼吸道　　B．消化道　　C．泌尿道　　D．脐部

（2）请列出该患儿目前主要的护理问题。

（3）请写出相应的护理措施。

在线答题

第七章数字资源

第七章　营养障碍疾病患儿的护理

第一节　蛋白质 - 能量营养障碍

一、蛋白质 - 能量营养不良

蛋白质 - 能量营养不良（protein-energy malnutrition，PEM）是指由于多种原因引起蛋白质和（或）能量长期缺乏，不能维持新陈代谢，从而导致自身组织消耗的慢性营养缺乏性疾病。多见于 3 岁以下婴幼儿，主要表现为体重下降，皮下脂肪减少和皮下水肿，常伴有各器官系统功能紊乱。临床常见 3 种类型：以能量供应不足为主的消瘦型，以蛋白质供应不足为主的水肿型，介于两者之间的消瘦——水肿型。

（一）病因

1．膳食供给不足（原发性营养不良） 战争、饥荒、贫穷等原因造成食物匮乏，导致儿童发生营养不良。喂养不当是导致婴儿营养不良的主要原因。如母乳不足，未及时补充代乳品；代乳品调配过稀或量过少；未按时添加辅助食品；长期以淀粉类食品（粥、米粉、面条等）喂养等。幼儿或年长儿营养不良多因偏食、挑食、吃零食过多、不吃早餐或早餐过于简单等引起。

2．疾病因素（继发性营养不良） 消化系统疾病或先天畸形，如迁延性腹泻、慢性痢疾、唇腭裂、先天性消化道畸形等，影响食物的摄入、消化和吸收。各种急慢性感染及消耗性疾病，如麻疹、肝炎、结核病、寄生虫病、反复呼吸道感染，使消耗增多。

3．先天不足　早产、低出生体重、双胎或多胎等，先天营养不足，如出生后未进行合理喂养，则可进一步发展为宫外生长迟缓（extrauterine growth restriction，EUGR）。

（二）病理生理学改变

1．新陈代谢异常

（1）蛋白质：由于蛋白质摄入不足或者丢失过多，使体内蛋白质代谢处于负平衡。当血清总蛋白浓度＜ 40 g/L、白蛋白浓度＜ 20 g/L 时，即可发生低蛋白性水肿。

（2）脂肪：能量摄入不足时，体内脂肪大量消耗以补充维持生命活动所需的能量，致血清胆固醇浓度下降。脂肪代谢主要在肝内进行，当体内脂肪消耗过多，超过肝的代谢能力时，可造成肝的脂肪浸润及变性。

（3）糖类：由于摄入不足、吸收不良或消耗增多，使糖原储存不足或消耗过多，体内供给能量不足，常出现血糖降低，轻时症状并不明显，重时可引起低血糖昏迷甚至猝死。

（4）水、盐代谢：脂肪大量消耗，使细胞外液容量增加，低蛋白血症可进一步加剧而出现水肿。蛋白质 - 能量营养不良时 ATP 合成减少，可影响细胞膜上钠钾 ATP 酶的运转，钠在细胞内滞留，细胞外液一般为低渗状态，易出现低渗性脱水，并可有代谢性酸中毒、低钾血症、低钠血症、低钙血症和低镁血症。

（5）体温调节能力下降：由于能量摄入不足、皮下脂肪较薄散热快、血糖降低、耗氧量低、脉率和周围循环血量减少等因素，导致体温偏低。

2. 各系统功能低下

（1）消化系统：由于胃肠道消化液和酶的分泌减少，酶活性降低，肠蠕动减弱，菌群失调，导致消化吸收功能低下，易发生腹泻。

（2）循环系统：重度营养不良者，心肌收缩力减弱，引起心排血量减少、血压偏低和脉搏细弱。

（3）泌尿系统：肾小管重吸收功能差而致肾浓缩功能降低，造成尿量增多和尿比重下降。

（4）神经系统：全身大量脂肪消耗，可伴大脑总脂质、胆固醇、磷脂等减少，使神经胶质细胞的增殖和神经元的生长、分化减慢，导致运动、语言、认知和社交情感等方面发育障碍。患儿可表现出精神抑郁，时有烦躁不安、表情淡漠、反应迟钝、记忆力减退、条件反射不易建立等。

（5）免疫系统：非特异性免疫系统（如皮肤黏膜屏障、单核吞噬细胞、补体、C 反应蛋白）和特异性免疫系统（如胸腺、骨髓、淋巴结、脾）均受影响，导致免疫功能降低，故极易并发各种感染。

（三）临床表现

营养不良初期表现为体重不增，随后出现体重下降，主要表现为消瘦。皮下脂肪逐渐减少以至消失，首先累及腹部，随后为躯干、臀部、四肢，最后为面颊。故皮下脂肪层厚度是判断营养不良程度的重要指标之一。

随着病程的进展，各种临床症状也逐步加重。轻度营养不良时，仅表现为体重减轻、皮下脂肪变薄、皮肤略干燥，但身高无影响，精神状态正常。继而体重和皮下脂肪进一步减少，身高低于正常值，出现生长迟缓，皮肤干燥、苍白，逐渐失去弹性，肌肉松弛。病情进一步加剧时体重明显减轻，皮下脂肪消失，皮肤皱缩松弛，额部出现皱纹，全身肌张力降低，肌肉松弛、萎缩呈“皮包骨”样，腹部如舟状，四肢可有挛缩，发育落后，身高明显低于同龄人，精神萎靡、反应差，或精神抑制与烦躁交替出现，食欲低下，腹泻和便秘交替，体温偏低，脉细无力。合并血浆白蛋白明显降低时，可有凹陷性水肿、皮肤发亮，严重时可破溃、感染而形成慢性溃疡。重度营养不良还可出现重要脏器功能损害，如心脏功能下降，出现心音低钝、血压偏低、脉搏变缓、呼吸浅表等。

1. 婴幼儿不同程度营养不良的临床表现　见表 7-1。

表 7-1　婴幼儿不同程度营养不良的临床表现

项目	临床表现		
	Ⅰ度（轻）	Ⅱ度（中）	Ⅲ度（重）
实际年龄别体重 / 同性别参照人群年龄别体重中位数	80% ~ 89%	70% ~ 79%	< 70%
腹部皮下脂肪厚度	0.4 ~ 0.8 cm	< 0.4 cm	消失
皮肤	略干燥	干燥、苍白	干皱、无弹性
肌张力	正常	降低、肌肉松弛	低下、肌肉萎缩
消瘦	不明显	明显	皮包骨
身高（长）	正常	低于正常	明显低于正常
水肿	无	无	有
精神状态	正常	烦躁	萎靡、抑制与烦躁交替

2．分型　根据患儿体重和身高（长）的减少情况，可将 5 岁以下儿童营养不良分为 3 型：

（1）低体重（underweight）：体重低于同年龄、同性别参照人群均值减 2 个标准差。体重介于均值减 2 ~ 3 个标准差为中度，低于均值减 3 个标准差为重度。此项指标主要反映患儿过去和（或）现在的营养不良，但仅凭此项指标不能区分是急性还是慢性营养不良。

（2）生长迟缓（stunting）：身高（长）低于同年龄、同性别参照人群均值减 2 个标准差。身高（长）介于均值减 2 ~ 3 个标准差之间为中度，低于均值减 3 个标准差为重度。此指标主要反映长期慢性营养不良。

（3）消瘦（wasting）：身高（长）别体重低于同年龄、同性别参照人群均值减 2 个标准差。身高（长）别体重介于均值减 2 ~ 3 个标准差之间为中度，低于均值减 3 个标准差为重度。此指标主要反映近期、急性营养不良。

3．并发症

（1）营养性贫血：以缺铁性贫血最为常见，主要与铁、叶酸、维生素 B_{12}、蛋白质等造血原料缺乏有关。

（2）多种维生素和微量营养素缺乏：维生素 A 缺乏最常见，还可伴维生素 B、C、D，以及磷、镁、铜、硒缺乏。营养不良时，维生素 D 缺乏的症状不太明显，在恢复期当生长发育加快时可出现症状。严重水肿型营养不良中，约有 3/4 患儿伴有锌缺乏。

（3）感染：由于免疫功能低下，易患各种感染，以呼吸道和消化道的感染最常见。特别是婴儿腹泻，常为营养不良的诱因，又可加重营养不良，形成恶性循环。

（4）自发性低血糖：可突然发生，表现为面色苍白、神志不清、脉搏减慢、呼吸暂停、体温不升等，若不及时诊治，可因呼吸肌麻痹而死亡。

（四）辅助检查

1．血清蛋白　血清白蛋白浓度降低是最突出的表现，但由于其半衰期较长（19 ~ 21

天），轻 - 中度营养不良变化不大，故不够灵敏。维生素 A 结合蛋白（半衰期 10 h）、前白蛋白（半衰期 1.9 天）、甲状腺结合前白蛋白（半衰期 2 天）和转铁蛋白（半衰期 8 天）等代谢周期较短的血浆蛋白具有早期诊断意义。胰岛素样生长因子 1（IGF-l）不仅反应灵敏，而且不受肝功能影响。IGF-l 水平下降，是 PEM 早期诊断的灵敏可靠指标。

2. 血清氨基酸　血清必需氨基酸、牛磺酸、支链氨基酸水平明显降低，而非必需氨基酸变化不大，故两者间比值降低。

3. 酶活性　多种血清酶活性降低，如血清淀粉酶、脂肪酶、胆碱酯酶、转氨酶、碱性磷酸酶、胰酶和黄嘌呤氧化酶，经治疗后可迅速恢复正常。

4. 其他　血脂、血胆固醇、各种电解质及微量元素浓度均有不同程度下降；血糖水平减低，但糖耐量曲线与糖尿病患儿相同。

（五）治疗原则

1. 去除病因　在查明病因的基础上，积极治疗原发病，如纠正消化道畸形、控制感染性疾病、根治各种消耗性疾病、改进喂养方式。

2. 营养治疗

（1）调整饮食，补充营养物质：需充分供给能量与蛋白质，但应精准治疗，且勿操之过急。因营养不良患儿消化功能差，且消化道长期摄入不足，已适应低营养的摄入，过快增加进食量容易出现消化不良、腹泻，故应根据营养不良程度、消化吸收能力和对食物的耐受性调整饮食的量和内容。病情严重、伴明显低蛋白血症或严重贫血者，可考虑少量多次输全血或血浆，也可酌情采用静脉滴注白蛋白、高能量脂肪乳剂、多种氨基酸、葡萄糖等。重度营养不良患儿静脉输注时要严格控制滴速，以避免心功能不全的发生。

（2）药物治疗：胃蛋白酶、胰蛋白酶和维生素 B 族等可促进消化，还可选用苯丙酸诺龙（促进蛋白质合成，增加食欲）、胰岛素（降低血糖，增加饥饿感，提高食欲）、锌剂（提高味觉敏感度、增加食欲）、中药参苓白术散（调理脾胃，改善食欲）等。

3. 治疗并发症　及时处理各种危重情况，如严重腹泻、自发性低血糖、各种感染、电解质紊乱及各种维生素缺乏。

（六）常见护理问题和护理措施

【护理问题】

1. 营养失调，低于机体需要量　与热量和（或）蛋白质长期摄入不足和（或）需要量、消耗量过多有关。

2. 生长发育迟缓　与营养素缺乏，不能满足儿童体格生长和心智发育所需有关。

3. 有感染的危险　与营养素缺乏，机体免疫力低下有关。

4. 潜在并发症　如自发性低血糖、感染、营养性贫血。

5. 知识缺乏　与患儿家长缺乏营养与喂养知识有关。

【护理措施】

1. 一般护理　提供舒适的环境，减少不良刺激。根据病情，合理安排休息与活动。

2. 饮食管理　根据患儿营养不良的程度、消化吸收的能力和对食物的耐受性，逐渐增加饮食，不可操之过急，原则为由少到多、由稀到稠、循序渐进，逐步增加饮食的量和种类，直至恢复正常。饮食管理的具体方法如下：

（1）能量的供给：①轻度营养不良患儿，开始时参考原有饮食情况，供给能量为每日 250 ～ 330 kJ/kg（60 ～ 80 kcal/kg），以后逐渐增加。当能量供给达到每日 585 kJ/kg（140 kcal/kg）时，患儿体重可有满意增长。待体重接近正常后，恢复至正常生理需要量。②中度、重度营养不良患儿，消化吸收功能紊乱，对食物耐受性差，饮食调整要逐步进行。依据原有饮食情况，能量供给从每日 165 ～ 230 kJ/kg（45 ～ 55 kcal/kg）开始，逐步少量增加。对消化吸收能力较好的患儿，可逐渐增加到每日 500 ～ 727 kJ/kg（120 ～ 170 kcal/kg），并按实际体重计算所需热能。待体重恢复，体重与身高（长）比例接近正常后，恢复供给正常生理需要量。

（2）蛋白质的供给：蛋白质的摄入量从每日 1.5 ～ 2.0 g/kg 开始，逐步增加到每日 3.0 ～ 4.5 g/kg，如太早给予高蛋白食物，可引起腹胀和肝大。除乳制品外，还可选择豆浆、蛋类、肝泥、肉末、鱼粉等高蛋白食物，必要时可添加酪蛋白水解物、氨基酸混合液或要素饮食。

（3）维生素及微量元素的补充：食物中应包含富有维生素和微量元素的蔬果，从少量开始，逐渐增加，以免引起腹泻。

（4）鼓励母乳喂养：对母乳喂养的小儿，应根据患儿食欲，按需喂哺。

（5）选择适当的哺喂方法：若胃肠功能较好，首选口服补充；若食欲差、吞咽困难、吸吮力弱者可采用鼻胃管喂养；若肠内营养明显不足或胃肠道功能严重障碍，则采用静脉补充。

（6）建立良好饮食习惯：帮助和指导患儿建立良好的饮食习惯，纠正偏食、挑食、吃零食的不良习惯。小学生早餐要吃饱，午餐应保证供给足够的能量和蛋白质。

3. 促进消化和改善食欲

（1）遵医嘱给予患儿口服各种消化酶和 B 族维生素。

（2）给予蛋白同化类固醇制剂，如苯丙酸诺龙，促进蛋白质合成，增加食欲。每次肌内注射 10 ～ 25 mg，每周 1 ～ 2 次，连续 2 ～ 3 周。

（3）对食欲极差者可给予胰岛素注射，每日 1 次皮下注射胰岛素 2 ～ 3 个单位，注射前先服葡萄糖 20 ～ 30 g，每 1 ～ 2 周为 1 个疗程。可降低血糖，增加饥饿感，提高食欲。

（4）给予锌制剂：每日口服 0.5 ～ 1 mg/kg，提高味觉敏感度，增加食欲。

（5）中医中药治疗：中药参苓白术散能调整脾胃功能，改善食欲；针灸、推拿、抚触、捏脊等疗法可起一定作用。

4. 预防感染　保持皮肤干燥清洁，防止发生皮肤破溃。保持口腔清洁卫生，做好口腔护理，防止出现口腔炎。注意室内空气清新，温度适宜，保持生活环境舒适卫生。采用保护性隔离，预防呼吸系统感染的发生。

5. 观察病情变化　密切观察患儿的病情变化，尤其是重度营养不良患儿。观察有无低血糖、维生素 A 缺乏、酸中毒等临床表现，发现病情及时报告、记录，并做好急症抢救的准备工作。治疗及护理开始后，应每日记录患儿进食情况及对食物的耐受情况，每周测体重 1 ～ 2 次，定期测量身高（长）及皮下脂肪的厚度，以评估营养状况和治疗恢复的情况。

6. 健康知识宣教

（1）正确喂养：向患儿家长解释导致小儿营养不良的原因，介绍科学育儿知识，大力提倡母乳喂养，指导科学喂养方法。不可单纯用淀粉类食品喂养婴儿。按时添加辅助食品，为断奶做准备。

（2）纠正不良饮食习惯：培养小儿不挑食、不偏食、少吃零食的良好习惯。

（3）合理安排作息：保证充足睡眠，合理安排户外活动。

（4）预防疾病：按时完成预防接种计划，做好消毒隔离，预防各种急、慢性传染病。

（5）促进生长发育：为儿童提供良好的生活环境，给予更多的心理支持，促进身心各方面发展。

二、儿童单纯性肥胖

肥胖可分为单纯性肥胖和继发性肥胖。单纯性肥胖（simple obesity）是由于长期能量摄入超过机体的消耗，以致体内脂肪积聚过多，体重超过一定范围的营养障碍性疾病。继发性肥胖则是在神经 - 内分泌 - 代谢紊乱基础上发生的肥胖症。肥胖患儿中 90% ~ 95% 为单纯性肥胖，并不伴有明显的内分泌和代谢疾病。近些年，儿童肥胖的发病率持续上升。目前，我国儿童肥胖的发病率为 5% ~ 8%。肥胖不仅影响儿童的身体健康，还会对儿童的心理产生不同程度的影响，更为重要的是，儿童期的肥胖可延续至成年期，增加成年时患高血压、糖尿病、冠心病、痛风等疾病的风险。因此，应提高对儿童肥胖的防治。

体重指数（body mass index，BMI）是评价儿童肥胖的重要指标，指体重（kg）/ 身高（长）的平方（m^2）。当 BMI 大于同年龄、同性别第 95 百分位数时，可诊断为肥胖；当 BMI 位于同年龄、同性别第 85 ~ 95 百分位数时，可诊断为超重，并具有肥胖的风险。体脂率（body fat rate，BFR）是评价儿童肥胖更为准确的指标，指身体内脂肪量（kg）占体重（kg）的百分比。

（一）病因

1. 能量摄入过多　是导致儿童发生单纯性肥胖的主要原因。长期摄入的能量超过机体代谢需要，多余的能量便转化为脂肪积聚于体内，从而导致肥胖。

2. 能量消耗不足　缺乏活动和适当的体育锻炼是发生肥胖的重要因素，即使摄入不多，因能量消耗过少，也可引起肥胖，而肥胖儿童因笨拙和活动不便大多也不喜爱运动，从而形成恶性循环。

3. 遗传因素　肥胖有高度遗传性，目前认为，肥胖的家族性与多基因遗传有关。肥胖双亲的后代发生肥胖的概率高达 70% ~ 80%，双亲之一尤其是母亲肥胖者，后代发生肥胖的概率为 40% ~ 50%，双亲正常的后代发生肥胖的概率仅为 10% ~ 14%。

4. 其他因素　如巨大儿、小于胎龄儿；进食过快因调节饱食及饥饿感的中枢调节失衡而导致多食；精神创伤（如亲属病故、学习成绩落后）及心理异常等因素也可致小儿过食而出现肥胖。

（二）病理生理学改变

肥胖的主要病理生理学改变是脂肪细胞的体积增大和（或）数目增多。人体脂肪细胞数量的增多主要在生后前 3 个月、出生后第 1 年和青春期 3 个阶段。若肥胖发生在这 3 个阶段，即可引起脂肪细胞数目增多性肥胖，则治疗较困难且易复发。

肥胖患儿可发生一系列代谢及内分泌改变。

1．体温调节　与能量代谢对外界环境温度变化的应激能力降低有关，用于产热的能量消耗较正常儿童少，有低体温倾向。

2．脂类代谢异常　常伴有血浆甘油三酯、胆固醇、极低密度脂蛋白（VLDL）及游离脂肪酸增加，但高密度脂蛋白（HDL）减少，以后易并发动脉硬化、冠心病、高血压、胆石症等疾病。

3．嘌呤代谢异常　血尿酸水平增高，易发生痛风。

4．内分泌改变　内分泌变化在肥胖小儿较为常见。

（1）甲状腺功能的变化：T_3 受体减少，被认为是产热减少的原因。

（2）甲状旁腺激素（PTH）及维生素 D 代谢：血清 PTH 水平、25-（OH）D_3 及 24,25-（OH）$_2D_3$ 水平均增高，可能与肥胖的骨质病变有关。

（3）生长激素水平的变化：血浆生长激素减少；睡眠时生长激素的分泌高峰消失；在低血糖或精氨酸的刺激下，生长激素分泌反应迟钝。但是胰岛素样生长因子Ⅰ（IGF-Ⅰ）分泌正常，胰岛素分泌增加，对生长激素的减少起到代偿作用，故患儿并无明显的生长发育障碍。

（4）性激素的变化：女孩雌激素水平增高，可出现月经不调和不孕；男孩体内脂肪将雄激素芳香化转变为雌激素，使雌激素水平增高，可有轻度性功能低下，但不影响睾丸发育和精子形成。

（5）糖皮质激素：尿 17- 羟类固醇、17- 酮类固醇及皮质醇均可增加，但血浆皮质醇正常或轻度增加，昼夜规律存在。

（6）胰岛素与糖代谢：高胰岛素血症的同时合并胰岛素抵抗，致糖代谢异常，可表现为糖耐量减低或糖尿病。

（三）临床表现

肥胖可发生于任何年龄，但 1 岁以下婴儿、5 ～ 6 岁及青春期最为常见。肥胖儿童食欲极佳，喜食甜食和高脂肪食物。轻度肥胖多无症状，仅表现为体脂率、体重和（或）腰围超过参照人群诊断标准。较为严重的肥胖患儿可有胸闷、气急、胃纳亢进、便秘腹胀、关节痛、肌肉酸痛、易疲劳等表现。严重肥胖时，可由于脂肪过度堆积，限制了胸廓和膈肌的运动，使肺通气量不足、呼吸浅快，故肺泡换气量减少，造成低氧血症、发绀、红细胞增多。严重时，心脏扩大、心力衰竭甚至死亡，称肥胖低通气综合征（Pickwickian-syndrome）。

体格检查常见患儿皮下脂肪厚，但分布均匀。腹部膨隆下垂，严重肥胖时，胸腹部、臀部和大腿皮肤可出现白纹或紫纹。体重过度超重者，走路时两下肢负荷过重，可致膝外翻和扁平足。女性肥胖患儿胸部脂肪堆积，应与乳房发育鉴别；男性肥胖患儿由于大腿内侧、会阴部脂肪过多，阴茎可隐匿在阴阜脂肪垫中而被误诊为阴茎发育不良。肥胖小儿骨龄、智力发育一般正常，性发育常较早，故最终身高常略低于正常小儿。因体型和过早的性发育，肥胖儿常怕被人讥笑，不喜欢和他人交往、游戏，易形成自卑、胆怯、孤僻等心理障碍。

（四）辅助检查

肥胖患儿血清甘油三酯、胆固醇大多增高，严重者血清 β 白蛋白也增高；常有高胰岛素血症；血生长激素水平减低，生长激素刺激试验的峰值也较正常儿童低。肝超声检查常有脂肪肝。

（五）治疗原则

治疗的目的是使体内脂肪减少至接近其理想状态，同时又不影响儿童身体健康及生长发育。饮食疗法和运动疗法是最主要的两项措施，通过减少高能量食物的摄入和增加机体对能量的消耗，以达到体内脂肪逐渐减少的目的。药物应慎用；外科手术因并发症严重，故不适宜用于肥胖患儿；还应注意消除儿童的心理障碍。

（六）常见护理问题和护理措施

【护理问题】

1．营养失调，高于机体需要量　与长期能量摄入过多和（或）运动过少有关。

2．自我形象紊乱　与肥胖引起形体改变有关。

3．社交障碍　与肥胖造成心理障碍有关。

4．潜在并发症　如高血压、高血脂、糖尿病。

5．知识缺乏　患儿及家长缺乏合理营养与休息活动的知识。

【护理措施】

1．饮食管理　合理的饮食方案应充分考虑膳食结构和摄入量。鉴于儿童正处于生长发育的关键阶段，以及肥胖治疗的长期性，提供的能量应低于机体的能量消耗又必须能满足他们基本的营养和能量需要，故多推荐低能量、低脂肪、适量蛋白质和含复杂糖类（如谷类）的饮食。同时应保证供给适量的维生素、矿物质和水。为满足儿童食欲，避免饥饿感，应选择体积大、饱腹感强而能量低的蔬果类高纤维食物。良好的饮食习惯对减肥具有重要作用，如尽量选用蒸、煮、炖的烹调方法，少吃煎、炸等高能量食物，避免进食过快，切忌晚餐过饱、吃夜宵、吃零食、喝含糖饮料等。

2．增加活动量　适当的运动能促使脂肪分解，减少胰岛素分泌和脂肪合成，增加蛋白质合成，促进肌肉发育，故应鼓励患儿多运动。养成良好的运动习惯，选择患儿喜欢、有效又易于坚持的运动，如散步、爬楼梯、慢跑、跳绳、打球、踢球、游泳。每日坚持运动至少 30 min，运动强度根据患儿耐受力而定，以运动后轻松愉快、不感到疲劳为原则。运动要循序渐进，不要操之过急。同时还应避免久坐，减少屏幕暴露时间，如看电视、电脑、手机。鼓励家庭成员共同参与活动，以提高患儿的积极性。

3．心理支持　肥胖常引起一些心理行为问题，特别是青春期女孩，常认为自己的身体很丑，形成长期的自我形象贬低。肥胖的青少年常有较强的被动性和依赖性。他们在面对内在或外在压力时，缺乏有效的应对方法，而常用过度进食来满足自己。注意避免因家长对子女的肥胖过分忧虑而到处求医，或对患儿的进食习惯经常指责，以免引起的患儿精神紧张。

在为青少年制订减肥计划时，要让他们充分地参与，使其感到应对自己的饮食习惯和运动计划负责任，并提高他们坚持控制饮食和运动锻炼的兴趣。在指导青少年减肥的同时，要帮助他们正确认识体态改变，对自身形象建立信心，消除因肥胖带来的自卑心理，鼓励其参与正常的社交活动，提高社交技能，并通过同伴或集体的支持和鼓励，最终达到身心健康发展的目的。

4．观察有无并发症发生　监测患儿血压、血脂、血糖的变化，发现异常及时处理。

5．健康教育

（1）注意围产期保健，合理饮食，适当运动，防止胎儿体重过大或宫内生长迟缓。鼓励母乳喂养，适时适当地添加辅食，避免喂食过量。宣传肥胖儿不是健康儿的观点，转变家长认为小儿长得越胖越健康的陈旧观念。自婴儿期即应该建立良好的饮食行为，鼓励自主进食，细嚼慢咽，不吃零食。对学龄期儿童和青少年，应规律进餐，按时吃早饭。

（2）保证充足的户外活动，减少久坐和屏幕暴露时间。

（3）对患儿进行体格生长监测，定期门诊观察，促进儿童体格指标沿着正常轨迹生长。

第二节　维生素营养障碍

一、维生素 D 缺乏性佝偻病

维生素 D 缺乏性佝偻病（rickets of vitamin D deficiency）是由于维生素 D 缺乏导致钙、磷代谢紊乱，产生的一种以骨骼病变为特征的全身慢性营养性疾病。多见于 2 岁以下的婴幼儿，由于气候、地理位置等因素，我国北方地区发病率较南方高。近年来，随着社会经济文化水平的提高，其发病率逐年降低，且多数患儿病情较轻。

（一）维生素 D 的来源、生理功能与代谢

1．维生素 D 的来源　维生素 D 是一组具有生物活性的脂溶性类固醇衍生物，包括维生素 D_2（麦角骨化醇）和维生素 D_3（胆骨化醇）两种。

（1）皮肤的光照合成：是儿童青少年维生素 D 的主要来源。皮肤中的 7- 脱氢胆固醇经日光中紫外线照射转变为胆骨化醇，即为内源性维生素 D_3。

（2）食物中的维生素 D：天然食物及母乳中含维生素 D 很少，婴幼儿可从配方奶粉和米粉这些强化维生素 D 的食物中获得充足的维生素 D。

（3）母体 - 胎儿的转运：胎儿可通过胎盘从母体获得维生素 D。胎儿体内 25-（OH）D_3 的贮存可满足出生后一段时间的生长需要，早期新生儿体内维生素 D 的量与母体维生素 D 的含量及胎龄有关。

2．维生素 D 的体内活化　上述内源性或外源性维生素 D 均无生物活性，被人体吸收进入血液循环后，与血浆中的维生素 D 结合蛋白（DBP）结合，被转运后贮存于肝、脂肪和肌肉等组织内，经过肝 25- 羟化酶和肾 1- 羟化酶系统作用转变为 1,25- 二羟维生素 D_3［1,25-（OH）$_2D_3$］，具有很强的生物活性。

3．维生素 D 的生理功能　从肝释放入血的 25-（OH）D_3 浓度较稳定，可反应体内维生素 D 的含量。血液循环中的 1,25-（OH）$_2D_3$ 主要与 DBP 相结合，仅 0.4% 以游离形式存在而对靶细胞发挥其生物学效应。1,25-（OH）$_2D_3$ 是维持钙、磷平衡的主要激素之一，作用于靶器官（肠、肾、骨）发挥其抗佝偻病的生理功能：①促进小肠黏膜合成钙结合蛋白（CaBP），增加肠道对钙的吸收；②增加肾小管对钙、磷的重吸收，特别是磷的重吸收，提高血磷浓度，有利于骨的钙化；③促进成骨细胞的增殖和破骨细胞分化，直接影响

钙、磷在骨的沉积与重吸收；④与甲状旁腺激素（PTH）和降钙素一起在维持体液和组织的钙、磷内环境中起主要作用。

4．维生素 D 内分泌的调节　机体主要通过控制肾 1α- 羟化酶活性来调控维生素 D 内分泌系统。1,25-（OH）$_2$D$_3$、PTH、降钙素和血清钙、磷浓度是主要的调节因子。①当血中 l,25-（OH）$_2$D$_3$ 过高时，可负反馈抑制 25-（OH）D$_3$ 在肝羟化和 1,25-（OH）$_2$D$_3$ 在肾羟化的过程；② PTH 促进 1-α 羟化过程，增加 1,25-（OH）$_2$D$_3$ 的合成；③低钙血症可刺激 PTH 分泌增加，而间接促进 1,25-（OH）$_2$D$_3$ 合成；④低血磷可直接增加血浆 1,25-（OH）$_2$D$_3$ 的浓度；⑤生长激素、胰岛素和雌激素等可促进 1,25-（OH）$_2$D$_3$ 合成。

（二）病因

1．维生素 D 储备不足　母亲妊娠期特别是妊娠后期维生素 D 的储备不足，如母亲严重营养不良、肝肾疾病、慢性腹泻，以及早产、双胎均可导致婴儿体内维生素 D 贮存不足。

2．日光照射不足　内源性维生素 D 主要来源于皮肤中的 7- 脱氢胆固醇经紫外线照射生成。因紫外线不能透过玻璃，若小儿缺少户外活动，则可导致内源性维生素 D 合成不足。同时，城市高层建筑、空气尘埃、烟雾、气候等，均可影响内源性维生素 D 的合成。

3．维生素 D 摄入不足　母乳和天然食物中维生素 D 含量较少，不能满足婴儿生长发育所需，若户外活动少或未及时添加鱼肝油，也易患佝偻病。

4．生长速度快　维生素 D 和钙的需要量与骨骼生长速度成正比。早产、双胎婴儿出生时体内维生素 D 储备量不足，出生后生长速度较足月儿快，若维生素 D 供给不足，极易患佝偻病。

5．疾病影响或药物作用　严重的肝、胆、肾、胃肠道慢性病均影响维生素 D 和钙、磷的吸收和利用，如婴儿肝炎综合征、慢性腹泻；肝肾严重损害可导致维生素 D 羟化障碍，影响 1,25-（OH）$_2$D$_3$ 的合成；长期服用抗惊厥药物可致体内维生素 D 和 25-（OH）$_2$ D$_3$ 加速分解为无活性的代谢产物而导致体内维生素 D 不足，如苯妥英钠、苯巴比妥；糖皮质激素类药物可对抗维生素 D 对钙的转运，导致佝偻病。

（三）发病机制

维生素 D 缺乏性佝偻病可看成是机体试图维持正常血钙水平而对骨骼造成损害的结果。维生素 D 缺乏时，钙、磷经肠道吸收利用减少，导致血钙、血磷水平下降，刺激甲状旁腺激素（PTH）分泌增加，加速旧骨溶解脱钙，释放骨钙入血，使血钙水平维持正常或接近正常水平。但甲状旁腺激素同时抑制肾小管对磷的重吸收，导致尿磷排出增加，使血磷降低，故血液中钙磷乘积下降（< 40），使骨骼钙化受阻，成骨细胞代偿性增生，局部骨样组织堆积，碱性磷酸酶分泌增多，从而形成骨骼病变和一系列佝偻病的症状、体征及血液生化改变（图 7-1）。

（四）临床表现和辅助检查

本病好发于 3 个月至 2 岁婴幼儿，非特异性神经精神症状出现最早，继而出现生长最快部位的骨骼改变、肌肉松弛、生长发育迟滞、免疫力低下等全身症状。年龄不同，临床表现也不同。佝偻病的骨骼改变常在维生素 D 缺乏数月后出现，围产期维生素 D 不足的婴儿佝偻病出现得较早。重症佝偻病患儿还可见消化功能紊乱、心肺功能障碍，并可影响智能发育和免疫功能。佝偻病可分为以下 4 期。

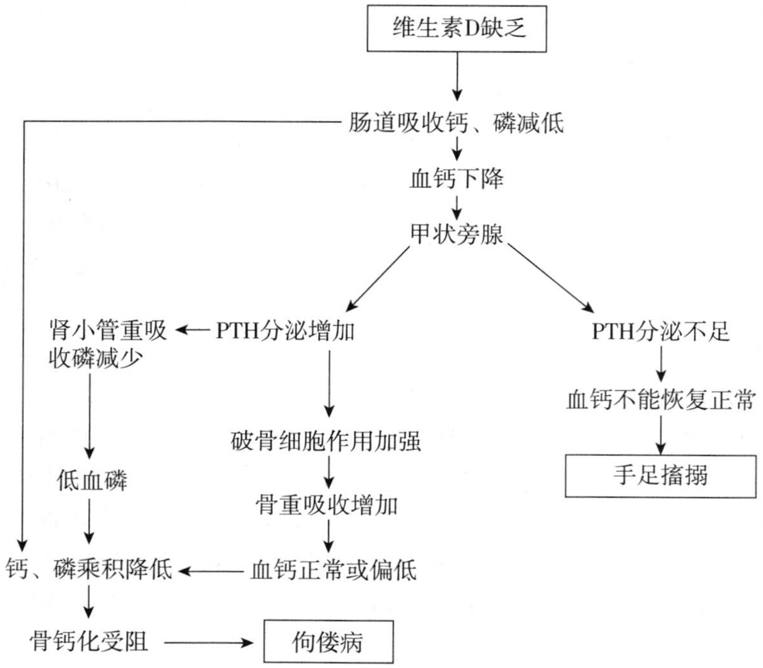

图 7-1　维生素 D 缺乏性佝偻病和手足搐搦症的发病机制

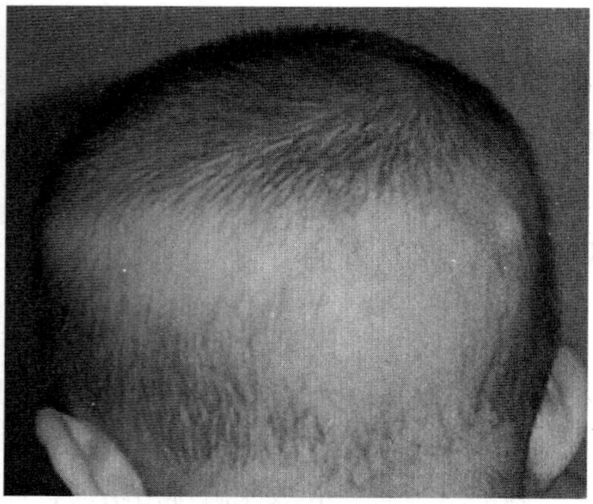

图 7-2　佝偻病枕秃

1．初期（早期）　多见于 6 个月内，尤其是 3 个月内的小婴儿。以神经精神症状为主，如易激惹、烦躁、睡眠不安、夜哭、夜惊、多汗（与室温、季节无关）。因烦躁和汗水刺激头皮而经常摇头擦枕，致枕后头发环形脱落形成枕秃（图 7-2）。

此期骨骼症状不明显，生化检查可见血清 $25\text{-}(OH)_2D_3$ 下降，PTH 升高，血钙正常或稍低，血磷降低，碱性磷酸酶正常或增高。骨骼 X 线检查可无改变。

2．活动期（激期）　初期患儿若未经适当治疗，可发展为活动期，除初期症状外，主要为骨骼改变和发育迟缓。

（1）骨骼改变

1）头部：3 ~ 6 个月婴儿易出现颅骨软化，重者可出现压乒乓球样感觉，即用手指轻压枕骨或顶骨后部可感觉颅骨内陷，故称“乒乓头”；7 ~ 8 月龄时发生“方颅”（从上向下看），即额骨和顶骨双侧骨样组织增生呈对称性隆起，严重时呈鞍状或十字状颅形；前囟过大或延迟闭合，重者可迟至 2 ~ 3 岁闭合；乳牙萌出推迟，且牙釉质发育差，易患龋齿。

2）胸廓：胸廓畸形多见于 1 岁左右小儿。肋骨与肋软骨交界处骨骺端骨样组织增生堆积而膨大呈钝圆形隆起，上下排列如串珠状，可触及或看到，形成肋骨串珠，称为佝偻病串珠（图 7-3），以第 7 ～ 10 肋骨最明显；肋骨钙化不足，膈肌附着部位的肋骨长期受膈肌牵拉向内凹陷，造成肋外翻，形成肋膈沟或称哈里森郝氏沟（图 7-4）；1 岁左右小儿多发生鸡胸（第 7、8、9 肋骨与胸骨相连处软化内陷，致胸骨柄前凸而形成）或漏斗胸（胸骨剑突部内陷形成）。这些胸廓病变均可影响肺呼吸功能，使小儿易患呼吸道感染。

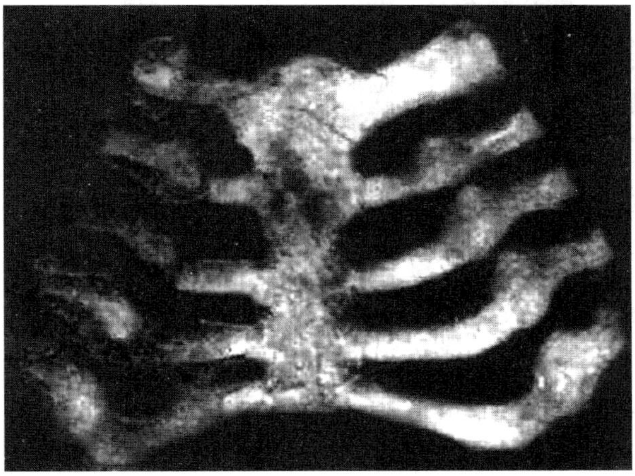

图 7-3　佝偻病串珠

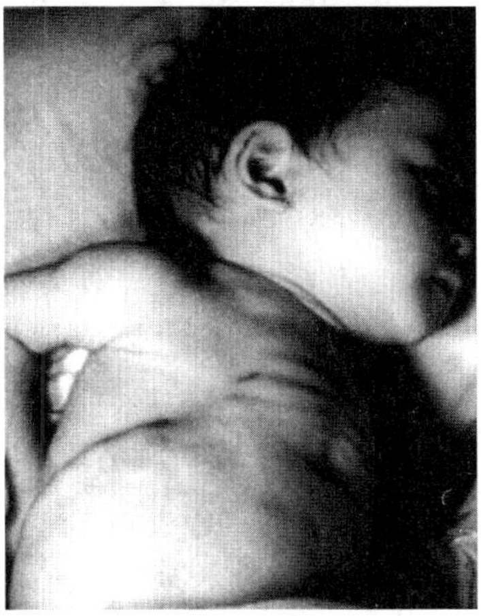

图 7-4　佝偻病肋膈沟

3）四肢：6 个月以上小儿腕和踝部骨骺处膨大呈钝圆形环状隆起，形成手镯或脚镯征，即为佝偻病手镯（图 7-5）或脚镯；1 岁左右小儿开始行走，因骨质软化和肌肉松弛，下肢负重可出现弯曲现象，形成严重的膝内翻（“O” 形腿）或膝外翻（“X” 形腿）；重症者易引起长骨骨折。

4）脊柱：患儿会坐或站后，因韧带松弛，可引起脊柱后凸畸形或侧弯。

5）骨盆：严重患儿可发生骨盆畸形。

（2）运动功能发育迟缓：由于低血磷，致肌肉糖代谢障碍，全身肌张力低下，肌肉松弛，坐、立、行等运动功能发育较晚。腹壁肌张力低下，腹部膨隆如蛙腹。

（3）神经、精神发育迟滞：重症佝偻病患儿神经系统发育迟缓，条件反射形成慢，情感、动作及语言发育落后，表情淡漠，免疫功能低下，常伴发感染。

（4）辅助检查：血液生化改变明显，血钙可稍低，而血磷降低明显，钙磷乘积大多低于 30，碱性磷酸酶增加明显。X 线长骨片显示钙化带消失，干骺端明显增宽（＞ 2 mm），临时钙化带模糊不清，呈毛刷样、杯口状改变，骨密度减低，骨皮质变薄（图 7-6）。可有骨干弯曲畸形或青枝骨折。

3．恢复期　经治疗后，神经精神症状逐渐好转而至消失，肌张力恢复正常。血清钙、磷及钙磷乘积恢复正常，碱性磷酸酶下降。X 线检查示骨骼病变逐渐好转，出现不规则的钙化线，骨质密度逐渐恢复正常。

4．后遗症期　多见于＞ 2 岁小儿，严重佝偻病可遗留不同程度的骨骼畸形。临床症

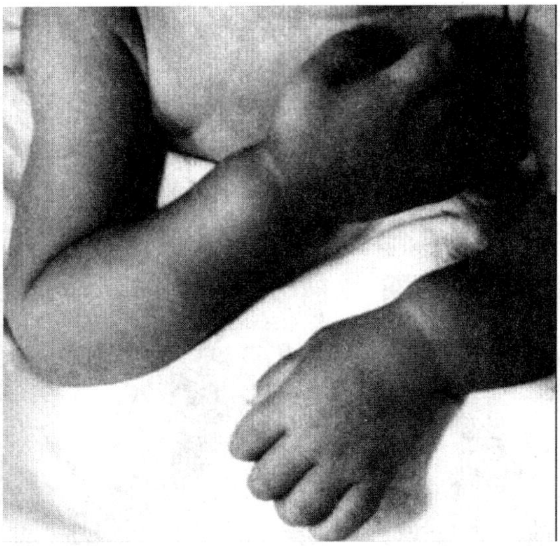

图 7-5　佝偻病手镯

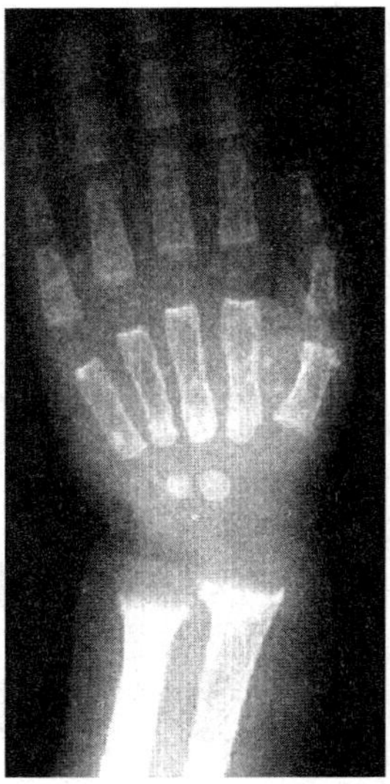

图 7-6　佝偻病活动期 X 线片

状消失，血生化正常，X 线检查示骨骼干骺端病变消失。

（五）治疗原则

1．一般治疗　加强护理，合理膳食，坚持晒太阳（6 个月以内婴儿避免阳光直射），多户外活动。

2．药物治疗

（1）口服用药：首选口服给药，维生素 D 以 2000 IU/d 为最小治疗剂量，根据年龄增加剂量，1 岁以下为 2000 IU/d，1 ～ 12 岁为 3000 ～ 6000 IU/d，12 岁以上为 6000 IU/d。疗程至少为 3 个月。待症状好转后，给予预防量，1 岁以下为 400 IU/d，1 岁以上为 600 IU/d。

（2）突击疗法：重症或无法口服者，可一次性大剂量肌内注射维生素 D_3。单次剂量依据年龄而定，3 ～ 12 个月为 50 000 IU，1 ～ 12 岁为 150 000 IU，12 岁以上为 300 000 IU。突击治疗后 2 ～ 3 个月起继续服预防量。

3．补充矿物质　维生素 D 治疗期间应同时补充钙剂，同时还应注意锌、铁等微量元素的补充。

4．外科手术　严重骨骼畸形可采用外科手术矫正。

（六）常见护理问题和护理措施

【护理问题】

1．营养失调，低于机体需要量　与接受日光照射少，维生素 D 摄入不足等有关。

2．生长发育迟缓　与维生素 D 缺乏导致骨骼发育和神经、精神发育迟缓有关。

3．潜在并发症　如骨骼畸形、维生素 D 中毒。

4．有感染的危险　与免疫功能低下有关。

5．知识缺乏　患儿家长缺乏佝偻病预防和护理知识。

【护理措施】

1．遵医嘱补充维生素 D　注意维生素 D 过量的中毒表现，如厌食、恶心、烦躁不安、体重下降、便秘，应立即停服维生素 D，并通知医生。

2. 预防和矫治骨骼畸形 衣着宽松、柔软，床铺松软。避免早坐、久坐、早站、久站和早走，以防下肢弯曲。对已有骨骼畸形的患儿，可采取主动和被动的方法来矫正。如胸廓畸形，可鼓励患儿做俯卧位抬头展胸动作；下肢畸形，可做肌肉按摩，以矫正畸形。"O" 形腿者予以按摩外侧肌，"X" 形腿者予以按摩内侧肌，以增加肌肉张力。对于外科手术矫治者，护士应指导家长正确使用矫形器具。

3. 预防骨折 严重佝偻病患儿肋骨、长骨易发生骨折，护理操作时动作要轻柔，应注意避免重压和强力牵拉。

4. 预防感染 保持室内空气清新，温度、湿度适宜，阳光充足，预防交叉感染。

5. 健康教育

（1）给孕妇、乳母及患儿家长讲述有关疾病的预防、护理知识；鼓励孕妇和乳母加强营养，多进行户外活动，多晒太阳，选择富含维生素 D、钙、磷、蛋白质的食物，必要时加服维生素 D 和钙剂。

（2）婴儿出生后 1 ~ 2 周开始服用预防量的维生素 D 400 IU/d，1 岁后增至 600 IU/d。在预防用药的同时，告知家长避免过量服用，注意观察有无维生素 D 中毒的表现。及时添加富含维生素 D、钙、磷、蛋白质的辅食，乳品是最好的钙源。

（3）出生 2 ~ 3 周后即可带婴儿进行户外活动，每天户外活动 1 ~ 2 h。夏季应避免阳光直射，可在阴凉处活动，尽量多暴露皮肤。冬季在室内活动时应开窗，使紫外线能够透过。

二、维生素 D 缺乏性手足搐搦

维生素 D 缺乏性手足搐搦（tetany of vitamin D deficiency）是由于维生素 D 缺乏，引起血钙降低，神经肌肉兴奋性增高，致全身惊厥、手足抽搐或喉痉挛，多见于 6 个月以内的小婴儿。目前因预防工作的开展，本病已较少发生。

（一）病因和发病机制

维生素 D 缺乏时，血钙下降而甲状旁腺不能代偿性分泌增加，血钙继续降低，当血总钙浓度低于 1.75 ~ 1.88 mmol/L 或离子钙浓度降低至 1.0 mmol/L 以下时，即可引起神经肌肉兴奋性增高，出现惊厥、喉痉挛、手足抽搐的表现（图 7-1）。婴儿体内维生素 D 缺乏早期，甲状旁腺代偿性分泌增加，以维持血钙正常水平；当维生素 D 继续缺乏时，甲状旁腺因过度反应而疲惫，出现血钙降低。因此，患儿可存在甲状旁腺功能亢进所致的佝偻病表现和甲状旁腺功能低下的低血钙临床表现。

（二）临床表现

维生素 D 缺乏性手足搐搦主要表现为惊厥、手足搐搦和喉痉挛，常伴有不同程度的活动期佝偻病临床表现。

1. 隐匿型 血清钙在 1.75 ~ 1.88 mmol/L 时，没有典型发作症状，可通过刺激神经肌肉引起下列体征。

（1）面神经征（Chvostek sign）：用手指或叩诊锤叩击耳前面神经穿出处（颧弓与口角间的面颊部），可使面肌收缩，引起眼睑和口角抽动者为阳性，新生儿可呈假阳性。

（2）腓反射（peroneal reflex）：以叩诊锤叩击膝下外侧腓骨小头上方腓神经处，引起足向外侧收缩者为阳性。

（3）低钙束臂征（Trousseau sign，陶瑟征）：用血压计袖带包裹上臂打气后，使血压维持在收缩压和舒张压之间，5 min 内该手出现痉挛症状者为阳性。

2．典型发作

（1）惊厥：多见于小婴儿。表现为突发两眼上翻，面肌颤动，四肢抽动，神志不清。发作停止后意识恢复，精神萎靡而入睡，醒后活泼如常。每次发作时间数秒至数分钟不等，发作时间持续久者可有发绀。发作次数可多日 1 次或 1 日数次，甚至 1 日数十次。一般无发热。轻症者仅有短暂的双眼上翻和面肌抽动，神志清楚。

（2）手足搐搦：多见于较大婴儿、幼儿。突发手足痉挛呈弓状，腕和掌指关节屈曲，手指伸直，拇指内收贴近掌心（又称助产士手），强直痉挛。足抽动时踝关节伸直，足趾向下弯曲呈弓状（又称芭蕾舞演员足）。发作停止后活动自如。

（3）喉痉挛：多见于婴儿，但发病率低。突发喉部肌肉和声门痉挛，呼吸困难，吸气时喉鸣，有时可窒息致死。

以上 3 种症状中以无热惊厥最为常见。

（三）治疗原则

1．急救处理

（1）氧气吸入：惊厥期应立即吸氧，喉痉挛发作者应立即将舌头拉出口外，并进行口对口人工呼吸，或者加压给氧，必要时行气管切开以保证呼吸道通畅。

（2）控制惊厥或喉痉挛：可用 10% 水合氯醛保留灌肠，每次 40 ~ 50 mg/kg；或地西泮每次 0.1 ~ 0.3 mg/kg 肌内注射或缓慢静脉注射。

2．钙剂治疗　10% 葡萄糖酸钙 5 ~ 10 ml 加入 10% 葡萄糖液 5 ~ 20 ml 中，缓慢静脉注射（$>$ 10 min）或滴注；惊厥反复发作时，可每日注射 2 ~ 3 次；惊厥停止后改口服钙剂。不可皮下注射或肌内注射钙剂以免造成局部坏死。

3．维生素 D 治疗　发作控制后，按维生素 D 缺乏性佝偻病补充维生素 D 治疗。

（四）常见护理问题和护理措施

【护理问题】

1．有窒息的危险　与惊厥、喉痉挛发作有关。

2．有受伤的危险　与惊厥发作有关。

3．营养失调，低于机体需要量　与维生素 D 缺乏有关。

4．知识缺乏　家长缺少预防维生素 D 缺乏及处理惊厥和喉痉挛的知识。

【护理措施】

1．控制惊厥和喉痉挛　遵医嘱立即使用镇静剂、钙剂。静脉注射钙剂时应缓慢推注，注射时间不少于 10 min，并注意监测心率，以免因血钙骤升，发生呕吐甚至是心搏骤停。钙剂注射时必须选用较大血管，避免使用头皮静脉，进针准确，固定好，加强巡视，避免液体外渗引起皮下组织坏死。

2．防止窒息　密切观察惊厥、喉痉挛的发作情况，做好气管插管或气管切开的术前准备。一旦发现症状应立即吸氧，喉痉挛者需立即将舌头拉出口外，同时将患儿头偏向一侧，清除口鼻分泌物，保持呼吸道通畅，避免吸入导致窒息。对已出牙的小儿，应在上、下门齿间放置牙垫，避免舌咬伤，必要时行气管插管或气管切开。在护理手足搐搦症患儿时，要操作集中，减少刺激，以免诱发喉痉挛。

3．补充维生素 D，定期户外活动。

4．心理支持　向家长解释发作原因和预后，发作时应陪伴和安慰家长及患儿。

5．健康教育

（1）预防小儿维生素 D 缺乏：与佝偻病预防知识相同（详见本章第一节）。

（2）惊厥、喉痉挛发作时的处理方法：告诉家长患儿发作时应保持冷静，使患儿平卧，解开衣领，颈部伸直，头后仰，以保持呼吸道通畅，同时呼叫医护人员。

（周　静　蒋文慧）

习题

一、单项选择题

1．营养不良多见于

A．3 岁以下婴幼儿　　B．3 岁以上小儿

C．5 岁以下小儿　　D．5 岁以上小儿

2．导致婴儿营养不良的主要原因是

A．先天不足　　B．喂养不当

C．活动量大　　D．睡眠不足

3．营养不良患儿皮下脂肪最早消减的部位是

A．面部　　B．腹部

C．胸部　　D．臀部

4．营养不良的早期表现是

A．体重不增　　B．体重下降

C．皮下脂肪减少　　D．身高低于正常

5．维生素 D 在何处羟化后具有较强的生物活性

A．肝、肾　　B．皮肤、肝

C．皮肤、肾　　D．小肠、肝

二、简答题

1．简述蛋白质 - 能量营养不良的临床分型。

2．简述单纯性肥胖发病的主要原因。

三、案例题

患儿，男，早产 1 个月，出生体重 2 kg，生后一直母乳喂养。目前为 6 月龄，体重 8 kg，近日发现小儿易惊，睡眠少，出汗多。查体发现：方颅，前囟大，有肋骨串珠。

1．该患儿最可能的医疗诊断是什么？

2．列出主要的护理问题。

3．列出应采取的护理措施。

在线答题

第八章数字资源

第八章　呼吸系统疾病患儿的护理

呼吸系统疾病是儿童常见病，包括呼吸道急、慢性感染性疾病、呼吸道变态反应性疾病、胸膜疾病、呼吸道异物等。在住院患儿中，呼吸道感染性疾病占60%以上，其中绝大部分为肺炎，且肺炎是排在我国5岁以下儿童死亡原因的第一位。降低呼吸道感染的发病率和病死率，是一项艰巨而重要的任务。

第一节　儿童呼吸系统的解剖生理特点

一、解剖学特点

呼吸系统以环状软骨下缘为界，分为上、下呼吸道。

（一）上呼吸道

1. 鼻　婴幼儿的鼻腔和后鼻道狭小，无鼻毛、黏膜柔嫩，血管丰富，易于感染，炎症时黏膜充血肿胀容易发生呼吸困难和吸吮困难。

2. 鼻咽部和咽部　鼻咽扁桃体在6个月内已发育，腭扁桃体至1岁末逐渐增大，4～10岁发育达高峰，青春期逐渐退化，故扁桃体炎常见于学龄前及学龄期儿童。婴幼儿的咽鼓管较宽、直、短，呈水平位，小儿患急性上呼吸道感染时易致中耳炎。

3. 喉　小儿喉部呈漏斗形，喉腔较窄，声门裂相对狭窄，软骨柔软，黏膜、淋巴血管丰富，感染后易发生充血、水肿，造成喉头狭窄，引起声音嘶哑和吸气性呼吸困难。

（二）下呼吸道

1. 气管及支气管　婴幼儿的气管、支气管相对狭窄，软骨柔软，缺乏弹力组织，黏膜血管丰富，纤毛运动差，清除能力弱，感染时易充血、水肿，分泌物增加，易发生呼吸道阻塞。左主支气管细长，由气管侧方伸出，而右主支气管短而粗，为气管直接延伸，故异物较易进入右主支气管。

2. 肺　出生时肺泡数量较少，血管丰富，间质发育旺盛，整个肺含血多而含气少，感染时易引起间质性炎症、肺不张及肺气肿。随着年龄的增长，肺泡数量渐渐增加，肺泡体积也会增大。

二、生理特点

（一）呼吸频率与节律

儿童呼吸频率快，年龄越小，频率愈快。婴儿由于呼吸中枢发育尚未完全成熟，易出现呼吸节律不齐，以早产儿最为明显。儿童呼吸频率受诸多因素影响，如哭闹、活动、发热、贫血等，因此，呼吸频率与节律需在儿童安静或睡眠时测量。

（二）呼吸形态

婴幼儿呼吸肌发育不全，胸廓活动范围小，且肋骨呈水平位，主要依靠膈肌活动，呈腹式呼吸。随着年龄增长，呼吸肌逐渐发育，胸廓体积增大，肋骨逐渐变为斜位，逐渐转化为胸腹式呼吸，7 岁以后逐渐接近成人。

（三）呼吸功能

儿童各项呼吸功能储备能力均较差，患呼吸系统疾病时易发生呼吸功能不全。

1. 肺活量（VC） 指一次深吸气后的最大呼气量，小儿为 50 ~ 70 ml/kg。在安静情况下，年长儿仅用肺活量的 12.5% 来呼吸，而婴儿则需用 30% 左右，因此易发生呼吸衰竭。

2. 潮气量（VT） 指安静呼吸时每次吸入或呼出的气量。年龄越小，潮气量越小。儿童潮气量为 6 ~ 10 ml/kg，1 岁以内婴幼儿潮气量平均为 42 ml，约为成人 1/12。

3. 每分通气量　指潮气量乘以呼吸频率。正常婴幼儿由于呼吸频率较快，每分通气量如按体表面积计算与成人相近似。

4. 气体弥散量　二氧化碳的排出主要靠弥散作用，二氧化碳弥散速率比氧气大，故比氧气易于弥散。小儿肺小，肺泡毛细血管总面积与总容量均比成人小，故气体弥散量也小。

5. 气道阻力　小儿气道阻力大于成人，随气道管腔发育而递减。因此儿童发生喘息的机会较多。

6. 血气分析　新生儿和婴幼儿的肺功能检查难以进行，但可做血气分析以了解是否存在缺氧及酸碱平衡紊乱的状态。小儿动脉血气分析正常值见表 8-1。

表 8-1　小儿动脉血液气体分析正常值

项目	新生儿	0 ~ 2 岁	＞2 岁
pH	7.35 ~ 7.45	7.35 ~ 7.45	7.35 ~ 7.45
PaO_2（kPa）	8 ~ 12	10.6 ~ 13.3	10.6 ~ 13.3
$PaCO_2$（kPa）	4 ~ 4.67	4 ~ 4.67	4.67 ~ 6.0
HCO_3（mmol/L）	20 ~ 22	20 ~ 22	22 ~ 24
BE（mmol/L）	−6 ~ +2	−6 ~ +2	−4 ~ +2
SaO_2	0.90 ~ 0.97	0.95 ~ 0.97	0.96 ~ 0.98

三、免疫学特点

儿童呼吸道的非特异性及特异性免疫功能均较差。新生儿及婴幼儿咳嗽反射及纤毛运动功能差，难以有效清除吸入的尘埃及异物颗粒。肺泡巨噬细胞功能不足，婴幼儿辅助性T细胞功能暂时性低下，婴幼儿呼吸道黏膜表面抵抗细菌及病毒能力的分泌型IgA也处于低水平，IgG亚类含量低微。此外，乳铁蛋白、溶菌酶、干扰素及补体等数量和活性不足，故易患呼吸道感染。

四、呼吸系统常见症状/体征

（一）呼吸频率

呼吸急促是指＜2月龄婴幼儿，呼吸≥60次/分；2～12月龄，呼吸≥50次/分；1～5岁，呼吸≥40次/分。与呼吸急促相比，呼吸的频率减慢或节律不规则是更加危险的征象。

（二）吸气时胸廓凹陷

婴幼儿上呼吸道梗阻或严重肺病变时，由于胸廓软弱，用力吸气时胸腔内负压增加，可引起胸骨上、下，锁骨上窝及肋间隙软组织凹陷，也称为三凹征。

（三）呼吸音

1. 吸气喘鸣　正常儿童呼吸时间比为1∶1.5～1∶2，如果吸气时出现喘鸣音，同时伴吸气延长，是上呼吸道梗阻的表现。常见于急性喉炎、气道异物。

2. 呼气呻吟　是小婴儿下呼吸道梗阻和肺扩张不良的表现，常见于新生儿呼吸窘迫综合征。

3. 异常呼吸音　哮鸣音常于呼气相明显，提示细小支气管梗阻。不固定的中等粗湿啰音常来自支气管的分泌物。于吸气相，特别是深吸气末，听到固定不变的细湿啰音提示肺泡内存在分泌物，常见于各种肺炎。

（四）缺氧

1. 发绀　是血氧下降的重要表现，末梢性发绀指血流较慢、动静脉氧差较大部位（如肢端）的发绀；中心性发绀指血流较快、动静脉氧差较小部位（如舌、黏膜）的发绀。

2. 杵状指（趾）　支气管扩张、慢性肺炎等患儿可见杵状指（趾），是慢性缺氧的表现。

第二节　呼吸系统疾病常用的治疗方法

一、氧气治疗

（一）定义

氧气治疗（氧疗）是指通过不同的给氧方式，为患者提供一定浓度的氧，维持理想的血氧分压，避免发生缺氧性损伤。

（二）目的

氧疗的目的是提高血氧含量，纠正机体和组织缺氧。

（三）适应证

氧疗的适应证包括急性低氧血症 $PaO_2 < 7.89$ kPa（60 mmHg）、呼吸衰竭、呼吸窘迫（呼吸频率过快、做工增加）、低血压状态（收缩压< 90 mmHg）、低心输出量等呼吸循环系统疾病。

（四）给氧方法

氧疗可通过导管、面罩、头罩、无创机械通气或气管插管机械通气等方法供氧。根据患儿的缺氧程度、合作能力、自主呼吸能力等方式选择适宜的给氧方法。

1．鼻导管法　适用于年长并具有合作能力的儿童，分为单侧和双侧导管。优点是使用方便，耐受性好，活动自如；缺点主要为吸入氧浓度不确定、容易移位，以及流量较高时容易引起鼻腔黏膜干燥。

（1）清洁患儿鼻孔后，将导管轻轻插入单侧或双侧鼻前庭约 1 cm，单侧导管的外端用胶布固定于面颊部；双侧导管的外端通过耳廓的上端用导管的固定环固定于头顶部。

（2）对持续吸氧的儿童，每 8 ~ 12 h 更换导管或鼻孔一次。经常注意监测用氧浓度，调整氧气流量并保证导管通畅。

（3）吸入氧浓度 $FiO_2 = 0.21 + 0.04 \times$ 氧流量（L/min）。

（4）如果吸入氧流量达到 6 L/min，需要更换其他给氧设备。

2．面罩法　包括简易面罩、储氧面罩、文丘里面罩。

（1）简易面罩：需要覆盖患儿的口鼻和下巴，$FiO_2 \leqslant 0.6$，保持密闭是提高 FiO_2 的前提；使用时氧流量至少 6 L/min。

（2）储氧面罩：理论上来讲，储氧面罩最高可提供 100% 的 FiO_2。使用储氧面罩时需要注意：氧流量至少达 6 L/min，氧气囊必须保持充满状态；确保面罩与面部紧密贴合；不应使用湿化瓶。

（3）文丘里面罩：有不同档位，能够匹配流量与吸入氧浓度，FiO_2 不受通气量变化。适用于慢性阻塞性肺疾病患者。

3．头罩法　适用于早产儿、新生儿及婴儿。

（1）将有机玻璃头罩罩于患儿头部，头罩边缘勿触及患儿下颌及面部，注意防止擦伤患儿皮肤（图 8-1）。

（2）接通湿化氧，避免氧气直吹患儿。

（3）随着空氧混合仪等仪器设备在临床上的推广，头罩吸氧的应用较之前减少。

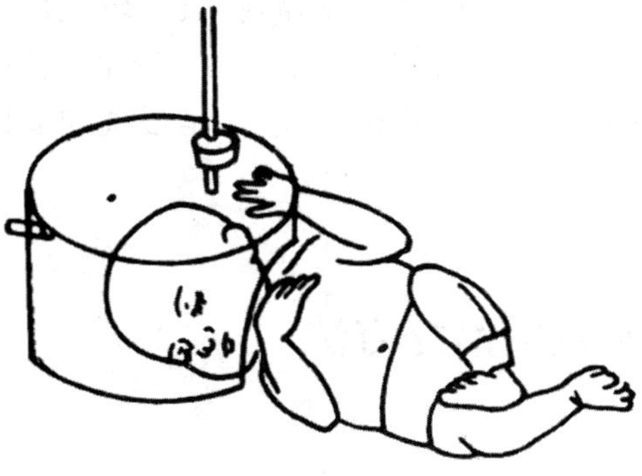

图 8-1　头罩给氧方式示意图

二、雾化吸入

雾化吸入是一种以呼吸道和肺为靶器官的直接给药方法，通过超声或者高速氧气使药液分散成微小的雾滴或颗粒，使其悬浮于气体中进入呼吸道及肺内，以达到洁净、湿化呼吸道的作用，具有用药疗效好、显效较快、安全性高及不良反应少等特点，已成为呼吸系统相关疾病重要的治疗手段。

（一）目的

雾化吸入的目的是湿化气道，预防或者控制呼吸道感染，解除支气管痉挛、改善通气功能。

（二）分类

临床上常用的雾化吸入有超声雾化吸入和氧气雾化吸入。

1. 常见的雾化装置有口含式雾化器和面罩式雾化器两种。通常根据患者的年龄、神志、认知能力及配合度来决定，首选口含式雾化器，无法配合使用者选择面罩式雾化器。

2. 雾化吸入治疗后，应协助患者进行有效咳嗽、咳痰，排除呼吸道梗阻和肺不张等不利因素，以充分发挥药物疗效。

3. 应严格执行查对制度，遵循无菌操作的原则，避免药物污染，降低感染的发生率。

4. 雾化装置使用后需用无菌水进行冲洗，擦拭消毒后晾干备用。

三、胸部物理治疗

胸部物理治疗是通过物理技术来清除呼吸道内分泌物，改善呼吸功能的治疗方法。

（一）目的

胸部物理治疗的目的是协助患儿排出气道内分泌物。

（二）方式

适用于儿童的胸部物理治疗主要有 3 种不同的方式：①体位引流，②叩击，③震颤。

（三）禁忌证

肺气肿、咯血、多发性骨折、过度疼痛等疾病患儿，均不适合给予物理治疗，以防加重病情。

（四）体位引流

通过改变体位和轻叩胸部使远端支气管的痰液，借助重力的作用，流到近端的支气管，再进入较大的呼吸道，经吸痰或咳嗽排出体外。

体位引流的准备包括：

（1）心理准备：患儿在做体位引流时，常常因害怕、紧张、不舒服等因素而发生支气管平滑肌痉挛的现象，所以在进行体位引流前，应给予患儿心理方面的准备。多给患儿正向的鼓励，以加强其信心，与医务人员达成较好的合作。

（2）场地准备：婴儿可放在保温箱内、小床内、护士或父母的腿上来施行体位引流。儿童可以放在床上或斜板上，借助于枕头的支托，来完成体位引流。

（3）体位：按病变肺叶的位置，来决定体位引流倾斜的角度和采取何种体位。婴儿体位引流体位见图 8-2，儿童体位引流体位见图 8-3。

1）肺上叶顶端肺节：用手或枕头支托，使患儿上身后倾 30°。

2）肺上叶前肺节：患儿采用仰卧姿势。

3）肺上叶后肺节：用手或枕头支托患儿前仰约 30°。

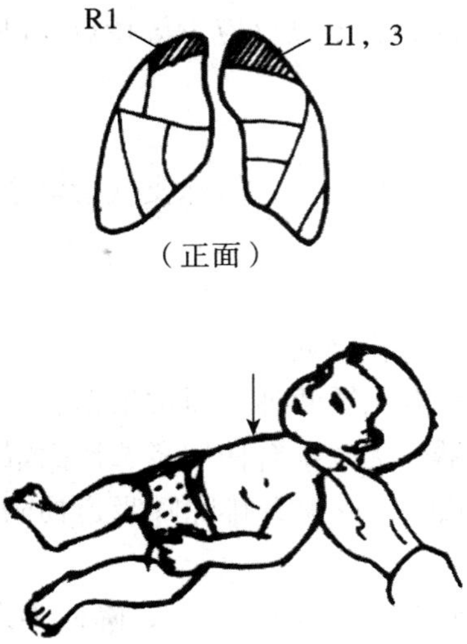

1. 肺上叶顶端肺节：用手或枕头支托，使患儿上身后倾30°

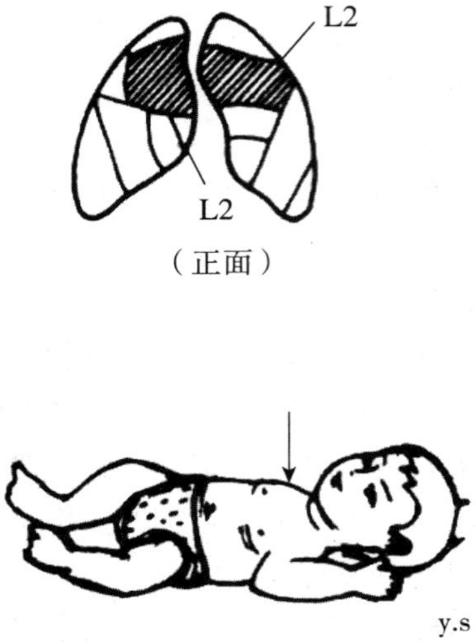

2. 肺上叶前肺节：患儿采仰卧姿势

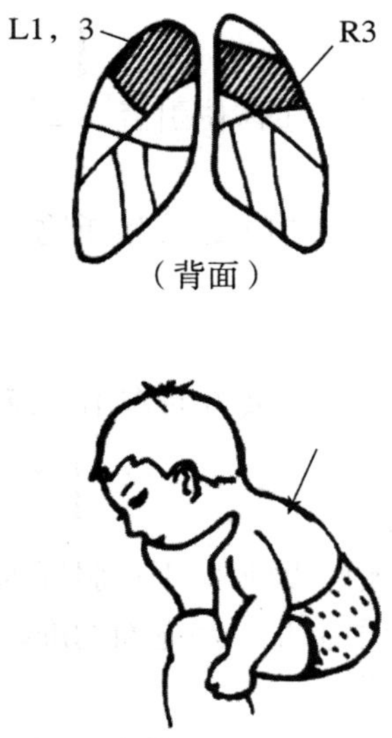

3. 肺上叶后肺节：用手或枕头支托患儿前仰约30°

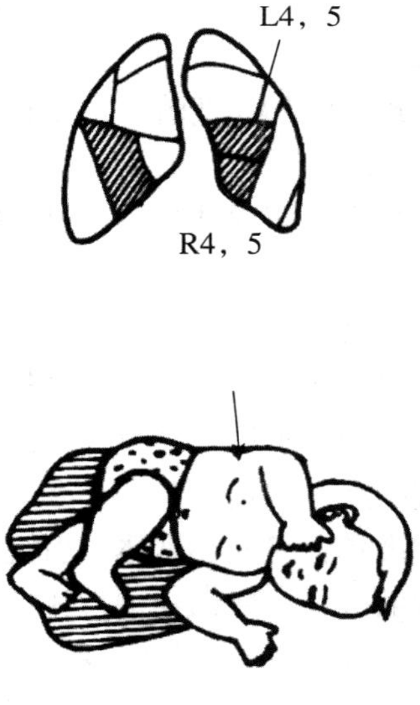

4. 肺中叶外侧与内侧肺节病变部位位于右中叶：患儿需左侧卧位，头向下约15°；上身向后旋转约1/4圈

图 8-2　婴儿体位引流示意图

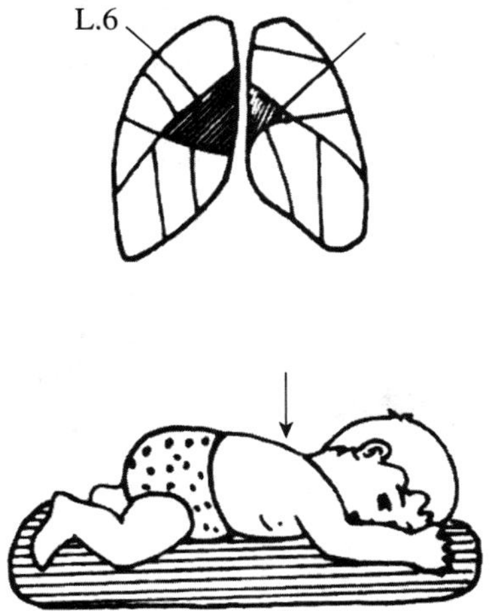

5. 肺下叶上肺节：
患儿采腹卧姿势

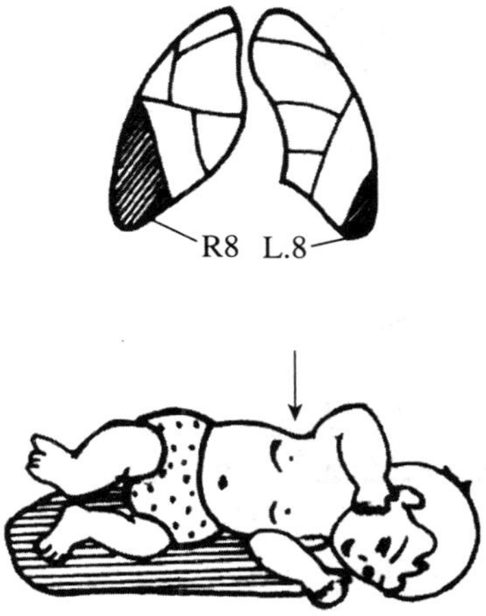

6. 肺下叶底前肺节：
患儿侧卧于大枕头上，
头向下倾斜30°，手臂
向上抬起

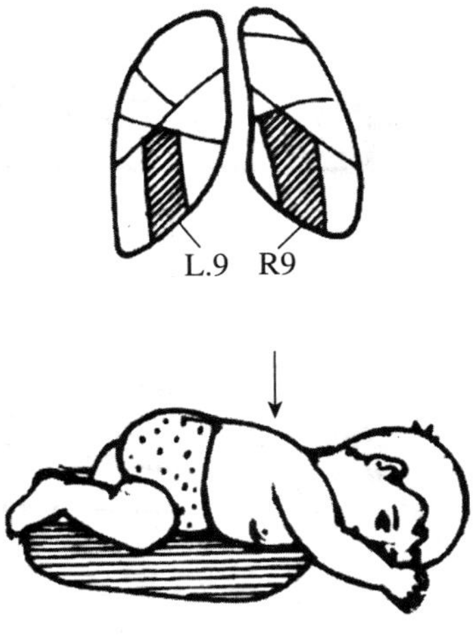

7. 肺下叶底侧肺节：
患儿俯卧于大枕头
上，头向下30°，上半
身向一侧转1/4圈

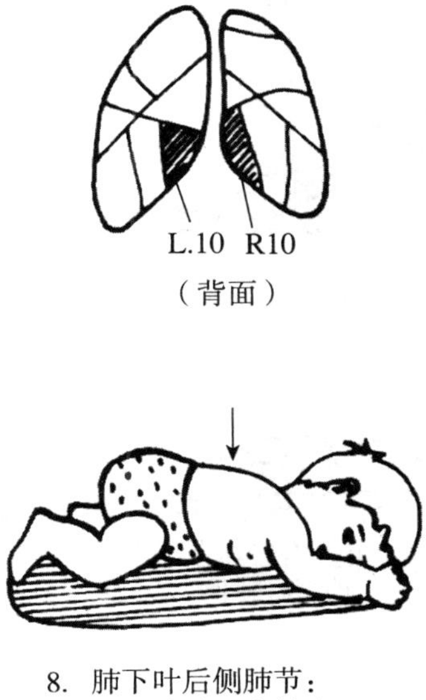

8. 肺下叶后侧肺节：
患儿俯卧于大枕头上，
头向下约30°

图 8-2 婴儿体位引流示意图（续）

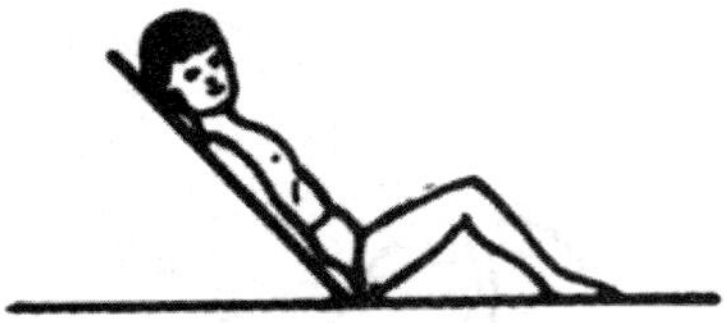

上叶（右及左顶部）：
拍打锁骨下

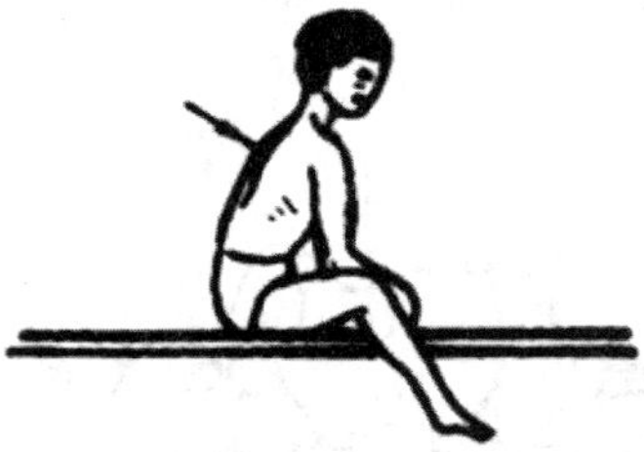

上叶（右及左顶部）：
拍打锁骨下

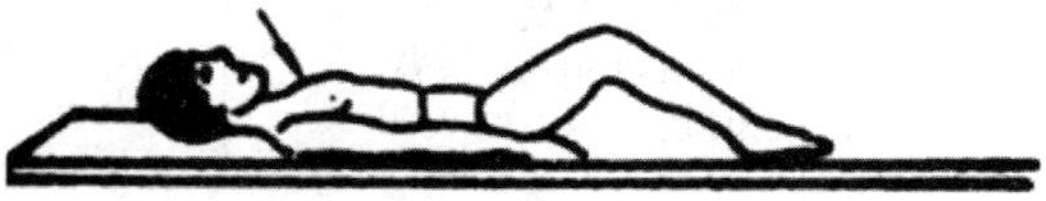

上叶（前部）：
拍打锁骨下

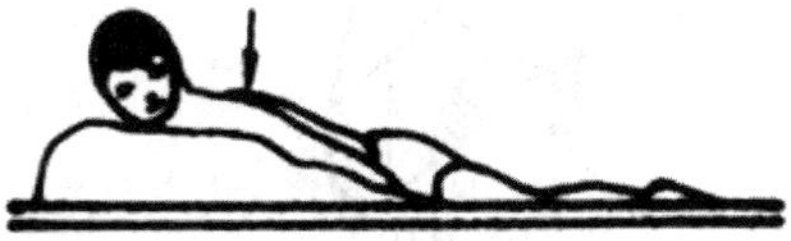

上叶（左后部）：
拍打肩胛骨

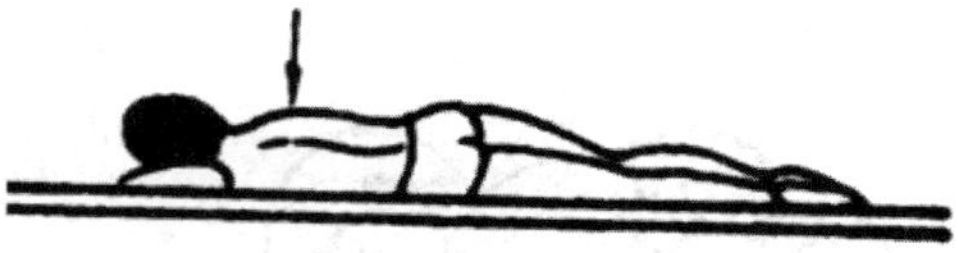

上叶（右后部）：
拍打肩胛骨

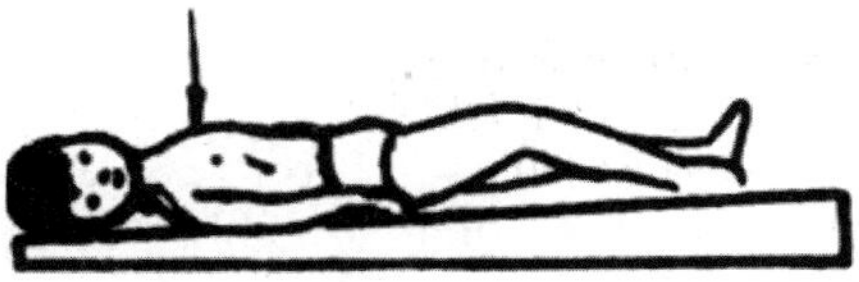

左舌叶：
拍打乳头区

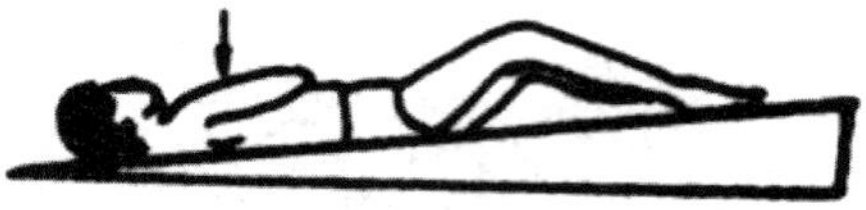

右中叶：
拍打乳头区

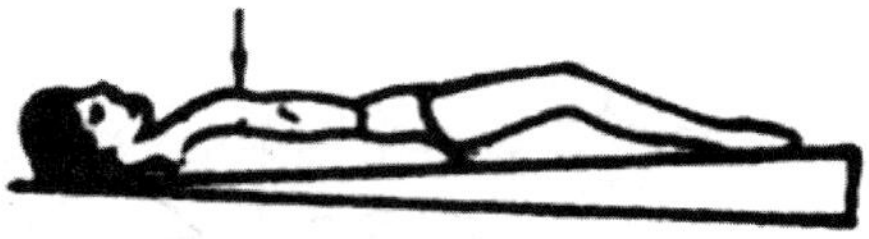

下叶（右及左前基部）：
拍打肋骨

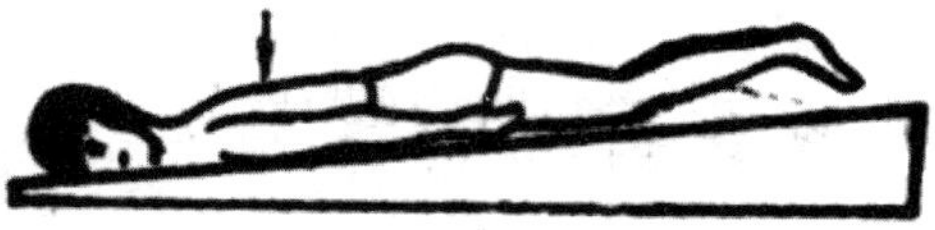

下叶（右及左后基部）：
拍打肋骨

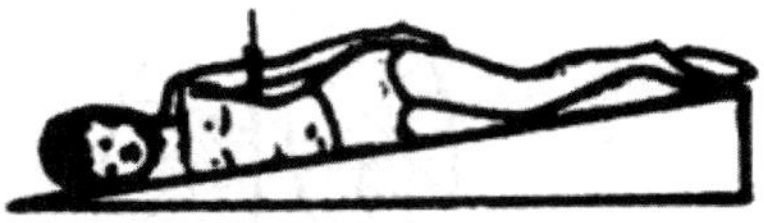

下叶（右侧基部）：
拍打下面的肋骨

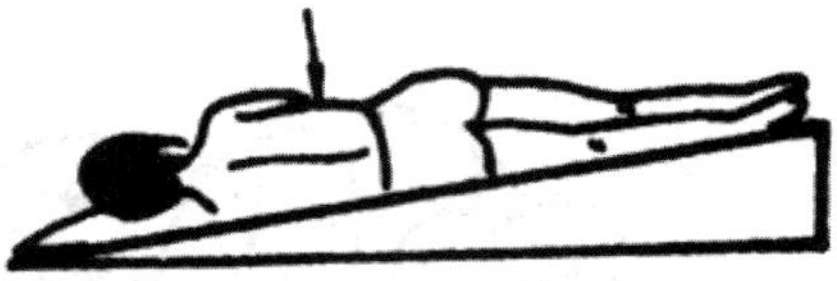

下叶（右侧基部）：
拍打下面的肋骨

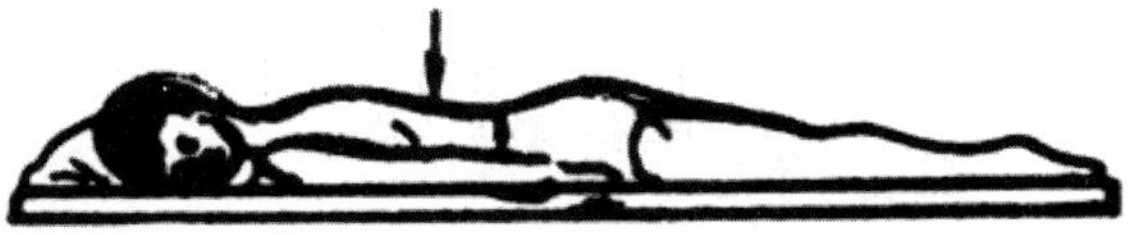

下叶（上部）：
拍打肋骨（肋缘上2 cm）

图 8-3　儿童体位引流示意图

4）肺中叶外侧与内侧肺节病变部位位于肺右中叶：患儿需左侧卧位，头向下约 15°，上身向后旋转约 1/4 圈。

5）肺下叶上肺节：患儿采腹卧姿势。

6）肺下叶底前肺节：患儿侧卧于大枕头上，头向下 30°，手臂向上抬起。

7）肺下叶底侧肺节：患儿俯卧于大枕头上，头向下 30°，上半身向一侧转 1/4 圈。

8）肺下叶后侧肺节：患儿俯卧于大枕头上，头向下约 30°。

（4）注意事项：①无论采取何种体位，均应注意保持患儿膝盖稍弯曲，以减少肌紧张，使患儿尽早采取舒适轻松的体位，保证治疗效果；②体位引流常引起强烈的咳嗽，若要持续给患儿做引流，应允许患儿在治疗期间可坐起来休息；③禁忌饱餐后立即做体位引流，至少要间隔 1 h 才能做体位引流。

（五）叩击

1. 原理　当用手在患儿的前胸后背叩击时，会产生空气的振动，振动所产生的能量波及肺内，以震动附着在支气管壁内的痰液，使其能沿着呼吸道的管壁自然流出。

2. 方法　患儿置于舒适体位，护士弓起手掌，快速地做屈和伸的动作，手腕应保持轻松，叩击方向应沿胸腔的外缘向内，对着需要引流的部位加以叩击。

3. 注意事项

（1）患儿应穿较薄的衣服，避免叩击时产生疼痛。

（2）年幼的患儿，应让其了解叩击并不是拍打，而是一种有益健康的治疗活动。

（3）婴儿的胸壁较薄，肋骨较软，所以叩击的力量应比成人轻。

（4）叩击时，勿打在骨突的部位，如脊柱、胸骨等。

（5）无法用手叩击的部位，则用手指叩击。

（6）叩击应与体位引流配合实施。

（7）叩击治疗时，注意为患儿保暖，要防止过多散热而受凉。

（8）在休息状态仍需氧气来维持的患儿，在实施叩击治疗时，仍须为患儿维持一个稳定的氧气流量。

（六）震颤

1. 适应证　早产儿、新生儿合并肺部感染者。

2. 原理　同叩击原理。只是震颤所产生的能量相对于叩击较小，适用于早产儿、新生儿的较薄胸壁上，使支气管壁内的痰液松动，促其排出。

3. 方法　操作者将患儿置于一个舒适体位，用一手的食指和中指指腹放于患儿前胸或后背部一点，震颤的方向应沿胸腔的外缘向内。

4. 注意事项　早产儿、新生儿的胸壁较薄，实施震颤时用力应适度，不可用力过大。其他与叩击的注意事项（6）（7）（8）相同。

第三节　急性感染性喉炎

急性感染性喉炎为喉部黏膜的急性弥漫性炎症，以犬吠样咳嗽、声嘶、喉鸣、吸气性呼吸困难为特征，常见于婴幼儿，冬春季多发。

一、病因

急性感染性喉炎多由病毒或细菌感染引起，亦可并发于流行性感冒或其他传染病。由于儿童喉部的解剖特点，炎症时易充血水肿而出现喉梗阻。

二、临床表现

急性感染性喉炎起病急，症状重，发热、声嘶、阵发性犬吠样咳嗽及吸气性喉鸣为临床特征。白天症状较轻，夜间入睡后因喉部肌肉松弛，分泌物潴留阻塞导致症状加剧。严重时出现吸气性呼吸困难、三凹征、烦躁不安、发绀等呼吸困难和缺氧症状。

按吸气性呼吸困难的轻重，将喉梗阻分为4度。Ⅰ度：安静时无症状，活动后出现吸气性喉鸣和呼吸困难，心率无改变；Ⅱ度：安静时亦出现喉鸣和吸气性呼吸困难，肺部听诊可闻及喉传导音或管状呼吸音，心率增快；Ⅲ度：除上述喉梗阻症状外，患儿因缺氧而出现烦躁不安，口唇及指（趾）发绀，双眼圆睁，面容惊恐，大汗，肺部听诊呼吸音明显减弱，心音低钝，心率快；Ⅳ度：患儿呈衰竭状态，意识改变，面色灰白，无力呼吸，肺部听诊呼吸音几乎消失，心律不齐，心音钝、弱。

三、辅助检查

血常规检查：白细胞计数正常或较高。根据犬吠样咳嗽，吸气性呼吸困难，体检肺部无湿啰音等临床特点，排除气管异物及气管受压，即可诊断。

四、治疗原则

急性感染性喉炎的治疗关键是保持呼吸道通畅，缺氧者给予吸氧，防止和缓解喉梗阻。

1．控制感染　早期正确使用足量有效的抗生素。

2．糖皮质激素　能减轻喉头水肿，缓解喉梗阻。病情较轻者可口服泼尼松，Ⅱ度以上喉梗阻患儿应通过静脉给予糖皮质激素。

3．对症治疗　烦躁不安者及时给予镇静，痰多者可选用祛痰剂。

五、常见的护理问题和护理措施

【护理问题】

1．低效性呼吸形态　与喉炎有关。

2．有窒息的危险　与喉炎所致喉梗阻有关。

3. 体温过高　与喉炎有关。

【护理措施】

1. 环境与休息

（1）保持室内空气清新，温、湿度适宜，减少对喉部的刺激。

（2）促进舒适，允许患儿家长怀抱患儿，保持患儿安静状态。

（3）补充足量的水分和营养。

2. 改善呼吸功能，保持呼吸道通畅

（1）依据氧合状况及时吸氧，遵医嘱给予糖皮质激素或肾上腺素雾化吸入，减轻喉头水肿，恢复气道通畅。

（2）遵医嘱给予激素、抗生素治疗。

3. 病情观察　喉梗阻常发生在起病的 1 ~ 2 天内。密切观察病情变化，根据患儿三凹征、喉鸣、青紫及烦躁等表现正确判断患儿缺氧的程度，在缺氧严重或出现Ⅲ度喉梗阻者，及时做气管切开术，以免因吸气性呼吸困难而窒息死亡。

4. 维持正常体温，密切监测体温变化，采取相应的护理措施。

第四节　支气管哮喘

支气管哮喘（bronchial asthma）是一种以慢性呼吸道炎症和气道高反应性为特征的异质性疾病，以反复发作的喘息、咳嗽、气促、胸闷为主要临床表现，常在夜间和（或）凌晨发作或加剧。呼吸道症状的具体表现形式和严重程度具有随时间变化而变化的特点，并常伴有可逆性呼气气流受限和阻塞性通气功能障碍。

一、病因和发病机制

发病机制尚未完全清楚。目前主要认为，免疫机制、神经调节机制和遗传机制等多种机制共同参与了呼吸道炎症的启动、慢性炎症持续过程及呼吸道重塑。患儿多具有过敏体质，反复发作又受环境因素的影响。可诱发哮喘症状的常见危险因素包括：

1. 吸入性变应原　包括尘螨、花粉、真菌和动物毛屑等。仅在接触过程中发病，一旦停止接触，症状即可消失。

2. 食物　异体蛋白质的摄入，如鱼、虾、蛋、奶和花生，食物过敏以婴儿期多见。

3. 感染　呼吸道病毒感染是诱发儿童反复哮喘的重要病因。在哮喘患者中，可存在有细菌、病毒、支原体等的特异性 IgE，如果吸入相应的抗原则可激发哮喘。

4. 运动和情绪激动　运动可引起哮喘儿童气流受限而有哮喘症状的短暂发作，大哭、大笑、生气或惊恐等情绪的表达可引起过度通气，是哮喘发作的触发因素。

5. 药物　阿司匹林和其他非甾体抗炎药是引起哮喘的危险因素。

6. 其他　空气寒冷、干燥，强烈气味（被动吸烟），化学制剂、职业粉尘和气体等，都与哮喘发作有关。

二、病理生理学改变

哮喘的病理生理学改变主要为慢性呼吸道炎症、气流受限及气道高反应性。呼吸道的慢性炎症是哮喘的本质，呼吸道的慢性炎症是与免疫反应相关的，以肥大细胞的激活、嗜酸性粒细胞与活化T淋巴细胞浸润、多种炎性介质产生为特点。

哮喘发作时有4种原因致气流受限，即急性支气管痉挛、呼吸道壁肿胀、慢性黏液栓形成、呼吸道壁重塑。

气道高反应性是哮喘的基本特征之一，指呼吸道对多种刺激因素呈现高度敏感状态，它在一定程度上反映了呼吸道炎症的严重性。呼吸道炎症通过呼吸道上皮损伤、细胞因子和炎症介质的作用引起气道高反应性。

三、临床表现

典型症状是反复喘息、气促、胸闷或咳嗽，呈阵发性反复发作，以夜间和（或）晨起为重。婴幼儿起病较缓，发病前1～2天常有上呼吸道感染；年长儿大多起病较急，且多在夜间发作。发作前常有刺激性干咳、连续打喷嚏、流泪、胸闷等先兆症状，随后出现咳嗽、喘息，咳大量白色黏痰，伴有呼气性呼吸困难和喘鸣声。重者烦躁不安，面色苍白，鼻翼扇动，口唇及指甲发绀，呼吸困难，甚至大汗淋漓，被迫采取端坐位。体检可见桶状胸、三凹征，双肺满布呼气相哮鸣音。

不典型症状可表现为运动或体力劳动时乏力、气促或胸闷。儿童慢性或反复咳嗽有时可能是支气管哮喘的唯一症状即咳嗽变异性哮喘，常在夜间和清晨发作，运动可加重咳嗽。

哮喘急性发作经合理使用支气管舒张剂和糖皮质激素等药物治疗后，仍有严重或进行性呼吸困难者，称为哮喘持续状态；如支气管阻塞未及时得到缓解，可迅速发展为呼吸衰竭，直接威胁生命。

哮喘可分为急性发作期、慢性持续期和临床缓解期。急性发作期是指突然发生喘息、咳嗽、气促和胸闷等症状，或原有症状急剧加重。慢性持续期是指近3个月内不同频度和（或）不同程度地出现症状（喘息、咳嗽和胸闷）。临床缓解期指经过治疗或未经治疗症状和体征消失，肺功能（FEV_1 或 PEF）≥ 80% 预计值，并维持3个月以上。

四、辅助检查

（一）肺功能测定

肺功能测定主要用于5岁以上患儿。1秒用力呼气容积占用力肺活量（FEV_1/FVC）比值及呼气峰流速（PEF）值均降低。FEV_1/FVC 正常值：成人＞75%，儿童＞85%。FEV_1/FVC ＜ 70% ～ 75% 提示气流受限，比值越低受限程度越重。若 FEV_1/FVC 测定有气流受限，吸入支气管扩张剂15～20 min后 FEV_1/FVC 增加12%或更多，表明可逆性气流受限，这是诊断支气管哮喘的有力依据。呼气峰流速（PEF）日间变异率是诊断哮喘和反应哮喘严重程度的重要指标。如PEF日间变异率≥ 13%有助于确诊为哮喘。

（二）变应原皮肤试验

变应原皮肤试验有助于明确过敏原，目前常用方法为变应原皮肤点刺试验。血清特异性 IgE 测定也有助于了解患儿过敏状态，协助哮喘诊断。

（三）胸部 X 线检查

无合并症的患儿 X 线片大多无特殊表现。重症哮喘或婴幼儿哮喘急性发作时，可见两肺透亮度增加或呈肺气肿表现。

（四）支气管镜检查

反复喘息或咳嗽的患儿，经规范的哮喘治疗无效，怀疑其他疾病，或哮喘合并其他疾病者，如气道异物、气道内膜结核、先天性呼吸系统畸形，应考虑给予支气管镜检查以进一步明确诊断。

五、治疗原则

哮喘治疗应尽早开始，并坚持长期、持续、规范、个体化的治疗原则。

（一）脱离变应原

避免接触变应原，去除诱发因素，积极治疗和清除病灶。

（二）药物治疗

治疗哮喘的药物主要分为缓解药物、控制药物和附加药物 3 大类。

1．缓解药物　用于快速解除支气管痉挛、改善症状。常用的缓解药物有短效 $β_2$ 受体激动剂、吸入型短效抗胆碱药物等。①吸入型速效 $β_2$ 受体激动剂（沙丁胺醇、左沙丁胺醇、特步他林），是治疗任何年龄儿童哮喘急性发作的首选一线药物，能快速、强效地舒张支气管，有效改善气道阻塞，缓解患儿症状。吸入后 1 ～ 5 min 起效，作用维持 4 ～ 6 h，是缓解哮喘急性症状的首选药物，严重哮喘发作时第 1 个小时可每 20 min 吸入一次，以后每 2 ～ 4 h 可重复吸入。②吸入型短效抗胆碱能药物（异丙托溴胺）与 $β_2$ 受体激动剂合用可增加支气管舒张效应，对中重度患儿应尽早联合使用，重复吸入的时间间隔同样为 2 ～ 4 h。

2．控制药物　通过抗炎作用达到控制哮喘的目的，需每日用药并长期使用，主要包括吸入型糖皮质激素、白三烯受体拮抗剂、吸入型糖皮质激素 - 长效 $β_2$ 受体激动剂复合制剂等。吸入型糖皮质激素是哮喘长期控制治疗的首选药物，也是目前最有效的抗炎药物，常用药为布地奈德 / 丙酸倍氯米松 / 丙酸氟替卡松。白三烯受体拮抗剂（孟鲁司特）可有效抑制半胱氨酰白三烯，改善呼吸道炎症，是儿童哮喘治疗的备选一线药物。

3．附加药物　主要包括以抗 IgE 单克隆抗体（奥马珠单抗）为代表的生物制剂、长效抗胆碱能药物如噻托溴铵等，主要应用于难治性哮喘和重症哮喘。

六、常见的护理问题和护理措施

【护理问题】

1．低效性呼吸形态　与支气管痉挛、黏膜水肿引起的气道阻力增加有关。

2．清理呼吸道无效 / 低效　与呼吸道分泌物黏稠、无力排痰有关。

3．潜在并发症　如呼吸衰竭、心力衰竭。

4．焦虑　与哮喘反复发作有关。

5．知识缺乏　缺乏预防哮喘复发和控制哮喘的知识。

【护理措施】

（一）维持有效呼吸

1．保持室内安静，避免接触有害气味、花草、皮毛、羽绒等制品。

2．遵医嘱给氧，血氧饱和度应维持在94%～98%，有低氧血症者，可根据患儿情况选择氧疗方式；允许患儿采用舒适的有利于呼吸的体位，抬高床头45°或使用躺椅，以最大限度地扩张胸腔，促进呼气阶段的延长，减少残余气体。

3．遵医嘱正确用药，吸入给药的方法：①把气呼出；②开始深吸气的同时把药液吸入；③吸气后闭口屏气10 s；④把气慢慢呼出。

4．教会并鼓励患儿做深而慢的呼吸运动，比如练习腹部呼吸运动：平卧，膝部弯曲，双手平放在身体两侧；用鼻吸气扩张腹部，尽量保持胸部不扩张；缩唇慢慢将气吐净。重复10次。

（二）保持呼吸道通畅

1．遵医嘱给予祛痰药和雾化吸入　根据患儿情况采用体位引流、震动排痰等物理治疗方法，指导患儿进行有效的咳嗽咳痰，促进呼吸道分泌物的排出，预防肺部感染和肺不张。

2．保证能量和水分的摄入　鼓励患儿多饮水补充丢失的水分和稀释痰液，重症患儿建立静脉通路，遵医嘱补充水分和电解质。

（三）密切观察病情变化

1．听患儿呼吸音，监测血氧饱和度和血气分析结果，评估患儿的呼吸和氧合状态。

2．观察患儿的意识和生命体征，以决定采取相应的护理措施，特别是使用支气管扩张剂后，应密切监测药物对呼吸窘迫的疗效、不良反应及毒性反应。若患儿出现呼吸困难加剧、血压下降，并伴有昏睡等意识改变时，应考虑呼吸衰竭的可能。若患儿出现烦躁不安、心率加快、肝短时间增大的情况，应考虑心力衰竭的可能。若患儿严重哮喘经有效支气管扩张药物治疗持续24 h仍不缓解，应警惕哮喘持续状态。

3．评估呼吸道感染的症状，如体温升高、脉搏和呼吸加快、痰量增加或颜色改变，以及异常呼吸音。

（四）减轻患儿及家长的焦虑情绪

1．理解患儿的心理状态，对其进行安慰和鼓励，可使用讲故事、画画、做游戏等方式转移其注意力。

2．为家长提供信息支持，告诉家长哮喘虽不能治愈，但只要坚持治疗，就可以有效控制哮喘发作，以缓解家长的焦虑情绪。

（五）健康教育

1．坚持遵医嘱用药　患儿每天使用的控制药物及运动前需要使用的药物，均需要以书面的形式清楚地告知患儿；用药依从性差是影响哮喘儿童病情控制的重要因素之一，无意不遵医嘱如治疗方案理解有误或者装置使用错误者可以通过反复实践纠正；对于有意不遵医嘱者需要通过健康教育手段改变家长的认知，也可通过电子监测系统、给药提示系统、定期随访等方式提高用药依从性。

2. 掌握正确服药方法　常用的哮喘吸入给药系统包括压力定量气雾吸入器、压力定量气雾吸入器 + 储雾罐、干粉吸入器和雾化吸入器。一般来讲，0 ~ 3 岁首选面罩式压力定量气雾吸入器 + 储雾罐，4 ~ 5 岁首选口含式压力定量气雾吸入器 + 储雾罐，6 岁以上首选干粉剂。实践过程中，应权衡药物特点、患儿的使用技术、装置的费用和便利性等因素，鼓励患儿选择适合自身的装置，并通过口头教育、演示、多媒体教学等方式加强对吸入技术的指导和对装置的使用与监督，提高患儿使用吸入装置的正确率。

3. 明确发作的诱因，避免暴露　家庭中常见的发作诱因及居家环境的清洁方法见下表（表 8-2）：

表 8-2　哮喘常见发作诱因及回避措施

诱因	处理措施
尘螨	每周使用热水洗涤床单和枕巾，用烘干器烘干或在太阳下晒干；枕头和褥垫使用不透气的外罩包裹；不使用地毯；使用高效滤网吸尘器除尘，以及使用杀螨剂除螨
宠物	尽可能移走，并清除其残留皮毛，至少远离卧室
蟑螂	彻底清扫室内，可使用喷雾杀虫剂
花粉	减少外出并佩戴口罩
食物	严格避免过敏食物
室内空气污染	多开窗通风，减少塑化产品的使用
室外空气污染	使用空气净化器，在严重污染的天气，减少室外活动，活动时佩戴口罩
烟草	减少家庭成员吸烟
运动	选择适宜的运动项目，避免长时间剧烈运动，避免在冬季、天气干冷的情况下运动
呼吸道感染	加强锻炼，增强患儿体质

4. 做好病情监测　告知家长如何通过症状评估哮喘的控制水平，如何识别哮喘加重或发作的表现；告知家长何时需要增加治疗、如何增加治疗，以及如何判断病情是否改善；告知家长何种情况下需要紧急就医等。

第五节　急性支气管炎

急性支气管炎（acute bronchitis）是指各种致病原因引起的支气管黏膜感染，由于气管常同时受累，故称为急性气管支气管炎。常继发上呼吸道感染或成为急性传染病的一种表现。它是儿童时期常见的一种呼吸道疾病，且婴幼儿多见。

一、病因和发病机制

病毒或细菌可引起支气管炎，常为混合感染。免疫功能低下、特异性体质、营养障碍、佝偻病和支气管局部结构异常等疾病患儿易患此病，气候变化、空气污染、化学因素的刺激为本病的诱发因素。

二、临床表现

大多数患儿先有上呼吸道感染症状，继而以咳嗽为主要症状，初为刺激性干咳，1 ~ 2 天以后有痰咳出。婴幼儿症状较重，常有发热，可伴有呕吐、腹泻等消化道症状。一般全身症状不明显。双肺呼吸音粗，可有不固定的散在的干、湿啰音。婴幼儿有痰常不易咳出，可在咽喉部或肺部闻及痰鸣音。

三、辅助检查

1．血常规检查　病毒感染者白细胞正常或偏低，细菌感染者白细胞增高。

2．胸部 X 线片　多无异常改变，或有肺纹理增粗。

四、治疗原则

1．多饮水，经常变换体位，适当的气道湿化，使呼吸道分泌物易于咳出。

2．控制感染　细菌感染者采用 β 内酰胺类抗生素，支原体感染采用大环内酯类抗生素。

3．对症治疗　一般不用镇咳药物，以免影响痰咳出，痰液黏稠时可用祛痰药物，如氨溴索、乙酰半胱氨酸。喘憋严重者可应用支气管舒张剂，如雾化吸入沙丁胺醇或硫酸特布他林，也可以吸入糖皮质激素如布地奈德混悬液。喘息严重患儿可加口服泼尼松 3 ~ 5 天。

五、常见的护理问题及护理措施

【护理问题】

1．清理呼吸道无效　与痰液黏稠不易咳出，气道分泌物堆积有关。

2．体温过高　与病毒或细菌感染有关。

3．舒适感的改变　频繁的咳嗽与支气管炎症有关。

【护理措施】

1．一般护理

（1）环境与休息：保持室内空气新鲜，温、湿度适宜（温度在 20 ℃左右，湿度在 60% 左右）。患儿多休息，避免剧烈活动或游戏，以防加重咳嗽。

（2）保证充足的水分和营养：鼓励患儿多饮水，使痰液易于咳出，给予营养易消化的饮食，少量多餐。

（3）保持口腔的清洁：增加舒适感，年长儿应在晨起、餐后、睡前漱口。

2．保持呼吸道通畅

（1）观察咳嗽、痰液的性质，指导并鼓励患儿有效咳嗽；对咳嗽无力的患儿，经常更换体位、拍背，促使呼吸道分泌物的排出，促进炎症的消散。

（2）遵医嘱给予超声雾化吸入，湿化气道，消除炎症，促进排痰。必要时用吸引器及时清除痰液。

（3）对喘憋严重的患儿，密切观察呼吸变化，若有呼吸困难、发绀等应给予吸氧，并协助医生积极处理。

3．发热的护理　密切观察体温变化，体温超过 38.5 ℃时给予药物降温。若婴幼儿虽有发热甚至高热，但精神较好，玩耍如常，在严密观察下可暂不处置。退热药物首选布洛芬和对乙酰氨基酚，物理降温（包括温水擦浴、冰敷或乙醇擦浴等）不推荐应用。有高热惊厥病史者应积极处理。

4．病情观察　注意观察呼吸变化，若有呼吸困难、发绀则给予患儿吸氧，并协助医生积极处理。

5．用药护理　注意观察药物的疗效及不良反应。口服止咳糖浆后不要立即喝水，以使药物更好地发挥疗效。

6．健康教育　指导患儿及家长适当开展户外活动、进行体格锻炼，增强机体对气温变化的适应能力；根据气温变化增减衣物；避免到人多拥挤的公共场所以免发生交叉感染；积极预防营养不良、贫血及各种传染病，按时预防接种，增强机体免疫力。

第六节　肺　炎

肺炎是由不同病原体或其他因素所引起的肺部炎症，主要临床表现为发热、咳嗽、气促、呼吸困难和肺部固定中、细湿啰音。肺炎是小儿的常见病、多发病，以冬春季节多见。不同的年龄阶段，引起肺炎的原因及临床表现有所不同。肺炎是导致我国住院患儿死亡的首要原因，严重威胁着儿童健康，被列为儿童重点防治的四病之一。

一、分类

无统一分类，目前常用的有以下几种分类方法。

1．按病理类型分类　分为大叶性肺炎、支气管肺炎和间质性肺炎，儿童以支气管肺炎多见。

2．按病因分类

（1）感染性肺炎：病毒性肺炎（呼吸道合胞病毒占首位，其次为腺病毒、流感病毒、副流感病毒、鼻病毒、巨细胞病毒等）、细菌性肺炎（肺炎链球菌、金黄色葡萄球菌、肺炎克雷伯菌、流感嗜血杆菌等）、支原体肺炎、衣原体肺炎、原虫性肺炎和真菌性肺炎。

（2）非感染性肺炎：如吸入性肺炎、坠积性肺炎、过敏性肺炎。

3．按病程分类

（1）急性肺炎：病程不足 1 个月。

（2）迁延性肺炎：病程 1 ～ 3 个月。

（3）慢性肺炎：病程超过 3 个月。

4．按病情分类

（1）轻症：主要是呼吸系统受累，无全身中毒症状。

（2）重症：除呼吸系统表现外，其他系统亦可严重受累，全身中毒症状明显。

5．按临床表现是否典型分类

（1）典型肺炎：由肺炎链球菌、金黄色葡萄球菌、肺炎克雷伯菌、流感嗜血杆菌、大肠埃希菌等引起的肺炎。

（2）非典型肺炎：常见病原体为肺炎支原体、衣原体、军团菌、病毒等。2002 年冬季至 2003 年春季我国发生的一种传染性非典型肺炎，经认定是由新型冠状病毒引起，WHO 将其命名为严重急性呼吸综合征（severe acute respiratory syndrome，SARS）。近年也有高致病性禽流感病毒所致的肺炎。

6．按肺炎发生的地点分类

（1）社区获得性肺炎：指无明显免疫抑制的患儿在院外或住院 48 h 内发生的肺炎。

（2）医院获得性肺炎：指患儿入院时不存在、也不处于潜伏期，而在入院 ≥ 48 h 发生的感染性肺炎，包括在医院感染而在出院 48h 内发生的肺炎。

二、支气管肺炎

支气管肺炎（bronchopneumonia）是儿童时期最常见的肺炎，2 岁以下的婴幼儿多见，低出生体重儿，以及合并营养不良、维生素 D 缺乏性佝偻病、先天性心脏病的患儿病情严重，常迁延不愈，病死率较高。

（一）病因

引起肺炎的病原体有病毒和细菌等。细菌感染有肺炎链球菌、金黄色葡萄球菌、流感杆菌及大肠埃希菌等。病毒引起的有腺病毒、流感病毒和副流感病毒、呼吸道合胞病毒等。支原体肺炎亦不少见。病原体常由呼吸道入侵，少数经血行进入肺。

（二）病理生理学改变

病原体侵入肺部后，引起支气管黏膜水肿，管腔变窄；肺泡壁因充血水肿而增厚，肺泡腔内充满炎性渗出物，从而造成通气和换气功能障碍。代偿性缺氧，患儿出现呼吸费力、呼吸与心率增快，重症患儿可产生呼吸衰竭，并引起中毒性心肌炎、心力衰竭、脑细胞水肿、中毒性肠麻痹、消化道出血、酸碱失衡及水电解质紊乱等并发症。

（三）临床表现

1．主要症状

（1）发热：热型不定，多为不规则热，新生儿和重度营养不良儿可不发热，甚至体温不升。

（2）咳嗽：较频繁，初为刺激性干咳，后有痰，新生儿、早产儿则可仅表现为口吐泡沫。

（3）气促：呼吸增快达 40 ~ 80 次 / 分，并可有鼻翼扇动、点头呼吸、吸气性三凹征、唇周发绀，肺部可听到较固定的中、细湿啰音。

（4）全身症状：精神不振、食欲减退、烦躁不安、轻度腹泻或呕吐。

2．重症肺炎的表现　发生心血管、神经和消化等系统的严重功能障碍。

（1）循环系统：常见心肌炎、心力衰竭。心肌炎表现为面色苍白、心动过速、心音低钝、心律失常、心电图显示 ST 段下移、T 波低平或倒置。肺炎合并心力衰竭表现为：①呼吸困难加重，安静状态下呼吸突然加快超过 60 次 / 分；②安静状态下心率突然增快超过 180 次 / 分；③心音低钝、有奔马律，颈静脉怒张；④骤发极度烦躁不安，面色苍白或发灰，指（趾）甲微血管再充盈时间延长；⑤肝迅速增大；⑥尿少或无尿，眼睑或双下肢水肿。重症革兰氏阴性杆菌肺炎还可以发生微循环衰竭，出现面色灰白、四肢发凉、脉搏细弱等。

（2）神经系统：表现为烦躁或嗜睡，脑水肿时出现意识障碍、反复惊厥、前囟隆起、脑膜刺激征等。

（3）消化系统：常有食欲减退、腹胀、呕吐、腹泻等；重症可引起中毒性肠麻痹和消化道出血，表现为严重腹胀、肠鸣音消失、便血等。

（4）重症患儿可出现弥散性血管内凝血（DIC）：表现为血压下降，四肢凉，脉速细而弱，皮肤、黏膜及胃肠道出血。

（四）辅助检查

1. 外周血检查

（1）血细胞检查：病毒性肺炎白细胞总数大多正常或降低；细菌性肺炎白细胞总数及中性粒细胞增高，并有核左移。

（2）C 反应蛋白（CRP）：细菌感染时，血清 CRP 浓度增高，而非细菌感染时则升高不明显。

（3）前降钙素：细菌感染时可升高，抗菌药物治疗有效时可迅速下降。

2. 病原学检查　采集痰液、血液、气道分泌物、胸腔穿刺液等进行微生物病原学检查，对诊断和治疗具有意义。

3. 胸部 X 线检查　X 线片显示有片状阴影，可伴有肺不张或肺气肿。

（五）治疗原则

积极控制炎症以改善通气功能，防治并发症。

1. 一般处理　包括止咳、平喘、保证呼吸道通畅，必要时给予氧气吸入缓解缺氧，保证足够营养。

2. 控制感染　抗菌药物的使用原则为安全、有效、早期、联合、足量、足疗程。①细菌感染常用 β 内酰胺类抗菌药物，包括青霉素类和头孢菌素类两种，可根据临床和药物敏感性调整抗菌药物；②支原体和衣原体感染首选大环内酯类抗生素，包括第一代红霉素和第二代阿奇霉素、克拉霉素、罗红霉素等，小年龄婴幼儿（包括新生儿）首选口服，若口服不适宜，可谨慎采用静脉途径；③严重的呼吸道合胞病毒感染可以考虑静脉滴注利巴韦林，需密切观察不良反应，由于其存在致畸致癌等潜在的毒性反应，一般不常规使用。若为流感病毒感染，可口服磷酸奥司他韦。

3. 防治并发症　脓胸、脓气胸、肺大疱为重症肺炎常见的并发症，须及时进行胸腔穿刺。

（六）常见护理问题和护理措施

【护理问题】

1. 气体交换受损　与肺炎有关。

2. 清理呼吸道无效　与呼吸道分泌物多且黏稠及新生儿早产儿咳嗽反射尚未建立有关。

3. 体温过高　与肺炎有关。

4．营养失调，低于机体需要量　与食欲下降、摄入不足有关。

5．潜在并发症　如心力衰竭、中毒性脑病、中毒性肠麻痹、消化道出血。

【护理措施】

1．改善呼吸功能

（1）保证休息：将室温控制在 18 ~ 20 ℃、湿度控制在 50% ~ 60%，嘱患儿卧床休息，减少活动。保持患儿舒适，以利于休息。

（2）维持氧合功能：对有烦躁、口唇发绀等缺氧表现的患儿应及早给氧，一般采用鼻导管给氧，氧流量为 0.5 ~ 1 L/min，缺氧明显者用面罩或头罩给氧，氧流量为 2 ~ 4 L/min。吸氧过程中经常检查导管是否通畅，患儿缺氧症状有无改善，发现异常及时处理。

（3）遵医嘱给予药物治疗，观察药物的不良反应。

2．保持呼吸道通畅　及时清除患儿口鼻分泌物；经常变换体位，翻身叩背。对于痰液黏稠无法自行排出的患儿，可进行雾化吸入治疗，湿化气道的同时可给予祛痰药物。上述方法不能有效咳出痰液者，可给予吸痰。

3．维持正常体温　密切监测体温变化，采取相应的护理措施。

4．补充营养及水分　给予足量的维生素和蛋白质，少量多餐。进食确有困难者，可按医嘱经静脉补充营养。鼓励患儿多饮水使呼吸道黏膜保持湿润，以利于痰液的咳出。重症患儿应准确记录 24 h 出入量。

5．密切观察病情

（1）注意观察患儿神志、面色、呼吸、心音、心率等变化，以及警惕心力衰竭的症状和体征。若患儿有粉红色泡沫痰，则为肺水肿的表现，可吸入经 40% ~ 70% 乙醇湿化的氧气，每次吸入时间不宜超过 20 min。严格执行医嘱供给液体，精确记录出入量，准确控制输液速度。

（2）密切观察意识、瞳孔、囟门及肌张力等变化，警惕嗜睡、惊厥、昏迷、呼吸不规则、肌张力增高等颅内高压的表现。

（3）观察有无腹胀、肠鸣音减弱或消失、便血，以及呕吐的性质等情况，以便及时发现中毒性肠麻痹及胃肠道出血。

（4）如患儿出现剧烈咳嗽、呼吸困难、烦躁不安、面色青紫、胸痛及一侧呼吸运动受限等，则提示可能出现脓胸、脓气胸，应及时报告医师，并配合胸腔穿刺术或胸腔闭式引流。

6．健康教育　向家长讲解疾病的相关知识和护理要点，注意室内通风，尽量避免带婴幼儿去人多的公共场所，尽可能避免接触呼吸道感染患者。从小养成锻炼身体的好习惯。有营养不良、佝偻病、贫血及先天性心脏病的患儿应积极治疗，增强抵抗力，减少呼吸道感染的发生。指导家长给予患儿合理营养，提倡母乳喂养。定期健康检查，按时预防接种。

三、几种不同病原体所致肺炎的特点

（一）呼吸道合胞病毒肺炎

呼吸道合胞病毒肺炎是最常见的病毒性肺炎，以 1 岁以内的婴儿多见。轻症患儿发热及呼吸困难等症状不显著；中、重症患儿有明显的呼吸困难、喘憋、口周发绀、鼻翼扇动、三凹征及不同程度的发热。肺部听诊多有中、细湿啰音。胸部X线片表现为两肺可见小点片状、斑片状阴影，部分患儿有不同程度的肺气肿。外周血白细胞总数大多正常。

（二）腺病毒肺炎

腺病毒肺炎多见于6个月至2岁的婴幼儿，冬春季多发，病死率较高，是婴幼儿肺炎中最严重的类型之一。起病急骤、全身中毒症状明显，高热持续时间长，可持续2～3周。咳嗽较剧烈，伴随呼吸困难、发绀等。早期出现精神萎靡、嗜睡、烦躁、面色苍白等全身中毒症状。肺部啰音出现较晚，并经常有肺气肿征象。胸部X线片改变出现较肺部体征早，可见大小不等的片状阴影或融合成大病灶，肺气肿多见。

（三）金黄色葡萄球菌肺炎

金黄色葡萄球菌肺炎多见于新生儿及婴幼儿，冬、春季多发。金黄色葡萄球菌能产生多种毒素与酶，使肺部发生广泛性出血、坏死和多发性小脓肿，并可引起化脓性病变。本病起病急，病情重，进展快，中毒症状明显。皮肤可见猩红热样皮疹或荨麻疹样皮疹，严重者出现惊厥甚至休克。肺部体征出现较早，早期呼吸音减低，双肺可闻及散在中、细湿啰音，在发展过程中迅速出现肺脓肿，脓胸和脓气胸是本病的特点。外周血白细胞数明显增高，中性粒细胞增高。小婴儿及体弱儿白细胞数可正常或偏低，但中性粒细胞的比例仍高。胸部X线片表现依病变不同，可出现小片浸润影、小脓肿、肺大疱或胸腔积液等。

（四）肺炎支原体肺炎

肺炎支原体肺炎是在学龄儿童和青少年中常见的一种肺炎，婴幼儿亦不少见。起病可急可缓，以发热和咳嗽为主要表现。中高度发热多见，也可低热或无热。初期大多呈刺激性干咳，少数有黏痰，偶有痰中带血丝，病程可持续2周甚至更长。多数患儿精神状况良好，多无气促和呼吸困难，而婴幼儿症状相对较重，可出现喘息或呼吸困难。年长儿则以肺实变及胸腔积液多见。体征轻微而胸部X线片阴影显著是本病特征之一。

（五）流感嗜血杆菌肺炎

流感嗜血杆菌肺炎常并发于流感病毒或葡萄球菌感染时。起病较缓慢，病程呈亚急性，但全身中毒症状明显，表现为发热、精神萎靡、面色苍白、痉挛性咳嗽、呼吸困难、发绀、鼻翼扇动和三凹征等。肺部有实变体征，易并发脓胸、脑膜炎、败血症、心包炎、化脓性关节炎、中耳炎等。外周血白细胞数明显增高。胸部X线表现多种多样，可为支气管肺炎征象或大叶性肺炎阴影，常伴胸腔积液。

（六）衣原体肺炎

1．沙眼衣原体肺炎　主要通过母婴垂直传播而感染，主要见于1～3个月的婴儿。起病缓慢，多不发热或仅有低热。开始可有鼻塞、流涕等上呼吸道感染症状，1/2的患儿有结膜炎；肺部可闻及干、湿啰音，甚至捻发音和哮鸣音。胸部X线片可见弥漫性间质或小片状浸润，双肺过度充气。

2．肺炎衣原体肺炎　多见于学龄儿童，多为轻症，发病隐匿，无特异性临床表现。早期表现为上呼吸道感染症状，1～2周后上呼吸道感染症状逐渐消退，而咳嗽逐渐加重，可持续1～2个月或更长。两肺可闻及干、湿啰音或哮鸣音。胸部X线片可见肺炎病灶，多为单侧肺下叶浸润，也可为广泛单侧或双侧性病灶。

（连冬梅　陈京立）

习题

一、单项选择题

1. 婴幼儿易患呼吸道感染的免疫特点是

A. 血清 IgG 缺乏　　B. 血清 IgA 缺乏

C. 分泌型 IgA 缺乏　　D. 血清 IgM 缺乏

2. 急性上呼吸道感染小儿易并发中耳炎的原因是

A. 咽鼓管较宽、直、短，呈水平位

B. 鼻腔和后鼻道狭小，黏膜柔嫩，血管丰富

C. 喉腔较窄，声门裂狭窄

D. 扁桃体发育处于高峰时期

3. 关于异常呼吸音，以下说法正确的是

A. 哮喘主要表现为吸气相哮鸣音

B. 气管异物主要表现为吸气相喘鸣音

C. 新生儿呼吸窘迫综合征主要表现为吸气相呻吟声

D. 急性喉炎主要表现为呼气相喘鸣音

4. 关于体位引流患儿的护理，以下哪项措施是适宜的

A. 饱餐后不能立即做体位引流，应至少间隔 1 h

B. 咯血患儿应多进行体位引流，以排出血液和分泌物，保持呼吸道通畅

C. 体位引流时，只有引起剧烈咳嗽，才能证实有效

D. 对背部叩击时，应尽量用力，以保证分泌物排出

5. 按病理分类，儿童最常见的肺炎类型是

A. 大叶性肺炎　　B. 间质性肺炎

C. 支气管肺炎　　D. 吸入性肺炎

6. 哮喘急性发作时的首选吸入药物为

A. 沙丁胺醇　　B. 异丙托溴胺

C. 布地奈德　　D. 氨茶碱

二、简答题

1. 简述肺炎患儿合并心力衰竭的临床表现。

2. 简述喉梗阻的分度及其主要临床表现。

三、案例题

患儿，女，6 岁，因“发热伴干咳 1 周，皮疹 2 天”收入院。查体：体温 39.8 ℃，伴有咳嗽，干咳为主，肺部 CT 提示右下肺实变，肺炎支原体抗体阳性 1∶160。支气管镜检查提示右侧支气管可见大量黏稠白色分泌物附着，各段亚支可见黏液栓阻塞。确诊为支原体肺炎。

请回答以下问题：

1. 护士应首先给予的护理措施为

A. 遵医嘱给予退热药物　　B. 静脉补液

C．雾化吸入　　　　　　　D．氧气吸入

2．护士指导患儿家属进行拍背，拍背的顺序是

A．由下向上、由外向内　　　　B．由上向下、由外向内

C．由下向上、由内向外　　　　D．由上向下、由后向前

3．该患儿护理要点有哪些？

在线答题

第九章数字资源

第九章　消化系统疾病患儿的护理

消化系统疾病是儿童最常见的疾病之一，这类疾病往往影响儿童对营养物质的摄取、消化和吸收。由于儿童消化功能尚不成熟，容易发生消化不良、水电解质和酸碱平衡失调，从而造成慢性营养障碍而影响儿童的体态特征及智力的水平，同时也会造成机体抵抗力下降而容易感染其他疾病。因此，临床工作中应全面评估消化系统疾病对消化系统功能及儿童身心方面的影响。

第一节　小儿消化系统解剖生理特点

一、吞咽能力

足月新生儿在出生时已具有较好的吸吮和吞咽功能，随着神经和肌肉的发育，其吞咽功能逐渐完善。早产儿的吸吮和吞咽功能均较差。严重疾病可影响吸吮反射，使其变弱而无力。

二、唾液

新生儿及婴幼儿唾液腺不发达，唾液分泌少。3 ~ 4 个月时唾液分泌开始增加，5 ~ 6 个月时明显增多。3 个月以下的小儿唾液中淀粉酶含量低，故不宜喂食淀粉类食物。

三、口腔

新生儿及婴幼儿口腔黏膜薄嫩，血管丰富，因此容易损伤而引起局部感染。足月新生儿口腔颊部脂肪垫发育良好，硬腭穹窿部较平坦，舌短而宽，咀嚼肌发育良好，口唇黏膜皱襞隆起，有利于吸吮活动，生后即可开奶。但由于婴儿口底浅，不能及时吞咽所分泌的全部唾液，故常发生生理性流涎。

四、食管

新生儿和婴儿的食管呈漏斗状，黏膜纤弱、腺体缺乏、弹力组织和肌层不发达，食管下端贲门括约肌发育不成熟，控制能力差，常发生胃食管反流，一般在 8 ~ 10 个月时症状消失。食管长度在新生儿为 8 ~ 10 cm，1 岁时为 12 cm，5 岁时为 16 cm，学龄儿童为

20 ~ 25 cm，成人为 25 ~ 30 cm。婴儿食管横径为 0.6 ~ 0.8 cm，幼儿为 1 cm，学龄儿童为 1.2 ~ 1.5 cm。

五、胃

婴儿胃略呈水平位，当开始行走后逐渐变为垂直位，直到 7 岁时才接近成人的解剖位置。胃黏膜血管丰富，但胃内盐酸和各种酶的分泌均比成人少，且酶活力低，因此消化功能差。由于幽门括约肌发育良好而贲门括约肌发育不成熟，加上吸奶时常吞咽过多空气，所以易发生溢奶或呕吐。新生儿胃容量为 30 ~ 60 ml，1 ~ 3 个月时为 90 ~ 150 ml，1 岁时为 250 ~ 300 ml，5 岁时为 700 ~ 850 ml，成人约 2000 ml。由于新生儿胃容量小，肠蠕动快，故应少量、多次喂哺。胃排空时间随食物种类的不同而异，稠厚含凝乳块的乳汁排空慢，水的排空时间为 1.5 ~ 2 h，母乳为 2 ~ 3 h，牛乳为 3 ~ 4 h。早产儿胃排空更慢，易发生胃潴留。

六、肠

小儿肠管相对比成人长，一般为身长的 5 ~ 7 倍（成人仅为 4 倍）。婴幼儿肠黏膜肌层发育差，肠系膜柔软而长，黏膜下组织松弛，结肠无明显结肠带和脂肪垂，升结肠和后壁固定性差，易发生肠扭转和肠套叠。肠乳糖酶活性低，易发生乳糖吸收不良，导致腹泻。婴幼儿消化道面积相对较大，肠壁薄，且通透性高，肠黏膜屏障功能差，口服耐受的免疫机制不完善，可导致肠道内毒素、消化不全的物质和过敏原等经肠黏膜进入体内，引起全身性感染和变态反应性疾病。早产儿肠蠕动协调能力差，易发生粪便滞留、胎粪延迟排出，甚至发生功能性肠梗阻。婴幼儿由于大脑皮质功能发育不完善，进食时常引起胃 - 结肠反射，产生便意，所以大便次数多于成人。

七、肝

年龄越小，肝相对越大。婴儿肝细胞虽然再生能力强，但肝功能不成熟，出生后肝葡萄糖醛酸转移酶活力不足，不能结合衰老红细胞从而破坏产生的胆红素，所以导致新生儿出现不同程度的生理性黄疸。同时，肝的解毒功能差，药物代谢慢，故新生儿用药的剂量和疗程应慎重。婴儿时期胆汁分泌较少，故对脂肪的消化、吸收功能差。

八、胰腺

胰腺分泌胰岛素和胰液。胰岛素调节糖代谢，胰液中有多种消化酶。新生儿胰脂肪酶和胰蛋白酶的活性均较低，对脂肪和蛋白质的消化和吸收功能较差。6 个月以内小儿的胰淀粉酶活性较低，1 岁后才接近成人，故出生后 3 ~ 4 个月内不宜过早喂淀粉类食物。婴幼儿时期胰液及其消化酶的分泌易受天气和疾病的影响而被抑制，发生消化不良。

九、健康婴儿粪便

正常婴儿大便的颜色及密度会因年龄和食物成分的不同而存在个体差异，排便次数变化较大。

1. 胎粪　胎粪为生后最早排出的大便，为深墨绿色、黏稠、无臭味，由胎儿肠道脱落的上皮细胞、消化液、胆绿素及吞下的羊水组成。一般生后 12 h 内排出胎粪，2 ~ 3 天后逐渐过渡为正常粪便。

2. 母乳喂养儿粪便　呈黄色或金黄色，多为均匀糊状，偶有细小凝乳块，不臭，呈酸性反应（pH 4.7 ~ 5.1），每日 2 ~ 4 次。一般在添加辅食后次数减少，1 周岁后减至 1 ~ 2 次 / 日。

3. 人工喂养儿粪便　呈淡黄色或灰黄色，较干稠，量多，较臭，呈中性或碱性反应。每日 1 ~ 2 次，易发生便秘。

4. 混合喂养儿（喂母乳加牛、羊乳者）粪便　与喂牛乳者相似，但质地较软，颜色较黄。无论人乳或牛、羊乳喂养，添加辅食后，粪便性状逐渐接近成人。

第二节　小儿体液平衡特点和液体疗法

体液是人体重要的组成部分，它将营养物质运送到身体的各个部位，同时带走代谢废物将其排出体外，因此，保持体液平衡是维持生命所必需的条件。体液平衡包括维持水、电解质、酸碱度和渗透压的正常，主要依赖于神经、内分泌系统和肺、肾等系统和器官的正常调节功能。由于儿童的水、电解质、酸碱及食物成分按单位体重的出入量大，体液占体重的比例较大，婴儿体液平衡调节功能差，极易受疾病和外界环境的影响而发生体液平衡失调，如处理不当或不及时，可危及小儿生命，因此液体疗法是儿科治疗中的重要内容。

一、小儿体液平衡的特点

（一）体液的总量和分布

体液分布于血浆、组织间隙及细胞内，由血浆、间质液及细胞内液 3 部分组成，前两者合称为细胞外液。年龄越小，体液总量相对越多，主要是间质液所占比例较高，而血浆和细胞内液的比例基本稳定，与成人相近。不同年龄体液分布情况见表 9-1。

表 9-1　不同年龄的体液分布（占体重的 %）

年龄	细胞内液	细胞外液		体液总量
		间质液	血浆	
足月新生儿	35	37	6	78
~ 1 岁	40	25	5	70
2 ~ 14 岁	40	20	5	65
成人	40 ~ 45	10 ~ 15	5	55 ~ 60

（二）体液的电解质组成

细胞内液和细胞外液的电解质组成有显著的差异。细胞外液的电解质成分可以通过血浆精确地测定，以 Na^+、K^+、Ca^{2+}、Mg^{2+}、Cl^-、HCO_3^- 等离子为主，其中 Na^+ 含量占该区阳离子总量的 90% 以上，对维持细胞外液的渗透压起主要作用。细胞内液的电解质测定较为困难，且不同组织间有很大的差别，以 K^+、Ca^{2+}、Mg^{2+}、Na^+、HCO_3^-、HPO_4^{2-} 等离子和蛋白质为主，其中 K^+ 占 78%。大部分 K^+ 处于离解状态，维持细胞内液的渗透压。小儿体液电解质成分与成人相似。新生儿在出生后数日内血钾、氯、乳酸和磷偏高，血钠、钙和碳酸氢盐偏低。

（三）体液和电解质的调节

由于机体的调控，体液的量和组成保持动态平衡。而小儿的调节机制与成人不同，由于其所需水量相对较高（表 9-2）、体表面积相对大、基础代谢率较高及肾功能不成熟，故小儿比成人更易出现水和电解质紊乱。

表 9-2 小儿每日需水量

年龄	需水量（ml/kg）
＜1 岁	120 ~ 160
1 ~ 3 岁	100 ~ 140
4 ~ 9 岁	70 ~ 110
10 ~ 14 岁	50 ~ 90

1．皮肤和肺调节 水通过皮肤蒸发和肺的呼气而不断散失称为不显性失水，主要通过体温来调节，体温每升高 1 ℃，不显性失水增加 0.5 ml/（kg・h）。异常情况下，如过度通气可使通过肺散失的水分增加 3 倍。机体发汗时可出现显性失水，这有助于维持体温的恒定。婴儿尤其是新生儿和早产儿应特别重视不显性失水量。新生儿成熟度越低、体表面积越大、呼吸频率越快、体温及环境温度越高、环境的蒸气压越小及小儿的活动量越大，则不显性失水量越多。

2．消化道调节 消化道对于维持小儿机体内环境的稳定十分重要。正常人每日分泌大量消化液，为血浆量的 1 ~ 2 倍或细胞外液量的 2/3，其中绝大部分被再吸收，仅少量通过粪便排出。正常情况下，小儿消化道的体液交换比成人快，水和钠被重吸收而钾被排出，年龄愈小，消化道的分泌与再吸收愈快。因此，任何疾病导致小儿消化和吸收功能发生障碍时，易发生水和电解质的紊乱，而危及小儿生命。

3．肾调节 小儿肾功能不成熟，与成人相比，其浓缩、稀释、酸化尿液和保留碱基的能力均较低。当摄入水量不足或失水量增加，超过肾浓缩能力的限度时，易发生代谢产物滞留和高渗性脱水。虽然儿童肾的稀释能力相对较好，新生儿出生 1 周后肾稀释能力可达成人水平，但是由于肾小球滤过率低，水的排泄速度较慢，当摄入水过多时易导致水肿和低钠血症。年龄越小，肾排钠、排酸、产氨能力越差，故易发生高钠血症和酸中毒。因此小儿补液时应注意补液的量和速度。

二、水、电解质和酸碱平衡紊乱

（一）脱水

脱水是指水分摄入不足或损失量过多所导致的体液总量特别是细胞外液量的减少。除水分丢失外，还伴有钠、钾和其他电解质的丢失。体液和电解质丢失的严重程度取决于丢失的速度及幅度，而丢失体液和电解质的种类反映了水和电解质（主要是钠）的相对丢失率。虽然摄入不足可引起脱水，但异常丢失如呕吐和腹泻是更常见的病因。

1. 脱水程度　指累积的体液丢失量，常以丢失液体量占体重的百分比来表示，一般根据前囟、眼窝的凹陷与否，皮肤弹性情况，循环情况和尿量等临床表现将脱水进行分度。不同性质脱水的临床表现不太相同，现以等渗性脱水为例，分为轻、中、重3度（表9-3）。小儿脱水早期表现出皮肤黏膜干燥、弹性降低和前囟凹陷，但随着病情的进一步发展可能出现心动过速和循环衰竭的表现。

表9-3　脱水的分度与临床表现

	轻度脱水	中度脱水	重度脱水
失水量占体重比例	3% ~ 5%	5% ~ 10%	＞10%
精神状况	稍差	萎靡或易激惹	淡漠或昏迷
皮肤弹性	稍差	差	极差
前囟眼窝	稍凹陷	凹陷	明显凹陷
眼泪	有	少	无
口渴	轻	较明显	重
口腔黏膜	稍干燥	干燥	非常干燥
尿量	稍少	减少	极少或无尿
血压	正常	正常或减低	低血压
脉搏	正常或增快	增快	细、速
四肢	温	稍凉	厥冷

2. 脱水性质　指体液渗透压的改变，反映水和电解质的相对丢失量。钠是决定细胞外液渗透压的主要成分，所以临床上根据血清钠的水平将脱水分为等渗性脱水、低渗性脱水和高渗性脱水3种，其中以等渗性脱水最为常见，其次是低渗性脱水，高渗性脱水少见。

（1）等渗性脱水：水和电解质成比例丢失，血清钠为130 ~ 150 mmol/L。脱水后体液仍为等渗状态，没有水分的重新分布，丢失的体液主要是细胞外液，细胞内液量无明显变化，患儿出现一般脱水症状（表9-3）。多见于急性腹泻、呕吐、胃肠引流、肠瘘，以及短期饥饿导致的脱水。

（2）低渗性脱水：电解质丢失比例多于水的丢失，血清钠＜130 mmol/L。多见于营养不良、慢性腹泻、补液中钠盐过少或口服大量白开水、慢性肾病、大面积烧伤等。脱水后细胞外液呈低渗状态，导致水分由细胞外向细胞内转移，造成细胞内水肿，细胞外脱水更为严重。临床特点为：①脱水症状较其他两种类型严重，较早发生休克；②肾血流量不足，导致肾功能不良；③严重低钠者可出现脑细胞水肿，表现出头疼、烦躁不安、嗜睡、惊厥或昏迷等神经系统症状。

（3）高渗性脱水：水丢失比例多于电解质的丢失，血清钠＞ 150 mmol/L。脱水后细胞外液呈高渗状态。多见于腹泻伴高热、饮水不足、出汗过多、补液中钠过多或口服大量盐水。由于细胞外渗透压高，水从细胞内向细胞外转移，使细胞内液减少，而血容量得到部分补偿，有效循环血量变化相对不大。故在失水量相同的情况下，其脱水表现比其他两个类型轻，循环障碍症状也最轻，较少发生休克。临床特点为：①患儿表现为明显口渴、皮肤黏膜干燥，②机体产生脱水热：高热，③神经兴奋征象：烦躁不安、肌张力增高甚至惊厥，④脱水征不明显，皮肤常温暖。

（二）钾平衡紊乱

人体内钾主要存在于细胞内，正常血清钾浓度维持在 3.5 ~ 5.5 mmol/L。当血清钾＜ 3.5 mmol/L 时为低钾血症，＞ 5.5 mmol/L 时为高钾血症。低钾血症和高钾血症临床症状的出现不仅取决于血钾浓度的高低，更重要的是与血钾变化的速度有关。

1．低钾血症

（1）病因：①钾摄入不足：如长期禁食，液体疗法时补钾不足；②消化道失钾过多，如呕吐、腹泻、胃肠引流或肠瘘；③肾排钾过多，如长期应用脱水剂、排钾利尿剂、肾上腺皮质激素等；④其他途径失钾，如过多出汗、烧伤、透析治疗不当、低镁血症等；⑤钾在细胞内外分布异常，如碱中毒、胰岛素治疗、纠正酸中毒时，大量 K^+ 进入细胞内导致血清钾骤降等。

（2）临床表现：①神经肌肉：神经肌肉兴奋性降低，精神萎靡，躯干和四肢肌乏力，腱反射减弱或消失，腹胀，肠鸣音减弱。重症时可出现弛缓性瘫痪、呼吸肌麻痹、肠麻痹。②心血管系统：心肌兴奋性增高，心率增快，可引发心律失常、心力衰竭、猝死。心电图表现为 T 波低平或倒置、S-T 段降低、Q-T 间期延长、可出现 U 波。

（3）治疗原则：主要治疗原发病、补充钾盐、尽早恢复正常饮食。轻度患者补钾可口服氯化钾，每日氯化钾剂量为 3 ~ 4 mmol/kg。重症时静脉滴注，每日总量一般为 100 ~ 300 mg/kg，应均匀分配于静脉输液中。注意静脉补钾浓度不能超过 0.3%，新生儿不超过 0.15% ~ 0.2%；每日补钾总量静脉滴注时间不应短于 8 h；切忌静脉推注，以免发生心肌抑制而导致死亡；由于细胞内钾浓度恢复较慢，故治疗低钾血症须持续补钾 4 ~ 6 日；静脉滴注补钾过程中要严密观察临床表现，监测心电图及血清钾，随时调整输入含钾溶液的浓度及速度；肾功能损害无尿时会影响钾的排出，此时补钾有引起高钾血症的危险，因此必须见尿补钾。

2．高钾血症

（1）病因：①摄入量过多：如静脉输液注入钾量过多过快，静脉输入大剂量青霉素钾盐或输入库存过久的全血；②肾排钾减少：如肾衰竭、尿路梗阻、狼疮性肾炎、长期使用潴钾利尿剂和肾移植；③钾分布异常：钾由细胞内转移至细胞外，如严重溶血、缺氧、休克、代谢性酸中毒、严重组织创伤。

（2）临床表现：①心血管系统：心肌收缩无力，心音低钝，心率缓慢，心律失常，心电图的改变早于其他临床症状，首先出现T波高尖。随着血钾的继续增高，最终可发生心室颤动和心脏停搏；②神经肌肉兴奋性降低：如精神萎靡、嗜睡、躯干和四肢肌肉无力，腱反射减弱或消失，严重者可呈迟缓性瘫痪；③消化系统：由于乙酰胆碱释放可引起恶心、呕吐、腹痛等。

（3）治疗原则：积极治疗原发病，停用含钾药物和食物，供应足够的能量以防止内源性蛋白质分解释放钾，并用10%葡萄糖酸钙、5%碳酸氢钠、胰岛素、呋塞米等拮抗高钾，碱化细胞外液，促进蛋白质和糖原合成和加速排钾。对病情严重者可采用阳离子交换树脂、腹膜透析或血液透析。

（三）酸碱平衡紊乱

酸碱平衡是一个动态的调节过程，能够使机体各系统维持最佳的功能状态。正常血液的pH值在7.35 ~ 7.45，pH < 7.35为酸中毒，pH > 7.45为碱中毒。机体在代谢过程中，不断产生酸性物质，必须通过体内缓冲系统，以及肺、肾的调节作用使体液pH值维持在7.4，以保证正常代谢和生理功能。当细胞外液中［HCO_3^-］和［H_2CO_3］的比值不能维持在20∶1时，pH值即发生改变，出现酸碱平衡紊乱。这时如经过肺和肾的代偿调节，两者的比值维持在正常范围内称为代偿性酸中毒或代偿性碱中毒；反之，则称为失代偿性酸中毒或碱中毒。

1．代谢性酸中毒　最常见，主要是由于［H^+］增加或［HCO_3^-］丢失所致。

（1）病因：①体内碱性物质经消化道或肾大量丢失，见于腹泻（最常见）、肾小管性酸中毒、胆管引流等；②酸性代谢产物产生过多或排出障碍，见于进食不足和吸收不良所致的饥饿性酮症、组织缺氧、休克、肾衰竭等；③摄入酸性物质过多，见于长期应用氯化钙、氯化镁、复合氨基酸及水杨酸制剂等；④静脉输入过多的不含［HCO_3^-］的含钠液。

（2）临床表现：根据血［HCO_3^-］的结果，将酸中毒分为3度：轻度时二氧化碳结合力（CO_2Cp）为13 ~ 18 mmol/L、中度时CO_2Cp为9 ~ 13 mmol/L、重度时CO_2Cp < 9 mmol/L。轻度酸中毒时症状不明显，常被原发病掩盖，仅有呼吸稍增快，不做血气分析难以做出诊断；较重的酸中毒出现呼吸深长、精神萎靡、烦躁不安、腹痛、恶心、呕吐、口唇呈樱桃红色，甚至昏睡、昏迷。酸中毒时易使细胞外液K^+浓度增高，导致心律失常和心力衰竭；血浆游离钙增高，在酸中毒纠正后下降，使原有低钙血症的患儿发生手足搐搦。新生儿和小婴儿酸中毒时可无典型的呼吸改变，往往仅有精神萎靡、拒食和面色苍白等。

（3）治疗原则：积极治疗原发病，去除引起酸中毒的病因，适时补充碱剂。此外，改善循环、肾和呼吸功能以恢复机体的调节作用。

动脉血气分析可指导治疗，轻度酸中毒经病因治疗后，通过机体代偿可自行恢复，不需碱剂治疗。对中、重度酸中毒患儿常首选碳酸氢钠，直接提供缓冲碱。一般主张pH < 7.3时可静脉补给碱性液体，常首选碳酸氢钠。碱剂宜稀释成等张液输入，除非病情危重或需要限制入水量时采用高张碱液输入。在通气功能障碍时不宜用碳酸氢钠，否则易发生CO_2潴留反而使酸中毒加重。新生儿、缺氧、休克和肝功能不全者不宜使用乳酸钠。在纠正酸中毒的过程中由于钾离子进入细胞内、游离钙减少，应注意补钾和补钙。

2．代谢性碱中毒　由于体内固定酸丢失或［HCO_3^-］蓄积所致。

（1）病因：胃肠道丢失酸性物质过多，如长期呕吐或胃管引流；应用利尿剂引起的低钾血症、低氯血症等；应用碳酸氢钠等碱性药物过多；使用大剂量皮质激素、肾衰竭等。

（2）临床表现：常见呼吸浅慢、头痛、头昏、手足麻木、躁动，血清游离钙降低而导致手足抽搐。此外，碱中毒常伴有低血钾症状，低钾可进一步引起碱中毒。

（3）治疗原则：去除病因，纠正水、电解质平衡失调。多数患儿只需静脉滴注生理盐水补充部分阴离子（氯离子）即可恢复，而不需补充酸性溶液。但严重低氯性碱中毒可选用氯化铵治疗。有循环障碍、合并有呼吸性酸中毒，或肝、肾功能损害者禁用。伴低钾、低钙时，应相应补充氯化钾和钙剂。

3．呼吸性酸中毒　由于通气障碍导致体内 CO_2 潴留和［H_2CO_3］增高所致。

（1）病因：①呼吸道梗阻，如喉头痉挛或水肿、呼吸道异物、支气管哮喘、分泌物堵塞；②肺、胸腔和胸廓疾病，如重症肺炎、气胸、呼吸窘迫综合征、肺不张、肺水肿、大量胸腔积液；③心脏疾病；④呼吸中枢抑制，脑炎、脑外伤、安眠药和麻醉药过量等；⑤呼吸机使用不当所致 CO_2 潴留；⑥呼吸肌麻痹或痉挛，如严重低血钾、破伤风。

（2）临床表现：因原发病而异，常伴有低氧血症和呼吸困难，血中 CO_2Cp 升高，pH 值降低，血钾升高。高碳酸血症可引起血管扩张，颅内血流增加导致头痛及颅内压增高。

（3）治疗原则：主要针对原发病，改善呼吸功能，解除呼吸道阻塞，重症患儿应行气管插管或气管切开、人工辅助通气、低流量氧气吸入。有呼吸中枢抑制者酌情使用呼吸兴奋剂。镇静剂可抑制呼吸，一般禁用。

4．呼吸性碱中毒　由于通气过度使 CO_2 排出过多、血［H_2CO_3］降低所致。

（1）病因：①神经系统疾病，如脑膜炎、脑肿瘤、脑外伤；②过度通气，紧张、长时间剧烈啼哭、高热伴呼吸增快、人工呼吸机使用不当；③低氧，如 CO 中毒、严重贫血、肺炎、肺水肿；④败血症；⑤水杨酸中毒（早期）等。

（2）临床表现：呼吸深快，肌张力增高，手足搐搦，血 CO_2Cp 降低，pH 值升高。

（3）治疗原则：主要针对原发病，改善呼吸功能，呼吸改善后碱中毒可逐渐恢复。纠正电解质紊乱，有手足搐搦者补充钙剂。临床上，对于因紧张所致的过度通气，适当的心理支持和鼓励安慰是必要的。

三、液体疗法

液体疗法的目的是纠正水、电解质和酸碱平衡紊乱，以恢复机体的正常生理功能。制定补液方案时，要全面了解疾病情况，充分考虑到机体的自身代偿能力，从病史、临床表现和化验检查等进行综合分析，判断水和电解质紊乱的程度和性质，以确定补液总量、组成、步骤和速度。在静脉补液实施的过程中需做到三定（即定量、定性、定速）、三先（先盐后糖、先浓后淡、先快后慢）及两补（见尿补钾、抽搐补钙）。补液总量由累积损失量、继续损失量及生理需要量 3 个部分组成。补充液体的方法有口服补液法和静脉补液法两种。

（一）累积损失量

累积损失量即发病后水和电解质总的损失量。

1．补液量　根据脱水程度而定。轻度脱水的补液量为 30 ～ 50 ml/kg；中度脱水为 50 ～ 100 ml/kg；重度脱水为 100 ～ 120 ml/kg。

2．补液成分　根据脱水性质而定。低渗性脱水补 2/3 张含钠液；等渗性脱水补 1/2 张含钠液；高渗性脱水补 1/3 ～ 1/5 张含钠液。若临床判断脱水性质有困难时，可先按等渗性脱水处理。

3．补液速度　补液速度取决于脱水程度，原则上是先快后慢。累积损失量应在开始输液的 8 ~ 12 h 补足，每小时 8 ~ 10 ml/kg。对重度脱水者，应快速输入 2 ∶ 1 等张含钠液（2 份生理盐水加 1 份 1.4% 碳酸氢钠）20 ml/kg，于 30 ~ 60 min 内静脉推注和快速滴注，总量不超过 300 ml，以扩充血容量，改善血液循环。循环改善出现排尿后应及时补钾。

（二）继续损失量

继续损失量指补液开始后，因呕吐、腹泻、胃肠引流等继续损失的液体量。应按实际损失量及性质予以补充，即“丢多少，补多少”。但腹泻患儿的大便量难以预计，可根据大便次数及脱水的恢复情况进行估计，适当增减。

1．补液量　腹泻患儿一般按每天 10 ～ 40 ml/kg 计算。

2．补液种类　一般常用 1/3 ～ 1/2 张含钠液，同时应注意钾的补充。

3．补液速度　于补充累积损失量完成后的 12 ～ 16 h 内均匀滴入，每小时约 5 ml/kg。

（三）供给生理需要量

生理需要量包括能量、水、电解质 3 个方面的需要量。

每日水、电解质的生理维持量可按代谢所需能量计算。年龄越小，需水量相对越多。小儿每日生理需要量为 60 ~ 80 ml/kg，钠、钾、氯各需 2 ~ 3 mmol/kg。一般给予 1/5 ~ 1/4 张含钠液（生理维持液），能口服者尽量口服，不能口服者于 24 h 内静脉缓慢滴入。

综合上述 3 个方面，第 1 天补液总量为：一般轻度脱水为 90 ～ 120 ml/kg；中度脱水为 120 ~ 150 ml/kg，重度脱水为 150 ～ 180 ml/kg。第 2 天及以后的补液量需根据病情轻重来决定，一般只需补充继续损失量和生理需要量，继续补钾，供给热量。

四、小儿液体疗法的护理

（一）补液前的准备阶段

1．了解病情　补液开始前应全面了解患儿的病史、病情、补液目的及其临床意义，应以高度的责任心，迅速认真地做好补液的各项准备工作。

2．熟悉常用溶液的种类、成分及配制　根据脱水的性质和严重程度准备相应的溶液、所需仪器和用物。

（1）非电解质溶液：常用的有 5% 和 10% 葡萄糖溶液。前者为等渗溶液，后者为高渗溶液，但输入体内后葡萄糖迅速被氧化成水及二氧化碳，失去其增高渗透压的作用。因此在输液时可视为无张力液，仅用于补充水分和部分热量，不能起到维持血浆渗透压的作用。

（2）电解质溶液：用于补充体液，维持水电解质、酸碱平衡。

1）0.9% 氯化钠溶液（生理盐水）和复方氯化钠溶液均为等张溶液。生理盐水含 Na^+ 及 Cl^- 各 154 mmol/L，其 Na^+ 含量与血浆相仿，但 Cl^- 含量比血浆含量高，故输入过多可引起血氯过高，有造成高氯性酸中毒的危险。

2）高渗氯化钠溶液：常用的有 3% 氯化钠溶液和 10% 氯化钠溶液，均为高浓度电解质液，3% 氯化钠溶液用以纠正低钠血症，10% 氯化钠溶液用以配制各种混合液。

3）碱性溶液：用于纠正酸中毒，常用的有，①碳酸氢钠溶液：直接增加缓冲碱，纠正酸中毒，但呼吸衰竭和 CO_2 潴留者慎用。1.4% 碳酸氢钠溶液为等张液；5% 为高张液，可用 5% 或 10% 葡萄糖稀释 3.5 倍即为等渗液。在紧急抢救酸中毒时，亦可不稀释而静脉推注，但多次使用后可使细胞外液渗透压增高。②乳酸钠溶液：需在有氧条件下，经肝代谢产生 HCO_3^- 而起作用，显效缓慢，肝功能不全、缺氧、休克、新生儿期及乳酸潴留性酸中毒时不宜使用。

4）氯化钾溶液：用于补充钾，纠正低钾血症。常用的有 10% 氯化钾和 15% 氯化钾溶液两种，均不能直接应用，须稀释成 0.2% ~ 0.3% 溶液静脉点滴，含钾溶液不可静脉推注，以免发生心肌抑制而致死亡。

（3）混合溶液：为适用于不同情况的补液需要，常把各种不同渗透压的溶液按不同比例配制成混合溶液，以互补其不足。常用混合液组成及配制见下表 9-4。其中 2：1 等张含钠液为 2 份生理盐水加 1 份 1.4% 碳酸氢钠溶液；1：1 含钠液为 1 份生理盐水加 1 份 5% 或 10% 葡萄糖溶液；2：3：1 含钠液为 2 份生理盐水加 3 份 5% 或 10% 葡萄糖溶液加 1 份 1.4% 碳酸氢钠溶液；4：3：2 含钠液为 4 份生理盐水加 3 份 5% 或 10% 葡萄糖溶液加 2 份 1.4% 碳酸氢钠溶液；1：2 含钠液为 1 份生理盐水加 2 份 5% 或 10% 葡萄糖溶液。

表 9-4 几种常用混合液的简易配制

	加入溶液（ml）			张力
	5% 或 10% 葡萄糖溶液（ml）	10% 氯化钠溶液（ml）	5% 碳酸氢钠溶液（ml）	
2：1 等张含钠液	500	30	47	等张
1：1 含钠液	500	20		1/2 张
2：3：1 含钠液	500	15	24	1/2 张
4：3：2 含钠液	500	20	33	2/3 张
1：2 含钠液	500	15		1/3 张
1：4 含钠液	500	10		1/5 张

（4）口服补液盐（oral rehydration salts，简称 ORS 液）：WHO 推荐用于治疗所有具有脱水症状的急性腹泻患儿的一种溶液。它由葡萄糖 13.5 g，氯化钠 2.6 g，氯化钾 1.5 g，枸橼酸钠 2.9 g，服用时加水至 1000 ml 配制而成，配置后的电解质溶液渗透压为 245 mOsm/L。总钾浓度为 0.15%。适用于能口服且脱水不严重的患儿。

3. 做好患儿准备　向家长及患儿解释治疗目的、液体疗法需要的时间及可能发生的情况，使其了解整个治疗过程，并指导家长参与治疗过程。对于年长患儿亦应做好鼓励和解释，以消除其恐惧心理，对于不合作的患儿加以适当约束或给予镇静剂。

（二）补液阶段

1. 按医嘱要求全面安排 24 h 的液体总量，并遵循补液原则分期分批输入。

2．维持静脉输液　严格掌握输液速度，明确每小时应输入量，计算出每分钟输液滴数，并随时检查，防止输液速度过速或过缓。有条件最好使用输液泵，以更精确地控制输液速度。

3．密切观察病情

（1）注意观察生命体征，并监测体重变化。若生命体征突然变化，出现烦躁不安、脉率增快、呼吸加快等，要警惕是否有输液量过多或输液速度太快、发生心力衰竭和肺水肿等情况。应及时记录并报告，以调整治疗方案。

（2）观察脱水情况，注意患儿的神志状态，有无口渴，皮肤、黏膜干燥程度，眼窝及前囟凹陷程度，尿量多少，呕吐及腹泻次数及量等，比较治疗前后的变化，判断脱水减轻还是加重。

（3）观察酸中毒表现：观察患儿面色及呼吸改变，婴儿有无精神萎靡。

（4）观察低血钾表现，补充钾时应按照见尿补钾的原则；严格掌握补钾的浓度和速度，绝不可静脉推入。

（5）观察低血钙表现：注意酸中毒纠正后，有无出现低钙惊厥。个别患儿用钙剂后无效，应考虑到低镁血症。补液中注意碱性液体及钙剂有无漏出血管外，以免引起局部组织坏死。

4．记录 24 h 出入量　液体输入量包括口服和静脉液体和胃肠道补液量。液体出量包括尿量、呕吐量、大便丢失水分和不显性失水。

第三节　腹泻病

腹泻病（diarrhea）是一组由多种病原体、多种因素引起的，以大便次数增多和大便性状改变为特点的消化道综合征，严重者可引起水、电解质和酸碱平衡紊乱，是我国小儿最常见的疾病之一。发病年龄以 6 个月至 2 岁多见，1 岁以内发病者约占半数，是造成儿童营养不良、生长发育障碍的主要原因之一。一年四季均可见发病，其中夏秋季发病率最高，冬季多为病毒感染，而夏季多为细菌感染。

一、病因及分类

（一）易感因素

1．消化系统发育尚不成熟　胃酸和消化酶分泌少且消化酶活力低，对食物质和量的变化适应性低；生长发育快，对营养物质需求较多，且以液体食物为主，故消化道的负担较重。

2．机体防御功能差　腹泻最常发生在婴幼儿，此年龄阶段免疫系统尚不健全，未产生对各种病原体的保护性抗体，因而易感。

（1）新生儿出生后尚未建立正常菌群，由于饮食改变而造成肠道内环境改变，滥用抗生素等，均可引起正常菌群失调。

（2）婴幼儿胃排空快，胃酸少，杀灭胃内细菌的能力弱。

（3）血清免疫球蛋白（特别是 IgM、IgA）和胃肠道分泌型 IgA（sIgA）均较低。

3．人工喂养　母乳中含有大量 sIgA、乳铁蛋白等体液因子，以及溶菌酶、巨噬细胞、粒细胞、溶菌体等具有抗肠道感染的成分，故母乳喂养儿腹泻发生率低。人工喂养时，因为加热过程会破坏家畜乳中的上述成分，且食物、餐具极易被污染，所以肠道感染的发生率高于母乳喂养儿。

（二）感染因素

1．肠道内感染　可由病毒、细菌、真菌、寄生虫引起，前两者多见，尤其是病毒。

（1）病毒感染：寒冷季节的婴幼儿腹泻 80% 是由病毒引起，以轮状病毒引起的秋冬季腹泻最为常见。其次有肠道病毒（包括柯萨奇病毒、埃可病毒、肠道腺病毒）、诺如病毒、星状和杯状病毒等。

（2）细菌感染（不含法定传染病）：主要病原体为致腹泻大肠埃希菌，分为致病性大肠埃希菌、产毒性大肠埃希菌、侵袭性大肠埃希菌、出血性大肠埃希菌、黏附 - 集聚性大肠埃希菌等。另外还有空肠弯曲菌、耶尔森菌、沙门氏菌等。

（3）真菌感染：可引起急、慢性肠炎，有念珠菌、曲菌、毛霉菌等，以白色念珠菌多见。长期应用广谱抗生素可引起肠道菌群失调，也易发生由白色念珠菌或其他条件致病菌肠炎引起的腹泻。

（4）寄生虫：常见的有蓝氏贾弟鞭毛虫、阿米巴原虫、隐孢子虫和蛔虫病等。

2．肠道外感染　如患中耳炎、上呼吸道感染、肺炎、皮肤感染、泌尿系感染时，可由于发热、使用抗生素、感染源释放毒素、直肠局部激惹（膀胱感染）作用而并发腹泻。有时病原体也可同时感染肠道，多见于病毒。

（三）非感染因素

1．饮食因素

（1）喂养不当：如喂养不定时，改变食物种类太快，食物成分不适宜，饮食量不适当，过早添加淀粉、脂肪类食物等。

（2）过敏因素：个别婴儿对牛奶、豆类或某些食物成分过敏或不耐受而引起腹泻。

（3）其他：原发性或继发性双糖酶缺乏或活性降低可导致肠道对糖的消化吸收不良而引起腹泻。

2．气候因素　天气突然变冷，腹部受凉致使肠蠕动次数增多；天气过热时，消化液分泌减少，由于口渴饮水过多都可诱发消化功能紊乱而导致腹泻。

二、发病机制

腹泻发生的机制包括大量不能吸收、具有渗透活性的物质存在于肠道内（渗透性腹泻）、肠腔内电解质分泌过多（分泌性腹泻）、大量炎症液体渗出（渗出性腹泻），以及肠道运动功能异常（肠道功能异常性腹泻）。但很多腹泻不是由某种单一机制引起的，临床上不少腹泻往往是多种机制共同作用导致的结果。

（一）感染性腹泻

病原微生物多通过污染的饮水、食物进入消化系统，还可通过污染的日用品、手、玩具或带菌者进行传播。这些病原微生物是否引起肠道感染，取决于宿主防御能力的强弱、感染的病原微生物的数量，以及微生物的毒力（指黏附力、产毒力、侵袭力、细胞毒性等）大小。

1．病毒性肠炎　病毒侵入肠道后，在小肠绒毛顶端的柱状上皮细胞上复制，致使细胞发生空泡样变性和坏死，受累的肠黏膜上皮细胞脱落、遗留下不规则的裸露病变，引起小肠黏膜回吸收水和电解质的能力下降，肠液在肠腔内大量留存而引起腹泻。加上病变部位的肠黏膜细胞分泌双糖酶不足，活性也降低，使糖类消化不全而被肠内细菌分解成小分子有机酸，导致肠液的渗透压增高，微绒毛破坏使上皮细胞的钠转运功能发生障碍，造成水、电解质的进一步丧失，加重了腹泻。

2．细菌性肠炎

（1）肠毒素性肠炎：能产生肠毒素的细菌可引起分泌性腹泻，如产肠毒素型大肠埃希菌、霍乱弧菌、金黄色葡萄球菌等。病原体侵入肠道后，虽不侵入肠黏膜，但可在肠腔内释放肠毒素，有不耐热肠毒素（LT）和耐热肠毒素（ST），两者可分别激活腺苷酸环化酶和鸟苷酸环化酶，使肠上皮细胞减少对 Na^+、Cl^- 和水的吸收，促进肠腺对 Cl^- 的分泌，使小肠液的总量增多，超过结肠的吸收限度而发生腹泻，排出大量水样便，致使婴幼儿脱水和水电解质紊乱。

（2）侵袭性肠炎：侵袭性细菌的感染均可引起渗出性腹泻，如沙门氏菌、志贺氏菌、侵袭性大肠埃希菌、空肠弯曲菌、金黄色葡萄球菌，均可侵入小肠壁或结肠壁，大量繁殖并破坏细胞，使肠黏膜充血、水肿、炎症细胞浸润，导致渗出、溃疡等病变，患儿排出含有大量红细胞、白细胞的菌痢样粪便。结肠由于炎症病变难以充分吸收来自小肠的液体，且某些致病菌还会产生肠毒素，故也会发生水样腹泻。

（二）非感染性腹泻

非感染性腹泻主要是因为饮食不当造成。当摄入的食物成分不适当或过量时，消化过程发生障碍，食物没有充分消化吸收而积滞在小肠上部，使肠腔内局部酸度下降，有利于肠道下部的细菌上移和繁殖，使食物发酵和腐败，又加重了消化功能的紊乱。分解产生的短链有机酸又使肠腔内渗透压增高，并协同腐败性毒性产物刺激肠壁而使肠蠕动增加，引起腹泻，进而发生脱水和电解质紊乱。

三、临床表现

由不同病因引起的腹泻常具有不同的临床特点和临床过程。腹泻根据病程不同可分为急性、迁延性和慢性，病程在 2 周以内为急性腹泻，病程在 2 周至 2 个月为迁延性腹泻，病程超过 2 个月为慢性腹泻。

（一）急性腹泻

1．腹泻的共同临床表现

（1）轻型腹泻：多因饮食因素或肠道外感染引起。以胃肠道症状为主，表现为食欲减退，偶有恶心、呕吐或溢乳，大便次数增多，一天可达十次左右，但每次大便量少，稀薄或带水，呈黄色或黄绿色，有酸味，常可见白色或黄白色奶瓣和泡沫，无脱水及全身中毒症状，数日内多数可痊愈。

（2）重型腹泻：多数由于肠道内感染引起。常起病较急，也可由轻型腹泻逐渐加重而致。不仅有较重的胃肠道症状，还有明显的脱水、电解质紊乱及全身中毒症状。

1）胃肠道症状：食欲减退，常伴有呕吐，有时候甚至进水即吐，严重者可吐咖啡色液体。大便频繁，每日可达十余次至数十次，多为黄绿色水样便或蛋花样便，量多，含少量黏液，少数患儿也可有少量血便。

2）水、电解质、酸碱平衡紊乱：

A．脱水：腹泻时水和电解质丢失的比例不同，可造成等渗性、低渗性、高渗性脱水，临床上以前两者多见。患儿可出现眼窝、囟门凹陷，尿少、泪少，皮肤黏膜干燥、弹性下降，甚至由血容量不足引起的末梢循环的改变。

B．代谢性酸中毒：患儿可表现为精神不振、口唇樱红、呼吸深大、呼气有酮味，但小婴儿症状可不典型。腹泻时，绝大多数患儿都存在代谢性酸中毒，而且脱水越重，酸中毒越严重。

C．低钾血症：腹泻时间长、营养不良和静脉输液未及时补钾的小儿易出现低钾血症，可出现不同程度的缺钾症状，如精神不振、肌无力、腹胀、心律不齐。在脱水未纠正前，因为酸中毒致细胞缺氧损伤，使钾由细胞内向细胞外转移，以及尿少导致排钾量减少等原因，所以细胞内钾明显减少，但血钾多数正常。当循环血量和肾功能恢复时，酸中毒得到纠正，会导致钾重新分布，这使血钾迅速下降，应及时给患儿补钾。

D．低钙血症和低镁血症：腹泻患儿由于进食少、吸收不良和腹泻、呕吐，导致钙、镁丢失，尤其是腹泻较久、营养不良或有活动性佝偻病的患儿更多见。在脱水、酸中毒时，由于血液浓度高、离子钙增多等因素，患儿可不出现低血钙症状，但脱水、酸中毒被纠正后则出现低血钙症状（手足搐搦和惊厥）。极少数久泻及营养不良患儿输液后出现震颤、抽搐，钙剂治疗无效时应考虑低镁血症的可能。

3）全身中毒症状：如发热、精神萎靡、烦躁、嗜睡，甚至昏迷、休克。

2．几种常见类型的肠炎的临床特点

（1）轮状病毒肠炎：好发于秋、冬季，以秋季流行为主，故又称秋季腹泻。多见于6 ~ 24个月的婴幼儿。潜伏期1 ~ 3天，临床表现起病急，常伴有发热和上呼吸道感染症状，病初即出现呕吐，大便次数多、量多，呈黄色或淡黄色，水样或蛋花汤样，无腥臭味，常并发脱水、酸中毒及电解质紊乱。本病为自限性疾病，数日后呕吐渐停，腹泻减轻，不喂乳类的患儿恢复较快，3 ~ 8天自行恢复，无特异治疗。大便镜检偶有少量白细胞。

（2）诺如病毒肠炎：全年散发，常呈暴发性，高峰多见于寒冷季节（11月至次年2月）。该病毒是集体机构急性暴发性胃肠炎的首要致病原，发生诺如病毒感染最常见的场所是餐馆、托幼机构、医院、学校等地点。感染后潜伏期多为12 ~ 36 h，急性起病。首发症状多为阵发性腹痛、恶心、呕吐和腹泻，全身症状有畏寒、发热、头痛、乏力和肌痛等。吐泻频繁者可发生脱水、酸中毒及低钾血症。本病为自限性疾病，症状持续12 ~ 72 h。粪便及周围血象检查一般无特殊发现。

（3）侵袭性细菌性肠炎：全年均可发病，多见于夏季，潜伏期长短不等，常引起志贺杆菌性痢疾样病变。起病急，高热甚至发生高热惊厥。腹泻频繁，大便呈黏液状，带脓血，有腥臭味，常伴恶心、呕吐、腹痛和里急后重，可出现严重的中毒症状，如意识改变，甚至感染性休克。大便镜检有大量白细胞及数量不等的红细胞。粪便细菌培养可找到相应的致病菌。

其中空肠弯曲菌肠炎多发生在夏季，6个月～2岁婴幼儿多见，常侵犯空肠和回肠，腹痛剧烈，有脓血便，易误诊为阑尾炎，可散发或爆发流行，为人畜共患的疾病。发病急，症状与细菌性痢疾相似，表现为恶心、呕吐、腹痛、排黏液便、脓血便，有腥臭味，大便镜检有大量白细胞及数量不等的红细胞。耶尔森菌小肠结肠炎多发生在冬春季，可引起淋巴结肿大。鼠伤寒沙门菌小肠结肠炎有胃肠炎型和败血症型，夏季发病率高，新生儿和1岁以内的婴儿易感染，新生儿多为败血症型，常引起暴发流行，可排深绿色黏液脓便或白色胶冻样便，有特殊臭味。

（4）产毒性细菌引起的肠炎：多发生于夏季，可在托儿所甚至病房内流行，多见于营养不良及人工喂养小儿，更换饮食时较易发病。潜伏期1～2天，起病急，临床表现多变。轻症仅大便次数稍增多，性状轻微改变。重症腹泻频繁，量多，呈水样或蛋花样，混有黏液，伴有呕吐，常发生水、电解质和酸碱平衡紊乱。症状一般持续3～7天。

（5）出血性大肠埃希菌肠炎：大便次数增多，开始为黄色水样便，后转为血水便，有特殊臭味，大便镜检有大量红细胞，一般无白细胞，伴腹痛，个别病例可伴发溶血尿毒综合征和血小板减少性紫癜。

（6）抗生素诱发的肠炎：多继发于使用大量抗生素后，营养不良、免疫功能低下、长期使用糖皮质激素者更易发病。病程和症状常与耐药菌株的不同和菌群失调的程度有关，婴幼儿病情较重。主要包括金黄色葡萄球菌肠炎、伪膜性小肠结肠炎和真菌性肠炎。金黄色葡萄球菌肠炎典型大便为暗绿色，量多，带黏液，少数为血便，大便镜检有大量脓细胞和成簇的革兰氏阳性球菌；伪膜性小肠结肠炎由难辨梭状芽孢杆菌引起，主要症状为腹泻，轻症大便每日数次，停用抗生素后很快痊愈。重症频泻，黄绿色水样便，可有毒素致肠黏膜坏死所形成的伪膜排出，大便厌氧菌培养、组织培养法检测细胞毒素可协助确诊；真菌性肠炎多为白色念珠菌所致，常并发于其他感染，大便次数增多，黄色稀便，泡沫较多带黏液，有时可见豆腐渣样细块（菌落）。大便镜检有真菌孢子体和菌丝。

（二）迁延性腹泻和慢性腹泻

病因复杂，感染、免疫缺陷、营养物质过敏、药物因素等均可导致迁延性腹泻和慢性腹泻，多与营养不良和急性期未彻底治疗有关。以人工喂养儿、营养不良儿多见。表现为腹泻迁延不愈，病情反复，大便次数和性质不稳定，严重时可出现水、电解质和酸碱紊乱。由于营养不良患儿腹泻时易迁延不愈，持续腹泻又加重营养不良，两者互为因果，最终引起免疫功能低下，继发感染，形成恶性循环，导致多脏器功能异常。

（三）生理性腹泻

生理性腹泻多见于出生6个月以内的婴儿。小儿虚胖，常有湿疹，生后不久即出现腹泻，但除大便次数增多外，无其他症状，食欲好，生长发育正常。添加辅食后，大便即逐渐转为正常。

四、辅助检查

1. 血常规　白细胞总数及中性粒细胞增多提示细菌感染，降低提示可能为病毒感染，嗜酸性粒细胞增多多属于寄生虫感染或过敏性病变。

2. 大便检查　所有腹泻患儿均应收集大便标本检查，大便常规有白细胞和红细胞者常为细菌性肠炎；大便内有较多的嗜酸性细胞常由于寄生虫感染引起；大便中存在血和黏液并且分叶白细胞增多，做大便培养可检出致病菌。大便涂片发现念珠菌孢子及假菌丝有助于真菌性肠炎的诊断；腹泻持续较久而大便中细菌和病毒检查均为阴性，应做寄生虫检查。疑为轮状病毒感染者应做病毒学检查。

3. 血液生化检查　血钠测定提示脱水性质；血钾浓度的测定可反映机体缺钾程度；血气分析可了解机体酸碱紊乱的程度和性质；重症患儿应同时测尿素氮；必要时查血钙和血镁。

五、治疗原则

腹泻的治疗原则为调整饮食；纠正水、电解质和酸碱平衡紊乱；合理用药，控制感染；预防并发症。急性腹泻多注意维持水、电解质平衡及抗感染；迁延性和慢性腹泻则应注意肠道菌群失调及饮食疗法。

（一）调整饮食

腹泻时进食减少、吸收不良，而营养需要量增加，如限制饮食过严或禁食过久常造成营养不良，易并发酸中毒，以致病情迁延不愈，影响生长发育。故应强调继续进食，但需根据疾病状况、个体消化吸收功能和平时的饮食习惯进行合理的调整，以满足生理需要，补充疾病消耗，缩短腹泻后的康复时间。

（二）纠正水、电解质和酸碱平衡紊乱

轻、中度脱水且无频繁呕吐者口服 ORS 溶液纠正脱水；中、重度脱水伴周围循环衰竭者需静脉补液。重度酸中毒或经补液后仍有酸中毒症状者，补充碱性溶液碳酸氢钠或乳酸钠。注意纠正低钾、低钙和低镁血症。

（三）药物治疗

1. 控制感染　病毒性肠炎及非侵袭性细菌所致的腹泻，以饮食疗法和支持疗法为主，一般不需应用抗生素。侵袭性细菌所致的黏液脓血便，应根据临床特点，结合大便细菌培养和药敏试验结果选用针对病原菌的抗生素，并随时进行调整。

2. 肠黏膜保护剂　吸附病原体和毒素，与患儿机体肠黏液糖蛋白相互作用进而增强保护屏障功能，如蒙脱石粉。

3. 肠道微生态疗法　有助于调节肠道菌群，维持其生态平衡，进而控制腹泻。常用双歧杆菌制剂、嗜酸乳杆菌制剂。

4. 补锌治疗　对于急性腹泻患儿，应每天补充一定的锌剂，有助于缓解病情。

5. 避免使用止泻剂。

（四）预防并发症

迁延性、慢性腹泻常伴有营养不良和其他并发症，病情复杂，必须采取综合治疗措施，应注意纠正肠道菌群失调和采用饮食疗法。

六、常见护理问题和护理措施

【护理问题】

1．腹泻　与肠道感染有关。

2．营养失调，低于机体需要量　与腹泻、呕吐丢失过多和摄入量不足有关。

3．体液不足　与腹泻、呕吐丢失过多和摄入量不足有关。

4．体温过高　与肠道感染有关。

5．有皮肤完整性受损的危险　与频繁大便刺激臀部皮肤有关。

6．有感染传播的危险　与病原菌入侵胃肠道有关。

7．知识缺乏　与患儿家长缺乏合理喂养知识、卫生知识及腹泻患儿护理知识有关。

【护理措施】

（一）调整饮食

1．婴儿腹泻不主张长期禁食，可继续喂养，但需调整和限制饮食，停喂不消化脂肪类或过敏性食物。母乳喂养者继续哺乳可限制哺乳次数，缩短每次哺乳时间，暂停辅食；人工喂养儿可继续牛乳喂养，如不耐受，可喂等量米汤或代乳品等。

2．呕吐严重者，可暂时禁食 4 ～ 6 h（不禁水），待好转后继续喂食，由少到多，由稀到稠。

3．病毒性肠炎多有双乳糖酶缺乏，对可疑病例暂停乳类及含乳糖食物喂养，可改喂淀粉类食物、不含乳糖的豆制代用品或发酵奶，以减轻腹泻。

4．较大儿童腹泻次数减少后，给予半流质饮食如粥、面条等，少量多餐，随着病情稳定和好转，逐步过渡到正常饮食。一旦腹泻停止，热量应逐渐增加，继续给予营养丰富的饮食，并每日加餐 1 次，直到饮食恢复正常，共 2 周。

5．对少数严重病例口服营养物质不能耐受者，应加强支持疗法，必要时给予全静脉营养。

（二）维持水、电解质及酸碱平衡（详见本章第二节）

1．口服补液　由 WHO 推荐的 ORS 液可用于腹泻时脱水的预防，以及轻度和中度脱水而无明显周围循环障碍的患儿。有明显腹胀、休克、心功能不全或其他严重并发症者，以及新生儿不宜口服补液。在口服补液过程中，如呕吐频繁或腹泻、脱水严重，应改为静脉补液。补液过程中需严密观察，以确定脱水程度的变化。

2．静脉补液　用于中、重度脱水，吐泻频繁或腹胀的患儿。根据不同的脱水程度和性质，结合年龄、营养状况、自身调节功能，决定溶液的成分、容量和滴注时间。

（1）第 1 天补液：①补液量，由脱水程度决定，补液总量包括累积损失量、继续损失量和生理需要量，对少数营养不良，心、肺、肾衰竭的患儿尤其应根据病情精确计算。②溶液种类，补液成分由脱水性质决定，若临床判断有困难，可按等渗脱水处理。③补液速度，主要取决于脱水程度和继续损失的量和速度，遵循先快后慢原则。

（2）第 2 天及以后的补液：脱水和电解质紊乱已基本纠正，主要补充生理需要量和继续损失量，补液量需根据吐泻和进食情况估算，于 12 ～ 24 h 内均匀给予静脉滴注。继续补钾，供给热量，直到恢复正常饮食。

（三）维持正常体温

严密监测患儿体温，对于高热患儿及时采取降温措施，必要时遵医嘱服用退热药。

（四）保持皮肤完整性

选用柔软棉质尿布，勤更换，以保持皮肤清洁干燥；每次便后用温水清洗臀部并吸干；避免使用不透气塑料布或橡皮布，防止尿布性皮炎发生。局部皮肤发红处涂以 5% 鞣酸软膏或 40% 氧化锌油；皮肤局部溃疡可采用暴露法，或遵医嘱用药以促进愈合。肛表测温可刺激肠道增加排便，应尽量避免使用。女婴尿道口接近肛门，应注意会阴部的清洁，预防尿路上行感染的发生。

（五）控制感染

严格执行医院消毒隔离措施，包括患儿排泄物、用物及标本的处置，以防感染扩散；护理患儿前后认真洗手，防止交叉感染；指导家属及探视人员严格执行隔离制度，特别注意洗手。结合大便细菌培养和药敏试验结果，应用针对病原菌的抗生素。

（六）严密观察病情

1. 监测生命体征的变化。
2. 密切观察有无水、电解质及酸碱失衡的表现；观察补液后的效果。
3. 观察排便情况，包括大便次数、颜色、气味、性状、量，及时送检。
4. 准确记录 24 h 出入量和体重变化。

（七）健康教育

向家长介绍腹泻的原因、临床表现及主要治疗方法，指导家长正确洗手、处理污染尿布及衣物、记录出入量，以及观察脱水表现等。此外，应指导家长正确配制和使用 ORS 液，强调应少量多次服用，呕吐并不是禁忌证。向家长说明调整饮食的重要性，及时关注患儿家长的需求。

此外，对小儿腹泻最好的干预措施是预防。指导家长注意饮食卫生，食物应新鲜、清洁，注重食具的消毒；宣传母乳喂养，指导合理喂养；气候变化时防止患儿受凉或过热；对感染性腹泻患儿做好消毒隔离；避免长期滥用广谱抗生素等；教育小儿正确洗手，勤剪指甲，加强体格锻炼，适当户外运动。此外，在流行地区和季节，可根据患儿自身情况进行轮状病毒肠炎疫苗的接种。

第四节　消化性溃疡

消化性溃疡（peptic ulcer）主要是指发生在胃和十二指肠的慢性溃疡，即胃溃疡和十二指肠溃疡，也可在与酸性胃液相接触的其他胃肠道部位发生。各年龄阶段的儿童均可发病，以学龄儿童多见。婴幼儿发病多为急性和继发性溃疡，常有明确的原发病，胃溃疡和十二指肠溃疡发病率接近。年长儿多为慢性和原发性溃疡，以十二指肠溃疡多见，男孩发病多于女孩，有明显的家族史。

一、病因和发病机制

原发性消化性溃疡的病因多样，至今尚未完全阐明确切的发病机制。目前认为溃疡的形成是由于对胃和十二指肠黏膜有损害的侵袭因子（如酸、胃蛋白酶、胆盐、药物、微生物和其他有害物质），与黏膜自身的防御因素（如黏膜屏障、黏液重碳酸盐屏障、黏膜血流量、细胞更新、前列腺素）之间失去平衡的结果，胃酸在溃疡的形成中起关键作用。

1. 胃酸和胃蛋白酶的侵袭　胃酸和胃蛋白酶是对胃和十二指肠黏膜有侵袭作用的主要因素，消化性溃疡的最终形成是由于胃酸和胃蛋白酶对黏膜自身的消化所致，而胃酸起主要作用。

2. 胃和十二指肠黏膜的防御功能　正常情况下胃和十二指肠黏膜由其上皮所分泌的黏液所覆盖，黏液与完整的上皮细胞膜及细胞间连接形成一道防线，称黏液 - 黏膜屏障，能防止食物的机械摩擦，阻抑和中和胃腔内 H^+ 反渗至黏膜，使黏膜表面的 pH 值维持在 7 左右。在各种攻击因子的作用下，屏障保护功能受损，发生黏膜缺血、坏死而形成溃疡。

3. 幽门螺杆菌感染　儿童十二指肠溃疡幽门螺杆菌的检出率大约是 60%，应用药物根除幽门螺杆菌后，患儿溃疡的复发率即下降，说明幽门螺杆菌感染在消化性溃疡的发病机制中起重要的作用。

4. 遗传因素　消化性溃疡的发生有家庭聚集现象，具有遗传倾向。

5. 其他　精神创伤、中枢神经系统病变、外伤、手术后、饮食习惯不当（如暴饮暴食、过冷、油炸食品）、气候因素、对胃黏膜有刺激性的药物等均可降低胃黏膜的防御能力，引起损伤。

继发性溃疡是由全身疾病引起的胃、十二指肠黏膜局部损害。见于各种危重疾病所导致的应激反应。

二、临床表现

各年龄阶段患儿溃疡的好发部位、类型和演变过程均不一样，临床症状和体征也有所不同。年龄越小的患儿，其症状越不典型，不同年龄患儿的临床表现各不相同。

1. 新生儿　继发性溃疡多见。常见的原发病有早产、出生窒息、缺血缺氧、败血症、低血糖、呼吸窘迫综合征和中枢神经系统疾病等。常表现为急性起病，呕血、黑便。生后 2 ~ 3 天亦可发生原发性溃疡。

2. 婴儿期　继发性溃疡多见。发病急，首发症状为消化道出血和穿孔。原发性溃疡以胃溃疡多见，既表现为食欲差、呕吐、进食后啼哭、腹胀、生长发育迟缓，也可表现为呕血、黑便。

3. 幼儿期　胃和十二指肠溃疡发病率相等，常表现为进食后呕吐，间歇发作，脐周及上腹部疼痛，烧灼感少见，夜间及清晨痛，可发生呕血、黑便甚至穿孔。

4. 学龄前期及学龄期　以原发性十二指肠溃疡多见，主要表现为反复发作，脐周及上腹部胀痛、烧灼感，饥饿时或夜间多发。严重者可出现呕血、便血、贫血。并发穿孔时疼痛剧烈并放射至背部或左右上腹部。少数患儿仅表现为贫血、粪便潜血试验阳性。

5. 并发症　主要是出血、穿孔、幽门梗阻，常可伴发缺铁性贫血，重症者可出现失血性休克。如溃疡穿孔至腹腔或临近器官，可出现腹膜炎、胰腺炎等。

三、辅助检查

1. 上消化道内镜检查　内镜检查是诊断溃疡病准确率最高的方法。内镜观察不仅能准确诊断溃疡，观察病灶大小、周围炎症的轻重、溃疡表面有无血管暴露，还可在直视下采取黏膜活体组织做病理组织学和细菌学检查。

2. 胃肠 X 线钡餐造影　适用于对胃镜检查有禁忌者。

3. 粪便潜血试验　潜血试验阳性提示有活动性溃疡。

4. 幽门螺杆菌检测　可以采用胃黏膜组织切片染色与幽门螺杆菌培养、尿素酶试验、核素标记尿素呼吸试验等方法进行幽门螺杆菌检测。

四、治疗原则

治疗目的是缓解和消除症状，促进溃疡面愈合，防止复发，预防并发症。

1. 一般治疗　培养良好的生活习惯，饮食定时定量，避免过度疲劳及精神紧张。监测生命体征及末梢循环情况。如有出血，应积极进行消化道局部止血（如胃镜下喷药、硬化、电凝治疗）及全身止血。如失血严重时应及时输血，以防失血性休克。

2. 药物治疗　原则为抑制胃酸分泌和中和胃酸，强化黏膜防御能力，进行抗幽门螺杆菌治疗。

（1）抗酸和抑酸剂治疗：是消除侵袭因素的主要途径，包括 H_2 受体拮抗剂、质子泵抑制剂、中和胃酸的抗酸剂、胃泌素受体阻滞剂。

（2）胃黏膜保护剂：包括硫糖铝、枸橼酸铋钾、蒙脱石粉等。

（3）抗幽门螺杆菌治疗：临床常用的药物有抗生素（阿莫西林、克拉霉素、甲硝唑等）、铋剂（枸橼酸铋剂）、抗酸分泌药（奥美拉唑）。

3. 手术治疗　消化性溃疡一般不需手术治疗，但有以下情况时，应根据个体情况考虑手术治疗：①溃疡合并穿孔；②难以控制的出血，失血量大，48 h 内失血量超过总血量的 30%；③幽门完全梗阻，经胃肠减压等保守治疗 72 h 仍无改善；④慢性难治性疼痛。

五、常见的护理问题与护理措施

【护理问题】

1. 疼痛　腹痛与胃酸刺激溃疡面，引起化学性炎症有关。

2. 营养失调，低于机体需要量　与疼痛所致摄入量减少、消化吸收障碍有关。

3. 有体液不足的危险　与反复呕吐、胃肠道出血有关。

4. 潜在并发症　如上消化道大量出血、穿孔、幽门梗阻。

【护理措施】

1. 缓解疼痛

（1）保证患儿充足的休息和睡眠，生活起居要规律。

（2）遵医嘱给予相对应的止痛药物，观察用药效果及不良反应。

（3）给予患儿及家长精神支持和心理护理，消除其紧张、焦虑情绪。

2．调整饮食　养成良好的饮食习惯，给予患儿营养丰富、易消化的食物。避免摄入机械性和化学性刺激强的食物，如粗纤维食物、生冷、油炸、酸辣、浓茶及咖啡，避免暴饮暴食。定时吃饭、睡前不加餐。

3．维持体液平衡

（1）积极治疗原发性疾病。

（2）遵医嘱进行口服或静脉补液，补充足够的水分和电解质。

（3）记录 24 h 出入量，观察患儿生命体征、尿量及皮肤黏膜情况。

4．严密观察病情

（1）观察疼痛发生的规律和特点，如发生的时间、程度、性质。遵医嘱正确用药，观察药效及不良反应。

（2）观察大便颜色，及时送检，做大便潜血试验。

（3）观察生命体征的变化，特别注意有无贫血、失血性休克等并发症的发生，做到早发现、早治疗。定期测量体重，监测血清白蛋白和血红蛋白等营养指标。

5．健康教育　向患儿及家长讲解引起和加重溃疡病的相关因素，指导患儿保持乐观情绪、规律生活、避免过度紧张与劳累，适当锻炼身体，提高机体抵抗力，并建立合理的饮食习惯和饮食结构，向患儿及家长强调饮食控制的重要性。教育家长和患儿按医嘱正确用药，学会观察疗效和药物不良反应等。如抗酸药应避免与奶制品、酸性食物及饮料同时服用；服用乳剂前应充分摇匀，片剂应嚼服；氢氧化铝能阻碍磷的吸收，表现为食欲减退、软弱无力等。

（蒋文慧　周　静）

习题

一、单项选择题

1．患儿，女，8 个月，因腹泻就诊，体检：体温 37.8 ℃，皮肤弹性好，臀部皮肤潮红，有表皮脱失，其最主要的护理诊断为

A．体温过高　　B．体液不足

C．有感染的危险　　D．皮肤完整性受损

2．患儿，男，8 个月，诊断为“婴儿腹泻”，在脱水酸中毒纠正后，出现手足抽搐，首选的治疗药物是

A．地塞米松　　B．0.9% 氯化钠溶液

C．10% 氯化钾　　D．10% 葡萄糖酸钙

3．某腹泻婴儿准备出院，护士给家长进行饮食指导后，以下患儿母亲的表述错误的是

A．保持食具清洁　　B．继续给孩子母乳喂养，暂停辅食

C．气候变化时避免孩子腹部受凉　　D．多给孩子吃点脂肪丰富的食物

二、简答题

1. 简述小儿腹泻病的治疗原则。
2. 简述轮状病毒性肠炎的临床特征。
3. 简述婴儿腹泻的饮食护理措施。

三、案例题

患儿，男，7 个月，以腹泻伴呕吐 1 天收入院治疗。入院后进食 1 ～ 2 次 / 天，蛋花汤样便 6 ～ 8 次 / 天，精神萎靡，前囟凹陷，皮肤弹性差，尿量减少。体温 38.5°C，血钠 135 mmol/L，血钾 3.8 mmol/L，遵医嘱给予静脉补液。

（1）判断该患儿脱水的程度和脱水性质。

（2）写出该患儿主要的护理问题。

在线答题

第十章数字资源

第十章　心血管系统疾病患儿的护理

第一节　儿童心血管系统概论

一、心脏的胚胎发育和胎儿血液循环

（一）心脏的胚胎发育

胚胎第 2 周开始形成原始心脏。原始心脏是一个纵行直管，由于外表收缩被分为心房、心室、心球 3 部分，心管逐渐扭曲形成静脉窦、共同心房、共同心室、心球（以后形成心室流出道）和动脉总干，由于心室生长扩张较快，渐向腹面突出，致使心球、静脉窦和动脉总干都位于心脏的前端。胚胎第 4 周时心房和心室是共腔的。到胚胎第 8 周，房间隔、室间隔均已形成，即成为具有四腔的心脏。同时动脉总干被主动脉肺动脉隔分开，形成主动脉和肺动脉。主动脉向左后旋转并与左心室相连，肺动脉向右前旋转并与右心室相连。

心脏发育的关键时期是胚胎的第 2 ～ 8 周，在此期间，如受到某些物理、化学和生物因素的影响，则易引起心血管发育畸形。

（二）胎儿血液循环和出生后的改变

1．胎儿血液循环　胎儿时期的肺没有呼吸运动，肺循环血量很少，卵圆孔和动脉导管开放，左、右心都经主动脉向全身输送血液。胎儿的气体交换是通过胎盘和脐带进行的，含氧量较高的动脉血经脐静脉进入胎儿体内，约一半经静脉导管直接进入下腔静脉，其余部分经肝与门静脉汇合后经肝静脉进入下腔静脉。来自下腔静脉的血液（以动脉血为主）进入右心房后，大部分经卵圆孔流入左心房，再经左心室流入升主动脉，主要供应心脏、脑和上肢（上半身）；小部分流入右心室。从上腔静脉回流的来自上半身的静脉血进入右心房后，绝大部分流入右心室，再转入肺动脉。由于胎儿肺无呼吸功能，肺血管阻力高，肺动脉的血只有少量流入肺部。进入右心室的血液大部分经动脉导管与来自升主动脉的血汇合流入降主动脉，供应腹腔器官和下肢（下半身），同时血液经脐动脉回流至胎盘，再次进行营养和气体交换。由此可见，胎儿期的血液供应下半身的血氧含量比上半身低（图 10-1）。

2．出生后血液循环的改变　出生后血液循环发生以下变化：脐带结扎，胎盘血液循

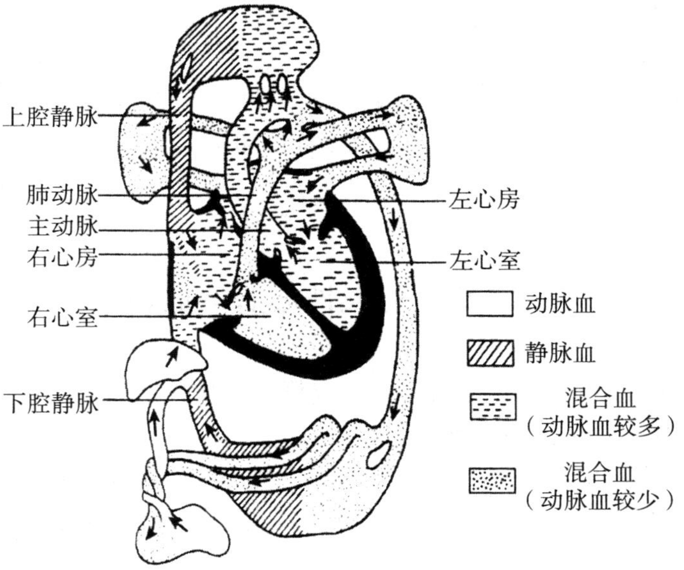

图 10-1　胎儿血液循环示意图

环停止。呼吸建立，肺泡扩张，在肺开始进行气体交换，肺循环压力降低。从右心室流入肺内的血液增多，以致回流到左心房的血液增多，左心房压力增高，当超过右心房压力时，卵圆孔的瓣膜则发生功能上的关闭。生后 5 ～ 7 个月卵圆孔闭合。由于体循环血氧饱和度增高，直接促使动脉导管壁平滑肌收缩，维持胎儿动脉导管开放的前列腺素 E2 水平下降，故导管逐渐闭塞，动脉导管形成功能性关闭。80% 出生后 3 ～ 4 个月的婴儿、95% 1 岁的婴儿形成解剖上的闭合。

二、正常各年龄儿童心脏、心率、血压的特点

（一）心脏大小和位置

小儿心脏体积相对地比成人大，随着年龄的增长，心脏重量与体重的比值下降。心脏在胸腔的位置随年龄而改变，新生儿和＜ 2 岁时的心脏多呈横位，心尖冲动位于左侧第 4 肋间、锁骨中线外侧，心尖部主要为右心室。3 ～ 7 岁心尖冲动已位于左第 5 肋间、锁骨中线处，心脏由横位转为斜位，左心室形成心尖部。7 岁以后心尖位置逐渐移到锁骨中线以内 0.5 ～ 1 cm。

（二）心率

小儿新陈代谢旺盛和交感神经兴奋性较高，心率较快，随年龄增长而逐渐减慢，新生儿平均为 120 ～ 140 次 / 分，1 岁以内为 110 ～ 130 次 / 分，2 ～ 3 岁为 100 ～ 120 次 / 分，4 ～ 7 岁为 80 ～ 100 次 / 分，8 ～ 14 岁为 70 ～ 90 次 / 分。

小儿心率和脉搏易受各种内、外因素的影响，如进食、活动、哭闹和发热，因此，应在小儿安静或睡眠时测量。

（三）血压

小儿由于心搏出量较少，动脉壁的弹性较好和血管口径相对较大，故血压偏低，但随

着年龄的增长而逐渐升高。关于儿童血压的评定，目前尚缺乏统一标准。国际上多采用百分位法，即根据年龄、性别、收缩压/舒张压，认定在第90百分位数以下为正常；在第90～95百分位数之间为临界高血压；≥第95百分位数为高血压。为便于临床判断，高血压值为新生儿＞90/60 mmHg，学龄儿童＞120/80 mmHg。正常情况下，下肢血压较上肢血压高10～20 mmHg。

第二节　先天性心脏病概论

先天性心脏病（congenital heart disease）简称先心病，是心脏、大血管在胚胎早期发育异常或发育障碍而引起的心血管解剖结构异常的一组先天性畸形，是小儿最常见的心脏病，发病率约占活产新生儿的1%。近几十年来，先心病的诊疗研究取得很大进展，许多常见的先天性心脏病得到准确的诊断，多数患儿获得彻底根治，先心病患儿的预后已大为改善。

一、病因

先天性心脏病的病因尚未完全明确，现已了解遗传和环境因素能影响心脏的胚胎发育，使心脏某一部分发育停顿或异常而引起先天性畸形。遗传因素主要包括染色体易位与畸变、单一基因突变、多基因病变和先天性代谢紊乱。环境因素中主要的是宫内感染，如风疹、流行性感冒、流行性腮腺炎和柯萨奇病毒感染。此外，还包括孕妇患糖尿病、接触过量放射线和服用某些药物如抗癌药、甲苯磺丁脲（甲糖宁）等，近年来围孕期叶酸和维生素A缺乏亦引起广泛的关注。

二、临床分类

根据左右心腔或大血管间有无直接分流和临床有无青紫，可分为3类：

1．左向右分流型（潜伏青紫型）　平时由于体循环压力高于肺循环，血液从左向右分流，患儿不出现青紫。当屏气、剧烈哭闹或任何病理情况致肺动脉和右心室压力增高并超过左心压力时，血液自右向左分流而出现暂时性发绀，故此型又称潜伏发绀型。常见的有室间隔缺损、房间隔缺损和动脉导管未闭等。

2．右向左分流型（青紫型）　由于畸形的存在，致右心压力增高并超过左心，而血液从右向左分流，或大动脉起源异常时，导致大量回心静脉血进入体循环，引起全身持续性青紫。常见的有法洛四联症和大动脉错位等。

3．无分流型（无青紫型）　在心脏左、右两侧，或动、静脉之间无异常通路或分流，如主动脉缩窄和肺动脉狭窄。

第三节　常见先天性心脏病

一、室间隔缺损

室间隔缺损（ventricular septal defect，VSD）为室间隔在胚胎发育过程中发育不全而形成左、右心室间的异常通道，是最常见的先天性心脏病，占先天性心脏病总数的30% ~ 50%。

室间隔缺损可单独存在，也可与其他心脏畸形同时存在。根据缺损位置的不同，可分为 3 种类型：①膜周型缺损，②肌部型缺损，③双动脉下型缺损。根据缺损的大小可分为小型缺损（缺损< 0.5 cm），中型缺损（缺损为 0.5 ~ 1.0 cm），大型缺损（缺损> 1.0 cm）。

（一）病理生理学改变

室间隔缺损主要是左、右心室之间有异常交通。由于左心室压力高于右心室，室间隔缺损所引起的分流是自左向右，所以一般无青紫。分流致肺循环血量增加，回流至左心房和左心室的血量增多，使左心房和左心室的负荷加重，导致左心房和左心室肥大（图 10-2）。随着病情的发展或分流量增大，可产生肺动脉高压。此时自左向右分流量减少，最后出现双向分流或反向分流而呈现青紫。当肺动脉高压显著，产生自右向左分流时，临床出现持久性青紫，即称艾森门格综合征。

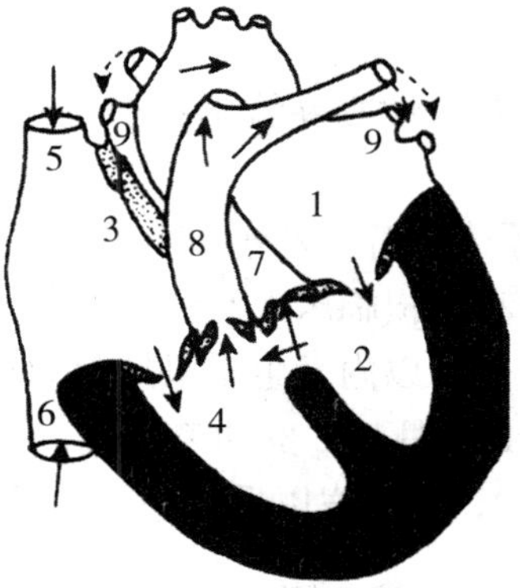

1. 左心房　2. 左心室　3. 右心房　4. 右心室　5. 上腔静脉　6. 下腔静脉　7. 主动脉　8. 肺动脉　9. 肺静脉

图 10-2　室间隔缺损血液循环示意图

（二）临床表现

本病的临床表现决定缺损的大小、肺血流量及肺动脉压力的高低。小型缺损分流量较小，无明显症状，生长发育不受影响，仅体检时发现心脏杂音。

中型缺损在婴儿期出现症状，大型缺损在出生 1 ~ 2 个月后出现症状，表现为喂养困难，喂奶时常因气急而中断，面色苍白，多汗，生长发育落后，反复出现肺部感染及充血性心力衰竭。长期肺动脉高压的患儿多有活动能力下降、青紫和杵状指。

体检：可见心前区隆起，心界向左下扩大，典型体征为胸骨左缘第 3 ~ 5 肋间可闻及Ⅲ ~ Ⅴ级响亮粗糙的全收缩期杂音，向心前区广泛传导伴收缩期震颤，肺动脉瓣第二音亢进。明显肺动脉高压者，肺动脉瓣第二音显著亢进而心脏杂音较轻，此时右心室肥大较明显，左向右分流减少，当出现右向左分流时，患儿呈现青紫。

室间隔缺损易并发支气管炎、支气管肺炎、充血性心力衰竭、肺水肿和感染性心内膜炎。

（三）辅助检查

1．胸部X线检查　小型缺损者无明显改变。中、大型缺损者心外形增大，以左心室增大为主，左心房也常增大，晚期可出现右心室增大。肺动脉段突出，肺血管影增粗，可有肺门“舞蹈”征。

2．心电图　小型室间隔缺损者心电图基本正常。中型缺损者左心室肥大。大型缺损者有左、右心室肥大。

3．超声心动图　可见左心室、左心房和右心室内径增大，主动脉内径小。二维超声心动图可显示室间隔回声中断，并可提示缺损的位置和大小。多普勒彩色血流显像可直接见到分流的位置、方向和区别分流的大小，还能确诊多个缺损存在。

4．心导管检查　有必要时进行，可见右心室血氧含量高于右心房，右心室和肺动脉压力正常或升高。有时心导管可通过缺损处进入左心室。

（四）治疗原则

1．内科治疗

（1）主要是防治感染性心内膜炎、肺部感染和心力衰竭。可选用洋地黄、利尿药等控制心力衰竭。

（2）介入性心导管术：通过介入性心导管术封堵肌部室间隔缺损是可行的，但难度较大。

2．手术治疗　小型室间隔缺损者有自然闭合的可能，不主张外科手术，可临床随访观察。中型缺损临床上有症状者宜于学龄前期在体外循环心内直视下做修补术。大型缺损在生后6个月以内发生难以控制的充血性心力衰竭和反复罹患肺炎、生长缓慢者应予以手术治疗；6个月～2岁的婴幼儿，虽然心力衰竭能控制，但肺动脉压力持续升高，大于体循环的1/2，或2岁以后肺循环血量与体循环血量的比＞2∶1，应及时手术修补缺损。

二、房间隔缺损

房间隔缺损（atrial septal defect，ASD）是在胚胎发育过程中心房间隔发育不良、吸收过度或心内膜垫发育障碍，导致两心房之间存在通路，占先天性心脏病发病总数的7%～15%，女性较多见，男女约为1∶2。

根据解剖病变的不同，可分为原发孔型（占5%～10%）、继发孔型（约占70%），以及静脉窦型，静脉窦型较少见。卵圆孔不闭合但不发生左向右分流者，不能称为缺损。

（一）病理生理学改变

血液自左心房向右心房分流，分流量的大小取决于缺损大小和两侧心室顺应性。分流造成右心房和右心室负荷过重而增大、肺循环血量增多和体循环血量减少。分流量大时可产生肺动脉高压，当右心房压力＞左心房压力时，则可产生右向左分流，出现持续性青紫（图10-3）。

（二）临床表现

缺损小者可无明显症状。缺损大者由于分流量大，使体循环血量减少而表现为易感乏力、体型瘦长、面色苍白和生长发育迟缓。由于肺循环血量增多，使肺充血，患儿活动后气促，易患呼吸道感染。

体格检查：可见心前区隆起，心尖冲动弥散，心浊音界扩大，胸骨左缘 2 ~ 3 肋间可闻及Ⅱ ~ Ⅲ级收缩期喷射性杂音，多较柔和，常不伴震颤，肺动脉瓣第二音增强或亢进并呈不受呼吸影响的固定分裂。

（三）辅助检查

1. 胸部 X 线检查　心脏外形呈轻、中度扩大，以右心房、右心室增大为主，肺动脉段突出，肺门血管影增粗，胸透可见肺门“舞蹈”征，主动脉影缩小。

2. 心电图　典型表现为电轴右偏和不完全性右束支传导阻滞，部分病例尚有右心房和右心室肥厚。

3. 超声心动图　超声心动图显示右心房和右心室内径增大。二维超声心动图可见房间隔回声中断，并可显示缺损的位置和大小。多普勒彩色血流显像可观察到分流的位置、方向，且能估测分流的大小。

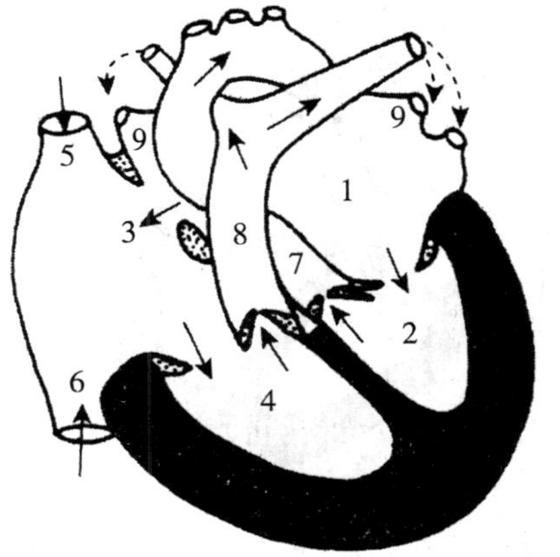

1. 左心房　2. 左心室　3. 右心房　4. 右心室
5. 上腔静脉　6. 下腔静脉　7. 主动脉
8. 肺动脉　9. 肺静脉

图 10-3　房间隔缺损血液循环示意图

4. 心导管检查　必要时进行，可发现右心房血氧含量高于上、下腔静脉平均血氧含量，心导管可由右心房通过缺损进入左心房。

（四）治疗原则

1. 介入性心导管术　如符合适应证，可通过介入性心导管用扣式双盘堵塞装置、蚌状伞或蘑菇伞（amplatzer）关闭缺损。

2. 手术治疗　缺损较大影响生长发育者应尽早做房间隔缺损修补术。

三、动脉导管未闭

动脉导管未闭（patent ductus arteriosus，PDA）占先天性心脏病发病总数的 9% ~ 12%，女性多于男性，比例为（2 ~ 3）：1。小儿出生后，随着呼吸的开始，肺循环压力降低，动脉导管于 10 ~ 15 h 内在功能上关闭。80% 婴儿于生后 3 个月左右解剖上已完全关闭。若仍持续开放并出现左向右分流者即为动脉导管未闭。

（一）病理生理学改变

血流动力学的改变是分流的血液自主动脉向肺动脉分流，分流量取决于导管粗细和主、肺动脉压差；由于主动脉压力高于肺动脉压力，故无论收缩期或舒张期，血液均自主动脉向肺动脉分流，肺循环血量增加，回流至左心房和左心室的血量增加，致左心房和左心室压力和负荷加重而肥厚扩大，甚至出现左心衰竭（图 10-4）。由于主动脉血在舒张期也流入肺动脉，故周围动脉舒张压下降而致脉搏压（脉压差）增大。长期的左向右分流，肺循环压力升高，致右心室负荷加重，右心室逐渐肥大。如肺循环持续高压，则由功能性转变为器质性肺动脉高压。当肺动脉压力超过主动脉时，即产生右向左分流，患儿呈现双下肢明显发绀，左上肢轻度发绀，右上肢正常，称为差异性发绀（differential cyanosis）。

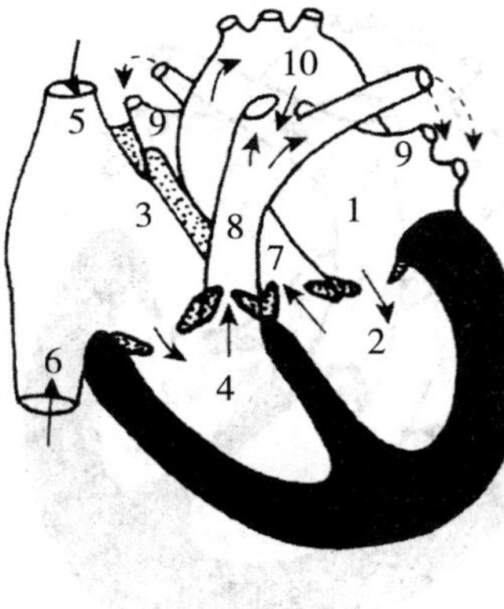

1. 左心房　2. 左心室　3. 右心房　4. 右心室
5. 上腔静脉　6. 下腔静脉　7. 主动脉
8. 肺动脉　9. 肺静脉　10. 动脉导管

图 10-4　动脉导管未闭血液循环示意图

（二）临床表现

临床症状取决于动脉导管的粗细和肺动脉压力的大小。导管口径较细者，分流量小，临床可无症状，仅在体检时发现心脏杂音。导管粗大者，分流量大，表现为气急、咳嗽、乏力、多汗、生长发育落后，易发生反复呼吸道感染。偶见扩大的肺动脉压迫喉返神经而引起声音嘶哑。少数可合并心力衰竭、感染性心内膜炎。

体格检查：可见患儿多消瘦，轻度胸廓畸形，心前区隆起，心尖冲动增强，胸骨左缘第 2 ~ 3 肋间可闻及响亮的连续性杂音，占据整个收缩期和舒张期，向左上颈背部传导，可伴有震颤，肺动脉瓣第二音亢进。当肺血管阻力增加或婴儿期肺动脉压力相对较高时，主动脉与肺动脉舒张期压力差很小，可仅有收缩期杂音。由于肺动脉分流使动脉舒张压降低，收缩压多正常，脉压差多大于 5.3 kPa（40 mmHg），可有水冲脉、毛细血管搏动和股动脉枪击音等周围血管征。伴有显著肺动脉高压者可出现差异性发绀，多限于双下肢及左上肢。

（三）辅助检查

1. 胸部 X 线检查　分流量小者心影正常。分流量大者有左心室和左心房增大，肺动脉段突出，肺门血管影增粗，肺野充血。有肺动脉高压时，右心室也增大。主动脉结增宽。

2. 心电图　分流量小者心电图正常。分流量大的可有左心室肥大和左心房肥大，合并肺动脉高压时右心室也肥大。

3. 超声心动图　左心房和左心室内径增宽，主动脉内径增宽。二维超声心动图可直接显示肺动脉与降主动脉之间导管的管径和长度，多普勒彩色血流显像可直接见到分流的方向和大小。

4. 心导管检查　多数患儿不需心导管检查。可见肺动脉血氧含量高于右心室，肺动脉和右心室的压力可正常、轻度升高或显著升高。部分患者右心导管可通过未闭的动脉导管，由肺动脉进入降主动脉。

（四）治疗原则

1. 内科治疗

（1）防治呼吸道感染、心力衰竭、感染性心内膜炎。对早产儿动脉导管未闭，可用吲哚美辛或布洛芬口服，以抑制前列腺素合成，促使导管平滑肌收缩而关闭导管。但对足月儿无效，不应使用。

（2）介入性心导管术：近年来介入性治疗已成为动脉导管未闭的首选治疗方法，可采用弹簧圈或蘑菇伞封堵。

2. 手术治疗　手术结扎或切断缝扎导管即可治愈，宜于 1 ~ 6 岁施行，必要时任何年龄均可手术。

四、肺动脉狭窄

肺动脉狭窄（pulmonary stenosis）是指肺动脉出口处狭窄，其发病率占先天性心脏病的10% ~ 20%。按其狭窄部位不同，将其分为3种类型，肺动脉瓣狭窄（瓣膜型）、肺动脉漏斗部狭窄（瓣下型）和肺动脉干及分支狭窄（瓣上型），以肺动脉瓣狭窄最多见。

（一）病理生理学改变

肺动脉狭窄可使血液从右心室排出受阻，收缩期负荷加重，压力升高，导致右心室肥厚。当右心室失代偿时，右心房压力也相继增高，引发右心衰竭。如果伴有房间隔缺损或卵圆孔未闭，则在心房水平出现右向左分流，患儿出现发绀。

（二）临床表现

早期或轻者可无症状。重者可有乏力、心悸及气急。可发生心力衰竭。

体格检查：轻者生长发育尚可，心前区隆起，有抬举性心尖冲动。肺动脉瓣区可触及收缩期震颤。胸骨左缘第2 ~ 3肋间可闻及全收缩期Ⅲ级以上喷射性杂音，粗糙，向颈部传导。肺动脉瓣第二音减低，伴分裂。若右心室扩大，则于三尖瓣听诊区可闻及收缩期吹风样杂音。

（三）辅助检查

1. 胸部X线检查　右心室扩大，有时右心房也扩大。肺野清晰，肺血管影较细。

2. 心电图　轻者正常。中度以上狭窄者，显示不同程度的电轴右偏，右心室肥厚。部分患儿可有右心房肥厚图形。

3. 超声心动图　右心室内径增宽，室壁增厚。多普勒超声检查，取样容积置于肺动脉内可探及收缩期湍流。通过肺动脉瓣口血流速度加快，并可通过测出的血流速度估测跨瓣压差。

4. 心导管检查　右心室收缩压显著增高，肺动脉收缩压偏低。从肺动脉到右心室连续压力曲线变化可判断狭窄类型和狭窄的程度。

（四）治疗原则

1. 内科治疗

（1）防治心力衰竭、感染性心内膜炎。

（2）介入性心导管术：瓣膜型肺动脉狭窄可采用经皮球囊肺动脉瓣成形术，使狭窄的瓣膜扩张开，多数效果良好。

2. 手术治疗　对肺动脉瓣膜显著增厚、漏斗部有狭窄或合并其他心脏结构异常时，宜及早进行外科手术治疗。

五、法洛四联症（tetralogy of Fallot，TOF）

法洛四联症是存活婴儿中最常见的青紫型先天性心脏病，其发病率占各类先天性心脏病的12%，男女发病比例接近。

法洛四联症是由以下4种畸形组成：①肺动脉狭窄；②室间隔缺损；③主动脉骑跨；④右心室肥厚。其中以肺动脉狭窄最重要，对患儿的病理生理学改变和临床表现有重要影响。

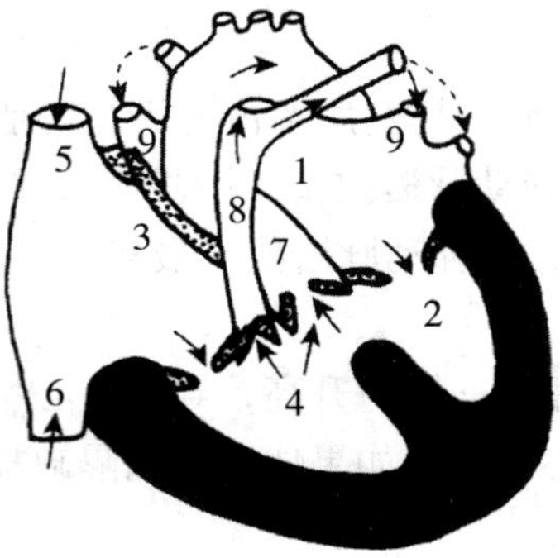

1. 左心房　2. 左心室　3. 右心房　4. 右心室
5. 上腔静脉　6. 下腔静脉　7. 主动脉
8. 肺动脉　9. 肺静脉

图 10-5　法洛四联症血液循环示意图

（一）病理生理学改变

由于肺动脉狭窄，血液进入肺循环受阻，引起右心室代偿性肥厚，右心室压力增高。肺动脉狭窄严重时，右心室压力超过左心室，此时为右向左分流，血液大部分进入骑跨的主动脉，主动脉除接受左心室的血液外，还直接接受一部分来自右心室的静脉血，输送到全身各部，因而出现青紫。另外由于肺动脉狭窄，肺循环进行气体交换的血流减少，更加重了青紫的程度。在动脉导管关闭前，肺循环血量减少程度较轻，青紫可不明显。随着动脉导管的关闭，青紫日益明显（图 10-5）。

（二）临床表现

1. 青紫　其严重程度及出现的早晚与肺动脉狭窄程度成正比。青紫常于唇、球结膜、口腔黏膜、耳垂、指（趾）等毛细血管丰富的部位明显。由于血氧含量下降致患儿活动耐力差，稍一活动，如吃奶、哭闹、走动，即出现气急和青紫加重。

2. 缺氧发作　2 岁以下的患儿多有缺氧发作，常在晨起吃奶时或大便、哭闹后出现阵发性呼吸困难、烦躁和青紫加重，严重者可引起突然昏厥、抽搐或脑血管意外，发作原因可能为内源性儿茶酚胺水平一过性增高，右心室漏斗部肌肉痉挛使肺动脉血流进一步减少，引起脑缺氧。每次发作可持续数分钟至数小时，常能自行缓解。

3. 蹲踞　患婴常喜竖抱时将双膝屈曲，大腿贴腹部，侧卧时双膝屈曲。年长儿常将双腿交叉，坐时更喜屈膝，每于行走、活动或站立过久时，因气急而主动下蹲片刻再行走，为一种无意识的自我缓解缺氧和疲劳的体位。蹲踞时下肢屈曲受压，体循环阻力增加，使右向左分流减少，可使肺血流量增加，同时下肢屈曲，使静脉回心血量减少，减轻了右心室负荷，使右向左分流减少，从而缺氧症状暂时得以缓解。

4. 杵状指（趾）　由于患儿长期缺氧，致使指、趾端毛细血管扩张增生，局部软组织和骨组织也增生肥大，随后指（趾）末端膨大如鼓槌状。

5. 血栓栓塞　由于长期缺氧，红细胞增加，血液黏稠度高血流缓慢，一旦入量不足、脱水，易发生血栓栓塞，多见脑血栓，若为细菌性血栓还可发生脑脓肿。心内畸形也易合并感染性心内膜炎。

体检：可见患儿生长发育迟缓，青紫和杵状指（趾），心前区可稍隆起，胸骨左缘第 2 ～ 4 肋间可闻及Ⅱ～Ⅲ级喷射性收缩期杂音，一般以第 3 肋间最响。肺动脉第二音减弱或消失。

（三）辅助检查

1. 实验室检查　周围血红细胞计数增多，血红蛋白和红细胞压积增高。

2. 胸部 X 线检查　心脏大小正常或稍增大。典型者心影呈靴形，系由右心室肥大使心尖上翘和漏斗部狭窄使心腰凹陷所致。肺门血管影缩小，肺纹理减少，透亮度增加。

3．心电图　心电轴右偏，右心室肥大，也可右心房肥大。

4．超声心动图　二维超声心动图可显示主动脉径宽并向右移位。右心室内径增大，流出道狭窄。左心室内径缩小。多普勒彩色血流显像可见右心室直接将血液注入骑跨的主动脉。

5．心导管检查　心导管容易从右心室进入主动脉，说明主动脉骑跨；心导管若从右心室进入左心室，说明有室间隔缺损。心导管不易进入肺动脉，若能进入肺动脉，则将心导管从肺动脉向右心室退出时，可记录到肺动脉和右心室之间的压力差。患者右心室压力增高，肺动脉压力降低。根据连续的压力曲线还可判断肺动脉狭窄的类型。主动脉血氧饱和度降低，证明存在右向左的分流。

6．心血管造影　造影剂注入右心室，可见主动脉和肺动脉几乎同时显影。主动脉影增粗且位置偏前、稍偏右。此外，尚可显示肺动脉狭窄的部位、程度及肺动脉分支的形态。

（四）治疗原则

1．内科治疗　及时治疗呼吸道感染，防治感染性心内膜炎，预防脱水及并发症。

缺氧发作时的处理：①发作轻者，置患儿于膝胸位即可缓解；②重者可静脉缓慢注射β受体阻滞剂普萘洛尔（心得安）；③及时吸氧并保持患儿安静；④静脉应用碳酸氢钠，纠正代谢性酸中毒；⑤必要时皮下注射吗啡 0.1 ～ 0.2 mg/kg，可抑制呼吸中枢和消除呼吸急促，口服普萘洛尔可预防再次缺氧发作。

2．手术治疗　以根治手术治疗为主。在体外循环下做心内直视手术，切除流出道肥厚部分，修补室间隔缺损，纠正主动脉右跨。如肺血管发育较差不宜做根治术，则先做姑息分流手术，以增加肺循环血流量。待年长后一般情况改善时再做根治术。

第四节　先天性心脏病患儿的护理

一、护理评估

评估患儿，记录生命体征，监测体液平衡，准备患儿接受诊断和治疗。

（一）健康史

了解母亲妊娠史，尤其妊娠初期 2 ～ 3 个月内有无感染史、接触放射线和用药史。母亲是否患有代谢性疾病，家族中是否有先天性心脏病患者。患儿发现心脏病的时间，详细询问有无青紫、出现青紫的时间，小儿发育的情况，有无喂养困难、声音嘶哑、反复呼吸道感染，是否喜欢蹲踞、有无阵发性呼吸困难或突然昏厥发作。

（二）身体状况

体检注意：①患儿生长发育的情况；②皮肤黏膜有无青紫及其程度；③胸廓有无畸形；④有无杵状指（趾）；⑤听诊心脏杂音位置、时间、性质和程度；⑥特别注意肺动脉瓣区第二音是增强还是减弱、是否有第二音分裂；⑦有无呼吸急促、心率加快、鼻翼扇动，以及肺部啰音肝增大等合并肺炎和心力衰竭的表现；⑧了解胸部 X 线、心电图、超声心动图、血液检查的结果和临床意义。较复杂的畸形还应取得心导管检查和心血管造影的诊断资料。了解病变部位和严重程度，确定护理中应注意的问题。

（三）心理、社会状况

评估患儿是否因患先心病生长发育落后、活动受限而影响入托、入学，是否因此而造成情绪的低落或紧张。有的患儿可因面容发绀而自卑，甚至性情孤僻。评估患儿住院后的心理情绪变化，大多数先心病患儿需住院接受复杂的术前检查和准备接受手术治疗，对此患儿和家长有何反应；处于一个陌生的环境，并且会造成一定的组织损伤和生命安全的威胁，对患儿的生长发育和情绪有无影响。了解家长是否因本病的检查和治疗过程比较复杂、风险较大，预后难以预测，费用高而出现焦虑和恐惧等。

二、常见护理问题

1. 活动无耐力　与先天性心脏病体循环血量减少或血氧饱和度下降有关。
2. 营养失调，低于机体需要　与喂养困难及体循环血量减少、组织缺氧有关。
3. 生长发育迟缓　与先天性心脏病体循环血量减少或血氧下降影响生长发育有关。
4. 有感染的危险　与肺流量血增多及抵抗力下降有关。
5. 潜在并发症　如心力衰竭、感染性心内膜炎、脑血栓。
6. 焦虑　与疾病的威胁和对手术担忧有关。

三、护理措施

1. 建立合理的生活制度　安排好患儿作息的时间，保证睡眠、休息，根据病情安排适当的活动量，减少心脏负担。集中护理，避免引起情绪激动和哭闹。病情严重的患儿应卧床休息。

2. 供给充足营养　注意营养搭配，供给充足的能量、蛋白质和维生素，保证营养需要，以增强体质，提高对手术的耐受。对喂养困难的小儿要耐心喂养，可少量多餐，避免引起呛咳和呼吸困难，必要时让家长陪护。心功能不全时有水钠潴留者，应根据病情，采用无盐饮食或低盐饮食。

3. 预防感染　监测体温变化，按天气改变及时加减衣服，避免受凉引起呼吸道感染。注意保护性隔离，以免交叉感染。做各种口腔小手术时，应给予抗生素预防感染，防止感染性心内膜炎发生，一旦发生感染应积极治疗。

4. 注意观察病情，防止并发症发生

（1）注意观察病情，防止法洛四联症患儿因活动、哭闹、便秘引起缺氧发作，一旦发生应将小儿置于膝胸卧位，此体位可增加体循环阻力，使右向左分流减少，同时给予吸氧，并与医生合作给予吗啡及普萘洛尔抢救治疗。

（2）观察有无心率增快、呼吸困难、端坐呼吸、吐泡沫样痰、水肿、肝大等心力衰竭的表现，如出现上述表现，立即置患儿于半卧位，给予吸氧，及时与医生取得联系。并按心力衰竭护理。

（3）法洛四联症患儿血液黏稠度高，发热、出汗、吐泻时，体液量减少，加重血液浓缩易形成血栓，因此要注意供给充足的液体，必要时可静脉输液。

5. 心理护理　对患儿关心爱护、态度和蔼，与患儿及家长建立良好的护患关系，减轻其紧张和焦虑心理。对家长和患儿解释病情和检查、治疗经过，取得他们的理解和配合。

6．健康教育　指导家长掌握先天性心脏病的日常护理，建立合理的生活制度，合理用药，预防感染和其他并发症。定期复查，调整心功能到最好状态，使患儿能安全到达手术年龄，安度手术关。

第五节　病毒性心肌炎

病毒性心肌炎（viral myocarditis）是病毒侵犯心脏所致的炎性过程，除心肌炎外，部分病例可伴有心包炎和心内膜炎。本病轻者预后大多良好，重者可发生心力衰竭、心律不齐、心源性休克，甚至猝死。近年统计，小儿病毒性心肌炎的发病率在上升，但重症患儿仍占少数。

一、病因和发病机制

很多病毒感染可引起心肌炎，主要是肠道和呼吸道病毒，尤其柯萨奇病毒 $B_{1\sim6}$ 型最常见，约占半数以上，其次为埃可病毒，其他病毒有腺病毒、脊髓灰质炎病毒、流感和副流感病毒、单纯疱疹病毒、腮腺炎病毒等均可引起心肌炎。轮状病毒是婴幼儿秋季腹泻的病原体，也可引起心肌的损害。本病发病机制尚不完全清楚，一般认为与病毒及其毒素早期经血液循环直接侵犯心肌细胞有关，另外病毒感染后的变态反应和自身免疫也与发病有关。

二、临床表现

1．前驱症状　在起病前数日或 1 ~ 3 周多有上呼吸道或肠道等前驱病毒感染史，常伴有发热、全身不适、咽痛、肌痛、腹痛、腹泻和皮疹等症状。

2．心肌炎表现　轻症患儿可无自觉症状，仅表现为心电图的异常；一般病例患儿表现为精神萎靡、疲乏无力、食欲减退、恶心呕吐、腹痛、气促、心悸和心前区不适或胸痛。重症者则暴发心源性休克、急性心力衰竭，常在数小时或数天内死亡。

体检：心脏大小正常或扩大，第一心音低钝，出现奔马律，安静时心动过速，伴心包炎者可听到心包摩擦音。严重时甚至血压下降，发展为充血性心力衰竭或心源性休克。

病毒性心肌炎的分期：①急性期：新发病，症状及检查阳性发现明显且多变，一般病程在半年以内；②迁延期：临床症状反复出现，客观检查指标迁延不愈，病程多在半年以上；③慢性期：进行性心脏增大，反复心力衰竭或心律失常，病情时轻时重，病程在 1 年以上。

三、辅助检查

1．实验室检查

（1）血象及红细胞沉降率（血沉）：急性期白细胞总数轻度增高，以中性粒细胞为主；部分病例血沉轻度或中度增快。

（2）血清心肌酶谱测定：病程早期血清肌酸激酶（CK）及其同工酶（CK-MB）、乳酸脱氢酶（LDH）及其同工酶（LDH1）、血清谷草转氨酶（SGOT）均增高。心肌肌钙蛋白T（cTnT）升高，具有高度的特异性。恢复期血清中检测相应抗体，病程中多有抗心肌抗体增高。

（3）病毒学诊断：疾病早期可从咽拭子、粪便、血液、心包液或心肌中分离出病毒，但阳性率低。在疾病早期可通过聚合酶链反应（PCR）技术检测出病毒核酸。

2. 胸部X线检查　透视下心搏动减弱，胸片示心影正常或增大，合并大量心包积液时心影显著增大。心功能不全时两肺呈瘀血表现。

3. 心电图检查　呈持续性心动过速，多导联ST段偏移和T波低平、双向或倒置、QT间期延长、QRS波群低电压。心律失常以期前收缩（早搏）为多见，尚可见到部分性或完全性窦房、房室或室内传导阻滞。

四、治疗原则

本病为自限性疾病，目前尚无特效治疗，主要是减轻心脏负担，改善心肌代谢和心功能，促进心肌修复。

1. 休息　十分重要，减轻心脏负担。

2. 药物治疗

（1）改善心肌代谢，促进心肌修复：常用磷酸肌酸、大剂量维生素C、辅酶Q_{10}、1,6-二磷酸果糖、中药丹参或黄芪等。

（2）减轻心肌细胞损害：应用丙种球蛋白，用于重症病例2 g/kg，单剂24 h静脉缓慢滴注。

（3）控制心力衰竭：由于心肌炎时对洋地黄制剂比较敏感，容易中毒，故剂量应偏小，一般用有效剂量的2/3即可。

（4）救治心源性休克：静脉大剂量滴注肾上腺皮质激素或静脉推注大剂量维生素C常可取得较好的效果，如效果不满意可应用调节血管紧张度的药物如多巴胺、异丙肾上腺素和重酒石酸间羟胺（阿拉明）等加强心肌收缩、维持血压和改善微循环。

五、常见护理问题和护理措施

【护理问题】

1. 活动无耐力　与心肌收缩力下降，组织供氧不足有关。

2. 潜在并发症　如心律失常、心力衰竭、心源性休克。

【护理措施】

1. 休息　急性期需卧床休息，至体温消退后3～4周，症状基本恢复正常时逐渐增加活动量。恢复期继续限制活动量，重症患儿心脏扩大者、有心力衰竭者，应延长卧床时间，待心力衰竭控制、心脏情况好转后再逐渐开始活动。一般总休息时间不少于6个月。

2. 密切观察病情　及早发现并遵医嘱处理并发症。

（1）定时观察并记录精神状态、面色、呼吸、心律、心率和血压的变化，对严重心律失常者须持续心电监护，发现问题及时与医生联系采取紧急措施。护士做好抢救药物和器械的准备，以备抢救时使用。

（2）胸闷、气促、心悸应休息，因心力衰竭或心律失常者要遵医嘱使用强心药和抗心律失常药，必要时可给予吸氧。

心肌炎时，心肌敏感性增高，使用洋地黄时剂量应偏小，注意观察有无心率过慢，出现新的心律失常和恶心、呕吐等消化系统症状，如有症状应暂停用药并与医生联系处理，避免洋地黄中毒。对使用的抗心律失常药要了解其作用机制、不良反应和注意事项。

（3）心肌炎常有传导阻滞或期前收缩存在，应密切观察患儿，及时发现病情变化及报告医生，进行相应处理。

3. 健康教育

（1）介绍本病的治疗过程和预后。

（2）强调休息对心肌炎恢复的重要性，使能自觉配合治疗。

（3）告知他们预防呼吸道感染和消化道感染的常识。

（4）带抗心律失常药物出院的患儿，应让患儿和家长了解抗心律失常药物的名称、剂量、用药方法及其副作用。

（5）病毒性心肌炎病程较长，出院后仍需治疗，嘱咐患儿出院后定期到门诊复查。

第六节　充血性心力衰竭

充血性心力衰竭（congestive heart failure）是指由于各种病因引起心脏的舒张和收缩功能减退，在休息和正常活动下，心搏出量不能满足周身循环和组织代谢的需要，而出现的一种病理生理状态。主要表现为心功能减退、肺静脉淤血和体循环充血 3 个方面征象。这是小儿时期常见重危急症。

一、病因

充血性心力衰竭的病因可分为：

1. 心血管因素　包括容量负荷过重，如先天性心脏病左向右分流；心肌收缩力减弱，如心肌炎、心内膜弹力纤维增生症；梗阻性病变，如风湿性心瓣膜狭窄、主动脉狭窄。

2. 非心血管因素　包括呼吸系统疾病、中枢神经系统疾病、脓毒败血症、严重贫血、甲状腺功能亢进、维生素 B_1 缺乏及电解质紊乱等。

二、临床表现

年长儿与成人相似，主要表现为乏力、气急、食欲减退、多汗、腹痛、咳嗽、尿少和水肿。体检可见面色苍白或发绀，颈静脉怒张，常有心脏扩大，安静时心率过速，心音减低、奔马律。呼吸急促，重者端坐呼吸，肺底部可闻及湿啰音。肝肿大有压痛，肝颈反流试验阳性。

婴幼儿的临床表现有一定特点，主要表现为肤色苍白、气促、喂养困难、烦躁多汗、哭声低弱、心动过速和肝大，但颈静脉怒张、水肿和肺部湿啰音等体征不常见。

临床诊断依据：①安静时心率增快，婴儿＞180次/分，幼儿＞160次/分；不能用发热或缺氧解释者；②呼吸困难，发绀突然加重，安静时呼吸婴儿＞60次/分，幼儿＞50次/分；③肝大，超过肋缘下3 cm或以上，或在短时间内较前增大1.5 cm以上，而不能以横膈下移等原因解释者；④心音明显低钝或出现奔马律；⑤突然烦躁不安，面色苍白或发灰，而不能用原发疾病解释者；⑥尿少和下肢水肿，已除外营养不良、肾炎、维生素B_1缺乏等原因造成者。

诊断的主要依据为上述临床表现前4项为主要指征，结合其他各项检查进行综合分析。

三、辅助检查

1．胸部X线检查　心影扩大，搏动减弱，肺纹理增多，肺部淤血。

2．心电图检查　有助于病因诊断和指导洋地黄的应用。

3．超声心动图检查　可见心房和心室腔扩大，心室收缩时间间期延长，射血分数降低，心脏舒张功能不全。二维超声心动图有助于心力衰竭的病因判断。

四、治疗原则

除对病因或原发病积极治疗外，治疗目的是改善心功能、去除过量潴留的钠和水，降低氧耗和纠正代谢紊乱。

1．一般治疗

（1）休息：卧床减轻心脏负担，可采取平卧或半卧位。做好护理，减少情绪波动，烦躁、哭闹患儿必要时可遵医嘱适当给予镇静剂如苯巴比妥；呼吸急促、烦躁不安者可应用吗啡皮下注射。

（2）饮食与入量：应给予容易消化及富含营养的食品，较大儿童推荐限盐，每日入液量包括口服应不超过患儿基础需要量。

（3）吸氧：对气急和发绀的患儿应及时给予吸氧。

（4）每日监测体重。

2．药物治疗

（1）洋地黄制剂：洋地黄能增强心肌的收缩力、减慢心率，从而增加心搏出量，改善体、肺循环。地高辛为小儿最常用的洋地黄制剂，既可口服，又能静脉注射，作用时间和排泄速度均较快，疗效出现在中毒之前，剂量容易调节。

小儿心力衰竭多急而重，故多采用首先达到洋地黄化的方法，然后根据病情需要继续用维持量。病情较重或不能口服者可选择地高辛，首次给洋地黄化总量的1/2，余量分2次，每隔4～6 h给予1次，多数患儿可于8～12 h内达到洋地黄化。能口服的患儿，开始给予口服地高辛，首次给洋地黄化总量的1/3或1/2，余量分为2次，每隔6～8 h给予1次。洋地黄化后12 h可开始给予维持量，剂量为每日1/5～1/4洋地黄化总量，分2次给予。小儿血清地高辛的有效浓度为1～3 ng/ml为宜。

（2）利尿剂：水钠潴留为心力衰竭的一个重要的病理生理学改变，所以合理应用利尿剂是治疗心力衰竭的一项重要措施。对急重病例，可选用呋塞米；慢性心力衰竭一般联合应用噻嗪类和保钾利尿剂，并采用间歇疗法维持用药，防止电解质紊乱。

（3）血管扩张剂：可选择性降低前、后负荷，从而增加心搏出量，心室充盈量下降，肺部充血的症状得到缓解，对左心室舒张压增高的患儿更为适用。常用的药物有硝普钠，其他还可选用血管紧张素Ⅱ转换酶抑制剂（ACEI）、酚妥拉明等。

五、常见护理问题和护理措施

【护理问题】

1. 心输出量减少　与心功能减退有关。
2. 体液过多　与心力衰竭时醛固酮系统被激活，导致水钠潴留有关。
3. 气体交换受损　与心力衰竭时肺淤血有关。
4. 营养失调，低于机体需要量　与喂养困难、能量代谢增加有关。
5. 潜在并发症　如药物毒副作用。

【护理措施】

1. 休息　降低代谢、减少氧耗，减轻心脏负担。

（1）集中护理，避免引起婴幼儿哭闹，鼓励年长患儿保持稳定情绪。

（2）衣服要宽松，被子要松软，以利于呼吸。

（3）患儿可取半卧位，青紫型先天性心脏病患儿取膝胸卧位，以减少静脉回流。

2. 维持体液平衡　控制水钠入量，给予低盐饮食，钠盐每日 0.5 ~ 1 g，重症患儿必要时给无盐饮食；详细记录出入量，定时测量体重，了解水肿增减情况。

3. 吸氧　呼吸困难和青紫时应给予氧气吸入，有急性肺水肿如吐粉红色泡沫痰时，可将氧气湿化瓶中换置 50% 乙醇，吸入后可使泡沫表面张力减低而破裂，增加气体与肺泡壁的接触，改善气体交换。

4. 饮食管理　少食多餐，防止由于饱食而使横膈抬高。婴儿喂奶也要少量多次，所用奶头孔宜稍大，但须注意避免呛咳。吸吮困难者采用滴管，必要时可用鼻饲。水肿严重时应限制入量。静脉补液时滴速不可过快，以防加重心力衰竭。无盐饮食影响食欲，可适当加调味品，如糖、醋或无盐酱油等，并可更换烹调方法，使患儿易于接受。鼓励患儿食用纤维较多的蔬菜、水果等，保持大便通畅，避免排便用力。

5. 密切观察病情及药物毒副作用

（1）注意观察生命体征，脉搏必须数满 1 min，必要时监测心率。

（2）应用洋地黄制剂时的护理：洋地黄的治疗量和中毒量相近，且无已知的解毒药，故应用此药时要注意给药方法，仔细核对剂量、密切观察洋地黄的中毒症状。

1）每次应用洋地黄前应测量脉搏，必要时听心率。当婴儿脉率＜ 90 次 / 分，年长儿＜ 70 次 / 分时，须与医生联系，考虑是否继续用药。心电图 P-R 间期较用药前延长 50% 或出现异位搏动（ORS 增宽的室性期前收缩）时须停止用药。

2）注意按时按量服药：为了保证洋地黄剂量准确，应单独服用，勿与其他药物混合。如患儿服药后呕吐，要与医生联系，决定是否补服或用其他途径给药。

3）熟悉洋地黄的毒性反应：心率过慢、心律失常、恶心呕吐、食欲减退、色视症、视力模糊、嗜睡、头痛、昏迷等。

4）洋地黄制剂的疗效指标：心率减慢、肝缩小、呼吸改善、尿量增加、安静、食欲好转等。

（3）应用利尿剂的护理

1）呋塞米（速尿）或依他尼酸（利尿酸）静脉注射后，10 ~ 20 min 开始显效，可维持 6 ~ 8 h。双氢克尿噻口服 1 h 后开始出现利尿作用，可维持 12 h。利尿药宜于清晨或上午给予，以免夜间多次排尿影响睡眠。

2）避免低钾，应鼓励患儿进食含钾丰富的食物，如牛奶、柑橘、菠菜、苋菜、豆类。还应观察低钾的表现，如四肢无力、腹胀、心音低钝、心律不齐，一经发现，应及时与医生联系。

（4）硝普钠：遇光可降解，故使用或保存时应避光，药要随用随配，变色的溶液应废弃。硝普钠点滴要用输液泵控制滴速，并实时监测血压，以免药量进入不均，造成血压突然下降。用药时需有专人负责观察病情变化。

（梁　爽　洪黛玲）

习题

一、单项选择题

1．易引起心血管发育畸形的关键时期是胚胎的

A．第 2 ~ 8 周　　B．第 8 ~ 12 周

C．第 12 ~ 16 周　　D．第 16 ~ 20 周

2．脉压增大伴有周围血管征的先天性心脏病是

A．房间隔缺损　　B．室间隔缺损

C．动脉导管未闭　　D．肺动脉狭窄

3．患儿男，18 个月，诊断为法洛四联症。近 2 天呈蛋花汤样便，每天 10 余次，护理此患儿时要注意保证入量、防止脱水，其目的是防止

A．电解质紊乱　　B．休克

C．血栓栓塞　　D．心力衰竭

二、简答题

1．解释法洛四联症患儿出现蹲踞现象的原因。

2．简述病毒性心肌炎患儿休息的原则。

3．列出婴儿心力衰竭的主要临床诊断依据。

4．护理充血性心力衰竭的患儿时如何观察洋地黄毒性反应。

三、案例题

患儿，女，11 个月，生后 4 个月起青紫渐明显，活动及哭闹后气急。患儿入院当天吃奶时出现阵发性呼吸困难、烦躁和青紫加重，出现晕厥。查体：T 36 ℃ P 35 次 / 分，R 130 次 / 分，体重 6 kg；生长发育明显落后，口唇、鼻尖、耳垂、指（趾）青紫明显，伴杵状指（趾）。双肺呼吸音清，胸骨左缘闻及Ⅲ级收缩期杂音，肺动脉第二音减弱。

血常规：血红蛋白 180 g/L。胸部 X 线片显示心影呈靴形，双肺纹理减少。心电图提示右心室肥大。

1．写出该患儿的临床诊断及诊断依据。

2．列出该患儿的主要护理问题。

3．列出护理此患儿时的注意事项。

在线答题

第十一章数字资源

第十一章　造血系统疾病患儿的护理

第一节　儿童造血和血象的特点

一、造血特点

小儿造血可分为胚胎期造血和生后造血。

（一）胚胎期造血

胚胎期造血分成 3 个不同的造血期：

1．中胚层造血期　在胚胎第 3 周，开始出现卵黄囊造血，之后在中胚叶组织中出现原始造血成分，在胚胎第 6 周后中胚叶造血开始退化。

2．肝脾造血期　自胚胎第 6 ~ 8 周起，肝出现造血功能，在胎儿期的第 4 ~ 5 个月时达高峰，6 个月后逐渐减退。约于胚胎第 7 周脾也参与造血，至胚胎 5 个月后脾造红细胞和粒细胞功能逐渐减退至消失，但造淋巴细胞的功能可维持终身。

3．骨髓造血　胚胎的第 6 周开始出现骨髓，从胚胎第 4 个月骨髓开始出现造血活动，并迅速地成为主要造血器官，直至出生 2 ~ 5 周后成为唯一的造血场所。

胸腺从胎儿期直至出生后为生成淋巴细胞的重要器官。淋巴结从胚胎第 11 周开始，参与淋巴细胞的生成。

（二）生后造血

1．骨髓造血　出生后主要是骨髓造血，是生成红细胞、粒细胞和巨核细胞的唯一器官，也可生成淋巴细胞和单核细胞。婴幼儿期所有骨髓均为红骨髓，全部参与造血，故婴儿期常选择胫骨为骨穿部位。在 5 ~ 7 岁时长骨干中出现脂肪细胞（黄骨髓）。随着年龄增长，黄骨髓逐渐增多，而红骨髓逐渐减少，至成人时红骨髓仅限于脊椎、胸骨、肋骨、颅骨、锁骨、肩胛骨、骨盆及长骨的近端。黄骨髓是潜在的造血组织，当造血需要增加时，它可转变为红骨髓而恢复造血功能。由于小儿在出生后头几年缺少黄骨髓，故造血的代偿潜力少，如果需要增加造血，就会出现骨髓外造血。

2．骨髓外造血　正常情况下出生后 2 个月，骨髓外造血停止。当婴幼儿处于感染、急性失血或溶血等需要增加造血时，肝、脾和淋巴结可随时适应需要，恢复到胎儿时期的造血状态，而出现肝、脾、淋巴结增大。同时末梢血液中可出现有核红细胞和（或）幼稚中性粒细胞。这是小儿造血器官的一种特殊反应现象，称骨髓外造血。

二、血象特点

（一）红细胞数及血红蛋白量

由于胎儿处于相对缺氧状态，故红细胞和血红蛋白量均较高，出生时红细胞计数为 $5.0 \times 10^{12} \sim 7.0 \times 10^{12}/L$，血红蛋白量为 150 ~ 220 g/L。生后随着自主呼吸的建立，血氧含量增加，红细胞生成素减少，胎儿红细胞较大，寿限较短，而致破坏较多（生理性溶血）；婴儿生长发育迅速，循环血量迅速增加等因素，从出生 1 周后，红细胞数和血红蛋白量逐渐降低，至 2 ~ 3 个月时红细胞数降至 $3.0 \times 10^{12}/L$，血红蛋白降至 100 g/L 左右或以下，出现轻度贫血，称为婴儿生理性贫血。生理性贫血呈自限性，一般不需治疗。3 个月后红细胞数及血红蛋白量又缓慢增加，约于 12 岁时达成人水平。

网织红细胞数在初生 3 天内为 0.04 ~ 0.06，于生后 4 ~ 7 天迅速下降，3 个月后回升，以后与成人数值相同。

（二）白细胞数与分类

初生时白细胞总数为 $15 \times 10^9 \sim 20 \times 10^9/L$，生后 6 ~ 12 h 达 $21 \times 10^9 \sim 28 \times 10^9/L$，然后逐渐下降。6 ~ 12 个月白细胞数维持在 $10 \times 10^9/L$ 左右，8 岁以后接近成人水平。

白细胞分类主要是中性粒细胞与淋巴细胞比例的变化，出生时中性粒细胞占 0.60 ~ 0.65，淋巴细胞约占 0.35。随着白细胞总数的下降，中性粒细胞的比例亦相应下降，生后 4 ~ 6 天两者比例相等，为第一次交叉；之后淋巴细胞比例上升约占 0.6，中性粒细胞约占 0.35，至 4 ~ 6 岁时两者大致相等，称为第二次交叉；以后白细胞分类与成人相似。

（三）血小板计数

6 个月后血小板数与成人相似，为 $100 \times 10^9 \sim 300 \times 10^9/L$。

（四）血容量

小儿血容量相对成人较多，新生儿血容量约占体重的 10%，平均 300 ml。儿童血容量约占体重的 8% ~ 10%。成人血容量占体重的 6% ~ 8%。

第二节　贫　血

一、概述

贫血（anemia）是指外周血液中单位容积内红细胞数、血红蛋白量或血细胞比容低于正常值。婴幼儿和儿童的红细胞数和血红蛋白量随年龄不同而有差异，根据世界卫生组织的资料，血红蛋白的正常低限值在 6 个月 ~ 6 岁儿童为 110 g/L，6 ~ 14 岁儿童为 120 g/L，海拔每升高 1000 m，血红蛋白上升 4%，低于此值为贫血。6 个月以下的婴儿由于生理性贫血等因素，血红蛋白值变化较大，目前暂定：血红蛋白在新生儿期 $<$ 145 g/L，1 ~ 4 个月 $<$ 90 g/L，4 ~ 6 个月 $<$ 100 g/L 者为贫血。

二、贫血分类

（一）按贫血的程度分类

根据外周血血红蛋白含量可分为 4 度：①轻度贫血：血红蛋白从正常下限 ~ 90 g/L；②中度贫血：60 g/L ≤血红蛋白< 90 g/L；③重度贫血：30 g/L ≤血红蛋白< 60 g/L；④极重度贫血：血红蛋白< 30 g/L。新生儿血红蛋白为 120 ~ 144 g/L 者为轻度，90 g/L ≤血红蛋白< 120 g/L 者为中度，60 g/L ≤血红蛋白< 90 g/L 者为重度，< 60 g/L 者为极重度。

（二）病因分类

按贫血的原因不同可将贫血分为 3 类：

1. 红细胞或血红蛋白生成不足性贫血　是由造血物质不足（如铁、叶酸、维生素 B_{12} 缺乏）、骨髓造血功能障碍（如再生障碍性贫血）、感染性疾病、慢性肾衰竭、骨髓浸润所致贫血等。

2. 溶血性贫血　是由红细胞破坏增加所致的贫血。红细胞内因（如红细胞膜缺陷和红细胞酶缺陷）和免疫、感染、化学物理等外因均可造成红细胞的破坏增加。

3. 失血性贫血　是由失血过多所致的贫血，失血原因可分为急性失血如创伤或出血性疾病的大出血，以及慢性失血如溃疡病、钩虫病的少量出血。

（三）形态分类

这种分类的基础是根据检测红细胞数、血红蛋白量和血细胞比容计算红细胞平均容积（MCV）、红细胞平均血红蛋白量（MCH）和红细胞平均血红蛋白浓度（MCHC）的测定结果而将贫血分为大细胞性贫血、正细胞性贫血、小细胞性贫血 3 大类。

三、营养性缺铁性贫血

缺铁性贫血（iron deficiency anemia，IDA）是由于体内铁缺乏致使血红蛋白合成减少而引起的一种小细胞低色素性贫血。缺铁性贫血是小儿贫血中最常见的一种，多见于 6 个月 ~ 2 岁的小儿，对小儿健康危害较大，影响小儿的体格发育及免疫、代谢功能等，是我国重点防治的小儿疾病之一。

（一）铁的代谢

1. 铁在体内的分布　正常人体内的含铁总量随着年龄、体重、性别和血红蛋白水平的不同而异。总铁量中约 64% 在循环的红细胞的血红蛋白中，32% 以铁蛋白及含铁血黄素形式贮存于骨髓、肝和脾内，只有极少量存在于各种含铁酶（如各种细胞色素酶、单胺氧化酶等）中及以运转铁的形式存在于血浆中。

2. 铁的来源　铁的来源主要有两个方面。

（1）红细胞释放的铁：占大部分，体内红细胞衰老或破坏所释放的血红蛋白铁几乎全部被再利用。

（2）从食物中摄取的铁：食物中的铁分为血红素铁和非血红素铁，前者吸收率高而后者吸收率低。一般食物中所含的铁仅 1.7% ~ 25% 能被吸收。植物性食物中大豆、黑木耳、发菜、海带等含铁量较高，但属于非血红素铁，故铁盐吸收率低。动物性食物尤其肉类中含铁高且为血红素铁，铁吸收率高。Fe^{2+} 比 Fe^{3+} 容易吸收。同时食入维生素 C 及胃液中的盐酸等还原物质促使 Fe^{3+} 变成 Fe^{2+}，有利于铁的吸收，果糖、氨基酸、乳酸等有络合作用，与 Fe^{3+} 形成络合物促进铁吸收；而食物中的磷酸、草酸、植酸等可与铁形成不溶性铁酸盐则有碍于铁的吸收。植物纤维、茶、咖啡、牛奶、蛋、抗酸药物等可抑制铁的吸收。母乳中的含铁量较低，但铁的吸收率高达 50%，是早期婴儿铁的主要来源。铁的吸收主要在十二指肠及空肠上段进行。

3. 铁的排泄　正常情况下每日仅有极少量的铁排出体外。小儿每日排出量约为 15 μg/kg，约 2/3 随脱落的肠黏膜细胞、红细胞、胆汁由肠道排出；其他经肾和汗腺排出，表皮细胞脱落也失去极微量的铁。

4. 铁的需要量　小儿时期由于不断生长发育，故每日需自饮食中补充的铁量较成人多，成熟儿自生后 4 个月至 3 岁大约需铁 1 mg/（kg・d），早产儿需铁较多，约为 2 mg/（kg・d）；各年龄小儿每天摄入总量不宜超过 15 mg。

（二）病因和发病机制

1. 病因

（1）储铁不足：正常足月新生儿自母体获得的铁及生后红细胞破坏释放的铁，足够生后 4 ~ 5 个月造血之用，胎儿期最后 3 个月从母体中获得的铁最多，如因早产、双胎、胎儿失血及母亲严重贫血均可使胎儿铁贮存不足。

（2）铁摄入量不足：这是导致缺铁性贫血的主要原因。人乳和牛奶含铁量均低，如不及时添加含铁较多的辅食，则易发生缺铁性贫血。

（3）生长发育过快：随体重增长血容量相应增加，生长速度愈快，铁的需要量相对愈大，愈易发生缺铁。婴儿至 1 岁时体重增至初生时的 3 倍，早产儿可增至 5 ~ 6 倍，故婴儿期尤其是早产儿最易发生缺铁性贫血。

（4）铁的丢失或消耗过多：正常婴儿每天排出的铁量相对比成人多，每失血 1 ml 就相当于失铁 0.6 mg，故无论何种原因引起的长期少量失血都是发生缺铁性贫血的重要原因，如肠息肉、钩虫病等慢性失血，青春期女童月经量过多，用不经加热处理的鲜牛奶喂养婴儿可造成牛奶过敏而致肠出血。长期反复患感染性疾病，可因消耗增多而引起贫血。

（5）铁的吸收障碍：食物搭配不合理可影响铁的吸收。慢性腹泻不仅导致铁的吸收不良，还使铁的排泄增加。

2. 发病机制

（1）缺铁对血液系统的影响：铁是合成血红蛋白的原料，当体内铁缺乏时血红素往往形成不足，导致血红蛋白合成减少，因而新生的红细胞内血红蛋白含量不足，细胞质不足，细胞变小，但缺铁对细胞的分裂、增殖影响较小，故红细胞数量减少的程度不如血红蛋白减少明显，从而形成小细胞低色素性贫血。

（2）缺铁对其他系统的影响：人体肌红蛋白和一些酶（如细胞色素 C、单胺氧化酶、核糖核酸还原酶等）均含有与蛋白质结合的铁，这些酶与生物氧化、组织呼吸、神经介质的分解与合成有关。缺铁可使这些酶的活性降低，细胞功能紊乱而引起一系列临床表现。如铁缺乏时，单胺氧化酶的活性降低，造成重要的神经介质不能正常发挥功能，导致易疲劳、表情淡漠、注意力不集中、智力减退等。缺铁导致细胞免疫功能低下，易感性增加。缺铁还可引起组织器官的异常，如口腔黏膜异常角化、舌炎、胃酸分泌减少，脂肪吸收不良和反甲等。

（三）临床表现

任何年龄均可发病，以6个月至2岁最多见。

1. 一般表现　发病缓慢，皮肤、黏膜逐渐苍白，以口唇、口腔黏膜及甲床较为明显。易感疲乏无力，不爱活动。年长儿可诉头晕、眼前发黑，耳鸣等。

2. 髓外造血的表现　由于骨髓外造血反应，肝、脾、淋巴结常轻度肿大。年龄愈小，病程愈久，贫血愈重，则肝脾大愈明显。

3. 非造血系统症状

（1）消化系统症状：食欲减退，可有呕吐、腹泻；少数有异食癖，如嗜食泥土、煤渣、生米；可出现口腔炎、舌炎或舌乳头萎缩，严重者可出现萎缩性胃炎及吸收不良综合征。

（2）神经系统症状：表现为烦躁不安或萎靡不振，精神不集中、记忆力减退、智力多低于同龄儿。

（3）心血管系统症状：明显贫血时心率增快，心脏扩大，严重者可发生心力衰竭。

（4）反复感染：因细胞免疫功能降低，常合并感染，尤其是呼吸道感染，与血红蛋白降低程度有关。

（5）其他表现：可因上皮组织异常而出现指甲易脆、变薄、变平，甚至反甲。可出现生长迟缓、体重下降。

（四）辅助检查

1. 外周血象　血红蛋白量降低比红细胞数减少明显，呈小细胞低色素性贫血。外周血涂片可见红细胞大小不等，以小细胞为多，中央淡染区扩大。网织红细胞数正常或轻度减少。白细胞、血小板大致正常。

2. 骨髓象　增生活跃，以中幼和晚幼红细胞增生为主，各期红细胞胞体均较小，细胞质量少，染色偏蓝，因而显示细胞质成熟程度较胞核差，粒细胞和巨核细胞系多属正常。

3. 有关铁代谢检测

（1）血清铁蛋白（SF）< 12 μg/L，提示体内铁储备减少。

（2）红细胞游离原卟啉（FEP）> 0.9 μmol/L，提示细胞内缺铁。

（3）血清铁（SI）< 10.7 μmol/L（60 μg/dL）有意义。

（4）总铁结合力（TIBC）> 62.7 μmol/L 有意义。

（五）治疗原则

治疗原则为去除病因和补充铁剂。

1. 一般治疗　加强护理，注意营养，防治感染。

2. 去除病因　根据不同病因，采取相应措施积极治疗，如治疗肠道慢性失血、驱除钩虫病。纠正不合理的饮食习惯。

3. 补铁治疗

（1）口服铁剂：铁剂是治疗缺铁性贫血的特效药，选用二价铁盐易吸收，常用制剂有硫酸亚铁（含元素铁20%）、富马酸亚铁（含元素铁33%）、葡萄糖酸亚铁（含元素铁12%）、琥珀酸亚铁（含元素铁35%）、多糖铁复合物（含元素铁46%）等。每日3次，元素铁每次摄入不超过1.5 ~ 2 mg/kg，口服铁剂至血红蛋白达正常水平后2个月左右再停药，以补充铁的贮存。

（2）注射铁剂：注射铁剂较易出现不良反应，只有在口服铁剂无效或不能耐受、胃肠道手术后不能口服或吸收不良者才采用，因刺激性较强须深部肌内注射。

4．输血治疗　一般不需输血，仅适用于严重贫血、合并感染或急需行手术者。贫血越严重，每次输注量应越少。

四、营养性巨幼细胞性贫血

营养性巨幼细胞性贫血（nutritional megaloblastic anemia）是由于维生素 B_{12} 和（或）叶酸缺乏所致的一种大细胞性贫血。主要临床特点是贫血、神经精神症状、红细胞的胞体变大、骨髓中出现巨幼红细胞、用维生素 B_{12} 和（或）叶酸治疗有效。

（一）病因和发病机制

1．维生素 B_{12} 和叶酸缺乏的原因

（1）摄入不足：动物性食物如肉、蛋、肝、肾中含维生素 B_{12} 较多，植物性食物一般不含维生素 B_{12}。乳类维生素 B_{12} 含量较少，单纯母乳喂养而未及时添加辅食的婴儿，尤其乳母长期素食或患有维生素吸收障碍疾病者，可致维生素 B_{12} 摄入不足。

植物性食物中绿叶菜、水果、谷类中含叶酸较多，羊乳含叶酸量很低，牛乳中的叶酸加热后被破坏，故单纯用这类乳品喂养而未及时添加辅食的婴儿容易叶酸缺乏。

（2）吸收障碍：慢性腹泻、局限性回肠炎、回肠切除等胃肠疾病均可导致小肠吸收障碍。慢性肝病可影响维生素 B_{12} 和叶酸在体内的贮存。

（3）需要量增加：婴儿生长发育较快，维生素 B_{12} 或叶酸的需要量增加，严重感染的患儿维生素 B_{12} 和叶酸的消耗量也增加，如摄入量不足更容易发病。

（4）药物的作用：长期应用广谱抗生素可使正常结肠内部分含叶酸的细菌被清除而减少叶酸的供应。抗叶酸代谢药物（如甲氨蝶呤、巯嘌呤）抑制叶酸代谢而致病。长期服用抗癫痫药物（如苯妥英钠、苯巴比妥）也可使叶酸吸收减少。

2．发病机制

（1）对血细胞发育的影响：正常的 DNA 的合成是细胞分裂增殖的基本条件，维生素 B_{12} 和叶酸是 DNA 合成过程中必需的辅酶，维生素 B_{12} 或叶酸缺乏都可致四氢叶酸减少，进而 DNA 合成减少，使幼稚红细胞分裂和增殖时间延长，导致细胞核的发育落后于细胞质（胞浆）的发育即“核幼浆老”（血红蛋白的合成不受影响）。使红细胞的胞体变大，形成巨幼红细胞，进入血液循环的成熟红细胞寿命也较短，从而造成贫血。

（2）对神经系统的影响：维生素 B_{12} 与神经髓鞘中脂蛋白形成有关，当维生素 B_{12} 缺乏时，可导致中枢和外周神经髓鞘受损，因而出现神经精神症状。叶酸缺乏主要引起情感改变，偶见深感觉障碍，其机制不明。

（二）临床表现

本病以 6 个月 ~ 2 岁多见，起病缓慢。

1．贫血和一般表现　皮肤常呈现蜡黄色，睑结膜、口唇、指甲等处苍白，毛发稀黄发干。患儿虚胖或颜面轻度水肿，疲乏无力，常伴有轻度肝脾大，淋巴结肿大不明显。

2．消化系统症状　常有厌食、恶心、呕吐、腹泻和舌炎等。

3．神经精神症状　维生素 B_{12} 缺乏者表现为表情呆滞、目光发直、反应迟钝，嗜睡、易怒不安、不认亲人，少哭不笑，智力 / 动作发育落后甚至倒退。重症病例可出现不规则性震颤，感觉异常、共济失调、病理反射阳性等。神经精神症状主要由维生素 B_{12} 缺乏引起，其轻重与贫血程度无相关性。叶酸缺乏不发生神经精神症状。

（三）辅助检查

1．外周血象　红细胞数减少较血红蛋白量降低更明显。红细胞体积较大，中心淡染区不明显，还可见巨大幼稚粒细胞和中性粒细胞分叶过多现象。网织红细胞、白细胞的数量正常或减少，血小板常减少。

2．骨髓象　增生明显活跃，以红细胞系统增生为主，粒系、红系均出现巨幼变，巨核细胞的核分叶过多。

3．血清维生素 B_{12} 和叶酸测定　血清维生素 B_{12} 正常值为 200 ~ 800 ng/L，＜ 100 ng/ 为缺乏；血清叶酸水平正常值为 5 ~ 6 μg/L，＜ 3 μg/L 为缺乏。

（四）治疗原则

1．一般治疗　注意营养，及时添加辅食，防止感染。

2．去除病因　对引起维生素 B_{12} 和叶酸缺乏的原因予以去除。

3．维生素 B_{12} 和叶酸治疗　维生素 B_{12} 肌内注射，维生素 B_{12} 500 ~ 1000 μg 一次肌内注射，或每次 100 μg，每周 2 ~ 3 次，连用 2 ~ 4 周，或用至临床症状好转，血象恢复正常；叶酸口服，每日 1 ~ 5 mg，可同时口服维生素 C 有助于叶酸的吸收，连用数周至临床症状好转，血象恢复正常。单纯维生素 B_{12} 缺乏者，不宜加用叶酸，以免加重精神神经症状。

4．重度贫血者可适当给予红细胞输注。

五、贫血患儿的护理

【护理问题】

1．营养失调　低于机体需要量，与铁、维生素 B_{12}、叶酸缺乏有关。

2．活动无耐力 与贫血致组织、器官缺氧有关。

3．有感染的危险 与机体免疫功能低下有关

4．知识缺乏　家长及年长患儿缺乏本病防治相关知识。

【护理措施】

1．饮食管理　及时添加辅食，纠正不良饮食习惯，补充含铁、维生素 B_{12}、叶酸的食物（瘦肉、鸡蛋、肝、绿叶菜、水果、谷类等），并注意饮食搭配（富含铁的动物性食品与富含维生素 C 的蔬菜搭配利于铁的吸收）。

2．用药的护理

（1）口服铁剂应注意：口服铁剂应在两餐之间，以减少铁剂对胃肠黏膜的刺激。铁剂与维生素 C 同服，能促进铁剂的吸收。铁剂不宜与牛奶、钙片、茶水等同服。服药后牙齿发黑，大便发黑，停药后可恢复，属正常现象，可继续用药。

（2）注射铁剂时要采用深部肌内注射；遵医嘱按时肌内注射维生素 B_{12}、口服叶酸，直到血象恢复正常。

（3）观察疗效：一般情况下如果铁剂有效，患儿的网织红细胞在用药 3 ～ 4 天后升高，7 ～ 10 天达高峰，2 ～ 3 周后渐降至正常，当血红蛋白逐渐增加时，症状逐渐好转。若用药 3 周仍无效须重新就医。

用维生素 B_{12} 治疗 2 ～ 4 天后精神好转，网织红细胞增加，6 ～ 7 天时可达高峰，2 周左右降至正常，随后红细胞和血红蛋白上升，一般 1 ～ 2 个月恢复正常。神经精神症状一般恢复较慢，少数患儿需数月才恢复。口服叶酸后 1 ～ 2 天食欲好转，网织红细胞增加 4 ～ 7 天达高峰，随后血红蛋白和红细胞增加，2 ～ 6 周后可恢复正常。

3．休息与活动　根据贫血患儿的耐受情况安排休息和活动，轻度贫血患儿可进行正常的日常活动，但应避免剧烈运动；重症贫血患儿要注意多卧床休息，减少耗氧；输液 / 输血时，根据病情适当调节输液速度，不宜过快，以防心力衰竭。

4．预防感染　保护性隔离，尽量少去公共场所，患儿应安排在非感染病室，住院期间要减少探视，防止交叉感染。室内注意保持空气新鲜。若有感染症状积极进行治疗。

5．防止受伤　预防咬伤，震颤严重时可使用牙垫，保护舌和口唇不被咬伤。注意安全，防止摔伤、碰伤。

6．健康教育

（1）进行宣教，加强孕妇孕晚期营养，摄入富含铁的食物。

（2）鼓励母乳喂养，母亲的饮食要富含各种营养素。婴儿应及时添加辅食。培养小儿良好的饮食习惯，避免偏食、挑食。

（3）早产儿应接受铁剂预防，母乳喂养的早产儿在生后 1 个月给予口服铁剂，预防贫血至 12 个月，标准配方奶喂养的早产儿也应给予口服铁剂进行预防。

（4）按时接受预防接种、重视体格锻炼、增强小儿体质，防止发生感染性疾病。

（5）定时体格检查，包括血红蛋白测定，以便及时发现贫血和早期得到治疗。

第三节　免疫性血小板减少症

免疫性血小板减少症（immune thrombocytopenia，ITP），既往称为特发性血小板减少性紫癜，是小儿最常见的出血性疾病，临床特点是皮肤和黏膜自发性出血，血小板数目减少，出血时间延长，血块收缩不良，骨髓巨核细胞发育受抑制。本病为自限性疾病，大多数患儿可于数月内自行恢复。

一、病因和发病机制

本病的病因和发病机制尚未完全阐明，可能与自身免疫和病毒感染有关。免疫性血小板减少症是一种获得性的自身免疫病，目前认为自身抗体致敏的血小板被单核巨噬细胞系统过度吞噬破坏是 ITP 发病的主要机制。当病毒感染后机体产生抗病毒抗体，这些自身抗体在血小板膜上与其相应的抗原发生交叉反应，形成抗原抗体复合物，易被单核 - 巨噬细胞系统大量破坏，而使血小板寿命缩短，数量减少而引起出血。越来越多的证据表明，HIV 和肝炎病毒等病毒感染，以及幽门螺杆菌的感染与 ITP 的发病也有密切关系。此外，脾功能亢进及雌激素等也与 ITP 的发病有关。

二、临床表现

本病见于各年龄小儿，以 1 ~ 5 岁小儿多见。新诊断的患儿发病前 1 ~ 3 周往往有急性病毒感染史。大多数患儿发疹前无任何症状，以自发性皮肤和黏膜出血为突出表现，多为针尖大小的皮内或皮下出血点，或为瘀斑和紫癜。皮疹分布不均，通常以四肢为多，在易于碰撞的部位更多见。常伴有鼻出血或齿龈出血，胃肠道大出血少见。偶见颅内出血，这是本病主要致死原因。出血严重者可致贫血，一般无肝、脾、淋巴结肿大。

本病呈自限性经过，80% ~ 90% 的患儿于发病后 1 ~ 6 个月内痊愈，10% ~ 20% 的患儿呈慢性病程。疾病的分期为：①新诊断的 ITP（确诊后 3 个月以内）；②持续性 ITP（确诊后 3 ~ 12 个月血小板持续减少）；③慢性 ITP（血小板减少持续超过 12 个月）；④重症 ITP；⑤难治性 ITP。

三、辅助检查

1．外周血象　血小板计数 $< 100 \times 10^9/L$。出血轻重与血小板数量有关，血小板 $< 50 \times 10^9/L$ 时可见自发性出血，$< 20 \times 10^9/L$ 时出血明显，$< 10 \times 10^9/L$ 时出血严重。慢性 ITP 患儿可见血小板大小不等，染色较浅。白细胞数正常，出血时间延长，凝血时间正常，血块收缩不良。失血多者可有贫血。

2．骨髓象　急性病例的骨髓巨核细胞数量可增多或正常。慢性 ITP 患儿骨髓巨核细胞数量常明显增多；幼稚巨核细胞增多，产生血小板的成熟巨核细胞减少，可见空泡、颗粒减少、胞质少等细胞形态改变。

3．血小板相关抗体 PAIgG 测定　含量明显增高。

四、治疗原则

1．一般治疗　急性出血期间尽量减少活动，避免外伤，血小板过低、出血明显者需卧床休息。积极预防和控制感染。新发急性轻型 ITP 不需药物治疗，重点是宣教。

2．糖皮质激素　常用泼尼松。剂量为每日 1.5 ~ 2 mg/kg，分 3 次口服，待血小板回升至接近正常水平后逐渐减量，疗程一般不超过 4 周。泼尼松可抑制血小板抗体的产生和降低毛细血管的通透性。

出血严重者可用冲击疗法：地塞米松每日 0.5 ~ 2 mg/kg，或甲泼尼龙（甲基泼尼松）每日 20 ~ 30 mg/kg 静脉滴注，连用 3 天，之后改为口服泼尼松。停药后如有复发，可再用泼尼松治疗。

3．大剂量丙种球蛋白　每日 0.4 ~ 0.5 g/kg，静脉滴注，连用 3 ~ 5 天；或每次 1 g/kg，静脉滴注；必要时次日可再用 1 次。

4．输注血小板　通常不主张输注血小板；只有在发生严重出血危及生命时才输注血小板，同时予以较大剂量的糖皮质激素，以减少输注的血小板被破坏。

5．脾切除　绝大多数急性 ITP，不必行脾切除。脾切除适用于病程＞ 1 年，血小板计数 $< 50 \times 10^9/L$，尤其是 $< 20 \times 10^9/L$，有严重出血症状，内科治疗效果不好，年龄在

6 岁以上的患儿。

五、常见护理问题和护理措施

【护理问题】

1．皮肤黏膜完整性受损　与血小板减少，皮肤黏膜出血有关。

2．潜在并发症　出血。

3．有感染的危险　与使用糖皮质激素及免疫功能低下有关。

4．恐惧　与出血严重有关。

【护理措施】

1．避免损伤出血

（1）急性期减少活动，出血明显时卧床休息，避免受伤。

（2）尽量避免肌内注射或深静脉穿刺，必须穿刺时，须选小针头，拔针后延长按压时间，以免出血和形成深部血肿。

（3）禁食坚硬、多刺的食物，防止损伤口腔黏膜及牙龈，引起出血。

（4）保持大便通畅以防用力大便时诱发颅内出血。

（5）提供一个安全的环境，床头、床栏及家具的尖角用软垫子包裹；引导患儿做安静的游戏，所选玩具不会引起外伤，忌玩锐利玩具。

2．局部止血　皮肤、黏膜出血可局部压迫止血，口鼻出血可用浸有 0.1% 肾上腺素或 1% 麻黄碱（麻黄素）的棉球、明胶海绵填塞鼻孔或做其他止血的处理。

3．密切观察病情，及时发现出血的危急情况

（1）注意患儿的脉搏、心率、呼吸、血压、神志、面色的改变，以便及早发现内出血。局部出血、尿血、呕血或便血时注意持续时间和详细记录出血量。

（2）观察皮肤出血点和瘀点（斑）变化，监测血小板数量，当外周血血小板 $< 20 \times 10^9/L$ 时，常有自发性出血。故对血小板极低者应严密观察有无出血情况发生。

4．预防感染　对患儿应进行保护性隔离。住院患儿需与感染性疾病患儿分室居住。室内经常保持整齐清洁、空气新鲜湿润，定时通风换气和定期应用紫外线照射等。保持出血部位清洁，注意个人卫生，不到人多的公共场所。

5．消除恐惧心理　出血及止血技术操作均可使患儿产生恐惧心理，表现为不合作、烦躁、哭闹等，而使出血加重。故应关心、安慰患儿，向其讲明道理，以取得合作。

6．健康教育

（1）指导家长采取预防措施，减少或避免损伤出血，让患儿养成良好的安全习惯。

（2）指导家长识别出血征象并掌握压迫止血的方法，一旦发生出血，立即到医院就诊。教会家长及年长儿必要的应急护理。

（3）做好用药指导，严格遵医嘱服药，不随意减量和停药，应用激素治疗期间不与感染患儿接触，不去公共场所。忌服阿司匹林类或含阿司匹林的药物。

（4）行脾切除术后 2 年内，患儿应定期随诊，并遵医嘱用药。

第四节　急性白血病

白血病（leukemia）是一组造血系统的恶性增生性疾病，是由于造血细胞的基因异常，导致相应血细胞不可控制的克隆性增生，过度增生的血细胞浸润到各组织和器官而引起一系列临床表现。临床可见发热、出血、感染及局部浸润症状。据调查，我国 15 岁以下小儿白血病的发病率为 3/10 万 ~ 4/10 万，任何年龄均可发病，但以学龄前期和学龄期多见，小儿白血病中急性白血病占 97%。20 世纪 80 年代以后对儿童白血病的基础和临床研究取得了巨大的成就，儿童急性白血病尤其是急性淋巴细胞白血病总体生存率达到 75% 以上，已成为可以基本治愈的恶性肿瘤。

一、病因和发病机制

病因尚未完全明了。一般认为发病与以下因素有关。

（一）病毒因素

许多研究发现白血病细胞中存在病毒颗粒，发病机制尚不明确，可能因病毒激活人体癌基因使其畸变，从而导致白血病的发生。

（二）物理和化学因素

电离辐射和致癌化学物质或因激活隐藏于体内的白血病病毒使癌基因畸变，或因使机体的免疫监视功能降低，导致白血病。

（三）遗传因素

本病不属于遗传性疾病，但家族中可有多发性恶性肿瘤情况；患有其他遗传性疾病或严重联合免疫缺陷病的患儿，其白血病的发病率较普通小儿明显增高；如果单卵孪生儿中一个患白血病，则另一个的患病率为 20%；癌基因在染色体上的位置等研究认为，发病与遗传因素有关。

二、分类和分型

急性白血病根据其增生白细胞的种类分为两类：急性淋巴细胞白血病（acute lymphoid leukemia，ALL，简称急淋）和急性髓系白血病（acute myeloid leukemia，AML），以急淋发病率最高，占小儿白血病的 70% ~ 85%。

目前，常采用形态学（M）、免疫学（I）和细胞遗传学（C），即 MIC 综合分型，这样更有利于治疗和判断预后。形态学分型（FAB 分型）将急淋分为 L1、L2、L3 三型，将急性髓系白血病分为 M_1、M_2、M_3、M_4、M_5、M_6、M_7 七个亚型。根据危险因素将儿童 ALL 分为标危（SR）、中危（IR）和高危（HR）。

三、临床表现

任何年龄均可发病，以 2 ~ 5 岁多见。

（一）起病

大多较急，早期症状以面色苍白、精神不振、乏力、食欲低下和鼻出血、牙龈出血较多见。

（二）发热

发热是最常见的症状之一，热型不定，可低热、不规则发热、持续高热或弛张热，发热原因是白血病性发热和继发感染。

（三）贫血

贫血出现较早，呈进行性加重，表现为苍白，以皮肤和口唇黏膜较明显，随贫血加重可出现活动后气促、疲劳无力等症状。

（四）出血

常见皮肤和黏膜出血，表现为紫癜、鼻出血、牙龈出血，消化道出血、血尿等，偶可见颅内出血，它是致死的主要原因之一。血小板减少是出血最重要的原因。

（五）白血病细胞浸润表现

1. 肝、脾、淋巴结浸润　白血病细胞浸润多发生于肝、脾而造成其肿大，全身浅表淋巴结轻度肿大，但多局限于颈部、颌下、腋窝和腹股沟等，以急性淋巴细胞白血病肿大较明显。

2. 骨和关节浸润　小儿骨髓多为红骨髓，易被白血病细胞侵犯，表现为骨痛、关节疼痛、胸骨压痛。X线检查可见病变部位骨质疏松、溶解，骨骺端有密度减低横线等改变。

3. 中枢神经系统浸润　白血病细胞侵犯脑实质和（或）脑膜时即引起中枢神经系统白血病，但因多数化疗药物不能透过血脑屏障，故中枢神经系统便成为白血病细胞的“庇护所”，造成其发生率增高，这是导致白血病复发的主要原因。患儿表现为头痛、嗜睡、呕吐、视盘水肿、脑膜刺激征等，也可引起脑神经麻痹。脑脊液离心涂片可发现白血病细胞。

4. 睾丸浸润　即睾丸白血病，表现为睾丸肿大、局部变硬、触痛，阴囊皮肤呈红黑色。由于常规剂量化疗药物不易进入睾丸。在病情完全缓解时，睾丸成为白血病细胞的“庇护所”，常成为导致白血病复发的另一个重要原因。

5. 其他器官浸润　少数患儿还可有浸润皮肤、心脏、肾、消化系统等组织器官的相应表现。

四、辅助检查

（一）外周血象

白细胞的改变是本病的特点，增高者约占50%以上，分类以淋巴细胞为主，部分患儿外周血中出现比例不等的原始和幼稚淋巴细胞为主。红细胞及血红蛋白均减少，呈正细胞正色素性贫血，血小板减少。

（二）骨髓象

骨髓细胞形态学检查是确立诊断和判定疗效的主要依据。骨髓象为增生活跃或极度活跃，少数表现为骨髓增生低下，以原始幼稚淋巴细胞为主，当原始幼稚淋巴细胞≥30%即可确诊ALL。幼红细胞及巨核细胞减少。

（三）其他检查

其他检查包括组织化学染色、染色体检查和白血病相关基因检测、肝肾功能、X线检查等。

五、治疗原则

采用以化疗为主的综合治疗措施。其原则是早期诊断、早期治疗、严格分型、按型选方案、联合序贯治疗，争取尽快完全缓解；同时要早期预防中枢神经系统白血病和睾丸白血病；重视支持疗法，总治疗时间为2.5 ～ 3.5年。

（一）支持疗法

1．防治感染　感染是白血病患儿最常见和最危险的并发症，做好保护性隔离，加强营养和护理。

2．输血和成分输血　贫血明显者可给予输注全血或红细胞。因血小板减少引起出血者，可输注浓缩血小板治疗。

3．集落刺激因子　化疗期间如有严重骨髓抑制，可给予集落刺激因子，以缩短中性粒细胞减少时间，促进骨髓造血功能恢复。

4．防治高尿酸血症　化疗早期因白血病细胞破坏增加，核酸嘌呤代谢增加，出现高尿酸血症及尿酸性肾病，因此要注意多饮水以利尿；化疗前碱化尿液；口服别嘌呤醇。

（二）化学药物治疗

1．诱导缓解　是患儿能否长期无病生存的关键，联合数种化疗药物，最大限度地杀灭白血病细胞，使达完全缓解。ALL多选用地塞米松、柔红霉素、门冬酰胺酶、长春新碱等联合化疗。

完全缓解时，患儿临床症状消失，外周血中找不到白血病细胞，血红蛋白>90 g/L，血小板$>100\times10^9$/L，骨髓中原始细胞加早幼白血病细胞$<5\%$。

2．巩固化疗阶段　在缓解状态下最大限度杀灭微小残留白血病细胞，防止早期复发，若达到完全缓解，体内白血病细胞由约10^{12}降至10^8个，虽然临床症状消失，血象和骨髓象基本正常，但如不继续化疗，则短期内易复发。

3．预防髓外白血病　防止骨髓复发和治疗失败，使患儿获得长期生存。

4．维持治疗方案　是巩固疗效，达到长期缓解或治愈的重要手段。持续完全缓解2.5 ～ 3.5年者方可停止治疗。若无复发则可停药观察数年，多数可进入无病长期生存。

（三）造血干细胞移植（hematopoietic stem cell transplantation，HSCT）

由于儿童ALL化疗效果较好，标危型ALL一般不采用，目前是用于高危型ALL和AML。因该治疗手段的高风险、高投入，须严格掌握移植时机和适应证。

六、常见护理问题和护理措施

【护理问题】

1．体温过高　与白血病细胞浸润、感染有关。

2．营养失调，低于机体需要量　与疾病过程中消耗增加，抗肿瘤治疗致恶心、呕吐、食欲下降，摄入不足有关。

3．有感染的危险　与机体免疫力低下有关。

4．活动无耐力　与贫血、感染有关。

5．潜在并发症　包括出血、药物副作用等。

6．疼痛　与白血病细胞浸润有关。

7．恐惧　与病情重、侵入性操作多、预后不良有关。

【护理措施】

1．维持正常体温　监测体温，观察热型及热度；发热者遵医嘱用药，观察降温效果。

2．增强营养　保证各种营养素的摄入，提高机体的抵抗力，提供高蛋白质、高维生素、高热量的饮食；食材要新鲜、易消化；不吃生、冷、不洁的食品，食具常规消毒。不能进食者，可经静脉补充营养。

3．预防感染　感染是患儿最常见、最危险的并发症，因此，预防感染尤为重要。

（1）保护性隔离：白血病患儿应安排在相对洁净无菌的病区内。粒细胞数极低和免疫功能明显低下者应住层流室或无菌单人层流床；尽量减少探视，探视者需戴口罩，洗干净手后再接触患儿，避免交叉感染；每日消毒房间，定时开窗通风，保持室内空气新鲜。

（2）注意患儿个人卫生：护理白血病的人员需具有严格的无菌概念，重点做好与外界相通的皮肤黏膜的护理。每日饭后、睡前用漱口水漱口。注意皮肤清洁，加强皮肤护理。保持肛周、会阴皮肤的清洁，避免发生肛周感染。勤换内衣、内裤，养成良好的卫生习惯。

（3）严格执行无菌技术操作，遵守操作规程。

（4）避免预防接种：免疫功能低下者避免用麻疹、风疹、水痘、流行性腮腺炎和脊髓灰质炎糖丸等减毒活疫苗预防接种，以防发病。

（5）观察感染早期征象：监测生命体征，观察有无牙龈肿痛，咽红、咽痛，皮肤破损、红肿，肛周、外阴有无异常；监测血象结果。发现感染先兆，及时报告处理，遵医嘱应用抗生素。

4．保证休息　急性白血病出血倾向明显、又接受大剂量化学治疗的患儿机体十分虚弱，宜绝对卧床休息，病情缓解后可适当活动。

5．预防出血

（1）观察患儿全身有无出血倾向，观察其呼吸、血压、脉搏及精神状况有无改变。

（2）当血小板$<20\times10^9$/L时绝对卧床休息，避免下地活动。

（3）天气干燥时每日用薄荷油滴鼻，润滑鼻黏膜，预防鼻出血。

（4）饮食上注意不要吃过硬、油炸、刺激性强的食品，避免消化道黏膜损伤、出血。

（5）保持大便通畅，告知患儿若排便费力，应该及时告诉医务人员给予处理，不要自行用力排便，以免引起消化道甚至脑出血。

（6）提供安全的环境，勿让患儿玩锐器或不安全的玩具，以免受伤。

（7）最好减少肌内注射，防止肌肉深部出血。

6．化疗护理

（1）保护患儿血管：化学药物易引起静脉炎，疗程又长，故需有计划地选择使用静脉，采用静脉留置针、PICC、植入式静脉输液港等技术，减少多次穿刺对血管的损伤。

（2）掌握所用药物的药理作用、细胞周期的特异性、药物剂量和给药途径、可能产生的毒副作用。

（3）静脉给药时应注意点滴速度，防止药液外漏而致局部组织坏死。当出现药液外漏时应急用普鲁卡因进行局部封闭。光照可使某些化疗药物分解，静脉滴注时注意避光。

（4）中枢神经系统白血病时常用甲氨蝶呤鞘内注射，治疗后患儿需平卧4 ~ 6 h，并需观察有无药物反应，如恶心、头痛、发热。

（5）注意观察化疗药物的各种毒副作用：①消化道，恶心、呕吐、食欲减退、黏膜溃疡或出血，治疗最好在饭后或睡前进行，可减少消化道反应；②造血系统，化疗药物抑制骨髓，导致白细胞和血小板下降，需定期检查血象，观察有无出血倾向和贫血的表现；③神经系统，长春新碱可引起末梢神经毒性反应，如口唇、指（趾）端麻木，抬腿无力，停药后症状能消失；④泌尿系统，环磷酰胺等可引起出血性膀胱炎，化疗早期因白血病细胞破坏增加，出现高尿酸血症及尿酸性肾病，用药期间应鼓励患儿多饮水以利尿，化疗前碱化尿液；口服别嘌呤醇。

（6）护士要注意自我保护：①化疗药物最好在中央药房集中配置，无条件者应在生物安全柜下配置，减少污染；②操作者应戴手套、口罩、面罩和护目镜；③避免药液喷洒。不小心溅在皮肤黏膜上，马上用水冲洗干净；④所有化疗用物应专门处置。

7．正确输血　严格执行输血制度，观察疗效及有无输血反应。

8．减轻疼痛　及时评估患儿的疼痛及镇痛需求，尽量减少因治疗、护理而带来的痛苦。运用适当的非药物性止痛技术，必要时可遵医嘱给予止痛药，观察止痛效果。

9．提供情感支持和心理疏导　白血病给患儿及其家庭造成巨大的心理压力和精神创伤，故应：

（1）热情帮助、关心患儿，让年长患儿和家长认识本病及了解国内外的治疗进展，帮助他们树立战胜疾病的信心。

（2）进行各项诊疗、护理操作前，告知家长及年长患儿其意义、操作过程、如何配合及可能出现的不适，以减轻或消除他们的恐惧心理。让患儿及家长明确知晓定期化验（血象、骨髓、肝功能、肾功能、脑脊液等）的必要性及患儿所处的治疗阶段。

（3）为新老患儿家长提供相互交流的机会，如定期召开家长座谈会或病友联谊会（自助组），让患儿、家长相互交流成功护理的经验和教训、如何采取积极的应对措施以渡过难关等，从而提高自护和应对能力，增强治愈的信心。

10．健康教育

（1）告诉家长坚持按时巩固化疗的重要性，使患儿和家长建立战胜疾病的信心。

（2）教会患儿及家长预防出血、感染的措施。

（3）因本病及化疗过程对身体消耗很大，所以应注意加强营养；又因为不定期使用激素，所以同时要注意补钙。

（4）在化疗间歇期应注意：①定期复查血象；②遵照医嘱按时服药；③预防感冒，适当活动，注意休息，不要过度疲劳；④出现出血、高热等情况及时到医院就诊。

（梁　爽）

习题

一、单项选择题

1．小儿出生后的主要造血部位是

A．肝　　B．脾

C．骨髓　　D．淋巴结

2．6 个月 ~ 6 岁小儿贫血是指血红蛋白值低于

A．90 g/L　　B．100 g/L

C．110 g/L　　D．120 g/L

3．婴儿生后 2 ~ 3 个月时红细胞数降至 3.0×10^{12}/L，血红蛋白量降至 100 g/L 是

A．生理性贫血　　B．溶血性贫血

C．营养性缺铁性贫血　　D．营养性巨幼细胞性贫血

4．患儿 8 个月，因严重感染入院。体格检查发现肝、脾、淋巴结肿大，血液检查发现 Hb 80 g/L，外周血中出现有核红细胞与幼稚中性粒细胞，该患儿可能是出现了

A．红髓造血　　B．黄髓造血

C．中胚叶造血　　D．骨髓外造血

二、简答题

1．简述营养性缺铁性贫血的病因。

2．简述免疫性血小板减少症患儿避免损伤出血的护理措施。

3．简述急性白血病患儿预防感染的护理措施。

三、案例题

患儿，女，10 个月。因面色渐苍白 3 个月入院。患儿生后混合喂养，未添加辅食，平素食欲差，不爱活动。体检：T 36.5 ℃，P 140 次 / 分，R 35 次 / 分；体重 7 kg；神志清，反应差，皮肤黏膜苍白；肝肋下 3 cm，脾肋下 1 cm。血常规：Hb 78 g/L，RBC 3.5×10^{12}/L；血涂片：红细胞大小不等，以小者为多。请回答以下问题：

1．写出该患儿贫血程度及导致贫血最可能的原因。

2．列出该患儿的主要护理问题。

3．列出该患儿的护理措施。

在线答题

第十二章数字资源

第十二章　泌尿系统疾病患儿的护理

第一节　儿童泌尿系统解剖生理特点

一、解剖特点

1. 肾　小儿肾相对比成人更大，年龄越小，肾相对越重。婴儿肾位置较低，其下端位于第四腰椎水平，2 岁以后达髂嵴以上，所以 2 岁以下小儿腹部触诊时肾较易触到。

2. 输尿管　婴幼儿输尿管长而弯曲，管壁肌肉和弹力纤维发育不全，容易受压及扭曲，导致梗阻发生尿潴留而诱发尿道感染。

3. 膀胱　婴儿膀胱的位置相对较高，以后随年龄增长逐渐下降至骨盆内。

4. 尿道　新生女婴尿道长仅 1 cm，外口暴露，接近肛门，易受细菌感染。男婴尿道虽较长，但常有包茎和包皮过长，积垢后也可引起上行性感染。

二、生理特点

新生儿肾单位数量已达成人水平，但生理功能尚不完善，调节能力较弱，小儿肾功能一般要到 1 ~ 2 岁时才接近成人水平。

1. 肾小球滤过率　小婴儿肾小球滤过率较低，不能有效排出过多的水分和溶质，2 岁时达成人水平。血肌酐是反映肾小球滤过功能的常用指标，其正常参考值为，< 2 岁：35 ~ 40 μmol/L（0.4 ~ 0.5 mg/dl）；2 ~ 8 岁：40 ~ 60 μmol/L（0.5 ~ 0.7 mg/dl）；9 ~ 18 岁：50 ~ 80 μmol/L（0.6 ~ 0.9 mg/dl）。

2. 肾小管重吸收和排泄功能　新生儿和婴幼儿肾小管重吸收功能低，对水、钠负荷调节能力较差，容易发生水钠潴留。

3. 尿的浓缩和稀释功能　新生儿及幼婴浓缩尿液功能不足，在应激状态下保留水分的能力低于年长儿和成人。新生儿及幼婴尿稀释功能接近成人，但由于肾小球滤过率较低，大量水负荷或输液过快时易出现水肿。

4. 儿童排尿及尿液特点

（1）排尿控制和排尿次数：小儿至 3 岁已能控制排尿。93% 的新生儿在生后 24 h 内排尿，1 岁时每日排尿 15 ~ 16 次，至学龄前和学龄期每日 6 ~ 7 次。

（2）每日尿量：儿童尿量个体差异较大，新生儿为 100 ～ 300 ml/d，1 岁以内婴儿为 400 ～ 500 ml/d，1 ～ 3 岁幼儿为 500 ～ 600 ml/d，学龄前儿童为 600 ～ 800 ml/d，学龄儿童为 800 ～ 1400 ml/d。婴幼儿每日尿量少于 200 ml，学龄前儿童每日尿量少于 300 ml，学龄期儿童每日尿量少于 400 ml 为少尿；每日尿量少于 50 ml 为无尿。

（3）尿的性质：①尿色：正常婴幼儿尿液呈淡黄透明色。②酸碱度：接近中性或弱酸性，pH 为 5 ～ 7。③尿渗透压和尿比重：新生儿的尿渗透压平均为 240 mmol/L，尿比重为 1.006 ～ 1.008，随年龄增长逐渐增高，1 岁后接近成人水平。儿童通常为 500 ～ 800 mmol/L，尿比重通常为 1.011 ～ 1.025。④尿蛋白：正常小儿尿中仅含微量蛋白，定性为阴性。若尿蛋白含量＞ 150 mg/d 或＞ 100 mg/L，定性为阳性属异常。⑤尿细胞和管型：正常新鲜尿液离心后取沉渣在显微镜下检查，红细胞＜ 3 个 /HP，白细胞＜ 5 个 /HP，管型一般不出现，偶见透明管型。

第二节　泌尿道感染

泌尿道感染是指病原体直接侵入尿路，在尿液中生长繁殖，并侵犯尿路黏膜或组织而引起损伤，包括肾盂肾炎、膀胱炎、尿道炎，肾盂肾炎称为上尿路感染，后两者合称下尿路感染。泌尿道感染是儿童泌尿系统常见疾病之一，年龄越小，局限性和特征性症状越不明显，容易漏诊。若诊断及时、治疗恰当，预后良好。

一、病因和发病机制

1．宿主的易感因素

（1）小儿输尿管长而弯曲，管壁弹力纤维发育不全，易被压扁、扭曲发生尿潴留而导致感染。

（2）女婴尿道短、尿道口接近肛门，易被粪便污染；男婴包茎积垢，也易造成上行感染。

（3）泌尿系统异常，如先天性尿路畸形可使尿流不畅，有利于细菌生长。

（4）急性传染病、营养不良、糖尿病、慢性肾病及长期使用激素或免疫抑制剂的患儿，机体防御功能降低易患病。

2．致病菌的特征　任何致病菌均可引起泌尿道感染，但绝大多数为革兰氏阴性杆菌，如大肠埃希菌、变形杆菌、克雷伯菌等，少数为肠球菌和葡萄球菌。大肠埃希菌是泌尿道感染中最常见的致病菌，占 60% ～ 80%。

3．感染途径

（1）上行性感染：是最主要途径，致病菌从尿道口上行并进入膀胱，引起膀胱炎，膀胱内的致病菌再经输尿管移行至肾，引起肾盂肾炎。大肠埃希菌是主要致病菌。

（2）血源性感染：多见于新生儿和幼婴，致病菌主要是金黄色葡萄球菌。

（3）淋巴感染和直接蔓延：结肠内和盆腔的细菌可通过淋巴管感染肾，肾周围邻近器官和组织的感染也可直接蔓延。

二、临床表现

（一）急性泌尿道感染

1．新生儿　多由血行感染引起，以全身症状为主，表现为发热或体温不升、吃奶差、呕吐腹泻、体重不增等，常伴有黄疸、败血症，部分患儿可有嗜睡、烦躁甚至惊厥等神经系统症状。

2．婴幼儿　临床症状不典型，全身症状较重，如发热、拒食、呕吐、腹泻，以发热最突出。局部尿路刺激症状轻微，有排尿时哭闹。

3．年长儿　与成人相似，下尿路感染以膀胱刺激症状如尿频、尿急、尿痛为主；上尿路感染以发热、寒战、腰痛、肾区叩击痛为主。

（二）慢性泌尿道感染

病程迁延或反复发作，常伴有贫血、消瘦、生长迟缓、高血压或肾功能不全。

（三）无症状性菌尿

在常规的尿筛查中，可发现健康儿童存在菌尿，但无任何尿路感染症状。这种现象可见于各年龄组，以学龄期女孩常见。

三、辅助检查

1．尿常规检查　清晨首次清洁中段尿离心后镜检，白细胞≥ 5 个 /HP 即可怀疑为尿路感染，如白细胞成堆或有白细胞管型则更具诊断意义。另外血尿也常见。

2．尿细菌学检查

（1）中段尿培养：中段尿培养菌落计数≥ 10^5/ml 则为真性菌尿，可确诊。

（2）尿涂片找细菌：油镜下观察每个视野找到≥ 1 个细菌，表示尿中菌落计数＞ 10^5/ml。

3．影像学检查　反复发作或迁延不愈者应进行影像学检查，以发现有无泌尿系统畸形和膀胱输尿管反流，以及了解肾的大小、外形、有无梗阻和结石等。常用的有 B 型超声检查、排泄性膀胱尿路造影等。

四、治疗原则

治疗目的在于缓解症状、清除病原体、防止复发和保护肾功能。

1．一般治疗　急性期卧床休息；多饮水以促进细菌毒素和炎性分泌物排出；加强营养，以增强机体的抵抗力。

2．对症治疗　对高热、头痛、腰痛的患儿应给予解热镇痛剂缓解症状。对尿路刺激症状明显者，可用阿托品等抗胆碱类药物治疗。

3．抗菌治疗　选用抗生素的原则：①对肾盂肾炎应选择血浓度高的药物，对膀胱炎应选择尿浓度高的药物；②对发热等全身症状明显或血源性感染者，多选用青霉素类或头孢菌素类药物；③根据尿培养及药物敏感试验结果，结合临床疗效选用抗生素。④选用对肾功能损害小的药物。

五、常见护理问题和护理措施

【护理问题】

1．体温过高　与泌尿道细菌感染有关。

2．排尿异常　与膀胱、尿道炎症有关。

【护理措施】

1．保持正常体温

（1）高热患儿及时降温，并鼓励患儿多饮水，勤排尿，减少细菌在膀胱内潴留。

（2）重症患儿须卧床休息，减少机体消耗，减轻肾负担。

（3）及时给予降温处理，监测体温变化。

（4）遵医嘱应用抗菌药物控制感染。

2．减轻排尿不适症状

（1）婴儿应勤换尿布，保持会阴部清洁干燥。

（2）婴幼儿哭闹、尿道刺激症状明显者，遵医嘱用药以减轻尿路刺激症状。

（3）密切观察病情，复查尿常规和尿培养，了解病情和治疗效果。

六、预防及健康教育

1．做好卫生宣教。幼儿不穿开裆裤，勤换尿布，便后洗净臀部，保持清洁。女孩清洗外阴时从前向后擦洗，以避免污染机会。

2．根治蛲虫及泌尿系统的先天性畸形，减少感染因素及局部刺激。

3．避免不必要的导尿或留置导尿管。

4．指导患儿及家长按时服药，定期复查，防止复发。

第三节　急性肾小球肾炎

急性肾小球肾炎（acute glomerulonephritis，AGN）简称急性肾炎，指一组病因不一，临床表现为急性起病，多有前驱感染，以血尿为主，伴不同程度蛋白尿，可有水肿、高血压或肾功能不全等特点的肾小球疾病。本病是儿科常见病，5 ~ 14 岁多见，男女比为 2 ∶ 1。急性肾炎分为急性链球菌感染后肾小球肾炎和非链球菌感染后肾小球肾炎，临床上大多数属于急性链球菌感染后肾小球肾炎。

一、病因和发病机制

本病主要为 A 组 β 溶血性链球菌中的致肾炎菌株急性感染后引起的免疫复合物性肾小球肾炎，继发于呼吸道感染和皮肤感染。主要发病机制为链球菌的某些抗原与机体产生的相应抗体形成免疫复合物，沉着于肾小球，并激活补体，引起肾小球一系列免疫损伤和炎症。除 A 组 β 溶血性链球菌之外，其他细菌如草绿色链球菌、肺炎链球菌、金黄色葡萄球菌等也可导致急性肾炎。

二、病理生理学改变

肾小球毛细血管内皮细胞和系膜细胞增生肿胀，伴有白细胞浸润。这些病变使肾小球毛细血管管腔变窄，甚至闭塞，结果导致肾小球血流量减少，肾小球滤过率降低，体内水、钠潴留，导致细胞外液容量扩张。另外免疫损伤使肾小球基膜断裂，血浆蛋白和红细胞、白细胞通过肾小球毛细血管壁渗出到肾小球囊内。

三、临床表现

1. 前驱感染　本病发病前多有呼吸道或皮肤前驱感染史，常在前驱感染后 1 ~ 3 周起病，临床表现轻重不一。

2. 典型表现

（1）水肿：常为最早出现的症状，一般仅累及眼睑及颜面部，重者涉及全身，为非凹陷性。

（2）血尿：起病时几乎都有血尿，轻者仅有镜下血尿，50% ~ 70% 患儿有肉眼血尿。肉眼血尿常在 1 ~ 2 周内消失，后转为镜下血尿，镜下血尿可持续数月。

（3）高血压：30% ~ 80% 患儿在发病后第 1 周有高血压，学龄前小儿＞ 120/80 mmHg，学龄儿＞ 130/90 mmHg，一般 1 ~ 2 周内随着利尿的方式血压降至正常。

（4）少尿：患儿水肿的同时常伴尿量减少，严重者甚至无尿。

（5）蛋白尿：程度不等，约有 20% 病例可达肾病综合征水平。

3. 严重表现　部分患儿在疾病第 2 周以内可出现下列严重症状。

（1）严重循环充血：由于水、钠潴留，血浆容量增加而出现循环充血。轻者仅有呼吸、心率增快，肝肿大；严重者出现呼吸困难、端坐呼吸、咳粉红色泡沫痰、两肺布满湿啰音、心脏扩大。

（2）高血压脑病：血压急剧增高时，可出现高血压脑病。表现为剧烈头痛、烦躁不安、恶心、呕吐、复视或一过性失明，严重者突然出现惊厥、昏迷。

（3）急性肾功能不全：严重少尿或无尿患儿可出现暂时性氮质血症、电解质紊乱和代谢性酸中毒。一般持续 3 ~ 5 日，在尿量逐渐增多后，病情好转。若持续数周仍不恢复，则预后严重。

四、辅助检查

1. 尿液检查　尿沉渣镜检红细胞增多；尿蛋白 + ~ +++；可见透明、颗粒或红细胞管型。

2. 血液检查

（1）外周血白细胞轻度升高或正常，轻度贫血，红细胞沉降率（血沉）增快。

（2）抗链球菌溶血素 O 滴度上升。

（3）90% 患儿的血清补体 CH50 和 C3 在病程早期明显降低，于 6 ~ 8 周恢复正常；

（4）少尿期有轻度氮质血症，尿素氮、肌酐暂时升高。

五、治疗原则

1. 一般治疗　病初卧床休息及限制钠盐和蛋白质摄入量（见护理部分）。

2. 抗生素的应用　有感染灶时用青霉素 10 ~ 14 天；青霉素过敏者改用红霉素，避免使用肾毒性药物。

3. 对症治疗

（1）利尿：有明显水肿、少尿、高血压及循环充血者可给予利尿剂，一般口服氢氯噻嗪，无效时需用呋塞米（速尿）口服或静脉注射。

（2）降压：血压持续升高、舒张压高于 12.0 kPa（90 mmHg）时应给予降压药，首选硝苯地平（心痛定）口服，或给予卡托普利，两者交替使用降压效果更好。

4. 严重病例的治疗

（1）高血压脑病：出现高血压脑病症状时立即用硝普钠静脉滴注，用药时监测血压，控制输液速度，以防发生低血压。

（2）严重循环充血：可给予强力利尿剂，明显肺水肿时可给予硝普钠静脉点滴。

（3）急性肾衰竭：维持水电平衡，必要时进行透析治疗。

六、常见护理问题和护理措施

【护理问题】

1. 体液过多　与肾小球滤过率下降有关。

2. 活动无耐力　与水肿、血压升高有关。

3. 潜在并发症　包括高血压脑病、严重循环充血、急性肾衰竭。

4. 知识缺乏　患儿及家长缺乏本病的护理知识。

【护理措施】

1. 休息　①急性期卧床休息 2 ~ 3 周；②待水肿消退、血压下降、肉眼血尿消失后可在室内轻度活动，并可户外散步；③在 1 ~ 2 个月内活动量宜加以限制；④血沉正常可上学，但应避免剧烈活动；⑤尿检完全正常后可恢复体力活动。

2. 饮食管理　①水肿、高血压时给予低盐饮食，食盐每日小于 1 g 或＜ 60 mg/kg；②有氮质血症时限制蛋白质的摄入，提供优质蛋白质每日 0.5 g/kg；③供给高糖、高维生素饮食以满足小儿能量需要；④除非严重少尿或循环充血，一般不必严格限水；⑤在尿量增加、氮质血症消除后应尽早恢复蛋白质供应，以保证小儿生长发育的需要。

3. 严格记录出入量　准确记录 24 h 出入量，了解病情发展及治疗效果。

4. 注意观察病情变化

（1）每周测量两次体重，了解患儿水肿增减情况。

（2）观察尿量、尿色，遵医嘱留尿标本做常规检查。

（3）注意监测患儿的一般状态、生命体征变化，有无高血压脑病、严重循环充血及急性肾功能不全的症状，发现异常立即通知医生，及时处理。

（4）注意观察药物的疗效和药物的不良反应。

5. 给予患儿和家长情感支持　肾病往往病程长，迁延不愈，家长在精神上、经济上都有较大负担，年长儿因怕耽误学习思想负担也较重。护士应态度和蔼，关心体贴患儿，耐心地向患儿和家长讲解病情、治疗情况及预后，增强其战胜疾病的信心，消除其紧张、焦虑心理。

6．做好健康宣教　告诉家长有关疾病护理的知识，如休息的原则、饮食管理、如何观察病情变化和药物不良反应，指导家长做好护理工作。

第四节　原发性肾病综合征

肾病综合征（nephrotic syndrome，NS）是多种原因所致的以肾小球基底膜通透性增高，导致大量血浆蛋白从尿中丢失，从而引起的一组临床综合征。典型病例具有 4 大临床特点：①大量蛋白尿；②低蛋白血症；③明显水肿；④高脂血症。肾病综合征按病因分为原发性、继发性和先天性 3 种。原发性肾病综合征是儿科常见病，在泌尿系统疾病中的发病率仅次于急性肾小球肾炎。

一、病因和发病机制

原发性肾病综合征病因和发病机制尚不清楚。

二、病理生理学改变

①蛋白尿：因肾小球基底膜通透性增高，出现大量蛋白尿；②低蛋白血症：大量血浆蛋白自尿中丢失是造成低蛋白血症的主要原因，蛋白质分解的增加是次要原因，同时蛋白质的丢失超过肝合成蛋白质的速度也使血浆蛋白减少；③水肿：低蛋白血症使血浆胶体渗透压降低，使水由血管内转移到组织间隙，引起组织间隙水肿和血容量降低；血容量减少使醛固酮分泌增加，引起水钠潴留，又刺激抗利尿激素分泌，使尿量更少、水肿加重；④高脂血症：低蛋白血症使肝合成胆固醇、甘油三酯、低密度和极低密度脂蛋白的量均增高，出现高脂血症。

三、临床表现

（一）原发性肾病综合征的类型

1．单纯型肾病　多于 2 ~ 7 岁起病，男多于女。起病缓慢，水肿最常见，开始眼睑、面部水肿，随后波及全身，呈凹陷性，并可有胸腔积液、腹水、心包积液。阴囊水肿可使阴囊皮肤变薄而透明，甚至有体液渗出。病初患儿一般情况尚可，继之出现面色苍白、精神萎靡、食欲减退。水肿严重者可有少尿，一般无明显血尿和高血压。

2．肾炎型肾病　多见于 7 岁以上学龄期儿童。水肿不如单纯型肾病显著，除具备肾病综合征 4 大特点外，还可出现血尿（肾小球源性），不同程度高血压，血清补体下降，肾功能不全（排除由于血容量不足等所致）。

（二）并发症

1．感染　肾病患儿易患各种感染，以上呼吸道感染最多见，占 50% 以上，其次为皮肤、泌尿道感染等。

2．电解质紊乱和低血容量　常见的电解质紊乱有低钠、低钾及低钙血症。临床表现可出现厌食、乏力、懒言、嗜睡、血压下降、抽搐甚至出现休克等。另外，由于低蛋白血症、血浆胶体渗透压下降、显著水肿而常有血容量不足。

3．血栓形成　肾病综合征患儿血液常处于高凝状态，易致各种动、静脉血栓形成，如以肾静脉血栓常见，表现为突发腰痛、出现血尿或血尿加重、少尿，甚至发生肾衰竭。

4．急性肾衰竭。

四、辅助检查

1．尿液分析　①尿蛋白定性多为 +++ ~ ++++，24 h 尿蛋白定量≥ 50 mg/kg；②大多可见透明管型和颗粒管型；③肾炎型肾病镜下血尿较常见。

2．血液分析　①血清总蛋白及白蛋白明显下降，白蛋白低于 25 g/L，白蛋白、球蛋白比例倒置；②血清胆固醇明显增高；③血沉显著增快；④肾炎型肾病血清补体下降和尿素氮和肌酐升高。

3．经皮肾穿刺组织病理学检查。

五、治疗原则

1．一般治疗　主要包括休息、饮食调节等（见本节护理措施部分）。

2．药物治疗

（1）利尿剂：①对水肿较重的患儿可给予利尿剂改善全身情况，一般用氢氯噻嗪、螺内酯分次口服；②对水肿显著且血容量相对不足的患儿可给予低分子右旋糖酐或白蛋白，快速静脉滴注后再静脉推注呋塞米（速尿），常可产生良好的利尿效果。

（2）糖皮质激素：肾上腺皮质激素为治疗原发性肾病综合征的首选药物，也是控制病情的主要药物，常用泼尼松。初治病例确定诊断后应尽早使用泼尼松治疗，治疗方案包括短程疗法（总疗程 8 周）、中程疗法（总疗程 6 个月）和长程疗法（总疗程 9 个月）。

（3）免疫抑制剂：可选用环磷酰胺、吗替麦考酚酯、环孢素 A 等，常和小剂量的激素联合应用，对激素耐药、激素依赖或频繁复发者有效。

（4）其他：抗凝治疗药物（如肝素钠、双嘧达莫）防治血栓；可选用血管紧张素转换酶抑制剂、中医药进行治疗等。

六、常见护理问题和护理措施

【护理问题】

1．营养失调，低于机体需要量　与大量蛋白质从尿中丢失有关。

2．体液过多　与低蛋白血症导致的水钠潴留有关。

3．有感染的危险　与机体免疫力下降有关。

4．潜在并发症　如电解质紊乱、血栓形成、药物副作用。

5．焦虑　与病程长、病情反复有关。

【护理措施】

1．充分休息　严重水肿和高血压时需卧床休息，一般无需严格限制活动，病情缓解后可逐渐增加活动量。

2．饮食管理

（1）给予足量碳水化合物，保证能量供给。

（2）大量蛋白尿期间应适量限制蛋白质的摄入，每日 1.5 ~ 2.0 g/kg，以优质蛋白质（乳类、鱼、蛋、禽类等）为宜。

（3）少食动物脂肪，以植物性脂肪为宜。

（4）水肿患儿限制钠盐的摄入（ < 2 g/d），病情缓解后不需限盐。

（5）高维生素饮食，糖皮质激素治疗期间每天应补充维生素 D 和钙剂。

3．水肿的护理

（1）严重水肿时，宜卧床休息。

（2）特别注意皮肤护理，男孩有阴囊水肿时宜在阴阜处垫海绵，并用丁字带支托；侧卧时，在两腿间置放枕头，避免压迫。

（3）眼睑肿胀者，可用生理盐水棉球擦拭分泌物，并抬高头部减轻水肿。

（4）每周测量两次体重，测量腹围，并记录出入量。

（5）经常更换体位，防止一侧身体长期受压。

4．预防感染

（1）给予单独环境，减少与传染病患者接触，尤其在用激素和免疫抑制剂治疗期间，减少与外界交往，以防交叉感染。

（2）特别注意皮肤清洁卫生，保护皮肤勿受损伤。

（3）保持会阴部清洁，可用 3% 硼酸坐浴 1 ~ 2 次 / 日，预防泌尿系感染。

（4）重度水肿时尽量减少肌内注射，以免引起注射处感染或引起深部脓肿。

（5）监测体温变化，及时发现感染迹象，感染者及时给予抗生素治疗。

5．密切观察病情

（1）观察全身水肿情况。

（2）观察有无并发症出现，如感染、电解质紊乱、血栓形成及肾上腺危象。

（3）观察生命体征变化、观察尿量及尿液性状的变化。

（4）遵医嘱给药，并注意观察有无药物不良反应发生。观察有无激素的不良反应，如库欣综合征、骨质疏松、生长发育抑制、高血压、消化道溃疡。使用免疫抑制剂，注意有无骨髓抑制、脱发，以及胃肠道反应等。

6．给予患儿及家长精神支持　多与患儿及其家属交谈，了解其需求，鼓励其说出内心的感受，如害怕、忧虑，给予必要的心理支持。在恢复期，可组织一些轻松的娱乐活动，如看电视、讲故事，减轻患儿及家长的焦虑心理。

7．做好健康教育　向患儿及家长讲解激素治疗的重要性，务必做到严格遵医嘱用药。告诉患儿及家长预防感染的重要性和具体措施，尽量避免和减少感染的发生。教会家长或年长患儿学会用试纸监测尿蛋白的变化。

第五节　急性肾损伤

急性肾损伤（acute kidney injury，AKI）是指由于各种病因引起的短时间内肾功能快速减退而导致的临床综合征，可出现氮质血症，水、电解质、酸碱平衡紊乱等症状。急性肾损伤以往称为急性肾衰竭，为了早期识别、早期有效干预，目前趋向将急性肾衰竭改称为急性肾损伤。

一、病因

1. 肾前性因素　任何原因引起的肾血流灌注减少，导致肾小球滤过率下降，形成肾前性氮质血症。肾本身无器质性病变，常见原因包括有效血容量不足（如大量失血、胃肠道液体丢失）、心输出量减少（如心脏疾病、肺动脉高压）、全身血管扩张（如脓毒血症）等。

2. 肾性因素　各种原因导致肾实质损伤，包括各种肾小球疾病、肾小管疾病（以肾缺血或肾毒性物质作用所致的急性肾小管坏死最多见）、肾间质疾病，以及肾血管性疾病等。

3. 肾后性因素　各种原因所致的尿路梗阻引起的急性肾损伤，如尿路结石、先天性尿路畸形、肿瘤压迫等。

二、临床表现

以急性肾小管坏死为例，其临床病程可分为以下几个时期。

（一）起始期

患儿遭受急性肾小管坏死病因的打击，但尚未发生明显肾实质损伤。

（二）进展期和维持期

随着病情进展，肾小管上皮损伤加重，肾小球滤过率逐渐下降，出现水、电解质、酸碱平衡紊乱，以及全身各系统中毒症状。根据尿量多少可分为少尿型和非少尿型两种，少尿是指每日尿量＜ 250 ml，若每日尿量＜ 50 ml 为无尿。

1. 水、电解质、酸碱平衡紊乱

（1）水潴留：可表现为全身水肿、高血压，严重者可发生肺水肿、脑水肿、心力衰竭。

（2）电解质紊乱：典型病例可有高血钾、高血磷、高血镁，和低血钠、低血氯、低血钙的“三高三低”表现，其中高钾血症是造成死亡的主要原因。

（3）代谢性酸中毒：表现为精神萎靡、乏力、嗜睡、呼吸深长、面色发灰、口唇樱桃红色，可伴心律不齐。

2. 全身各系统表现　严重程度与血中肌酐及尿素氮增高的浓度相一致。

（1）消化系统：表现为食欲减退、恶心、呕吐、腹部不适等，严重者出现消化道出血或黄疸。

（2）心血管系统：主要因体液负荷过大引起循环充血和高血压，甚至引起急性心力衰竭。

（3）神经系统：可出现意识障碍、躁动、谵妄、抽搐、昏迷等症状。

（4）血液系统：可出现贫血、出血倾向等表现。

3. 感染　是急性肾损伤最常见的并发症，约 70% 的患儿合并感染，以呼吸道和泌尿道感染最常见，约 1/3 死于感染。

（三）恢复期

少尿型患儿开始出现尿量增多，继而出现多尿，再逐渐恢复正常。临床症状逐渐消失，血液生化也恢复正常。但肾功能完全恢复则需要较长时间。

三、辅助检查

1. 血液检查　可有贫血；血清尿素氮、肌酐进行性增高；低钠血症，高钾血症，代谢性酸中毒，血磷增高和血钙降低。

2. 尿液检查　肾前性 AKI 尿比重、渗透压增高；肾性 AKI 因原发病不同，可有不同程度的蛋白尿、血尿等。

3. 影像学检查　腹部平片、B 超、CT、MRI、肾核素扫描及逆行肾盂造影等可了解肾的大小、形态、血管，以及有无尿路梗阻，也可了解肾血流量、肾小球和肾小管功能。

4. 肾穿刺检查　以判断急性肾损伤的原因和评估预后。

四、治疗原则

尽早识别并纠正可逆病因，及时采取措施避免肾的进一步损伤，维持水、电解质和酸碱平衡，适当营养支持，积极防治并发症，适时进行肾脏替代治疗。

1. 去除病因和治疗原发病　如肾前性 AKI 应及时纠正肾灌注量不足，恢复有效循环血容量。

2. 营养支持　调节饮食，满足患儿营养需要。

3. 纠正水、电解质和酸碱平衡紊乱　控制水和钠的摄入量；积极纠正高钾血症、低钠血症、低钙血症和代谢性酸中毒。

4. 透析治疗　凡上述保守治疗均无效者均应尽早进行透析，包括腹膜透析、血液透析、连续动静脉血液滤过。

五、常见护理问题和护理措施

【护理问题】

1. 营养失调，低于机体需要量　与摄入不足、氮质血症有关。
2. 体液过多　与水钠潴留有关。
3. 有感染的危险　与机体抵抗力下降有关。
4. 潜在并发症　包括心力衰竭、脑水肿等。
5. 家庭应对无效　与患儿病情危重有关。

【护理措施】

1. 保证患儿休息　患儿应卧床休息，待病情缓解后逐渐恢复活动。

2. 满足患儿营养需要　提供高糖、低蛋白质、高维生素饮食。按每日 200 ～ 250 J/kg

供给热量，其中脂肪占总热量的 30% ~ 40%。蛋白质每日 0.5 g/kg，选择蛋类、瘦肉类、奶类等优质动物蛋白。透析治疗时无须限制蛋白质摄入量。

3. 维持体液平衡　观察水肿的表现，每日监测血压、体重，准确记录 24 h 出入量。限制水、钠、钾、磷摄入。

4. 预防感染　尽量将患儿安置单人房间，保持病室清洁、做好空气净化。指导患儿做好个人清洁卫生，保持皮肤清洁，加强皮肤及口腔护理。监测体温变化，早期发现感染征象，尽早处理。

5. 密切观察病情　监测生命体征，关注尿量、尿常规、肾功能的变化；观察有无高血钾、低血钙等电解质紊乱和代谢性酸中毒的表现；观察有无肺水肿、脑水肿、心力衰竭等并发症发生。

6. 给予患儿及家长支持和帮助　做好信息沟通，及时了解患儿及家长的需求，为患儿提供舒适护理的同时，给予患儿及家长精神支持，帮助其有效应对。

（李　杨）

习题

一、单项选择题

1. 小儿尿路感染最主要的感染途径是

A. 血行感染　　B. 肠道感染

C. 上行感染　　D. 淋巴感染

2. 急性肾小球肾炎患儿急性期应卧床休息

A. 3 ~ 5 天　　B. 10 天

C. 2 ~ 3 周　　D. 1 个月

二、简答题

1、比较不同年龄阶段儿童急性尿路感染的临床特点。

2、简述单纯型肾病的主要临床表现。

3、简述急性肾小球肾炎患儿的饮食管理要点。

三、案例题

患儿，男，6 岁，因全身水肿伴少尿 2 天入院。查体：T 36.5 ℃，P 88 次 / 分，R 22 次 / 分，血压 90/60 mmHg。面部水肿、双下肢可凹性水肿、阴囊水肿明显。心肺（–）。腹部稍膨隆，移动性浊音（+）。辅助检查：腹部超声检查：腹腔积液；尿液检查：尿蛋白（+++），红细胞（–）；血液检查：白蛋白↓、总蛋白↓、血脂↑。请回答：

（1）该患儿目前 3 个主要的护理问题。

（2）该患儿的饮食管理措施。

在线答题

第十三章　神经系统疾病患儿的护理

第十三章数字资源

第一节　儿童神经系统解剖生理特点

中枢神经系统是人体各种活动的最高调节部位，借助兴奋和抑制两种活动过程，来实现机体内部的各个器官和组织之间的生理功能相互协调和统一，以保证人体生理功能的正常进行。

一、脑和脊髓的发育

神经系统的发育在胎儿期最早开始。在婴儿期，甚至整个小儿时期，神经发育一直十分活跃。小儿出生时大脑的重量约 370 g，占体重的 10% ~ 12%，为成人脑重（约 1500 g）的 25% 左右，6 个月婴儿脑重为 600 g ~ 700 g，1 岁时达 900 g，2 岁达 1000 g 左右，4 ~ 6 岁脑重达到成人脑重的 85% ~ 90%。

出生时大脑的外观已与成人的大脑外观十分相似，脑表面有主要沟回，但较浅且发育不完善，皮质较薄，细胞分化较差，髓鞘形成不全，对外来刺激反应缓慢且易泛化。大脑皮质下中枢发育已较为成熟，而大脑的皮质及新纹状体发育尚不成熟，灰、白质分界不清，故出生时的各种活动主要靠皮质下中枢调节。出生后脑重的增加主要由于神经细胞体积增大和树突的增多、加长，以及神经髓鞘的形成和发育；3 岁时神经细胞分化已基本完成；神经纤维到 4 岁完成髓鞘化。随着大脑皮层的发育成熟，运动逐渐转为由大脑皮层中枢调节，对皮质下中枢的抑制作用也日趋明显。

小儿脊髓的发育，在出生时功能已较为成熟，重 2 ~ 6 g，是成人脊髓的 1/4 ~ 1/5。脊髓的发育与运动发展的功能相平行，随着年龄的增长，脊髓加长增重。胎儿时，脊髓的末端在第 2 腰椎下缘，新生儿时达第 3 腰椎水平，随年龄增长，4 岁时上移达第 1 腰椎，所以对婴幼儿进行腰椎穿刺时应注意。脊髓的髓鞘由上而下逐渐形成，约在 3 岁时完成髓鞘化。

二、脑脊液的正常值

脑脊液压力，儿童为 0.69 ~ 1.96 kPa（70 ~ 200 mmH_2O），新生儿为 0.29 ~ 0.78 kPa（30 ~ 80 mmH_2O）。外观清亮，潘氏试验阴性。细胞数，儿童为（0 ~ 10）$\times 10^6$/L，婴儿为（0 ~ 20）$\times 10^6$/L；蛋白质总量，儿童为 0.2 ~ 0.4 g/L，新生儿为 0.2 ~ 1.2 g/L；糖，儿

童为 2.8 ～ 4.5 mmol/L，婴儿为 3.9 ～ 5.0 mmol/L；氯化物，儿童为 117 ～ 127 mmol/L，婴儿为 110 ～ 122 mmol/L。

三、神经反射

小儿神经系统发育不成熟，神经反射具有相应的特点。

1. 出生时存在而以后逐渐消失的反射，如踏步反射在生后 2 个月消失；觅食反射、握持反射、拥抱反射，生后 3 ～ 4 月消失；颈肢反射在生后 5 ～ 6 个月消失；吸吮反射在 1 岁左右完全消失。这些反射如持续存在则影响动作发育，属异常现象。

2. 出生时存在以后永不消失的反射，如角膜反射、瞳孔对光反射、咽反射、吞咽反射，如这些反射减弱或消失，表示神经系统出现异常。

3. 出生时并不存在以后逐渐出现且永不消失的反射，如腹壁反射、提睾反射，在新生儿期不易引出，到 1 岁时才稳定。

4. 病理反射　3 ～ 4 个月前小儿肌张力较高，克尼格征（Kernig sign）可为阳性；2 岁以下小儿巴宾斯基征（Babinski sign）阳性（对称）亦为生理现象，若单侧出现或 2 岁后出现则为病理现象。

第二节　癫　痫

癫痫（epilepsy）是一种以具有持久性的产生癫痫发作倾向为特征的慢性脑疾病，临床表现为意识、运动、感觉、精神或自主神经运动障碍，多在儿童期发病。癫痫发作（seizures）是指脑神经元异常放电活动引起的一过性临床症状和（或）体征，表现为意识障碍、抽搐、精神行为异常等，多数癫痫发作持续时间短暂呈自限性。

一、病因

1. 遗传因素　多数为单基因遗传，病理基因影响到神经细胞膜的离子通道，使癫痫发作阈值降低而发病。近年来，有关癫痫的研究已获得进展，几种家族性癫痫综合征的遗传基因已定位在不同的染色体上，如少年肌阵挛、良性家族性新生儿惊厥。

2. 脑内结构异常　多种先天、后天性脑损伤产生异常放电的致病灶或降低了癫痫发作的阈值，如脑发育畸形、宫内感染、脑外伤后遗症。

3. 诱发因素　指可能导致癫痫发作的各种体内外因素，常见诱发因素包括饥饿、暴食、饮酒、熬夜、劳累、情绪异常等。

二、临床表现

（一）常见的癫痫发作形式

癫痫发作的临床表现取决于同步化放电的癫痫灶神经元所在的脑部位和痫样放电的扩散途径，主要分为局灶性发作和全面性发作两大类型。其中局灶性发作包括单纯局灶性发作和复杂局灶性发作；全面性发作包括强直 - 阵挛发作、强直发作、阵挛发作、肌阵挛发作、失张力发作、失神发作等。

1．强直－阵挛发作（tonic-clonic seizures） 是小儿癫痫中全面性发作中最常见的发作类型，发作包括强直期、阵挛期和发作后状态。表现为患儿意识突然丧失，可突然跌倒或尖叫，肌肉呈强直性收缩，屏气发绀，咬舌及尿失禁也时有发生；随即出现节律性肢体阵挛抽动，口吐白沫；逐渐呼吸恢复，抽动减少，肌肉松弛。发作后嗜睡，醒后一般情况良好。婴幼儿期典型大发作少见。发作期间脑电图有全导散在癫痫样异常放电，发作时脑电图先有快波，继而出现全导广泛高幅棘波，夹杂有慢波发放。

2．单纯局灶性发作（simple partial seizures） 临床以局灶性运动性发作最常见，表现为面、颈、四肢某部分的强直或阵挛性抽动，头、眼持续向同侧偏斜，无意识丧失，发作时间平均 10 ~ 20 s。部分患儿局灶运动性发作后，受累部位可能出现暂时性瘫痪，持续几分钟至几小时，称为 Todd 麻痹。

3．复杂局灶性发作（complex partial seizures） 发作时伴有意识部分丧失，如突然凝视、产生幻觉，或精神行为异常，如同时伴有反复刻板的自动症如咀嚼、吞咽、自言自语行为。脑电图在发作时可有双侧颞区、额区癫痫样异常放电。

（二）常见癫痫综合征

部分患儿具有一组相同的症状与体征，属于同一种特殊癫痫综合征。

1．良性癫痫 儿童中最常见，占儿童时期癫痫的 15% ~ 20%。2 ~ 14 岁多见，其中 9 ~ 10 岁为发病高峰。多数患儿于入睡后或觉醒前呈局灶性发作，从口面部开始，如喉头发声、唾液增多、面部抽搐等，很快发展至全身强直—阵挛发作，意识丧失。患儿智力发育正常，体格检查无异常发现，常有家族史。本病用药控制效果良好，一般在 15 ~ 19 岁前停止发作。

2．失神癫痫 起病年龄多在 3 ~ 13 岁，6 ~ 7 岁为高峰，女孩多于男孩，有遗传倾向。典型的失神发作时会突然中止正在进行的活动而凝视，一般持续 5 ~ 15 s 恢复，可继续发作前的活动，对发作过程不能回忆。发作时脑电图呈典型的弥漫性对称、同步的每秒 3 次棘慢综合波。过度换气或耀眼强光可诱发，可伴有全身性强直阵挛发作。患儿体格检查无异常，预后多良好，用药容易控制。

3．婴儿痉挛症 又称韦斯特综合征（West syndrome）。多数婴儿期起病，生后 4 ~ 7 个月为发病高峰，男孩多于女孩。典型表现为患儿频繁出现强直阵挛发作，可表现为屈曲性、伸展性及混合性 3 种，其中以屈曲性及混合性发作为多。屈曲性发作时婴儿呈点头、屈腿状，在入睡不久和刚醒时加重。患儿脑电图背景波正常节律完全消失，有持续高幅不同步不对称的慢波，夹杂以尖波、棘波或多棘波，称高度失律。该病大多数属于难治性癫痫，预后不良。

4．Lennox-Gastaut 综合征 起病多在 2 ~ 5 岁，常见肌阵挛、强直、失张力及非典型失神等多种发作，也可有大发作。发作频繁，并常因跌倒而受伤。智力发育落后或倒退。半数以上有脑损伤史，部分可由婴儿痉挛演变而来。本型多数治疗困难，预后不良。

（三）癫痫持续状态

癫痫发作持续 30 min 以上，或反复发作、发作间期意识不恢复者，称为癫痫持续状态（status epilepticus，SE）。常见于强直－阵挛持续状态、癫痫治疗过程中突然停用抗癫痫药物、药物中毒、颅内外急性疾病或其他诱发因素（如高热）等。癫痫持续状态是儿科急症之一，需要及时给予治疗。

三、辅助检查

1．脑电图　如发作期间脑电图记录到癫痫样放电是诊断癫痫最常用的依据。常用的检查方法有常规脑电图、剥夺睡眠脑电图、24 小时脑电图、遥测和录像脑电图等。

2．影像学检查　常用头颅 MRI 或 CT 检查，对明确癫痫的器质性病因具有重要意义，尤其对局灶性发作、神经系统检查有局灶体征的病因诊断意义更大。

四、治疗原则

1．治疗原则　积极进行病因治疗，控制癫痫，预防外伤与其他并发症。

2．抗癫痫药物治疗　常用的抗癫痫药物为丙戊酸钠（VPA）、氯硝西泮（CZP）等，新型抗癫痫药左乙拉西坦（LEV）作为添加治疗对 4 岁以上儿童部分性发作和难治性癫痫安全有效。抗癫痫药的用药原则包括：

（1）先选择单种药物，从小剂量开始直至完全控制发作。

（2）如单种药物不能控制癫痫，可选用多种药物联合治疗。

（3）监测药物血浓度，根据药物的血浓度调节药物，避免自行调整药量或突然停药。

（4）一般在服药控制后 2 ～ 4 年完全不发作，再经 3 ～ 6 个月的逐渐减量过程后方可停药。

3．手术治疗　首先患儿必须被诊断为抗癫痫药物治疗无效的难治性癫痫，然后在充分进行术前评估的前提下实施手术治疗。但伴有进行性大脑疾病、严重精神智能障碍等患儿禁忌手术。

4．癫痫持续状态的治疗　首选劳拉西泮止惊，0.05 ～ 0.1 mg/kg 静脉注射，或地西泮 0.25 ～ 0.5 mg/kg 静脉注射，必要时 30 min 重复一次。同时保持呼吸道通畅；防止脑水肿，保护脑功能；纠正内环境紊乱。

五、常见的护理问题和护理措施

【护理问题】

1．有误吸的危险　与抽搐时呼吸道分泌物增多有关。

2．有外伤的危险　与抽搐、惊厥发作、意识突然丧失有关。

3．有窒息的危险　与喉痉挛有关。

4．潜在的并发症　如脑水肿、酸中毒、呼吸衰竭及循环衰竭。

5．知识缺乏　患儿父母缺乏癫痫发作的急救知识及正确服用抗癫痫药物的知识等。

【护理措施】

1．癫痫发作的护理

（1）患儿出现前驱症状时，应立即下蹲或平卧，防止摔伤，如在床上发作时，可拉起床挡防止坠床。

（2）癫痫发作时，应立即解开衣领，去枕平卧，头偏向一侧，清除口腔分泌物，保持呼吸道通畅，防止误吸或窒息。不要向口腔内塞入任何物品或者强力撬开紧闭的牙关。在上下牙齿之间，可放置牙垫等物品，防止咬伤舌头。如患儿牙关紧闭，不要强行撬开，以免损伤牙齿。

（3）发作时，不可强行按压肢体以免引起骨折，可用手护住患儿头部或在头下垫衣物等柔软物体保护患儿头部；如有呼吸困难者应立即吸氧并备好人工呼吸机。

（4）患儿未彻底清醒前，应有专人陪护，防止患儿因精神恍惚而发生意外。如遇高热时，应立即给予物理和药物降温。

（5）密切观察患儿发作形式、神志、瞳孔、呼吸、脉搏及面色变化，并记录。

2．一般护理及饮食管理

（1）避免诱发因素：培养良好的生活习惯，保证充足的睡眠和休息；积极参加各种集体活动，保证精神愉快，情绪稳定；避免单独进行有危险的活动，如登高、游泳需要有人陪同；避免过度的兴奋和疲劳；避免长时间看电视和玩电子游戏等。

（2）预防感染：积极参加体育锻炼，增强自身机体的抵抗力；预防上呼吸道感染，防止交叉感染的发生；保持口腔清洁；如体温超过 38 ℃，应及时采取降温措施，防止诱发癫痫发作。

（3）饮食管理：合理安排饮食，给予高营养、高热量、高维生素、清淡的饮食，多食新鲜蔬菜或水果；忌暴饮暴食，忌过饥过饱，不饮咖啡、浓茶等含兴奋物质的饮料。

3．药物治疗的护理

（1）向家长及患儿介绍用药的原则。

（2）在医生指导下开始使用药物后，不得中途自行增减药量、换药或停药。

（3）坚持服药至癫痫病末次发作后 2 ～ 4 年，不可过早停药。

（4）在服药期间，要定期检查血象、肝肾功能、药物血浓度等，监测药物的副作用，以便医生及时调整药量，以达到最佳的治疗效果。

4．心理护理　由于癫痫疾病的特殊性，癫痫患儿及家长多有不同程度的心理压力，应向患儿及家长讲解疾病的知识，多给予鼓励和心理疏导，解除他们的精神负担，避免患儿心理行为问题的发生，积极配合治疗。

5．健康教育　做好婚前检查，防止近亲结婚；做好围产期保健，产前注意保护母体身体健康，避免各种可能导致癫痫的致病因素，如产伤、窒息、感染等因素的发生。对癫痫患儿应给予更多的关心爱护，避免社会歧视。

第三节　急性细菌性脑膜炎

急性细菌性脑膜炎（acute bacterial meningitis）也称为化脓性脑膜炎（purulent meningitis，PM），简称化脑，是由各种化脓性的细菌感染引起的中枢神经系统急性感染性疾病。尤以婴幼儿感染常见，其临床表现以发热、惊厥、意识障碍、脑膜刺激征及脑脊液脓性改变为主要特征，如不及时治疗可遗留各种神经系统后遗症，是小儿时期严重感染性疾病之一。

一、病因及发病机制

急性细菌性脑膜炎常见的致病菌有脑膜炎双球菌、流感嗜血杆菌和肺炎链球菌，占小儿急性细菌性脑膜炎的2/3。不同年龄阶段常见致病菌有所不同，新生儿及出生3个月内的婴儿主要为肠道革兰氏阴性杆菌（如大肠埃希菌）和金黄色葡萄球菌感染多见；出生3个月至3岁时婴幼儿，以流感嗜血杆菌、脑膜炎双球菌和肺炎链球菌为主，学龄前和学龄期儿童常见脑膜炎双球菌和肺炎链球菌的感染。

多数急性细菌性脑膜炎的致病菌是由血行播散而来的。其常见入侵途径有上呼吸道感染、胃肠道感染、皮肤黏膜、新生儿脐部感染等，细菌由感染灶入血后产生菌血症或败血症，随着血液循环到达脉络丛与脑膜，进入脑脊液。少数急性细菌性脑膜炎由邻近组织感染，如面部软组织感染、中耳炎、乳突炎、鼻窦炎，直接到脑膜。部分由鼻漏、脑脊膜膨出和贯通性脑外伤等继发感染所致。有本病密切接触史、非母乳喂养的婴幼儿营养不良、原发性免疫功能缺陷、长期应用皮质激素或免疫功能抑制剂者易患本病。

二、流行病学

任何年龄均可发病，90%以上的病例在生后1个月～5岁发生，主要是经呼吸道分泌物或飞沫传播。与患者密切接触、居室拥挤、通风不良、非母乳喂养的幼儿等都是导致罹患本病的因素。致病菌类型与季节相关。

三、临床表现

急性细菌性脑膜炎呈急性起病，常经过1～3天的非特异性感染过程后，出现典型的中枢神经系统感染的症状和体征。脑膜炎双球菌引起的暴发型流行性脑脊髓膜炎发病更加急骤，患儿很快出现休克、皮肤瘀斑、紫癜、弥散性血管内凝血和中枢神经系统受累的症状，如不及时治疗可以在24 h内死亡。

（一）典型临床表现

1. 非特异性感染中毒表现　高热、疲倦，关节肌肉疼痛，食欲缺乏，喂养困难，精神萎靡，皮疹，血压下降，皮肤出血点、瘀斑等。婴幼儿仅表现为易激惹，凝视、面色发灰，呼吸节律异常。

2. 中枢神经系统表现

（1）脑膜刺激征：颈强直、克尼格征和巴宾斯基征阳性是脑膜炎的重要体征。小婴儿可为阴性。

（2）颅内压增高：头痛、呕吐，血压增高，心率减慢；婴幼儿可有前囟饱满，颅缝增宽，双侧瞳孔反射不对称，严重病例甚至出现脑疝。

（3）急性脑功能障碍症状：进行性意识障碍，逐渐从精神萎靡、嗜睡、昏睡、昏迷到深度昏迷。

（4）其他：部分患儿可出现肢体瘫痪；颅神经受累等神经系统症状；20%～30%可出现部分性或全身性惊厥发作。

（二）非典型表现

3 个月以下婴儿起病隐匿者，缺乏典型的症状和体征。起病时表现可与新生儿败血症相似，有发热或体温不升、呼吸暂停，面色青灰、黄疸加重等。但颅内压增高症状及脑膜刺激征表现不明显，可能仅有吐奶、尖叫、前囟紧张膨隆或颅缝分离。惊厥症状不典型，仅见面部、肢体轻微抽搐，发作性眨眼等。

四、并发症

1．硬脑膜下积液　常发生于 1 岁以内的婴儿，颅骨透照试验阳性加诊断性穿刺可明确诊断。

2．脑积水　常见于治疗不当或治疗过晚的患儿，尤其是新生儿和婴幼儿。由于炎性渗出物引起脑脊液循环系统发生粘连阻塞，引起脑积水。患儿表现为烦躁不安或嗜睡、呕吐、前囟膨隆、颅缝裂开、落日眼。

3．脑室管膜炎（ependymitis）　多见于病程初期未及时治疗的婴儿脑膜炎患者，是造成预后不良及严重合并症的重要原因。临床特点为治疗效果不理想，发热不退，惊厥频繁，前囟饱满，CT 检查可见脑室稍扩大，脑室穿刺检查脑脊液或进行细菌培养可确诊。

4．脑性低钠血症　患儿表现为昏睡、惊厥、肌张力低下等。造成低钠的原因是由于炎症累及下丘脑及神经垂体，导致抗利尿激素异常分泌，引起水潴留，产生稀释性低钠，又称抗利尿激素不适当分泌综合征（SIADH）。

5．其他　颅神经受累可产生耳聋、失明等。脑实质受累可产生瘫痪、智力低下或继发性癫痫。

五、辅助检查

1．脑脊液检查　为本病确诊的重要依据。对疑似严重颅内压增高的患儿，在未有效降低颅内压之前进行腰椎穿刺有诱发脑疝的危险，应特别谨慎。脑脊液典型的表现为压力升高，外观混浊或呈脓性，白细胞数明显增加 $\geq 1000 \times 10^6/L$ 以上，以中性粒细胞为主；蛋白质明显升高，定量 > 1.0 g/L；糖和氯化物下降，糖 ≤ 1.1 mmol/L，甚至难以测出；涂片革兰氏染色找菌，阳性率为 70% ~ 90%；脑脊液细菌培养加药敏试验，应在使用抗生素前进行，阳性率高；脑脊液检测细菌抗原，有利于辅助病原诊断（表 13-1）。

2．血常规　白细胞总数明显增高，可高达 20×10^9 ~ $40 \times 10^9/L$；分类以中性粒细胞增加为主，占 80% 以上；严重感染时，白细胞可不增高。

3．血培养　所有疑似病例均应做血培养，病程早期未使用抗生素，血培养阳性率较高，可帮助确定致病菌。

4．头颅影像学检查　头颅 MRI 较 CT 更能清晰地反映脑实质病变，可确定脑水肿、脑膜炎、脑室扩大、硬脑膜下积液等病理改变。

六、治疗原则

治疗原则：早期用药、联合用药、坚持用药、对症处理。

1．抗生素治疗　选用对病原菌敏感、易透过血脑屏障、毒性低的抗生素，早期、联

表 13-1　几种脑膜炎的脑脊液改变比较

情况	压力（kPa）	外观	潘氏试验	白细胞数（$\times 10^6$/L）	蛋白质（g/L）	糖（mmol/L）	其他
正常	0.69 ~ 1.96（新生儿为 0.29 ~ 0.78）	清	–	0 ~ 5（小婴儿为 0 ~ 20）	0.2 ~ 0.4（新生儿为 0.2 ~ 1.2）	2.2 ~ 4.4	
化脓性（细菌性）脑膜炎	高	混浊	++ ~ +++	数百至数万，常数千，偶尔 < 100，多形核细胞为主	1 ~ 5，偶尔 > 10	明显减低（< 2.2）	涂片、培养可发现细菌
结核性脑膜炎	常升高，阻塞时低	不太清	+ ~ +++	数十~数百△，淋巴细胞为主*	增高，阻塞时显著升高	减低	涂片可发现抗酸杆菌，培养结核分枝杆菌阳性
病毒性脑炎、脑膜炎	正常或升高	多数清	± ~ ++	正常~数百△，淋巴细胞为主*	正常或稍高（< 1）	正常	病毒抗体阳性，病毒培养时可阳性
真菌性脑膜炎	高	不太清	+ ~ +++	数十~数百△，淋巴细胞为主*	增高（常 > 2）	减低	加墨汁涂片可见发芽酵母菌，真菌培养阳性

注：△偶可上千；*疾病早期多形核较多。

合、足量、足疗程静脉给药，力求用药 24 h 内杀灭脑脊液中的致病菌。可以选用头孢曲松 100 mg/（kg・d）或头孢噻肟 200 mg/（kg・d）为初始治疗方案。流行性脑脊髓膜炎（脑膜炎球菌脑膜炎）应用药 7 天；肺炎球菌脑膜炎、流感嗜血杆菌性脑膜炎应静脉滴注给药 10 ~ 14 天；金黄色葡萄球菌和革兰氏阴性菌脑膜炎，应用药 21 天以上。伴有并发症的患儿应适当延长给药时间。

2．肾上腺皮质激素治疗　肾上腺皮质激素抑制多种炎症因子的产生，降低血管通透性，减轻脑水肿及颅内高压症状。常用地塞米松 0.6 mg/（kg・d），分 4 次静脉给药，连续用 2 ~ 3 天。

3．对症及支持治疗

（1）保持水、电解质、酸碱平衡，维持内环境稳定。

（2）治疗脑水肿、高颅压：应用脱水剂、利尿剂。

（3）对症处理：降温、止惊及纠正休克。

4．并发症的治疗

（1）硬膜下积液：少量液体不必穿刺，积液量多、且出现颅内压增高表现时，采取硬膜下穿刺放出积液的方法（每次放出积液量为每侧 15 ml 以内），多数患儿的积液可逐渐减少而治愈。

（2）脑室管膜炎：可做侧脑室引流，以减轻脑室压力，同时选择适宜抗生素行脑室内注入。

（3）脑积水：可选用正中孔粘连松解、导水管扩张及脑脊液分流手术进行治疗。

七、常见的护理问题和护理措施

【护理问题】

1．体温过高　与细菌感染有关。

2．潜在并发症　如颅内高压、脑疝。

3．有受伤的危险　与惊厥发作有关。

4．潜在营养失调，低于机体需要量　与摄入不足、机体消耗增多有关。

5．疼痛（头痛）与颅内压增高或腰椎穿刺有关。

6．焦虑　与疾病预后不良有关。

【护理措施】

1．维持正常体温，做好患儿生活护理

（1）卧床休息，保持病室空气新鲜、舒适、安静；温度在 18 ~ 22 ℃，湿度在 50% ~ 60%；减少探视的人员及探视次数，治疗及护理工作应相对集中，减少不必要的干扰。

（2）维持正常体温，鼓励患儿多饮水，每 4 h 测体温一次并记录。体温过高时遵医嘱及时给予退热药物，使体温降至正常水平，以减少大脑氧的消耗，预防惊厥发生。降温后 30 min 测体温一次，并用降温曲线标明。遵医嘱定时给予患儿抗生素治疗。

（3）协助患儿生活护理，保持皮肤（尤其注意臀部）清洁、干燥，大小便不能控制者应及时更换并冲洗肛周；及时更换潮湿的衣服，注意保暖；保持肢体在功能位上，防止足下垂的发生；昏迷患儿每 1 ~ 2 h 翻身 1 次，并按摩骨隆突处，翻身时避免拖、拉、抻等动作防止擦伤；做好口腔护理，每日 2 ~ 3 次。

2. 防治并发症

（1）防止颅内压增高：患儿头肩抬高 15° ~ 30°，保持头部正中位以利于静脉回流及避免颈静脉受压。已出现颅压高时应平卧，避免发生脑疝。同时避免呕吐造成窒息；避免患儿哭闹，因哭闹可使颅内压进一步升高；按医嘱应用降低颅内压的药物（如甘露醇），输入药液时应在 1 h 内输完。严密观察患儿生命体征、眼球运动、瞳孔变化、呼吸节律、肌张力变化等，如有异常及时通知医生并做好抢救准备。

（2）维持体液平衡的护理：观察并记录患儿皮肤、黏膜的情况，记录 24 h 出入量，记录呕吐物的量及性质；对发热的患儿要及时降温，鼓励患儿多饮水（尤其药物降温后）；观察有无体液不足的表现，如前囟 / 眼窝凹陷、皮肤弹性差、尿量减少及血压下降，脑膜炎双球菌引起的暴发型流行性脑脊髓膜炎，患儿可出现休克，应按医嘱静脉补充液体，扩充有效血容量，维持血压；另一方面还要注意患儿颅内压高时要给予脱水治疗。

（3）预防惊厥的护理：保持安静，各种护理操作集中进行，避免各种对患儿的刺激，密切观察有无惊厥的先兆。惊厥发生时注意保证患儿安全，防止发生坠床，防止舌咬伤。详见本章第二节。

3. 观察病情及对症处理

（1）监测生命体征：15 ~ 30 min 巡视病房 1 次，每 4 h 测体温、脉搏、呼吸、血压 1 次并记录，发现问题及时通知医生，并做好抢救准备工作。准确记录 24 h 出入量。

（2）严密观察病情变化，尤其注意患儿意识状况、瞳孔、囟门、生命体征等的变化，如患儿出现烦躁不安、脉搏减慢、呼吸节律不规则、瞳孔忽大忽小或两侧不等大、对光反射减弱或消失，说明可能有脑疝等并发症出现，应及时通知医生并做好急救准备。

4. 饮食管理　给予高蛋白、高热量、高维生素、清淡易消化的饮食，少量多餐，每日 4 ~ 6 次，鼓励家长带患儿吃喜欢的食物，增加患儿的食欲，以保证足够的热量供应；协助患儿进餐，防止呕吐发生；不能进食者，给予鼻饲或静脉营养。

5. 健康指导和心理护理

（1）向家长介绍疾病的知识，以及治疗和护理情况，减轻家长的紧张焦虑情绪，从而积极配合治疗和护理工作。

（2）指导患儿家长如何观察病情，讲解并示范如何帮助患儿翻身、清洁皮肤并保持干燥等护理患儿的方法。

（3）恢复期患儿，应积极进行功能锻炼。

（4）加强社区护理，做好预防急性细菌性脑膜炎的卫生宣教并采取相应的预防措施；积极锻炼身体，预防上呼吸道感染，按时接种各种疫苗。

第四节　吉兰 - 巴雷综合征

吉兰 - 巴雷综合征（Guillain-Barre syndrome，GBS），又称急性感染性多发性神经根神经炎（acute infectious polyradiculoneuritis），是儿童最常见的急性周围神经病。主要临床特征为急性进行性对称性弛缓性肢体瘫痪，伴有周围感觉障碍，病程呈自限性，大多数在数周内完全恢复，但病情严重者可引起呼吸肌麻痹而危及生命。

一、病因及发病机制

本病病因及发病机制尚未明确，多数学者认为本病是免疫介导的迟发型超敏反应，感染是启动免疫反应的首要因素。主要的感染因子为空肠弯曲菌、巨细胞病毒、EB 病毒、带状疱疹病毒、肺炎支原体等。受凉、疲劳等可能是本病的诱发因素。

二、临床表现

任何年龄均可患此病，但多见于学龄前和学龄期儿童。多数在起病前 1 ～ 4 周有上呼吸道感染或消化道感染病史，农村较城市多见，夏秋季发病增多。

多数为急性起病，出现全身不适或伴低热。

1．运动障碍　进行性肌无力是突出的临床表现。起病初期，先有肌肉不适或疼痛，常从下肢开始，行走无力、麻木、疼痛，尤其在大腿前后侧，疼痛感觉尤为明显，易摔倒，肌肉无力呈对称性 2 ～ 3 天，发展到上肢、腰背、躯干，患儿不能坐起和翻身，手足下垂，肢体瘫痪等，随着病情的逐渐发展，肢体近端也呈弛缓性瘫痪。可伴有发热，1 周左右达到高峰。急性起病者在 24 h 内即可出现严重的肢体瘫痪及呼吸肌麻痹。

2．脑神经障碍　可表现为对称或不对称脑神经麻痹，以面神经受损引起的面瘫最常见，其次为舌咽神经、迷走神经运动支，其他颅神经亦可受累，表现为吞咽困难、进食时有呛咳，患侧眼裂增大，鼻唇沟变浅或消失，口角向健侧歪斜。

3．感觉障碍　在疾病初期可发生感觉障碍。年长儿可诉手足麻木、疼痛或其他异常感觉，体检可发现手套或袜套样分布的感觉障碍。

4．自主神经障碍　如出汗异常、面色潮红、腹痛、心律不齐或心率增快；也可表现为直立性低血压或血压增高。极少数患儿出现一过性尿潴留。

本病病情多在起病数日至 1 ～ 2 周内进行性发展，2 ～ 3 周后开始恢复，多数在 1 年内完全恢复。凡是疾病高峰 3 周后仍无恢复迹象者一般预后不良。

三、辅助检查

1．脑脊液检查　发病初期多无明显异常，发病两周后蛋白质含量逐渐增高，4 ～ 6 周最明显，可达 1 ～ 2 g/L，但白细胞计数正常，故称蛋白细胞分离现象，是该病特征性表现。糖含量正常，细菌培养阴性。

2．神经肌电检查　以髓鞘脱失为主者，神经传导速度明显减慢；以轴索变性为主者，神经传导速度正常，运动神经反应电位波幅明显降低。

3．脊髓磁共振　典型患者 MRI 可显示神经根强化。

四、治疗原则

疾病初期（1 ～ 2 周内）大剂量应用免疫球蛋白可明显延缓本病进展速度，减轻急性期症状的严重程度，降低呼吸肌麻痹的发生率。每日 400 mg/kg，静脉注射，连用

5 ~ 7天。

对症治疗：减轻神经根水肿，可给予甘露醇或短期应用肾上腺皮质激素；积极治疗呼吸肌麻痹，严重病例应及时给予机械通气。

五、常见护理问题和护理措施

【护理问题】

1. 躯体活动障碍　与肢体运动障碍、瘫痪、感觉障碍有关。

2. 清理呼吸道无效　与呼吸肌麻痹有关。

3. 低效性呼吸形态　与呼吸肌麻痹，不能维持正常呼吸有关。.

4. 营养失调，低于机体需要量　与吞咽困难进食减少有关。

5. 有感染的危险　与抵抗力下降、咳嗽无力有关。

6. 有皮肤完整性受损的危险　与长期卧床、肢体瘫痪、感觉异常有关。

【护理措施】

1. 促进肢体功能恢复

（1）评估躯体障碍的损伤程度，制订康复护理计划。

（2）急性期：①每日定时按摩肌肉并进行肢体被动锻炼，保持肢体的功能位，防止足下垂；②评估皮肤受压的程度，预防压力性损伤；保持床单位的干净、整洁、无渣屑。衣服无皱褶，可将衣服反穿于身上，便于进行操作；骨隆突处给予棉垫或气垫圈保护，也可用乙醇定时按摩，定时翻身，减轻局部皮肤压力；③每日用温水擦浴一次，并做全身按摩，每日评估运动障碍的程度及皮肤的完整程度。

（3）恢复期：指导患儿进行功能锻炼，鼓励患儿自主活动，如吹气球、手握笔、持物、抬腿，恢复肢体活动功能，活动应循序渐进，强度适宜。活动时应有专人陪护，防止受伤。

2. 维持呼吸功能

（1）评估患儿呼吸功能：每2h观察患儿的神志、面色、心律、心率、血压，尤其是呼吸频率、节律及胸廓起伏的深度，了解患儿呼吸肌及膈肌麻痹的情况，并做好抢救准备。

（2）抬高床头，保持呼吸道通畅，鼓励患儿深呼吸、咳嗽、有咳嗽动作时应双手挤压膈肌，协助排痰。及时清理口鼻腔分泌物。每日口腔护理2 ~ 3次。

（3）使用机械通气的患儿，协助患儿保持最佳卧位及安静状态，严密监测呼吸机的各项指标及患儿生命体征，每1 ~ 2 h给予翻身、拍背、遵医嘱进行雾化吸入，严格无菌操作，预防感染。

3. 营养维持　评估患儿的营养状况。监测患儿的营养摄入情况，给予高蛋白、高热量、高维生素易消化的饮食，少量多餐，根据患儿的咀嚼和吞咽能力，给予流食或半流食，并添加患儿喜爱的食品，促进食欲。协助患儿进食，预防呛咳或误吸发生。不能进食者，遵医嘱留置胃管，必要时，静脉给予高营养支持疗法。

4. 预防感染　保持病室空气新鲜、温湿度适宜。病室温度为18 ~ 22 ℃，湿度为55% ~ 60%。病室每日通风消毒2次，缩短探视的时间与次数。严格执行无菌操作技术。与感染的患者分室居住，尽量避免接触。根据天气变化增减衣服，防止受凉。协助做好生活护理，满足患儿日常生活需要。

5．健康教育　向家长介绍疾病相关知识，使家长树立战胜疾病的信心，积极配合治疗；指导患儿及家长进行康复锻炼的方法；指导出院患儿合理用药，定期复查；患儿应加强体育锻炼，增强机体抵抗力。

（陈　华）

习题

一、单项选择题

1．急性细菌性脑膜炎最常见的感染途径是

A．直接感染　　B．血行感染
C．消化道感染　　D．呼吸道感染

2．吉兰 - 巴雷综合征突出的临床表现是

A．肌肉疼痛　　B．肢体麻木
C．视物不清　　D．进行性肌无力

二、简答题

1．简述急性细菌性脑膜炎的非典型性表现。

2．简述癫痫患儿的用药原则。

3．简述癫痫患儿发作时的护理措施。

三、案例题

患儿，女，3 岁。一周前发现双下肢无力，走路容易摔倒，症状逐渐加重，今起发现站立困难。发病前有上呼吸道感染史。入院查体：患儿双下肢肌力Ⅲ级，肌张力降低，四肢腱反射未引出。

根据以上资料请回答：

1．该患儿最可能的临床诊断是什么？

2．该患儿的护理问题有哪些？

3．列出该患儿的护理措施。

在线答题

第十四章数字资源

第十四章　免疫性疾病患儿的护理

免疫是机体的一种生理性保护机制，其本质是识别自身、排除异己。它具有 3 种功能：①免疫防御：抵御病原微生物及毒素的侵袭；②免疫自稳：清除衰老、死亡或损伤的细胞组织，稳定机体内环境；③免疫监视：识别和清除突变细胞。免疫功能失调或紊乱，可导致异常的免疫反应。免疫反应过低，则发生反复感染和免疫缺陷病；免疫反应过高，则可发生变态反应或自身免疫病。

人类免疫反应分为非特异性和特异性免疫反应两大类，后者又分为特异性细胞免疫和特异性体液免疫。

第一节　儿童免疫系统发育特点

一、非特异性免疫反应

非特异性免疫反应是机体在长期种族进化过程中与各种病原体相互斗争而建立起来的一种系统防御功能，是生下来就具有的一种天然免疫力，因为它不针对某种抗原异物，故称为非特异性免疫反应。参与这类反应的防御系统包括屏障防御机制、细胞吞噬系统、补体系统和其他免疫分子作用。

（一）屏障防御机制

屏障防御机制主要包括：①解剖屏障，由皮肤 - 黏膜屏障、血 - 脑脊液屏障、血 - 胎盘屏障和淋巴结的过滤作用等构成；②生化屏障，由溶菌酶、乳铁蛋白、胃酸等构成。新生儿和婴幼儿皮肤角质层薄嫩，容易破损，屏障作用差；新生儿皮肤较成人偏碱性，易于细菌的增殖；肠道通透性高、胃酸较少、杀菌力低；另外，血脑屏障、淋巴结功能尚未发育成熟，以及呼吸道纤毛细胞发育不完善等因素，均导致新生儿和婴幼儿的屏障防御功能较弱。

（二）细胞吞噬系统

血液中具有吞噬功能的细胞主要是单核 / 巨噬细胞和中性粒细胞。新生儿单核细胞发育已完善，但因缺乏辅助因子，其趋化、黏附、吞噬、氧化细菌等能力较成人差。新生儿出生后 12 h 外周血中中性粒细胞计数较高，72 h 后逐渐下降，随后逐渐上升达成人水平。新生儿中性粒细胞功能暂时性低下是易发生化脓性感染的原因。

（三）补体系统

补体被激活后具有的生物活性，辅助抗体发挥其免疫作用。新生儿各种补体成分低于成人，在生后 6 ～ 12 个月补体浓度和活性才接近成人水平。

二、特异性免疫反应

特异性免疫反应是一种后天获得性免疫，这种免疫只对机体接触过的抗原或半抗原物质才有免疫作用，故称为特异性免疫反应。特异性免疫反应包括细胞免疫和体液免疫两种。这两种免疫反应必须由抗原物质进入机体刺激免疫系统后方可形成。T 淋巴细胞主要负责细胞免疫功能，B 淋巴细胞主要负责体液免疫功能。

（一）特异性细胞免疫

1．概念　特异性细胞免疫亦称 T 细胞免疫，即由 T 淋巴细胞介导的一种特异性免疫反应。T 淋巴细胞来自胚肝和骨髓的淋巴样干细胞，干细胞进入胸腺后在胸腺素的作用下分化成为 T 淋巴细胞。T 淋巴细胞在成熟的过程中认识了自我主要组织相容性抗原，形成对自身组织的耐受性；同时获得了细胞表面抗原 CD_3 和 CD_{11}，以及 T 细胞受体。这些成熟的 T 细胞有的具有与 T 辅助 / 诱导活动相关的 CD_4，有的具有与 T 抑制 / 细胞毒性相关的 CD_8。T 淋巴细胞在发生免疫应答过程中还会产生细胞因子如白细胞介素、干扰素和肿瘤坏死因子，它们对 T 淋巴细胞的免疫调节功能，以及免疫细胞与炎症细胞之间的相互反应都具有重要的调控作用。

2．小儿特异性细胞免疫特点　胎儿的细胞免疫功能尚未成熟，因而对胎内病毒感染（如巨细胞病毒）还不能产生足够的免疫力，故可造成胎儿长期带病毒现象。出生时 T 淋巴细胞自身发育已完善，但因从未接触过抗原，故需较强的抗原刺激时才有反应。新生儿的迟发型超敏皮肤反应在出生后不久即已形成，如新生儿接种卡介苗数周后，结核菌素试验即呈阳性反应。随着与多种抗原物质接触，T 淋巴细胞功能更趋完善。

（二）特异性体液免疫

1．概念　体液免疫是指 B 淋巴细胞在抗原刺激下转化成浆细胞并产生特异性抗体即免疫球蛋白，它与相应的抗原在体内结合而引起免疫反应。如抗体与相应的病原体相结合而将病原体杀灭，这是抗感染免疫的一个重要方面；如抗体结合的对象是机体的自身组织或细胞，则引起对机体有害的自身免疫病。

具有抗体活性的球蛋白称为免疫球蛋白（Ig），分为 IgG、IgA、IgM、IgD 和 IgE 5 类，它们的功能是参与体液免疫反应。

2．小儿特异性体液免疫特点　与 T 细胞免疫相比，B 细胞免疫的发育较迟缓。在胎儿期各种免疫球蛋白产量都非常少。生后血清中免疫球蛋白含量不但与年龄有关，而且受种族、营养等因素的影响。

（1）IgM：在胎儿期自身合成 IgM 的量极少，出生 3 ～ 4 个月时其血清的含量仅为成人的 50%，1 岁时才达成人的 75%。母体 IgM 不能通过胎盘传给胎儿，若查出脐血中 IgM 升高，则提示胎儿有宫内感染的可能。IgM 是抵抗革兰氏阴性杆菌的主要抗体，因其在新生儿血液中的含量较低，故新生儿易患革兰氏阴性杆菌感染。

（2）IgG：是唯一可以通过胎盘的免疫球蛋白。新生儿血液中的 IgG 主要是通过胎盘从母体传递而来，它对婴儿出生后数月内防御某些细菌和病毒感染起着重要作用。来自母体的 IgG 于小儿出生后代谢分解而逐渐下降，半岁时已全部消失。自身产生的 IgG 3 个月后逐渐增加，到 6 ~ 7 岁时其在血清中的含量才接近成人水平。

（3）IgA：不能通过胎盘，出生时血清中的 IgA 含量很低，但可从母亲初乳中得到分泌型 IgA。血清型 IgA 于出生后第 3 个月开始合成。1 岁时血 IgA 浓度仅为成人的 20%，至 12 岁时才达成人水平。分泌型 IgA 是黏膜局部抗感染的重要因素，新生儿和婴幼儿期分泌型 IgA 水平低，因此在新生儿和婴幼儿期易患呼吸道和胃肠道感染。

（4）IgD 和 IgE：均不能通过胎盘，IgD 和 IgE 在新生儿血液中含量极微，IgD 的生物学性状目前尚不清楚。IgE 参与Ⅰ型变态反应，生后可通过母乳获得部分 IgE，患过敏性疾病时血清 IgE 水平明显升高。

第二节 风湿性疾病患儿的护理

风湿性疾病（rheumatic disease）是一组病因不明的自身免疫病，因主要累及不同脏器的结缔组织和胶原纤维，故曾称为结缔组织疾病。虽然其病因不明，但一般认为几乎所有风湿性疾病的发病机制均有其共同规律，即感染原刺激具有遗传学背景（多基因遗传）的个体，发生异常的自身免疫反应。幼年特发性关节炎、过敏性紫癜、川崎病是常见的儿童时期风湿性疾病。

一、幼年特发性关节炎

幼年特发性关节炎（juvenile idiopathic arthritis，JIA）是小儿时期常见的风湿性疾病，以慢性关节滑膜炎为主要特征，伴全身多脏器功能损害，是儿童时期残疾的重要原因。2001 年国际风湿病学会联盟儿科委员会将“儿童时期（16 岁以下）不明原因关节肿胀、疼痛持续 6 周以上者”命名为幼年特发性关节炎。

（一）病因和发病机制

病因尚不清楚，可能与多种因素有关，如感染因素、免疫因素、遗传因素等。寒冷、潮湿、疲劳、营养不良、外伤、精神因素等可能是本病的诱发因素。其发病机制可能是在感染和环境因素的作用下，各种感染性微生物的特殊成分作为外来抗原，作用于有遗传学背景的人群，直接激活免疫细胞，通过直接损伤或分泌大量炎性细胞因子、自身抗体触发异常免疫反应，引起自身组织免疫损伤。

病理改变表现为关节呈非化脓性滑膜炎，晚期侵蚀关节软骨和骨组织，使关节面粘连，导致关节强直畸形。胸膜、腹膜和心包膜可发生纤维素性浆膜炎。皮疹部位皮下毛细血管有非特异性炎症细胞浸润。肝、脾及肾可出现淀粉样变性。

（二）临床表现

根据受累关节和全身症状分为不同类型，其临床表现也各有不同。

1. 全身型　此型又称 Still 病。任何年龄均可发病，但大部分起病于 5 岁以前。以全身症状起病，发热和皮疹是此型的主要特征。反复弛张热，每日体温在 37 ~ 40 ℃，热退时活动如常，伴一过性多形性淡红色皮疹，多见于躯干和四肢近端，皮疹于高热时出现，热退后消失，不留痕迹。多数患儿有一过性关节炎、关节痛，常在发热时加剧，热退后减轻或缓解。淋巴结、肝、脾常有不同程度肿大，胸膜、心包和心肌可受累。

2. 多关节型　发病最初6个月有5个或5个以上关节受累，女孩多见。起病缓慢，先累及踝、膝、腕、肘等大关节，常为对称性，表现为关节肿、痛，但不发红。随病情发展逐渐累及指/趾等小关节，产生肿痛和关节活动受限，晨僵是本型的特点。疾病晚期受累关节最终发展为关节强直和畸形。此型全身症状较轻，低热、乏力、纳差，亦可有肝、脾大。

根据血清类风湿因子是否为阳性，又可分为两个亚型：

（1）类风湿因子阳性：女孩多见，起病于年长儿。关节症状较重，未经规范治疗，约半数以上患儿出现关节强直畸形，可出现类风湿结节。

（2）类风湿因子阴性：以女孩多见，任何年龄都可发病，但有两个发病高峰，即1 ~ 3岁和8 ~ 10岁。关节症状较轻，仅10% ~ 15%患儿发生关节强直畸形，类风湿结节少见。

3. 少关节型　女孩多见，起病多在5岁以前。发病最初6个月受累关节不超过4个，且主要累及膝、踝、肘、腕等大关节，常为非对称性，无严重活动障碍。本病又分为两个亚型：①持续型少关节型：整个病程中受累关节均少于4个；②扩展型少关节型：发病后6个月关节受累数≥5个。20% ~ 30%少关节型患儿可并发慢性虹膜睫状体炎而造成视力障碍，甚至失明。

4. 与附着点炎症相关的关节炎　此型一个显著特点是附着点（肌腱或韧带与骨骼的连接点）炎症。男孩多见，多于6岁以上起病。四肢关节炎常为首发症状，以下肢大关节如髋、膝、踝关节更为多见，表现为关节肿痛和活动受限。骶髂关节受累表现为关节处压痛、下腰部疼痛、脊柱活动受限。患儿还可有反复发作的虹膜睫状体炎和足跟疼痛。

5. 银屑病性关节炎　此型儿童时期罕见，女性多见。表现为1个或几个关节受累，常为不对称性。关节炎可发生于银屑病发病之前或数月、数年后。40%患儿有银屑病家族史。

（三）辅助检查

1. 炎症反应的证据　红细胞沉降率（血沉）明显增快，但少关节型患儿的血沉结果多数正常。在多关节型和全身型患儿中，急性期反应物（如C反应蛋白等）增高。

2. 自身抗体

（1）类风湿因子（RF）：RF阳性提示严重关节病变。

（2）抗核抗体（ANA）：40%患儿出现低中滴度的ANA。

3. 其他检查

（1）关节液分析和滑膜组织学检查：可鉴别化脓性关节炎、结核性关节炎、滑膜肿瘤等。

（2）血常规：可有轻、中度贫血，外周血白细胞总数和中性粒细胞增高，特别是全身型甚至出现类白血病反应。

（3）X线检查：早期（病程1年左右）仅显示软组织肿胀，关节周围骨质疏松，关节附近呈现骨膜炎。晚期可见到关节面骨质破坏，以手腕关节多见。

（4）其他影像学检查：通过骨关节超声波和MRI检查，可发现关节腔积液、滑膜炎症及骨骼损害。

（四）治疗原则

幼年特发性关节炎的治疗原则是控制病变的活动度，减轻或消除关节肿痛；预防感染和关节炎症的加重；预防关节功能不全和残废；恢复关节功能及生活能力。

1．一般治疗　除急性发热外，不主张过多的卧床休息，鼓励患儿参加适当的运动，尽可能像正常儿童一样生活。保持关节功能位，预防和减轻关节功能障碍。

2．药物治疗　主要包括：①非甾体类抗炎药，常用药物有奈普生、布洛芬、消炎痛等；②缓解病情抗风湿药（DMARDs），又称慢作用抗风湿药，主要包括羟氯喹、柳氮磺吡啶等。这些药物起效慢，常与非甾体抗炎药合用。其他免疫抑制剂常用药物有甲氨蝶呤、环孢素A、环磷酰胺、硫唑嘌呤、雷公藤多苷等；③肾上腺皮质激素，虽可减轻关节炎症状，但不能阻止关节破坏，长期应用还可能促使软骨坏死及生长延迟。所以，肾上腺皮质激素不作为首选或单独使用的药物，应严格掌握使用适应证；④生物制剂，近年来已成为治疗幼年特发性类风湿的新武器；⑤其他，如中药制剂。

3．理疗　采用医疗体育、热敷、红外线照射、按摩等方法减轻关节强直和软组织挛缩，改善关节功能。

（五）常见护理问题和护理措施

【护理问题】

1．体温过高　与关节非化脓性炎症有关。

2．疼痛　与关节肿胀及炎症有关。

3．躯体移动障碍　与关节肿胀疼痛有关。

4．有废用综合征的危险　与关节病变和疼痛所致制动有关。

5．潜在并发症　如药物副作用。

6．焦虑　与关节畸形、活动受限有关。

【护理措施】

1．降低体温　①密切监测体温变化，观察热型；②高热时及时物理降温（有皮疹者忌用乙醇擦浴）；③及时擦干汗液，更换衣服，保持皮肤清洁，防止受凉；④保证患儿摄入充足水分和热量；⑤遵医嘱使用退热剂。

2．减轻关节疼痛，维持关节的正常功能　①急性期卧床休息；②注意患儿体位，将患肢放置于功能位，并经常变换体位；③教给患儿采用放松、分散注意力的方法来控制疼痛；④可采用局部理疗、热敷等方法减轻疼痛；⑤遵医嘱使用抗炎药物。

3．做好患儿生活护理，满足其生活需要。

4．急性期后尽早开始关节的功能锻炼　指导家长帮助患儿先做关节的被动运动，再逐渐做主动运动。同时将治疗性的运动融入游戏中，如游泳、抛球、骑车、踢球，以恢复关节功能，防止畸形。若运动后关节肿痛加重，可暂时停止运动。对关节畸形的患儿，注意防止外伤。

5．用药护理　了解患儿常用药物（非甾体类抗炎药、缓解病情抗风湿药、肾上腺皮质激素、免疫抑制剂）的副作用，密切观察，及时发现及时配合医生处理。如非甾体类抗炎药，常见副作用有胃肠道反应、出血时间延长、血清转氨酶升高等，长期服用需定期检查血象及肝、肾功能等。

6．心理护理与健康宣教　关心、体贴患儿，了解患儿及其家长的内心感受，及时给予情感支持。介绍本病的医疗、护理知识，让患儿及家长了解本病的治疗计划，对于较长的疗程有思想准备，并积极配合治疗。鼓励患儿进行正常的学习和活动，促进其身心健康发展。

二、过敏性紫癜

过敏性紫癜（anaphylactoid purpura）又称IgA相关血管炎，是以小血管炎为主要病变的系统性血管炎。临床特点为血小板不减少性皮肤紫癜，常伴有关节肿痛、腹痛、便血、血尿和蛋白尿。本病多见于学龄儿，男孩发病多于女孩。一年四季均有发病，春秋季节居多。

（一）病因和发病机制

病因不明，虽然感染（细菌、病毒、寄生虫等）、食物（牛奶、鸡蛋、鱼虾类等）、药物（抗生素、磺胺类、解热镇痛剂等）、花粉、虫咬、预防接种等与过敏性紫癜发病有关，但均无确切证据。

目前认为过敏性紫癜的发病机制可能是各种刺激因子，包括感染原和过敏原作用于具有遗传背景的个体，激发B细胞克隆扩增，导致IgA介导的系统性血管炎。

（二）病理

本病的基本病理变化是累及全身各组织器官的无菌性血管炎，包括毛细血管、小动脉和小静脉。常见的受累部位是皮肤、关节、胃肠道和肾。皮肤损伤主要见于真皮血管，血管周围有中性粒细胞和嗜酸粒细胞浸润，红细胞经血管壁渗出，血管壁发生纤维样坏死及间质水肿，重者呈坏死性小动脉炎。肠道改变以黏膜下为常见，出现显著水肿、出血，甚至黏膜溃疡。肾改变主要是肾小球局灶性或弥漫性损伤，毛细血管内皮增生，局部纤维化和血栓形成，也可见新月形病变。

（三）临床表现

多为急性起病，发病前1～3周常有上呼吸道感染史。可伴有低热、食欲缺乏、乏力等全身症状。

1．皮肤症状　反复出现皮肤紫癜是本病特征，且常常是首发症状。初起为小型荨麻疹或粉红色斑丘疹；继而红斑中心发生点状出血，颜色加深呈紫红色，压之不褪色，即为紫癜。紫癜稍高出皮面，有时融合成片，最后颜色变为棕色而消退，绝大多数不留痕迹。少数患儿的皮疹呈淤斑状，伴表皮坏死形成溃疡。紫癜本身不痛、不痒。皮肤紫癜呈对称性分布，以下肢最为多见，踝关节周围密集。其次是臀部和上肢远端，偶见于面部，躯干部罕见。紫癜反复成批出现，每一批常持续存在，数日消退，不过数日后新的一批又出现，这种反复常见于发病早期。另外，皮肤症状还可出现血管神经性水肿，常发生于头部、面部、手足，发生及消失均迅速。皮肤紫癜一般在4～6周消退，部分患儿隔数周、数月又复发。

2．消化道症状　约有2/3患儿出现胃肠道症状，表现为腹痛，多为较剧烈绞痛，发生在脐周或下腹部。同时可伴有呕吐、便血，呕血者少见。常易被误诊为急腹症，尤其是腹痛出现在皮疹之前。少数患儿可并发肠套叠、肠梗阻或肠穿孔。

3. 关节症状　约1/3的患儿出现膝、踝、肘、腕等大关节多发性、游走性关节痛或关节炎，下肢关节受累最多，关节周围有皮疹者关节肿痛更加明显。关节腔有积液，关节症状数日内自行缓解，不留关节畸形。

4. 肾症状　30%～60%的患儿出现肾受损的临床表现，常在起病1个月内出现，也可在病程晚期，其他症状消失后发生。病情轻重不一，轻者只有镜下血尿，无其他肾病的异常表现。多数患儿出现血尿、蛋白尿，伴血压增高及水肿，称为紫癜性肾炎。少数患儿呈肾病综合征表现。虽然有些患儿的血尿、蛋白尿持续数月甚至数年，但大多数能完全恢复，少数发展为慢性肾炎。

5. 其他症状　可出现颅内出血、鼻出血、牙龈出血、咯血等出血倾向。偶尔累及循环系统可发生心肌炎和心包炎，累及呼吸系统可发生喉头水肿、哮喘、肺出血。

（四）辅助检查

本病无特异性化验检查。

1. 血液检查　①周围血象：白细胞正常或增多，中性粒细胞和嗜酸性粒细胞增多；血小板计数、出血和凝血时间、血块退缩试验均正常；部分患儿的毛细血管脆性试验阳性；②血沉增快；血清IgA增高，IgG和IgM正常，也可轻度升高。

2. 尿常规　可有红细胞、蛋白质、管型，重症有肉眼血尿。

3. 便常规　可出现大便隐血试验阳性。

4. 其他　还可以做腹部B超、头颅MRI，以及肾组织活检等检查，以了解病情发展，对治疗和预后的判定有指导意义。

（五）治疗原则

1. 一般治疗　注意休息，尽可能寻找和避免过敏原，积极治疗感染。

2. 对症处理　消化道出血时应禁食，静脉滴注西咪替丁。可用维生素C、芦丁以改变血管脆性。

3. 肾上腺皮质激素和免疫抑制剂　有消化道症状尤其是伴有消化道出血时应用肾上腺皮质激素；若并发肾损害且激素治疗无效者，可加用免疫抑制剂。

4. 抗凝治疗　应用阻止血小板凝集和血栓形成的药物，如阿司匹林、双嘧达莫。如伴有明显高凝状态，可选用肝素治疗。

（六）常见护理问题和护理措施

【护理问题】

1. 皮肤完整性受损　与皮肤毛细血管炎症有关。

2. 疼痛　与肠道和关节变态反应性血管炎有关。

3. 潜在并发症　如紫癜性肾炎、出血、药物副作用。

4. 焦虑　与患儿担心生病影响学习以及家长担心疾病复发、预后不好有关。

5. 知识缺乏　家长缺乏本病的医疗、护理知识。

【护理措施】

1. 皮肤护理　①评估全身皮肤状况，观察皮疹出现的部位、数量，皮疹的形态、颜色，皮疹消退情况，以及是否反复出现；②保持皮肤清洁、干燥，勤换内衣，保持床铺清洁、平整；③护士做任何操作动作都要轻柔，忌用力拉、拽，防止患儿皮肤擦伤、破溃；④如果皮肤已出现破溃，应及时处理，防止继发感染；⑤告诉患儿勿搔抓皮肤，尤其是皮疹部位。病情恢复期脱皮时嘱患儿不要用手剥离皮屑。

2．腹痛的护理　①观察腹痛的部位、性质、程度、持续时间，以及有无恶心呕吐、便血发生；②记录呕吐的次数、呕吐物的性状，血便的次数、性状及量；③腹痛时应卧床休息，并帮助患儿采取舒适的卧位；④有消化道出血应禁食；待病情好转后，先给予患儿高营养、易消化的流食，少渣半流食，逐渐过渡到普食；⑤腹痛患儿禁止腹部热敷，防止肠出血。

3．关节痛的护理　①观察关节肿痛的部位及程度；②帮助患儿选用舒适的体位，保持肢体的功能位置；③给予患儿生活上周到、细致的护理，满足其生活需要；④另外可通过讲故事等方法，分散患儿注意力。

4．紫癜性肾炎的护理　①急性期注意卧床休息；②保持营养平衡，伴有严重水肿和高血压者给予低盐饮食；③观察尿液颜色，准确记录 24 h 出入量；④注意寻找和避免过敏原。

5. 密切观察出血倾向　①观察大便的性状和次数，有无便血，及时留取大便标本送检；②观察小便的性状和次数，有无肉眼血尿。

6. 用药护理　密切观察药物副作用，如抗组胺药（扑尔敏）常见的副作用是镇静、嗜睡、乏力等中枢抑制现象；长期服用糖皮质激素常见的副作用有类肾上腺皮质功能亢进、诱发和加重感染、抑制生长发育等。

7. 做好患儿及家长的心理护理和健康宣教　多与患儿及家长交流，鼓励其表达出内心的感受。向患儿及家长简单介绍过敏性紫癜的一般知识，以及患儿目前的情况。告诉家长有关疾病的护理知识，包括皮肤的护理、饮食的控制、出血倾向及药物副作用的观察等，鼓励家长参与护理。

8．做好出院指导　①对有确切的实验室证据证实的过敏原，应注意避免接触；②安排好作息时间，保证患儿足够的睡眠和休息，避免过劳；③遵医嘱按时按剂量服药；④注意观察有无新的皮疹出现，有无腹痛和关节肿痛症状，大小便性状，出现异常及时就医。

三、川崎病

川崎病（kawasaki disease，KD）于 1967 年由日本川崎富做首先报告，又称为皮肤黏膜淋巴结综合征，是一种病因未明的血管炎综合征。临床特点为急性发热，皮肤黏膜病损和淋巴结肿大，可发生心脏并发症，心肌梗死是主要死亡原因。

（一）病因和病理改变

病因不明，可能与感染、遗传等因素有关。发病机制尚不清楚，目前认为川崎病是易患宿主对多种感染病原触发的一种免疫介导的全身性血管炎。

基本病理变化为全身性血管炎，好发于冠状动脉。病理过程分为 4 期，Ⅰ期：小动脉周围炎症，冠状动脉主要分支在血管壁上的小动脉和静脉受到侵犯；Ⅱ期：冠状动脉主要分支全层血管炎，血管内皮水肿，血管壁平滑肌层及外膜炎症细胞浸润，可形成血栓和动脉瘤；Ⅲ期：动脉血栓和肉芽形成，纤维组织增生，内膜明显增厚，导致冠状动脉部分或完全堵塞；Ⅳ期：数月至数年，病变逐渐愈合，心肌瘢痕形成，堵塞的动脉可能再通。

（二）临床表现

本病好发于3岁以下小儿，男多于女。一般为自限性，有心血管系统症状时可持续数月至数年。

1．主要症状和体征

（1）发热：为最早出现的症状，可达39～40℃，呈稽留热或弛张热，持续1～2周或更长，抗生素治疗无效。

（2）手足症状：为本病特征，在发热早期，手足硬性水肿，手掌和指/趾末端可见红斑。随着体温下降，手足皮疹和硬肿也消退，在指/趾端和甲床交界处呈膜样脱屑，重者指/趾甲也可脱落。

（3）皮肤症状：在发热的同时或发热后不久出现皮疹，呈向心性分布，躯干部较多。皮疹呈多形性荨麻疹样、红斑样或猩红热样皮疹，无水泡或结痂。

（4）黏膜表现：①双眼球结膜充血，无脓性分泌物，热退后消散；②口唇干红、皲裂，口腔黏膜弥漫性充血，舌乳头突起、充血呈杨梅舌。

（5）颈部淋巴结肿大：一般在发热的同时或发热后3天出现颈部淋巴结非化脓性肿大，单侧或双侧，质硬有触痛，但表面皮肤不发红。有时枕部及耳后淋巴结也可累及。

2．心血管症状和体征　较少见，是川崎病最严重的表现。常于发病1～6周出现心包炎、心肌炎、心内膜炎、心律失常。冠状动脉损害多发生于病程第2～4周，也可发生于疾病恢复期。心肌梗死和冠状动脉瘤破裂可导致心源性休克甚至猝死。

3．其他症状　可有间质性肺炎、无菌性脑膜炎、消化系统症状（腹痛、呕吐、腹泻、肝大及黄疸）和关节炎症状。

（三）辅助检查

1．血液检查　轻度贫血；白细胞计数升高，以中性粒细胞为主；血小板病初正常，第2～3周时增高；红细胞沉降率（血沉）增快；C反应蛋白增高；部分病例血清转氨酶增高；血清IgG、IgM、IgA、IgE升高；补体正常或升高。

2．心血管系统检查　少数病例心电图ST段及T波改变、P-R间期和Q-T间期延长、低电压、心律失常等。超声心动图为诊断冠状动脉瘤最可靠的方法，可发现冠状动脉扩张、冠状动脉瘤，于病程2～3周检出率最高，多于1～2年恢复，应定期复查。另外可以进行冠状动脉造影，以观察冠状动脉病变程度，从而指导治疗。

（四）治疗原则

1．控制炎症　①阿司匹林：具有降温、抗血小板凝集等作用；②静脉注射丙种球蛋白（IVIG）：发病早期（病程10天以内）应用可迅速退热、预防冠状动脉病变发生；③糖皮质激素：针对IVIG治疗无效或存在IVIG耐药风险的患儿可早期使用糖皮质激素，可与阿司匹林和双嘧达莫合并应用。

2．抗血小板聚集　除阿司匹林外可加用双嘧达莫。

3．对症治疗　根据病情给予对症和支持治疗，如补液、保肝、纠正心律失常，有心肌损害者可用ATP、辅酶A等。

（五）常见护理问题和护理措施

【护理问题】

1．体温过高　与感染、免疫反应等因素有关。

2．皮肤完整性受损　与小血管炎有关。

3．口腔黏膜改变　与小血管炎有关。

4．潜在并发症　如心脏受损。

【护理措施】

1．降低体温　①急性期应卧床休息，有心血管症状者需绝对卧床休息；②保持病室空气新鲜，温、湿度适宜；③监测体温变化，观察热型及伴随症状；④鼓励患儿多饮水，给予营养丰富、清淡易消化的流食或半流食；⑤高热时及时给予物理降温及药物降温。

2．皮肤护理　①保持皮肤清洁，衣被质地柔软、清洁；②剪短指甲，避免抓伤和擦伤；③便后及时清洗臀部，保持外阴清洁；④对半脱的痂皮用消毒剪刀剪除，切忌强行撕脱。

3．口腔黏膜护理　①注意观察口腔黏膜病损情况；②保持口腔清洁，每日晨起、睡前、餐前、餐后漱口；③口唇干燥涂润唇油，必要时遵医嘱给予药物涂擦口腔创面。

4．病情观察　密切观察有无心脏受损症状，注意面色、呼吸、心率、心律等变化；外出进行检查时应有专人护送；定期复查心脏超声检查。

5．健康教育　及时向家长交代病情，解释出院后患儿应定期门诊复查、定时查心电图和超声心动图的原因，以取得配合。

（李　杨）

习题

一、单项选择题

1．过敏性紫癜皮疹分布最多见的部位是

A．头面　　B．躯干

C．上肢　　D．下肢

2．川崎病患儿最早出现的症状是

A．皮疹　　B．肢端变化

C．发热　　D．淋巴结肿大

二、简答题

1．简述幼年特发性关节炎全身型主要临床表现。

2．简述过敏性紫癜患儿皮肤护理要点。

3．简述川崎病主要的症状和特征。

三、案例题

患儿，女，4岁。无明显诱因出现高热，体温39.5 ℃。发热时伴胸背部红色斑丘疹，大小不等；同时出现膝关节、踝关节疼痛，关节肿胀。热退后皮疹消失，关节肿痛减轻。结合实验室检查患儿被确诊为幼年特发性关节炎。请回答：

（1）该患儿幼年特发性关节炎的临床分型。

（2）针对该患儿降低体温和减轻关节疼痛的护理措施。

在线答题

第十五章数字资源

第十五章 内分泌系统疾病患儿的护理

内分泌系统是人体重要的调节系统之一，由脑垂体、松果体、甲状腺、甲状旁腺、肾上腺、性腺等人体内分泌腺体，以及某些脏器中的内分泌组织（如胰腺的胰岛，肾的肾小球旁器细胞）组成。内分泌系统的主要功能是促进和协调人体生长、发育、性成熟、生殖和衰老等生命过程。激素（hormone）是内分泌系统最基本的物质，是内分泌系统调节机体生理代谢活动的化学信使，由一系列高度分化的内分泌细胞合成和分泌，是参与细胞内外联系的内源性信号分子和调控分子，进入血液和细胞之间传递信息。在正常生理状态时，各种激素在下丘脑 - 垂体 - 靶腺轴的各种反馈机制及其相互之间的调节作用下而处于动态平衡状态。儿童内分泌疾病的种类与成人不同，部分内分泌疾病的临床特征、发病机制、治疗手段也与成人有较大区别，而且儿童内分泌疾病在不同的年龄阶段各有特点。儿童因内分泌功能异常而引起的常见疾病有生长迟缓、性分化异常和性早熟、甲状腺疾病、糖尿病、肾上腺疾病、尿崩症等。有些由遗传因素造成的内分泌疾病患儿在出生后即存在生化代谢紊乱和激素功能障碍，如不能及早发现和治疗，常常严重影响其智能和体格发育，造成残疾甚至夭折。因此，对儿童内分泌疾病应给予及早的关注，早期诊断，早期治疗。

第一节 儿童糖尿病

糖尿病（diabetes mellitus，DM）是由于胰岛素绝对或相对不足引起的糖、脂肪、蛋白质代谢紊乱，致使血糖增高、尿糖增加的一种病症，是小儿最常见的内分泌代谢病之一，分为原发性糖尿病和继发性糖尿病。

原发性糖尿病又可分为：① 1 型糖尿病：即胰岛素依赖型（IDDM），由于胰岛 β 细胞破坏，胰岛素无法分泌所造成，必须使用胰岛素治疗，98% 儿童期糖尿病属此类型；② 2 型糖尿病：即非胰岛素依赖型（NIDDM），由于胰岛 β 细胞分泌胰岛素不足或靶细胞对胰岛素不敏感（胰岛素抵抗）所致，儿童发病甚少，但由于近年来儿童肥胖症明显增多，于 15 岁前发病者有增加趋势；③其他类型糖尿病：即青年成熟期发病型（matruity-onset diabetes of youth，MODY），是一种罕见的遗传性 β 细胞功能缺陷症，属常染色体显性遗传。

继发性糖尿病包括胰腺疾病、药物及化学物质引起的糖尿病和某些遗传综合征［如 21- 三体综合征、性腺发育不全（特纳综合征，Turner syndrome）和 XXY 综合征（克兰费尔特综合征，Klinefelter syndrome）］伴随的糖尿病等。

儿童糖尿病易并发酮症酸中毒而成为急症之一，其后期伴发的血管病变，常累及眼和肾。我国儿童糖尿病发病率为 5.6/10 万，低于欧美国家，但随着我国社会经济发展和生活方式的改变，儿童糖尿病发病率亦有逐年增高趋势。本节重点介绍 1 型糖尿病。

一、病因及发病机制

1 型糖尿病的发病机制迄今尚未完全阐明，目前认为是在遗传易感基因的基础上，由外界环境因素引起自身免疫反应，导致了胰岛 β 细胞的损伤和破坏，当胰岛分泌减少至正常的 10% 时即无法满足机体生理需求，出现临床症状。

1. 遗传易感性　1 型糖尿病为多基因遗传病，现仅证实位于第 6 号染色体短臂（6p21.3）上的人类白细胞抗原（HLA）的 D 区Ⅱ类抗原基因与这种易感性有关。遗传易感基因在不同种族间存在多态性。

2. 环境因素　1 型糖尿病的发病与病毒感染（如风疹病毒、腮腺炎病毒、柯萨奇病毒）、化学毒物（如链尿菌素、四氧嘧啶）、食物中的某些成分（如牛乳蛋白）有关，以上因素可能会激发易感基因者体内免疫功能的变化，产生 β 细胞毒性作用，最后导致 1 型糖尿病。

3. 自身免疫因素　约 90% 的 1 型糖尿病患者在初次诊断时血中出现多种自身抗体，并已证实这些抗体在补体和 T 淋巴细胞的协同作用下具有对胰岛细胞的毒性作用。新近的研究证实，细胞免疫异常对 1 型糖尿病的发病起着重要作用，最终导致胰岛 β 细胞的破坏。

二、临床表现

儿童糖尿病起病较急骤，多数患儿常因感染、饮食不当或情绪激惹而诱发。典型症状为多尿、多饮、多食和体重下降，即“三多一少”。但在婴幼儿期发病者的多饮、多尿症状常不易被察觉，很快可发生脱水和酮症酸中毒。学龄儿可因遗尿或夜尿增多而就诊。年长儿可表现为消瘦、精神不振、疲乏无力等。

约有 40% 糖尿病患儿首次就诊即表现为糖尿病酮症酸中毒。这类患儿常由于急性感染、过食、诊断延误或突然中断胰岛素治疗等而诱发，且年龄越小者发生率越高。酮症酸中毒患儿除多饮、多尿、体重减少外，还表现为起病急、进食减少、恶心、呕吐、腹痛、关节或肌肉疼痛，并迅速出现脱水和酸中毒征象：皮肤黏膜干燥、呼吸深长、呼气中有酮味、脉搏细速、血压下降、体温低，随即可出现嗜睡、淡漠、昏迷甚至死亡。血气分析可显示不同程度的代谢性酸中毒，血清钠、氯低于正常。血液和尿液中酮体均明显增高，血白细胞总数增高，常被误诊为肺炎、败血症、急腹症或脑膜炎等。少数患儿起病缓慢，以体重下降等为主要表现。

体格检查除发现体重减轻、消瘦外，一般无阳性体征。酮症酸中毒时可出现呼吸深长，有酮味，有脱水征和神志改变。若病程长、血糖控制不佳，则可出现生长落后、智能发育迟缓、肝大，称为 Mauriac 综合征。晚期可出现蛋白尿、高血压等糖尿病肾病表现，最后致肾衰竭，还可导致白内障、视力障碍和视网膜病变，甚至失明。

三、辅助检查

1. 尿液检查

（1）尿糖：尿糖定性为阳性，其呈色强度可粗略估计血糖水平。在用胰岛素治疗过程中，应监测尿糖变化，以判断饮食及胰岛素用量是否恰当。一般在治疗开始时，分段收集一定时间内的尿液，以了解 24 h 内尿糖的动态变化，如晨 8 时至午餐前，午餐后至晚餐前，晚餐后至次晨 8 时。

（2）尿酮体：糖尿病伴有酮症酸中毒时呈阳性。

（3）尿蛋白：监测尿微量白蛋白，可及时了解肾的病变情况。尿蛋白阳性提示可能有肾的继发损害。

2. 血液检查

（1）血糖：空腹全血≥ 7.0 mmol/L 或当患儿有“三多一少”症状，尿糖阳性，1 日内任意时刻（非空腹）血糖≥ 11.1 mmol/L（200 mg/dl）时即可诊断为糖尿病。

（2）血脂：血清胆固醇、甘油三酯和游离脂肪酸明显增加，适当的治疗可使之降低，故定期检测血脂水平，有助于判断病情。

（3）血气分析：当血气分析显示患儿血 pH ＜ 7.30，HCO_3^- ＜ 15 mmol/L 时，即有代谢性酸中毒发生。

（4）糖化血红蛋白：血红蛋白在红细胞内与血中葡萄糖或磷酸化葡萄糖呈非酶化结合，形成糖化血红蛋白（HbA_1c），其量与血糖浓度呈正相关。因此，HbA_1c 可作为患儿在以往 2 ~ 3 个月的血糖是否得到满意控制的指标。根据国际青少年糖尿病联盟（ISOAD）指南，糖尿病患儿 HbA_1c 的控制目标值为＜ 7.0%。

3. 糖耐量试验（OGTT） 本试验用于无明显临床症状、空腹血糖正常或正常高限，餐后血糖高于正常而尿糖偶尔阳性的患儿。通常采用口服葡萄糖法：试验当日自 0 时起禁食，在清晨按 1.75 g/kg 口服葡萄糖，最大量不超过 75 g，每克加水 2.5 ml，于 3 ~ 5 min 服完，在口服前（0 min）和服后 60 min、120 min 和 180 min，分别采血测定血糖和胰岛素浓度。结果：正常人 0 min 血糖＜ 6.7 mmol/L（110 mg/dl），口服葡萄糖后 60 min 和 120 min 时血糖分别低于 10.0 mmol/L 和 7.8 mmol/L（180 mg/dl 和 140 mg/dl），糖尿病患儿 120 min 血糖＞ 11.1 mmol/L（200 mg/dl），且血清胰岛素峰值低下。

四、治疗原则

糖尿病是终生的内分泌代谢性疾病，其治疗是综合性的，包括 5 个方面：胰岛素替代治疗、饮食控制、运动锻炼、自我血糖监测、健康教育和心理支持。治疗目的是消除高血糖引起的临床症状，积极预防并及时纠正糖尿病酮症酸中毒，纠正代谢紊乱，力求病情稳定，防止糖尿病引起的血管损害，使患儿获得正常生长发育，保证其正常的生活活动，预防并早期治疗并发症。

1. 胰岛素替代治疗

（1）胰岛素制剂：胰岛素是治疗 IDDM 最主要的药物。目前胰岛素制剂有短效胰岛素（RI）、中效珠蛋白胰岛素（NPH）、长效的鱼精蛋白锌胰岛素（PZI），以及长效胰岛素类似物即甘精胰岛素和地特胰岛素。

（2）胰岛素治疗方案：胰岛素需要量婴儿偏小，年长儿偏大。新诊断的患儿，开始治疗一般选用短效胰岛素（RI），轻症者一般用量为每日 0.5 ~ 1.0 U/kg，分 4 次于早、中、晚餐前 30 min 皮下注射，临睡前再注射 1 次（早餐前用量占 30% ~ 40%，中餐前 20% ~ 30%，晚餐前 30%，临睡前 10%）。根据血糖调整胰岛素用量。出现明显临床症状及酮症酸中毒恢复期开始治疗时，胰岛素需要量往往大于 1U/kg。NPH 和 RI 按 2∶1 或 3∶1 混合，RI 与 PZI 则按 3∶1 或 4∶1 混合使用。每日皮下注射两次：早餐前 30 min，2/3 总量；晚餐前 30 min，1/3 总量。混合胰岛素时应先抽取 RI，后抽取 NPH 或 PZI。

2. 饮食控制　糖尿病的饮食管理是进行计划饮食而不是限制饮食，根据患儿年龄和饮食习惯，制定每日的总能量和食物成分，以维持正常血糖和保持理想体重。饮食治疗的原则为均衡营养、定时定量进餐，适合患儿的生长发育，控制血糖水平。糖尿病患儿营养需要量应与年龄、性别、体重及活动量相同的健康小儿相似，以满足其生长发育的需要。

3. 运动锻炼　运动时肌肉对胰岛素的敏感性增高，从而增强葡萄糖的利用，利于血糖的控制。运动的种类和剧烈程度应根据年龄和运动能力进行安排，1 型糖尿病患儿每天应适当运动。运动时必须做好胰岛素用量和饮食调节，运动前减少胰岛素用量或加餐，固定每天的运动时间，避免发生运动后低血糖。运动时间以进餐 1 h 后、2 ~ 3 h 以内为宜，不在空腹时运动。

4. 宣教和心理支持　健康教育的目的是让糖尿病患儿及其家长了解和认识糖尿病，正确对待糖尿病，从而积极配合医护人员有效地治疗。由于小儿糖尿病的病情不稳定，易波动，且本病需要终身饮食控制和注射胰岛素，给患儿及家庭带来精神烦恼。医务人员必须向患儿及家长详细介绍有关知识，帮助患儿树立信心，使其能坚持有规律的生活和治疗，同时加强管理制度，定期随访复查。教会家长如何查尿糖、如何注射胰岛素等基本的知识和技能。出院后家长和患儿应遵从医生的安排接受治疗，同时做好家庭记录，包括饮食、胰岛素注射次数和剂量、尿糖情况等。

五、并发症的处理

1. 糖尿病酮症酸中毒　酮症酸中毒迄今仍然是儿童糖尿病急症死亡的主要原因。胰岛素依赖型糖尿病患儿停用或减少使用胰岛素及急性感染，是酮症酸中毒的常见诱发因素。对糖尿病酮症酸中毒必须针对高血糖、脱水、酸中毒、电解质紊乱和可能并存的感染等情况制订综合治疗方案。密切观察病情变化、血气分析和血、尿液中糖和酮体的变化，随时采取相应措施，避免医源性损害。

（1）液体疗法：纠正脱水、酸中毒和电解质紊乱。酮症酸中毒时脱水量约为 100 ml/kg，一般均属等渗性脱水，可按此计算输液量，再加继续丢失量后，为 24 h 总液量。补液开始的第 1 h，先给予生理盐水 20 ml/kg（最大量 1000 ml）快速静脉滴入，以扩充血容量，改善微循环和肾功能，然后根据血钠决定给予 1/2 张或 1/3 张不含糖的液体。要求在开始的 12 h 内至少输入总液量的一半，在此后的 24 h 内，可依情况按 60 ~ 80 ml/kg 静脉滴注同样溶液，以供给生理需要量和补充继续损失量。同时见尿补钾。对酮症酸中毒不宜常规使用碳酸氢钠溶液，只有当血 pH < 7.1，$HCO_3^- < 12$ mmol/L 时，才用碱性液纠正酸

中毒。

（2）胰岛素治疗：酮症酸中毒时多采用小剂量胰岛素持续静脉输入。将胰岛素 25U 加入等渗盐水 250 ml 中，按每小时 0.1 U/kg，自静脉通道缓慢匀速输入。每小时复查血糖以调整胰岛素输入量。

2．低血糖　糖尿病常见合并症之一。主要是由于注射胰岛素过多或口服降血糖药物过量引起的。主要症状包括心慌、手抖、出汗、头晕、饥饿、烦躁、全身无力等。

当低血糖反应较轻时，患儿神志清楚，可用温水将白糖或红糖 25 ～ 50 g 化开后喝下，10 多分钟后症状可消失。低血糖较重的患儿，还需再吃些水果、饼干、馒头等食物。发生低血糖神志不很清醒时，可将葡萄糖或红糖、白糖放在患儿口中，使其溶化咽下。如服糖后 10 余分钟症状仍明显，就必须送医院抢救，静脉注射 50% 葡萄糖。

六、常见的护理问题和护理措施

【护理问题】

1．营养失调，低于机体需要量　与胰岛素缺乏所致代谢紊乱有关。

2．潜在并发症　酮症酸中毒、低血糖。

3．有感染的危险　与蛋白质代谢紊乱所致抵抗力低下有关。

4．知识缺乏　患儿及家长缺乏有关糖尿病控制的知识和技能。

【护理措施】

糖尿病是终身性疾病，患儿必须学会将饮食控制、胰岛素治疗及运动疗法融入自己的生活，护士应帮助患儿及其家长熟悉各项治疗及护理措施，并提供有效的心理支持。

1．饮食控制　食物的能量要适合患儿的年龄、生长发育和日常活动的需要，每日所需能量（千卡）为 1000 + [年龄 ×（80 ～ 100）]，对年幼儿宜稍偏高。饮食成分的分配为：碳水化合物占 50% ～ 55%、蛋白质占 15% ～ 20%、脂肪占 30%。全日热量分 3 餐，早餐、午餐、晚餐分别占 1/5、2/5、2/5，每餐留少量食物作为餐间点心。当患儿游戏增多时，可给少量加餐或适当减少胰岛素的用量。食物应富含蛋白质和纤维素，限制纯糖，减少饱和脂肪酸和胆固醇。蛋白质可选大豆类、乳类食品及瘦肉；蔬菜水果可选择西红柿、黄瓜等含糖低的食品；另外应少吃肥肉、奶油及动物内脏。每日进食应定时、定量，勿吃额外食品。饮食控制以能保持正常体重，减少血糖波动，维持血脂正常为原则。

2．预防并发症

（1）预防低血糖：

1）活动量增多时，要减少胰岛素的用量或及时加餐。

2）注意饮食要与胰岛素的作用相呼应，特别注意观察尿糖的变化。

3）后半夜及早晨，容易发生低血糖的患儿，晚间睡前要吃一些主食或含蛋白质多的食物，如鸡蛋、豆腐干。

4）随身带一些水果糖、饼干，以便随时纠正低血糖。

5）向患儿及家长介绍有关糖尿病低血糖的知识，使他们对低血糖的症状和如何处理有所了解，以便在发生低血糖反应时能及时处理。

（2）预防糖尿病酮症酸中毒：患儿及家长要对糖尿病的知识有一定的了解，根据病情及时调整用药量，对胰岛素的用量要根据饮食和活动及时加减，不要随意间断胰岛素治疗，使糖尿病得到满意控制。积极参加适当的体育锻炼，增强抵抗力，预防感染，避免过度劳累。密切观察病情变化，监测血气、电解质，以及血液和尿液中糖和酮体的变化，尿中出现酮体或有临床早期症状时要及时治疗。

3．积极预防感染　主要措施有积极治疗糖尿病，控制血糖在正常范围内；控制饮食，少食多餐；参加适当的体育锻炼，增加抗病能力；注意饮食卫生，保持良好的卫生习惯；保持皮肤清洁，避免皮肤的破损，勤洗澡、勤换衣；坚持定期进行身体检查；定期监测血、尿常规。一旦发生感染，及早治疗。

4．指导患儿及家长做好胰岛素用药护理

（1）胰岛素的注射：近年来胰岛素注射方式已有了较大改进，如注射针、注射笔、无针喷射装置、胰岛素泵，目前推荐 1 型糖尿病患儿采用胰岛素泵治疗。当采用注射针进行胰岛素皮下注射时，每次注射时尽量用同一型号的胰岛素专用注射器，以保证剂量的绝对准确。注射部位可选用股前部、腹壁、上臂外侧、臀部，每次注射须更换部位，一个月内不要在同一部位注射 2 次，两针间距 2.0 cm 左右，以免日久局部皮下脂肪萎缩硬化，影响疗效。注射胰岛素后 30 min 进餐。

（2）监测用药效果：根据血糖、尿糖结果，每 2 ～ 3 天调整胰岛素剂量 1 次，直至尿糖不超过“++”。鼓励和指导患儿及家长独立进行血糖和尿糖的监测，教会其用血糖测量仪检测末梢血糖值。

（3）使用胰岛素的注意事项：

1）防止胰岛素过量或不足：胰岛素过量会发生 Somogyi 现象，即在午夜至凌晨时发生低血糖，随即反调节激素分泌增加，使血糖陡升，以致清晨血糖、尿糖异常增高，即出现低血糖 - 高血糖反应，只需减少胰岛素用量即可消除。当胰岛素用量不足时可发生清晨现象，患儿不发生低血糖，却在清晨 5 ～ 9 时呈现血糖和尿糖增高，这是因为晚间胰岛素用量不足所致，可加大晚间胰岛素注射剂量或将注射时间稍往后移即可。

2）根据病情发展调整胰岛素剂量：儿童糖尿病有特殊的临床过程，应在不同病期调整胰岛素用量。急性代谢紊乱期——自症状初现到临床确诊，约数日至数周，一般不超过 1 个月，除血糖增高、糖尿和酮尿症外，部分患儿表现为酮症酸中毒，需积极治疗。暂时缓解期——多数患儿经确诊和适当治疗后，临床症状消失、血糖下降、尿糖减少或转阴，此时胰岛 β 细胞恢复分泌少量胰岛素，患儿对外源性胰岛素的需要量减少，这种暂时缓解一般持续数周，最长可达半年以上。强化期——经过缓解期后，患儿出现血糖增高、尿糖不易控制现象，必须注意随时调整胰岛素用量，直至青春期结束为止。永久糖尿病期——青春发育期后，病情渐趋稳定，胰岛素用量亦较固定。

5．心理支持　针对患儿不同年龄发展阶段的特征，提供长期的心理支持，帮助患儿保持良好的营养状态、适度的运动并建立良好的人际关系以减轻心理压力。指导家长避免过于溺爱或干涉患儿的行为，应帮助患儿逐渐学会自我护理，以增强其战胜疾病的自信心。

第二节 先天性甲状腺功能减退症

先天性甲状腺功能减退症（congenital hypothyroidism）简称先天性甲减，是由于先天性或遗传性因素引起的甲状腺激素合成不足或其受体缺陷所造成的一种疾病，又称为呆小病或克汀病，是小儿最常见的先天性内分泌疾病。根据病因不同可分为两类，①散发性：系因先天性甲状腺发育不良、异位或甲状腺激素合成途径中酶缺陷所致；②地方性：多见于甲状腺肿流行的山区，系由于该地区水、土和饮食中缺碘所致，随着碘化食盐在我国的广泛使用，其发病率明显下降。

一、病因及发病机制

1. 散发性先天性甲减

（1）甲状腺不发育、发育不良或异位（亦称原发性甲减）：是造成先天性甲状腺功能低下的最主要原因，约占 90%。多见于女孩，女：男为 2：1。患儿在宫内阶段因不明原因造成甲状腺完全缺如，或部分发育不全，或形成异位甲状腺。这类发育不全的甲状腺部分或完全丧失了分泌功能，大多数患儿在出生时即存在甲状腺激素缺乏，仅少数可在出生后数年开始出现甲状腺激素不足症状。其原因可能与遗传因素和免疫介导机制有关。

（2）甲状腺激素合成障碍（也称家族性甲状腺激素合成障碍）：是引起先天性甲状腺功能低下的第 2 位原因，多由于甲状腺激素合成和分泌途径中酶的缺陷，造成甲状腺激素不足。

（3）促甲状腺激素（TSH）、促甲状腺激素释放激素（TRH）缺乏（也称下丘脑 - 垂体性甲减或中枢性甲减）：因垂体分泌 TSH 障碍而造成甲状腺功能低下，常见于特发性垂体功能低下或下丘脑、垂体发育缺陷。

（4）母亲因素（也称暂时性甲减）：母亲在妊娠期服用抗甲状腺药物或母亲患自身免疫病，体内存在抗 TSH 受体抗体，均可通过胎盘影响胎儿，造成暂时性甲低，通常在 3 个月后好转。

（5）甲状腺或靶器官反应低下。

2. 地方性先天性甲减　多因孕妇饮食中缺碘，致使胎儿在胚胎期即因碘缺乏而导致甲状腺功能低下，可造成不可逆的神经系统损害。

二、临床表现

患儿症状出现的早晚及轻重程度，与其残留的甲状腺组织的大小及甲状腺功能低下的程度有关。无甲状腺组织或酶缺陷的患儿，在婴儿早期即可出现症状。甲状腺发育不良者多于出生后 3 ~ 6 个月出现症状，亦偶有数年之后开始出现症状者。主要特征为生长发育落后、智能低下、基础代谢率降低。

1. 新生儿甲减　患儿常为过期产儿，身长和头围可正常，前、后囟大，后囟未闭；胎便排出延迟，生后常有腹胀、便秘、脐疝，易被误诊为先天性巨结肠；生理性黄疸时间延长达2周以上；患儿常处于睡眠状态，对外界反应迟钝，肌张力低，吸吮差，喂养困难，呼吸慢，哭声低，声音嘶哑，体温低（常＜35 ℃），四肢冷，末梢循环差，皮肤出现斑纹或有硬肿现象等。以上症状和体征均无特异性，极易被误诊为其他疾病。

2．婴幼儿甲减　多数先天性甲减患儿常在出生半年后出现典型症状。

（1）特殊面容和体态：头大，颈短，皮肤干燥、苍黄，毛发稀少、无光泽，面部黏液水肿，眼睑水肿，眼距宽，眼裂小，鼻梁宽平，唇厚舌大，舌常伸出口外。

（2）生长发育落后：身材矮小，躯干长而四肢短，上部量/下部量＞1.5，囟门关闭迟，出牙迟。

（3）生理功能低下：精神差，不善活动，安静少哭，对周围事物反应少，嗜睡；体温低，怕冷；脉搏及呼吸均缓慢，心音低钝，肌张力低；食欲缺乏，肠蠕动慢，腹胀，便秘；可伴心包积液，心电图呈低电压、P-R间期延长、T波平坦等。

（4）神经系统功能障碍：智力低下，表情呆板、淡漠，神经反射迟钝；运动发育障碍，动作发育迟缓，记忆力和注意力降低。

3．地方性甲减　因胎儿期缺碘而不能合成足量的甲状腺激素，以致影响中枢神经系统的发育。临床表现为两组不同的症候群，有时会交叉重叠。

（1）神经性综合征：以共济失调、痉挛性瘫痪、聋哑和智力低下为特征，但患儿身材正常且甲状腺功能正常或仅轻度减低。

（2）黏液水肿性综合征：以显著的生长发育和性发育落后、黏液水肿、智能低下为特征，血清T_4降低、TSH增高。约25%患儿有甲状腺肿大。

三、辅助检查

由于先天性甲减发病率高，在生命早期对神经系统功能损害严重，但其治疗容易，疗效佳，因此早期诊断、早期治疗十分重要。

1．新生儿筛查　即采用出生后2～3天的新生儿足跟血滴在干血滴纸片上检查TSH浓度作为初筛，结果＞15～20 mU/L时，再采集血标本检测血清T_4和TSH以确诊。该方法简便、价格低廉、假阳性和假阴性率低，故为患儿早期确诊、避免神经精神发育严重缺陷的重要防治措施。

2．甲状腺功能检查　测定血清T_3、T_4、TSH以反映甲状腺功能。任何新生儿筛查结果可疑或临床可疑的小儿都应检测血清T_4、TSH浓度，如T_4下降，TSH明显增高即可确诊。血清T_3浓度可降低或正常。

3．骨龄测定　手和腕部X线片可见骨龄落后。

4．TRH刺激试验　用于鉴别下丘脑或垂体性甲减。若试验前血TSH值正常或偏低，在TRH刺激后引起血TSH明显升高或出现时间延长，表明病变在下丘脑；若TRH刺激后血TSH不升高，表明病变在垂体。

5．甲状腺扫描　可检查甲状腺先天缺如或异位。

6．基础代谢率测定　基础代谢率低下。

四、治疗原则

由于先天性甲减在生命早期对神经系统功能损害重，因此早诊断、早治疗至关重要。一般在出生 3 个月内即开始治疗者，不致遗留神经系统损害，因此治疗开始时间越早越好。不论何种原因引起者，应尽早开始甲状腺素替代治疗。一旦确诊，需终身服用甲状腺制剂，以维持正常的生理功能。

目前临床常用的甲状腺制剂为左甲状腺素钠，开始剂量应根据病情轻重及年龄大小而不同，并根据甲状腺功能及临床表现随时调整剂量。如药物过量，患儿可出现烦躁、多汗、消瘦、腹痛、腹泻、发热等。因此，治疗过程中应注意随访，根据血清 T_4、TSH 水平及时调整剂量，并注意监测智能和体格发育情况。

五、常见的护理问题和护理措施

【护理问题】

1．体温过低　与代谢率低有关。

2．营养失调，低于机体需要量　与喂养困难、食欲差、消化功能减低有关。

3．便秘　与胃肠道功能减低、肠蠕动减慢、肌张力低下、活动量少有关。

4．生长发育迟缓　与甲状腺激素合成不足有关。

5．知识缺乏　患儿父母缺乏有关疾病的知识。

【护理措施】

1．保暖　加强皮肤护理。

2．保证营养供给　对吸吮困难、吞咽缓慢者要耐心喂养，提供充足的进餐时间，必要时用滴管喂或鼻饲，以保证生长发育所需。经治疗后食欲好转者，代谢增强，应及时增加食物量，补充各种营养。

3．保持大便通畅　指导防治便秘的措施，提供充足液体入量，多吃水果、蔬菜，适当增加活动量；每日顺肠蠕动方向按摩数次，养成定时排便的习惯，必要时采用轻泻药、软化剂或灌肠。

4．加强行为训练，提高自理能力　通过各种方法加强智力、行为训练，以促进生长发育，使其掌握基本生活技能。加强患儿日常生活护理，防止意外伤害发生。

5．健康指导

（1）用药指导：使家长及患儿了解终身用药的必要性，以坚持长期服药治疗，并掌握药物服用方法及疗效观察。甲状腺制剂作用缓慢，用药 1 周左右方达最佳效力。服药后要密切观察患儿生长曲线、智商、骨龄，以及血清 T_3、T_4 和 TSH 的变化等，随时调整剂量。药量过小，影响智力及体格发育；药量过大，则可引起烦躁、多汗、消瘦、腹痛和腹泻等症状。因此，在治疗过程中应注意随访，定期测量身高、体重、身体比例，观察运动功能发育及测试智能发育，复查血清 T_3、T_4 和 TSH 浓度。治疗开始时，每 2 周随访 1 次；血清 TSH 和 T_4 正常后，每 3 个月随访 1 次；服药 1 ～ 2 年后，每 6 个月随访 1 次。

（2）宣传新生儿筛查的重要性：本病早期诊断至关重要。

（3）对已经发生弱智的儿童，应给予学习和生活上的指导和帮助。

（蒋文慧　周　静）

习题

一、单项选择题

1. 下列哪一项不是先天性甲状腺功能减退症的主要特征

A. 特殊面容　　B. 生长发育落后

C. 生理功能低下　　D. 智力正常

2. 小儿糖尿病以下哪种最多见

A. 1 型糖尿病　　B. 2 型糖尿病

C. 肾性糖尿病　　D. 继发性糖尿病

二、简答题

1. 简述婴幼儿先天性甲状腺功能减退症的典型症状。

2. 简述糖尿病患儿的饮食指导内容。

三、案例题

患儿，女，2 岁，因语言、运动发育迟缓就诊。该患儿至今不会说话、不会走路，表情呆滞，食欲差。查体：体温 35.6 ℃，心率 66 次 / 分，呼吸 22 次 / 分。皮肤粗糙，毛发干枯，声音嘶哑，眼距宽，鼻根低平，舌伸出口外，面部眼睑水肿。双肺无异常，心音低钝。

请回答：

（1）患儿最可能的医疗诊断是什么？

（2）为明确诊断，应首选何种检查？

（3）该患儿的主要护理问题是什么？

（4）该患儿的主要护理措施是什么？

在线答题

第十六章数字资源

第十六章　感染性疾病患儿的护理

感染性疾病（infectious diseases）是指由于各种病原微生物（病原体）引起的能在正常或非正常人群中流行的疾病，包括传染性疾病和非传染性疾病。儿童由于免疫功能不完善、抵抗力较低，感染性疾病发病率较高，特别是传染性疾病的高发人群。儿童患病往往起病急、病情变化快且发展迅速，容易并发严重的并发症。传染性疾病患儿的临床护理应围绕控制传染源、切断传播途径、保护易感人群 3 项环节加强技术和组织管理。本章主要介绍几种儿童常见传染性疾病的护理。

第一节　病毒感染

一、流行性腮腺炎

流行性腮腺炎（mumps，epidemic parotitis）是腮腺炎病毒引起的急性呼吸道传染病。以腮腺非化脓性炎症、腮腺肿痛为特征，各种腺体及其他器官均可受累。在我国 2018—2019 年报告病例中，5 ~ 9 岁年龄组发病率最高，占总病例数的近 40%。

（一）流行病学

人是腮腺炎病毒的唯一宿主，腮腺炎患儿和健康带病毒者是流行性腮腺炎的传染源，患儿在腮腺肿大前 7 天至发病后 2 周内均可排出病毒，具有传染性。传播途径主要通过呼吸道飞沫传播，亦可通过接触唾液污染的物品传播。妊娠早期可经胎盘传至胚胎导致胎儿畸形。人群对本病普遍易感，全年均可发生，冬春季发病较多，感染后具有持久免疫力。

（二）病因和发病机制

病原体是腮腺炎病毒，系属 RNA 病毒，属副黏液病毒类，病毒分型仅有血清型。紫外线或处于 55 ~ 60 ℃条件下 10 ~ 20 min 时即可杀菌灭活，但在 4 ℃时可保持 2 个月活性。该病毒首先侵入口腔黏膜和鼻黏膜，在上皮细胞和淋巴组织中大量增殖后进入血液循环（第一次病毒血症），经血流累及腮腺及一些组织，并在其中增殖。再次进入血液循环（第二次病毒血症），并侵犯上次未受波及的脏器。病毒对腺体组织和神经组织具有高度亲和性，各种腺体组织如睾丸、卵巢、胰腺、舌下腺、颌下腺等均有受侵的机会，脑实质、脑膜、肝及心肌也常被累及。

（三）病理生理学改变

受侵犯的腺体出现非化脓性炎症，腺体呈肿胀发红，有渗出物、出血性病灶和白细胞浸润。腮腺导管呈卡他性炎症，导管周围及腺体间质呈浆液纤维蛋白性渗出及淋巴细胞浸润，管内充塞破碎细胞残余及少量中性粒细胞。腮腺四周显著水肿，附近淋巴结充血肿胀。唾液分泌量减少，唾液中的淀粉酶经淋巴系统进入血液，使血、尿淀粉酶增高。

（四）临床表现

1. 潜伏期 8 ~ 30 天，平均为 18 天。

2. 患儿大多无前驱期症状，以耳下部肿大为首发体征。在起病 24 h 内即诉腮腺部位疼痛，张口进食或进食酸性食物时更为明显，面部一侧或双侧因肿大而变形。腮腺肿大常先见于一侧，而后另一侧也相继肿大，2 ~ 3 日内达高峰，持续 4 ~ 5 天逐渐消退进而恢复正常。一般以耳垂为中心，向前、后、下发展，边缘不清。状如梨形触之坚韧感并有触痛。

3. 起病大多较急，可有不同程度的发热，持续时间不一，亦有体温始终正常者。可伴有头痛、食欲缺乏、乏力等症状。

4. 颌下腺或舌下腺也可同时被累及，颌下腺肿大时颈部明显肿胀，舌下腺肿大时可见舌及颈部肿胀，并出现吞咽困难。

（五）并发症

1. 脑膜脑炎　是儿童期最常见的并发症。脑膜脑炎症状常在腮腺炎高峰期出现，表现为体温上升、头痛剧烈、呕吐、嗜睡；少数有轻度意识改变，脑膜刺激征阳性。一般以脑膜受累为主，预后大多良好，常在 2 周内恢复正常。如侵犯脑实质，可能留有神经系统后遗症甚至死亡。

2. 急性胰腺炎　为儿童急性胰腺炎病因之一，常发生于腮腺肿胀后 3 ~ 4 天至 1 周，以中上腹剧痛和触痛为主要症状。表现为体温骤升、畏寒、反复呕吐、上腹部剧痛及压痛等症状。值得注意的是，由于单纯腮腺炎即可引起血、尿淀粉酶增高，故需做血清脂肪酶辅助诊断。

3. 睾丸炎　多见于青春期后男性患儿，学龄儿童极少发生。多为单侧，开始表现为睾丸疼痛，随之肿胀伴剧烈触痛，可并发附睾炎、鞘膜积液和阴囊水肿，伴有严重的全身反应。部分病例发生不同程度的睾丸萎缩，一般不影响生育。

4. 其他并发症　约 5% 的青春期后女性可并发卵巢炎；部分患者可并发甲状腺炎、乳腺炎、心肌炎等。

（六）辅助检查

1. 血常规检查　血白细胞总数正常或稍增高，淋巴细胞相对增高。

2. 血清和尿淀粉酶测定　90% 患儿早期血清和尿液淀粉酶增高，2 周左右恢复正常。淀粉酶增高的程度常与腮腺肿胀程度平行。无腮腺肿大的脑膜炎患儿，血和尿中淀粉酶也可升高。血脂肪酶增高有助于腮腺炎的诊断。

3. 血清学检查　近年采取酶联免疫吸附试验（ELISA），检测患儿血清中腮腺炎病毒特异性 IgM 抗体，可早期快速诊断（前提是一个月内未接种过腮腺炎减毒活疫苗）。亦可用 PCR 技术检测腮腺炎病毒 RNA，敏感性较高。

4．病毒分离　病程早期，从患儿唾液、脑脊液、尿或血中可分离出腮腺炎病毒。

（七）治疗原则

无特殊治疗，以对症处理为主。对腮腺肿痛、头痛和并发睾丸炎者给予镇痛药。发病早期可使用利巴韦林静脉滴注，疗程5～7天。重症可短期使用肾上腺激素治疗。高热患者应补充水、电解质和能量。

（八）常见的护理问题和护理措施

【护理问题】

1．体温过高　与病毒感染有关。

2．疼痛　与腮腺非化脓性炎症有关。

3．潜在并发症　如脑膜脑炎、胰腺炎、睾丸炎。

【护理措施】

1．患儿应卧床休息，高热时给予患者物理或药物降温，监测体温变化。

2．宜给流质或半流质饮食，忌食用刺激性、特别是酸辣味食物，注意营养补充，供给充足水分。病情好转后，可逐渐改为软食或普通饮食。保持口腔清洁，进食后用生理盐水或4%硼酸溶液漱口，鼓励多喝水，防止继发感染。

3．进行疼痛评估，及时采用措施缓解疼痛；腮腺肿胀处可局部冷敷，以减轻炎症充血及疼痛。

4．并发症护理

（1）脑膜脑炎：密切观察病情，患儿有发热、头痛、颈项强直、呕吐、嗜睡等表现时要及时与医生联系，注意各项生命体征的变化并按脑膜脑炎护理。

（2）急性胰腺炎：发现年长儿上腹剧痛或压痛、反复呕吐、体温升高时，应准备取血查淀粉酶并及时与医生联系。

（3）睾丸炎：局部进行冷敷以减轻睾丸疼痛，但不可使用冰袋，以免睾丸萎缩。另外，用丁字袋及棉垫将阴囊托起，以减轻坠痛。

（九）预防

1．及早隔离患儿　患儿隔离直至腮腺肿大完全消退后5天，集体机构的接触儿童应检疫3周。流行期间，集体机构的儿童应加强晨间检查，以便及早发现病儿，加以隔离。

2．保护易感者　易感儿可接种腮腺炎减毒活疫苗进行主动免疫。另外，接种麻疹腮腺炎风疹联合减毒活疫苗（麻腮风疫苗，MMR）也具有良好的保护作用。

二、水痘

水痘（chickenpox，varicella）是由水痘-带状疱疹病毒（varicella-zoster virus，VZV）引起的急性出疹性疾病，传染性极强，临床特征为皮肤和黏膜相继出现并同时存在斑疹、丘疹、疱疹及结痂等各类皮疹，全身症状轻微。

（一）流行病学

患儿是唯一的传染源，自发病前1～2天至皮疹干燥结痂为止，均有传染性。主要通过飞沫和接触传播，传染性强，人群普遍易感，主要见于儿童。2016—2019年，我国5～9岁儿童水痘发病率达308.14/10万。患儿感染后可获得持久免疫，但病毒可长期潜伏于体内，数年后仍可发生带状疱疹。水痘与带状疱疹为同一病毒引起的两种不同表现的临床病症，水痘为原发感染。

（二）病因和发病机制

病原体是水痘 - 带状疱疹病毒，属疱疹病毒，为双链的脱氧核糖核酸（DNA）病毒。该病毒在体外抵抗力弱，对热、酸和各种有机溶剂敏感，不能在痂皮中存活。水痘病毒经口、鼻侵入人体，在呼吸道黏膜细胞内繁殖后进入血液，引起病毒血症，如机体免疫力不能清除病毒，则病毒可到达单核 - 吞噬细胞系统内再次增殖后入血，引起各器官病变。主要损害部位在皮肤和黏膜，引起皮疹，偶尔累及内脏。病毒血症是全身症状和皮肤黏膜发疹的基础。

（三）病理生理学改变

皮肤表皮的棘状细胞层上皮细胞水肿变性，液化后形成水疱，内含大量病毒，以后液体吸收、结痂。疱疹破裂留下的浅表溃疡也能很快愈合。黏膜病变与皮疹类似。

（四）临床表现

1. 典型表现

（1）前驱期：皮疹出现前 24 ～ 48 h 可先有发热、不适和厌食等前驱症状。

（2）发疹期：皮疹先见于躯干、头部，逐渐延及面部，最后达四肢。皮疹分布以躯干为多，面部及四肢较少，呈向心性分布。从斑疹→丘疹→水疱→开始结痂，短者仅 6 ～ 8 h，皮疹发展快是本病特征之一。

水疱呈椭圆形，直径为 2 ～ 5 mm，基部有一圈红晕，24 h 内变混浊，1 ～ 3 天后变干结痂，经 1 ～ 2 周脱落。当水疱开始干时，红晕亦消退。皮疹分批出现，伴明显痒感，同一区域皮肤上可见丘疹，新、旧疱疹和干痂同时存在。水痘为自限性疾病，全身症状和皮疹症状较轻，10 天左右痊愈。皮疹结痂后一般不留瘢痕。

2. 重症水痘　多见于恶性疾病或免疫力低下的患儿。持续高热和全身中毒症状明显，皮疹分布广泛，可形成大疱型疱疹或出血性皮疹；如继发感染或伴血小板减少可发生暴发性紫癜。

（五）并发症

1. 最常见为皮肤继发感染，由疱疹继发化脓性感染，引起疖、痈、蜂窝织炎等，甚至导致败血症。

2. 水痘脑炎或共济失调常发生于出疹后 3 ～ 8 天，症状同病毒性脑炎，此并发症少见。

3. 单发性水痘肺炎常发生于病后 1 ～ 6 日，多见于免疫缺陷儿和新生儿。

（六）辅助检查

1. 血常规　白细胞总数正常或稍低，亦可见白细胞总数稍增高，分类计数淋巴细胞可增高。

2. 病原学检查　取水痘疱疹液、咽部分泌物或血液进行病毒分离。还可取疱疹液直接用荧光抗体染色检测病毒抗原。用聚合酶链反应（PCR）检测患儿呼吸道上皮细胞和外周血细胞中特异性病毒 DNA，是敏感、快速的早期诊断方法。

3. 血清学检查　血清水痘病毒特异性 IgM 抗体检测，可帮助早期诊断。补体结合抗体高滴度或双份血清特异性 IgG 抗体滴度 4 倍以上升高可明确病原。

（七）治疗原则

1．一般治疗　患儿应隔离。一般不需用药，加强护理。

2．对症治疗　皮肤瘙痒可局部使用炉甘石洗剂，继发细菌感染时给予抗生素治疗。

3．抗病毒治疗　阿昔洛韦为目前首选抗水痘 - 带状疱疹病毒的药物，要尽早使用，一般应在皮疹出现的 48 h 内开始。早期使用 α- 干扰素能较快抑制皮疹发展，加速病情好转。皮质激素可导致病毒播散，不宜使用。

（八）常见的护理问题和护理措施

【护理问题】

1．皮肤完整性受损　与水痘病毒所致的皮疹有关。

2．体温过高　与水痘病毒感染及继发感染有关。

3．潜在并发症　如皮肤化脓性感染、水痘脑炎、肺炎。

【护理措施】

1．皮疹护理

（1）避免患儿搔抓，防止继发感染及痊愈后遗留瘢痕。

（2）指甲要剪短，必要时戴纱布或不分指手套，但要经常清洗，保持清洁。

（3）皮疹无破溃者，可涂炉甘石洗剂或 5% 碳酸氢钠溶液；有继发感染者局部用抗生素软膏，或遵医嘱口服抗生素控制感染。

（4）每日更换内衣裤，皮疹较少的部位可用清水擦洗，保持皮肤清洁。

（5）保持床铺、衣被整洁，定时消毒。

2．发热护理　患儿应卧床休息，及时给予物理或药物降温。保持室内空气新鲜，温湿度适宜。

3．密切观察病情　常见并发症为皮肤继发感染，由疱疹继发化脓性感染，如疖、痈、蜂窝组织炎等，还可并发肺炎、脑炎等。应细心护理，密切观察病情变化以便及时发现异常，做到早诊断、早治疗。

（九）预防

1．隔离患儿　水痘患儿隔离至疱疹全部结痂。对密切接触者应检疫 3 周。

2．保护易感儿　水痘减毒活疫苗能有效预防，保护率可达 85% ~ 95%，并可持续 10 年以上。免疫力低下，正在应用大剂量激素、免疫抑制剂的患儿接触水痘患儿后，应在 72 h 内肌内注射水痘 - 带状疱疹免疫球蛋白，可起到被动免疫作用，防止患病或减轻病情。

三、麻疹

麻疹（measles）是麻疹病毒引起的急性呼吸道传染病。主要症状有发热、上呼吸道炎、结膜炎、口腔麻疹黏膜斑等，皮肤出现红色斑丘疹及疹退后遗留的色素沉着伴糠麸样脱屑为其主要特征。我国广泛使用麻疹减毒活疫苗后，麻疹的发病率和死亡率显著下降，但仍是全球年发病数最高的国家之一。

（一）流行病学

麻疹患儿是唯一的传染源，主要经呼吸道传播。感染早期，患儿口、鼻、咽及眼部黏膜分泌物中含大量病毒，病毒可经鼻咽部或眼结合膜侵入易感者。密切接触者或直接接触患者的鼻咽分泌物亦可传播。本病的传染期一般为出疹前 5 日至出疹后 5 日，若有并发症，传染性可延长至出疹后 10 日。以冬春季发病为多，患病后可获持久免疫力，很少第 2 次患病。

（二）病因和发病机制

麻疹病毒属副黏液病毒，仅有一种血清型。病毒在外界生存力弱，不耐热，对紫外线和消毒剂均敏感，耐寒耐干燥，0 ℃可存活 1 个月左右。

麻疹病毒经鼻咽部进入人体，在呼吸道上皮细胞和局部淋巴组织中繁殖入血，经血液循环到达全身网状内皮细胞，在该处广泛繁殖（第 1 次病毒血症），散布到全身各组织、器官（第 2 次病毒血症），引起广泛损伤而出现一系列临床表现。由于患儿免疫反应受到抑制，常并发喉炎、支气管肺炎，特别是营养不良或免疫功能缺陷的儿童，可发生重型麻疹或因重症肺炎等严重并发症而导致死亡。

（三）病理生理学改变

多核巨细胞及核内外均有病毒集落的嗜酸性包涵体是麻疹的典型病理特征，主要见于皮肤、淋巴组织、呼吸道和肠道黏膜及眼结膜。真皮和黏膜下层毛细血管内皮细胞充血、水肿、增生、单核细胞浸润并有浆液性渗出而形成麻疹皮疹和麻疹黏膜斑。

（四）临床表现

1. 典型麻疹

（1）潜伏期：约 10 天，在潜伏期末可有低热或全身不适。

（2）前驱期：从发病到出疹有 3 ~ 4 日。主要表现为，①发热，多为中度以上，热型不一；②出现咳嗽、喷嚏、咽部充血等症状，其中流涕、眼结膜充血、流泪、畏光等眼鼻卡他症状是本病特点；③科氏斑（Koplik's spots），又称麻疹黏膜斑，为本病早期特征性体征，出疹前 1 ~ 2 天内于双侧近臼齿颊黏膜处出现细砂样灰白色小点，绕以红晕，一般维持 16 ~ 18 h，大多于出疹后 1 ~ 2 日内消失；④非特异性症状，如精神不振、厌食，婴儿常伴有呕吐、腹泻。

（3）出疹期：多在发热 3 ~ 4 天后出皮疹，此时全身症状及上呼吸道症状加剧，体温可高达 40 ℃，精神萎靡、嗜睡或烦躁不安，咳嗽加剧。首先于耳后、发际处出现皮疹，迅速发展到额、面、颈部，一日内自上而下蔓延到胸、背、腹及四肢，2 ~ 3 日内遍及手心、足底，此时头面部皮疹已可开始隐退。皮疹直径为 2 ~ 3 mm，初散在呈淡红色，后渐密集呈鲜红色，进而转为暗红色，疹间皮肤正常。出疹时全身淋巴结、肝、脾可肿大，肺部可闻干、湿啰音。

（4）恢复期：出疹后 3 ~ 4 天皮疹按出疹顺序开始消退，留有棕色色素斑，伴糠麸样脱屑。随皮疹隐退，全身中毒症状减轻，体温逐渐降至正常。整个病程为 10 ~ 14 天。

2. 非典型麻疹

（1）轻型麻疹：见于潜伏期内接受过丙种球蛋白或出生 8 个月以内尚有母亲被动抗体的婴儿。麻疹黏膜斑不典型或不出现，全身情况良好，无并发症。

（2）重型麻疹：见于营养不良、免疫力低下继发严重感染者。全身中毒症状重，出现惊厥或昏迷等症状。皮疹密集融合，部分皮疹出不透、色暗淡，或皮疹骤退。常伴有肺炎、心力衰竭等并发症，死亡率高。

（3）异型麻疹：见于接种过麻疹减毒活疫苗而再次感染者，表现为持续高热、乏力、肌痛、头痛等，皮疹不典型，易并发肺炎。

（五）并发症

1．肺炎　是麻疹最常见并发症，是麻疹患儿的主要死亡原因。继发性肺炎病原体多为细菌性，常见的有金黄色葡萄球菌、肺炎链球菌等，故易并发脓胸和脓气胸。

2．喉炎　喉炎合并细菌感染时，喉部组织水肿，分泌物增多，临床表现为声音嘶哑、犬吠样咳嗽、吸气性呼吸困难，易引起喉梗阻。

3．心肌炎　轻者仅有心音低钝、心率增快和心电图的改变；重者出现心力衰竭、心源性休克。

4．麻疹脑炎　临床表现、脑脊液改变与其他病毒性脑炎相似，病情大多危重，病死率高，存活者可留有强直性瘫痪、智力障碍、失明等后遗症。

（六）辅助检查

1．周围血象　出疹期白细胞计数常下降，尤以中性粒细胞下降为多。

2．分泌物涂片检查多核巨细胞　鼻咽、眼分泌物及尿沉渣涂片，以瑞氏染色，显微镜下可见脱落的上皮多核巨细胞。在出疹前后 1 ~ 2 天即可阳性，比麻疹黏膜斑出现得早，对早期诊断有帮助。

3．血清学检查　血清麻疹病毒特异性 IgM 抗体检测，可帮助早期诊断。

4．病原学检查　取早期患儿鼻、咽分泌物或血、尿标本进行麻疹病毒分离。用免疫荧光或免疫酶法检测麻疹病毒抗原，可帮助早期诊断。

（七）治疗原则

加强护理，对症处理和防治并发症。

1．一般治疗　患儿应单病室按呼吸道传染病隔离。卧床休息，保持室内适当的温、湿度。保持水、电解质及酸碱平衡，鼓励多饮水。

2．对症治疗　高热时可酌情使用退烧剂，但应避免急骤退热，特别在出疹期。咳嗽可用祛痰镇咳药物。剧烈咳嗽和烦躁者可适当给予镇静剂。继发感染可用抗生素治疗。必要时可吸氧。出疹期可用中药清热、解毒、透疹。WHO 推荐急性期补充大剂量维生素 A，每日 1 次口服，连服 2 日可减少并发症的发生、降低病死率。

3．并发症的处理　有并发症应给予相应治疗。继发细菌感染可给予抗生素。

（八）常见的护理问题和护理措施

【护理问题】

1．体温过高　与麻疹病毒感染有关。

2．皮肤完整性受损　与麻疹病毒引起的皮疹有关。

3．潜在并发症　如肺炎、喉炎、心肌炎、麻疹脑炎。

【护理措施】

1．发热护理　高热患儿应卧床休息至皮疹消退、体温正常。保持室内空气清新，温、湿度适宜，保持床单位清洁，及时更换被汗浸湿的衣服。密切监测体温变化，处理高热时需兼顾透疹，禁用冷敷及酒精擦浴。高热时应遵医嘱使用退热剂，使体温稍降以免惊厥。

饮食宜富含营养易消化，并应多喂温开水，以利于排毒、退热、透疹。恢复期应添加高蛋白质、高能量及多种维生素的食物，无需忌口。

2. 皮肤及五官护理　皮肤保持清洁、干燥，修剪指甲，避免因抓伤皮肤引起的继发感染。可使用生理盐水或 2% 硼酸溶液洗漱口腔；眼部避免强光刺激；眼痂应用生理盐水清洗后，再按需滴入抗生素眼药水或眼膏，可遵医嘱加服鱼肝油预防干眼症；防止分泌物或呕吐物流入耳道引起中耳炎；鼻腔分泌物形成的鼻痂，可用生理盐水将棉签润湿后，轻轻拭除以保持鼻腔通畅。

3. 密切监测病情　及早发现并发症，并配合医生进行处理。出现持续高热、咳嗽加剧、呼吸困难及肺部细湿啰音等为并发肺炎的表现；出现声音嘶哑、犬吠样咳嗽、吸气性呼吸困难及三凹征等为并发喉炎的表现；出现心音低钝、心率增快等可能为并发心肌炎的表现；出现抽搐、意识障碍、脑膜刺激征等为并发脑炎的表现。

（九）预防

1. 管理传染源　隔离患儿至出疹后 5 天，并发肺炎者延长至出疹后 10 天。对接触麻疹的易感儿应隔离观察 3 周，并给予被动免疫，被动免疫只能维持 3 ~ 8 周，以后应采取主动免疫。

2. 切断传播途径　居室通风换气每日 2 次并消毒，病房保持通风并用紫外线照射消毒；衣物应在阳光下暴晒 2 h；减少不必要的探视；接触者离开后立即在阳光下或流动空气中停留 30 min；戴口罩，操作前后应洗手、更换隔离衣。

3. 保护易感儿　流行期间易感儿应避免去公共场所，出入戴口罩。8 个月以上未患过麻疹者均应接种麻疹减毒活疫苗，18 ~ 24 月龄时进行复种。此外，根据麻疹流行病学情况，在一定范围、短时间内对高发人群开展强化免疫接种。体弱易感儿接触麻疹患者后及早注射免疫血清球蛋白，以预防发病或减轻症状。麻疹暴发期间，WHO 建议基于当地流行病学进行研判，是否在 6 月龄进行第 1 次接种。

四、手足口病

手足口病（hand，foot and mouth disease，HFMD）是由肠道病毒引起的急性传染病，临床表现以手足、口腔等部位皮肤黏膜的皮疹、疱疹、溃疡为典型表现，重者可出现无菌性脑膜炎、脑干脑炎、脑脊髓炎、神经源性肺水肿、循环障碍等严重并发症，可导致死亡。本病多发生于学龄前儿童，3 岁以下儿童发病率最高。

（一）病因及发病机制

手足口病患者和隐性感染者均为传染源。病原体多样，均为肠道病毒，包括肠道病毒 71 型（EV71）、柯萨奇病毒（Cox）和埃可病毒的某些血清型，其中 EV71 和 CoxA16 最常见。病毒通过患者的粪便、唾液或口鼻分泌物排出，粪便排出病毒的时间长达 3 ~ 5 周。主要通过消化道、呼吸道和密切接触传播。手足口病的病毒对外界抵抗力较强，室温下可存活数日，污水和粪便中可存活数月，不易被胃酸和胆汁灭活，对乙醚、脱氧胆酸盐、去污剂、弱酸等有抵抗力，能抵抗 70% 乙醇和 5% 甲酚皂溶液。耐低温，4 ℃可存活 1 年，但 50 ℃可被迅速灭活。不耐强碱，对紫外线及干燥敏感，对高锰酸钾、含氯消毒液、甲醛、碘酒等也较敏感。

肠道病毒由消化道或呼吸道侵入人体，在局部黏膜上皮细胞或淋巴组织中繁殖，并从口咽部的分泌物或粪便排出。继而病毒侵入局部淋巴结，并进入血液导致第 1 次病毒血症。随后病毒经血液循环侵犯各靶器官，如网状内皮组织、深层淋巴结、肝、脾、骨髓等处并大量复制，再次入血导致第 2 次病毒血症。最终病毒随血液播散到全身各器官，如皮肤黏膜、中枢神经系统、心脏、肺、肝、脾，引起病变而出现相应临床症状。人体的正常防御机制能控制感染而成为无症状感染或轻症患者，仅少数患者由于病毒引起细胞病变而成为重症患者。

（二）病理生理学改变

典型的病理生理学变化是淋巴细胞变性坏死，以胃肠道和肠系膜淋巴结病变为主。神经组织病理变化主要表现为脑干和脊髓上段有不同程度的炎性反应、嗜神经现象、神经细胞凋亡坏死、单核细胞及小胶质细胞结节状增生、血管套形成、脑水肿、小脑扁桃体疝；肺部主要表现为肺水肿、肺淤血、肺出血伴少量的炎症细胞浸润；还可出现心肌断裂和水肿，坏死性肠炎，肾、肾上腺、脾和肝严重的变性坏死等。

（三）临床表现

手足口病潜伏期多为 2 ~ 10 天，平均 3 ~ 5 天。

1. 普通病例　急性起病，发热，口腔黏膜出现散在疱疹，多见于舌、颊黏膜和硬腭等处，常发生溃疡，可引起疼痛。手、足、臀等部位出现散在斑丘疹、疱疹，偶见于躯干部。疱疹可有炎性红晕，疱内液体较少。可伴咳嗽、流涕、食欲缺乏等症状。皮疹消退后不留瘢痕，一般 1 周左右痊愈。

2. 重症病例　少数病例病情进展迅速，可出现脑膜炎、脑炎、脑脊髓炎、肺水肿、循环障碍等，极少数病例病情危重，可致死亡，存活者可留有后遗症。

（四）辅助检查

1. 血常规　白细胞计数正常、降低或轻度增高，病情危重者白细胞计数可明显升高或显著降低。

2. 血生化　部分病例可见轻度谷丙转氨酶（ALT）、谷草转氨酶（AST）、肌酸激酶同工酶（CK-MB）升高，病情危重者可有肌钙蛋白和血糖升高。

3. 脑脊液检查　中枢神经系统受累时可表现为外观清亮，压力增高，细胞计数增多，蛋白质正常或轻度增多，糖和氯化物正常。

4. 血气分析　重症患儿呼吸系统受累时可出现动脉血氧分压降低、血氧饱和度下降、二氧化碳分压升高和酸中毒表现。

5. 病原学检查　急性期与恢复期血清 CoxA16、EV71 等肠道病毒中和抗体升高 4 倍以上。咽拭子、肛拭子或粪便、血液等标本的肠道病毒特异性核酸阳性或分离到肠道病毒。

6. 影像学检查　胸部 X 线检查可表现为双肺纹理增多，网格状、斑片状阴影，部分病例初期以单侧病变为主。出现神经源性肺水肿时胸部 CT 检查出现相应异常表现。神经系统受累者磁共振检查的表现以脑干、脊髓灰质损害为主。

（五）治疗原则

1. 普通病例　目前尚无特异性治疗措施，主要为对症治疗，注意隔离，避免交叉感染。适当休息，清淡饮食，做好口腔和皮肤护理。可采用广谱抗病毒药物进行治疗。

2．重症病例　神经系统受累者，使用甘露醇等降低颅内高压，酌情使用糖皮质激素和免疫球蛋白，给予降温镇静、止惊等对症治疗。循环呼吸衰竭者给予吸氧，保持呼吸道通畅；维持血压稳定并适量限制液体入量；及时应用血管活性药物；监测生命体征、血氧饱和度，根据病情应用呼吸机，保护脏器功能等。恢复期给予支持疗法，促进各脏器功能恢复；肢体功能障碍者给予康复治疗。

（六）常见的护理问题和护理措施

【护理问题】

1．体温过高　与病毒感染有关。

2．皮肤完整性受损　与病毒引起的皮肤黏膜损伤有关。

3．有感染传播的危险　与肠道病毒可经消化道、呼吸道或直接接触传播有关。

4．潜在并发症　如脑膜炎、肺水肿、呼吸衰竭、心力衰竭。

【护理措施】

1．维持正常体温　密切监测体温，高热者遵医嘱使用退热剂。加强监测有高热惊厥史患儿的病情，预防惊厥发作。

2．皮肤护理　及时更换汗湿衣被，保持衣被清洁。避免用肥皂、沐浴露清洁皮肤，以免刺激皮肤。剪短指甲以免抓破皮疹。手足部疱疹未破溃处涂炉甘石洗剂、冰硼散、金黄散等；疱疹破溃、有继发感染者，局部用抗生素软膏。臀部有皮疹者，保持臀部清洁干燥，及时清理大小便。

3．口腔护理　保持口腔清洁，进食前后用温水或生理盐水漱口。有口腔溃疡者可涂金霉素、鱼肝油。西瓜霜、冰硼散、珠黄散等可促进溃疡面愈合。

4．做好消毒隔离　轻症患儿居家隔离，隔离至体温正常、皮疹消退，一般 2 周左右。房间每天开窗通风 2 次，并定时空气消毒。住院患儿进行床边隔离，接触患儿前后均要消毒双手。用具消毒、暴晒处理，呕吐物及粪便用含氯消毒液处理 2 h 后倾倒。尽量减少陪护及探视人员，并做好陪护宣教，要求勤洗手、戴口罩等。

5．并发症的观察和护理　密切观察病情，尤其是重症患儿。若出现烦躁不安、嗜睡、肢体抖动、呼吸及心率增快等表现，则提示有神经系统受累或心肺功能衰竭，应立即通知医生，并积极配合治疗，给予相应护理。保持呼吸道通畅，积极控制颅内压。使用脱水剂等药物治疗时，应观察药物的作用及不良反应。

（七）预防

指导婴幼儿加强锻炼，增强机体抵抗力。我国研发的 EV-A71 灭活疫苗对 EV-A71 所致的手足口病保护效果不低于 90%，对其所致重症手足口病的保护效果达 100%，可达到一定的预防作用。

第二节　细菌感染

一、猩红热

猩红热（scarlatina）为A组溶血性链球菌感染引起的急性呼吸道传染病，以发热、咽痛、杨梅舌、全身弥漫性鲜红色皮疹为临床特征。

（一）病因及发病机制

A组β溶血性链球菌对热及干燥抵抗力不强，56 ℃持续30 min及一般消毒剂即可将病原菌灭活，在痰和脓液中可存活数周，0 ℃环境中可存活数月。链球菌从呼吸道侵入咽、扁桃体，引起局部炎症，繁殖产生的毒素进入血液循环引起全身毒血症表现。

（二）病理生理学改变

病原菌及其毒素等产物在侵入部位及其周围组织引起炎症和化脓性变化，并进入血液循环，引起败血症，致热毒素引起发热和红疹。主要病理变化是皮肤真皮层毛细血管充血、水肿，表皮有炎性渗出，毛囊周围皮肤水肿、上皮细胞增生及炎症细胞浸润，表现为丘疹样鸡皮疹，恢复期表皮角化、坏死，大片脱落。少数可见中毒性心肌炎，肝、脾、淋巴结充血等变化。

（三）临床表现

潜伏期1 ~ 7天，平均2 ~ 3天。

1．普通型　典型临床表现为，①持续发热：体温可高达39 ℃左右，可伴头痛、全身不适等；②咽峡炎：咽痛、吞咽痛，局部充血并可有脓性渗出，颈及颌下淋巴结肿大及压痛；③皮疹：发热24 h内出现皮疹，始见于耳后、颈及上胸部，迅速蔓延至全身。皮疹特点为全身皮肤均匀分布弥漫充血性针尖大小的丘疹，高出皮面，有痒感，压之变白，去压后经数秒恢复充血。部分患者可见带黄白色脓头且不易破溃的皮疹，称为“粟粒疹”。面部皮肤充血，但无皮疹，口、鼻周围充血不明显，形成“口周苍白圈”征。在皮肤皱褶处，皮疹密集或因摩擦出血呈紫色线状，形成“线状疹"［又称帕氏线（Pastia lines）］。病程初期，舌苔厚白，舌乳头红肿凸出于白苔之上，称为“草莓舌”，2 ~ 3天后白苔消退，舌面光滑呈肉红色，乳头仍凸起，称为“杨梅舌”。一般皮疹于48 h达高峰，接着按出疹先后顺序消退，2 ~ 3天退尽，重者可持续1周左右。疹退后皮肤脱屑，皮疹愈多，脱屑愈明显。手、足掌、指/趾部大片脱皮，可呈套状，面部躯干部常为糠屑状。近年来轻症患者较多，常仅有低热、轻度咽痛等症状，皮疹较少，消退较快，脱屑较轻。

2．脓毒型　咽峡炎的化脓性炎症，渗出物多，形成脓性假膜，局部黏膜可坏死形成溃疡。细菌扩散后形成化脓性中耳炎、鼻窦炎、颈淋巴结炎等，甚至引起败血症，目前已罕见。

3．中毒型　毒血症的临床表现明显。高热、头痛、剧烈呕吐，甚至神志不清、中毒性心肌炎及感染性休克。病死率高，目前已罕见。

（四）并发症

1．化脓性并发症　由于细菌直接侵袭咽喉周围组织，常易引起周围组织发炎。如化脓性淋巴结炎，表现为颈部淋巴结肿大，伴有压痛；化脓性中耳炎，表现为耳道有脓性渗出。

2. 中毒性心肌炎　在猩红热早期，病菌产生的大量毒素常常会侵犯到心脏，引起心肌炎等。患儿可出现高热、寒战等毒血症状。

3. 溶血性链球菌侵入机体后常使人体免疫系统发生抗原抗体的免疫反应，临床表现为下列并发症：①急性肾小球肾炎，绝大部分为链球菌感染后肾炎，临床以血尿、少尿、水肿和高血压为主要表现；②风湿热，与溶血性链球菌关系密切。临床表现为发热、游走性多发性关节炎、心肌炎（以心内膜受累为主）、皮下小结、环形红斑、舞蹈病。

（五）辅助检查

典型病例诊断较简单，患儿外周血白细胞及中性粒细胞增高。确诊需咽拭子培养 A 组 β 溶血性链球菌阳性，若无足够抗体，由于毒素不只有一种，其诊断意义有限。

（六）治疗原则

青霉素是治疗猩红热和一切链球菌感染的首选抗生素，一般注射青霉素 G，疗程 7 ~ 10 天。对青霉素过敏者可用红霉素口服，或头孢菌素类药物，疗程不得少于 7 天。重者可静脉给药或两种抗生素联合应用。

（七）常见的护理问题和护理措施

【护理问题】

1. 体温过高　与链球菌感染有关。

2. 疼痛　与炎症反应有关。

3. 皮肤完整性受损　与猩红热皮疹及瘙痒有关。

4. 潜在并发症　如心肌炎、肾炎。

【护理措施】

1. 高热护理　卧床休息，监测体温变化，必要时遵医嘱使用退热剂，及时更换汗湿衣物。保持室内空气流通，温湿度适宜。鼓励病儿多喝水，补充水分利于细菌毒素的排泄。

2. 减轻疼痛　保持患儿口腔清洁，每次进餐前后或睡觉前后用温盐水漱口。咽部疼痛明显时，进行疼痛评估，必要时采取措施缓解疼痛；给予富有营养、易消化、半流质或软食，忌酸、辣、干、硬食物。保证患儿有足够的休息时间，可指导患儿通过分散注意力的方式缓解疼痛，如听音乐、看电视等。

3. 皮肤护理　观察皮疹的情况，保持皮肤清洁。向患儿及家长讲解疾病的一般临床表现及病程。剪短指甲，尽量避免患儿抓挠皮肤，防止引起皮肤继发感染，可给予炉甘石洗剂以减少瘙痒；勤换内衣裤，最好穿柔软棉布制品。脱皮时可涂油脂，有大片脱皮时要及时用剪刀剪掉，嘱咐患儿不能用手强行剥离，以免引起皮肤感染。沐浴时避免水温过高，避免使用刺激性强的肥皂或沐浴液，以免加重皮肤瘙痒感。

4. 观察病情　观察病情变化，因少数患儿可出现并发症。防止心肌炎、蜂窝组织炎和肾炎等并发症的发生。

（八）预防

明确诊断后及时隔离，隔离期限至少为 1 周，至咽拭子培养 3 次阴性后可解除隔离。不需住院的患儿可行居家隔离治疗。对密切接触的易感者需检疫 1 周，有条件的可做咽拭子培养。对可疑病例应及时采取隔离措施。平时儿童应注意个人卫生，勤晒被褥，注意室内空气流通，流行季节儿童避免去公共场所。

二、中毒型细菌性痢疾

中毒型细菌性痢疾（bacillary dysentery，toxic type）是志贺菌属感染引起的肠道传染病，是细菌性痢疾的一种严重类型。起病急骤，突发高热、病情严重，迅速恶化并出现惊厥、昏迷和休克。本型多见于 3 ～ 7 岁儿童，病死率高，必须积极抢救。

（一）病因和发病机制

病原体为痢疾杆菌，系属肠杆菌的志贺菌属。痢疾杆菌对阳光敏感，经照射 30min 即可死亡。志贺菌经口进入消化道，侵袭肠黏膜上皮细胞并在其中繁殖、释放毒素，引起炎症反应和微循环障碍，导致肠黏膜炎症坏死、溃疡，形成黏液脓血便，并引起脏器功能改变。志贺菌内毒素入血后，引起发热、毒血症及急性微循环衰竭，进而引起感染性休克、DIC 及重要脏器功能衰竭，临床表现为中毒性菌痢。

（二）病理生理学改变

中毒型细菌性痢疾肠道病变多见充血水肿，个别出现结肠浅表溃疡。全身病变重，多脏器微血管痉挛及通透性增加，突出的病理改变为大脑及脑干水肿，神经细胞性出血及点状出血，肾小管上皮细胞变性坏死。

（三）临床表现

潜伏期多数为 1 ～ 2 天，短者数小时，起病、发展快，高热可＞ 40 ℃（少数不高），迅速发生呼吸衰竭、休克或昏迷，肠道症状多不明显甚至无腹痛与腹泻，也有在发热、脓血便后 2 ～ 3 天发展为中毒型。根据其主要表现又可分为以下 3 型：

1. 休克型（皮肤内脏微循环障碍型） 主要表现为感染性休克，早期为微循环障碍，可见精神萎靡，面色灰白，四肢厥冷，脉细速、呼吸急促，血压正常或偏低，脉压小。后期表现为微循环瘀血、缺氧、口唇及甲床发绀、皮肤花斑、血压下降或测不出，可伴心、肺、血液、肾等多系统功能障碍。

2. 脑型（脑微循环障碍型） 因脑缺氧、水肿而发生反复惊厥、昏迷和呼吸衰竭。早期出现嗜睡、呕吐、头痛、血压偏高、心率相对缓慢。随病情进展很快进入昏迷、频繁或持续惊厥。瞳孔大小不等，对光反射消失，呼吸深浅不匀、节律不整，甚至呼吸停止。

3. 肺型（肺微循环障碍型） 又称呼吸窘迫综合征，以肺微循环障碍为主，常在中毒型痢疾脑型或休克型的基础上发展而来，病情危重、病死率高。

4. 混合型 上述两型或 3 型同时或先后出现，是最为凶险的一型，病死率很高。

（四）辅助检查

1. 大便常规 病初可正常，以后出现脓血黏液便，镜检有成堆脓细胞、红细胞和吞噬细胞。

2. 大便培养 可分离出志贺菌属痢疾杆菌，肛拭子或灌肠取粪便镜检有大量脓细胞或红细胞可初步确诊。

3. 外周血象 白细胞总数多增高至（10 ～ 20）$\times 10^9$/L 以上，以中性粒细胞为主。当发生 DIC 时，血小板明显减少。

4．免疫学检测　目前应用荧光物质标记的痢疾杆菌特异性多价抗体来检测大便标本中的致病菌，方法各异，都较快速，但特异性有待进一步提高。

5．特异性核酸检测　采用核酸杂交或PCR可直接检查粪便中的痢疾杆菌核酸，具有灵敏度高、特异性强、快速简便等优点。

（五）治疗原则

1．病原治疗　选用对痢疾杆菌敏感的抗生素治疗。

2．降温止惊　可采用物理、药物降温或冬眠疗法。惊厥不止者，可用地西泮或用水合氯醛保留灌肠，或肌内注射苯巴比妥钠。

3．感染性休克的治疗　治疗目的在于恢复全身各脏器组织的血液灌注和正常代谢。应针对休克的病理生理学特征补充血容量、纠正酸中毒、调节血管舒缩功能、消除血细胞聚集以防止微循环淤滞，以及维护重要脏器的功能。

4．防治脑水肿及呼吸衰竭　保持呼吸道通畅，给氧。静脉滴注20%甘露醇降低颅内压，或与利尿剂交替使用；使用血管活性药物改善脑微循环。若出现呼吸衰竭时，使用呼吸兴奋剂或辅以机械通气。

（六）常见的护理问题和护理措施

【护理问题】

1．体温过高　与痢疾杆菌感染有关。

2．组织灌流量改变

（1）惊厥：与脑微循环障碍有关。

（2）休克：与周围血管微循环障碍有关。

3．潜在并发症　如脑水肿、脑疝、呼吸衰竭。

【护理措施】

1．降低体温，控制惊厥　保持室内空气清洁，温、湿度适宜。患儿绝对卧床休息、监测体温，综合使用物理降温、药物降温甚至亚冬眠疗法，争取在短时间内将体温降至36～37℃，防止由于高热惊厥导致脑缺氧、脑水肿加重。加强皮肤护理。

2．密切观察病情

（1）专人监护，严密监测患儿意识状态、生命体征、尿量及抽搐情况等病情变化，准确记录24 h出入量。

（2）评估并记录大便次数、性状及量，正确估计水分丢失量作为补液参考。勤换尿布，便后及时清洗，防臀红发生。

（3）及时采集大便标本送检，常规检查标本应取脓血部分，细菌培养标本应取黏液微带血部分（应在使用抗生素前、不可与尿液混合），必要时使用取便器或肛门拭子采取标本。

3．防治脑水肿和呼吸衰竭的发生　由于反复惊厥能加重脑缺氧和脑水肿，易致呼吸衰竭；持续颅高压，又能加重惊厥，甚至形成脑疝。故在配合治疗的同时，保持呼吸道通畅，充分给予吸氧。遵医嘱使用脱水机、利尿剂等，必要时配合医生使用呼吸机治疗。

（七）预防

搞好环境卫生，加强对饮食、饮水、粪便的管理，消灭苍蝇。做到饭前便后洗手，不饮生水，不吃变质和腐烂食物，不吃被苍蝇接触过的食物。不要暴饮暴食，以免胃肠道抵抗力降低。在疾病流行期间可口服痢疾减毒活菌苗，密切接触者应医学观察 7 天。做好隔离消毒措施，肠道隔离至临床症状消失后 1 周或 3 次大便培养阴性为止。

第三节　结 核 病

一、概述

结核病（tuberculosis）是由结核分枝杆菌引起的慢性感染性疾病。全身各个脏器均可受累，但以肺结核为常见。WHO《2020 年全球结核病报告》指出目前全球患有结核病的人数不断下降，2019 年全球新发结核病患者约为 1000 万例，其中儿童约占 12%。儿童时期感染结核病往往是成人结核的诱因。

（一）流行病学

1. 传染源　主要为开放性肺结核患者。与成人结核患者不同，小儿结核病往往可找到明确的排菌传染源。

2. 传播途径　结核病主要通过呼吸道传播。结核分枝杆菌随唾沫散于空气之中，或已干的带菌痰液尘埃飘浮于空气之中，易感小儿吸入后，在一定条件下，结核分枝杆菌可在小儿肺内引起感染，产生肺部原发病灶。少数经消化道传播。

3. 易感人群　生活贫困、营养不良、居住拥挤、社会经济落后等，为人群结核病高发的主要原因。当机体免疫力减低，侵入细菌的数量多、毒力强时，儿童更易发病。

（二）病因和发病机制

结核分枝杆菌属分枝杆菌，具有抗酸性，革兰氏染色阳性。对人类致病的结核分枝杆菌主要为人型和牛型，其中人型是小儿结核病的主要病原体。

结核分枝杆菌是一种细胞内寄生菌，结核病的免疫主要是细胞免疫。机体受结核分枝杆菌感染后，在产生免疫力的同时，也产生变态反应，均为致敏 T 细胞介导的，是同一细胞免疫过程的两种不同表现：①适度的变态反应能提高巨噬细胞对结核分枝杆菌的吞噬杀伤能力，对免疫是有利的；②而当变态反应过强时，可加剧炎症反应，甚至发生干酪样坏死，造成组织严重损伤或结核分枝杆菌播散，对机体反而有害。

（三）辅助检查

诊断需确定其性质、范围和是否排菌，从而确定其活动性，作为预防和治疗的根据。

1. 结核菌素试验［见附：结核菌素试验（PPD 试验）］。

2. 实验室检查

（1）结核分枝杆菌检查：从痰、胃液、支气管洗涤液、脑脊液和胸水等病变局部穿刺液中找到结核分枝杆菌。婴幼儿可取胃液查菌。

（2）红细胞沉降率（血沉）：结核活动期血沉增快，但无特异性。

（3）免疫学诊断及分子生物学诊断：包括酶联免疫吸附试验（ELISA）、酶联免疫电泳技术、DNA 探针及聚合酶链反应（PCR）、WHO 推荐的 Xpert MTB/RIF 检测试剂盒等。

3. X线检查　胸部X线正、侧位摄片对诊断很有帮助，可检出结核病的病变部位、性质和病灶的活动情况，有助于小儿结核病及非结核病的鉴别，亦可观察治疗效果，必要时可做CT。

（四）治疗原则

1. 一般治疗　注意营养，选用富含蛋白质和维生素的食物。有明显结核中毒症状及高度衰弱者应卧床休息。避免感染麻疹、百日咳等疾病。

2. 抗结核药物治疗　治疗原则是：①早期治疗；②联合用药；③适宜剂量；④规律用药；⑤坚持全程；⑥分段治疗。早期发现、早期诊断及早期合理治疗尤为重要。联合用药以保证疗效和延缓或防止产生耐药性。

目前常用的抗结核药物有两类：①杀菌药物，如异烟肼、利福平、链霉素、吡嗪酰胺；②抑菌药物，如乙胺丁醇、乙硫异烟胺。

相关药物毒性反应包括：①异烟肼毒性反应较轻，大剂量时可出现精神兴奋或异常，血清转氨酶增高，肝功能不良者慎用；②链霉素主要对听神经有损害而引起耳聋、耳鸣、眩晕，其次有时出现口唇及四肢麻木等；③利福平及其代谢产物呈橘红色，故尿、眼泪、汗液呈橘黄色。不良反应为肝功能损害，血清转氨酶增高。对氨基水杨酸钠妨碍利福平从肠道吸收，故两药不得同时服用；④乙胺丁醇主要是视神经损伤，表现为球后视神经炎、视力障碍、对红绿两色分辨能力减退、视野缩小，停药后可恢复。

（五）预防

1. 控制传染源，减少传染机会　结核分枝杆菌涂片阳性患儿是小儿结核病的主要传染源。早期发现及合理治疗结核分枝杆菌涂片阳性患儿，是预防小儿结核病的根本措施。

2. 普及卡介苗接种　卡介苗接种是预防小儿结核病的有效措施。目前我国计划免疫要求在全国城乡普及新生儿卡介苗接种1次。

接种卡介苗的禁忌证有：①先天性胸腺发育不全或严重联合免疫缺陷病患儿；②急性传染病恢复期；③注射局部有湿疹或患全身性皮肤病；④结核菌素试验阳性。

3. 预防性抗结核治疗

（1）目的：①预防儿童活动性肺结核；②预防肺外结核病发生；③预防青春期结核病复燃。

（2）适应证：①与开放性肺结核患儿密切接触者；②3岁以下婴幼儿未接种卡介苗而结核菌素试验中度阳性以上者；③新近结核菌素试验由阴性转为阳性的自然感染者；④结核菌素试验阳性伴早期结核中毒症状者；⑤结核菌素试验阳性的新患麻疹或百日咳小儿；⑥结核菌素试验阳性小儿须较长期使用糖皮质激素或其他免疫抑制剂者。

（3）方法：一般可用异烟肼每日10 mg/kg进行预防性治疗，每日最大剂量不超过300 mg，疗程6～9个月。

二、原发型肺结核

原发型肺结核（primary pulmonary tuberculosis）是指结核分枝杆菌初次侵入肺部后发生的原发感染，是小儿肺结核的主要类型。原发型肺结核包括原发复合征与支气管淋巴结结核。

（一）病理生理学改变

其基本病变为：①渗出，②增殖，③坏死。典型的原发复合征呈“双极”病变，即一端为原发病灶，另一端为肿大的肺门淋巴结。由于小儿机体处于高度过敏状态，病灶周围炎症十分广泛，原发病灶范围扩大到一个肺段甚至一个肺叶。小儿年龄愈小，大片性病变表现愈明显。

（二）临床表现

1．症状　症状轻重不一。轻者可无症状，仅在体检做X线检查时发现。一般起病缓慢，可有：①低热；②盗汗；③食欲不佳；④疲乏等结核中毒症状，多见于年龄较大儿童。婴幼儿及症状较重者，突起高热达39 ~ 40 ℃，但一般情况尚好，与发热不相称，2 ~ 3周后转为低热，并有明显结核中毒症状，干咳和轻度呼吸困难是最常见的症状。婴儿可表现为体重不增或生长发育障碍。当胸内淋巴结高度肿大时，可产生压迫症状，压迫气管分叉处可发生痉挛性咳嗽，压迫支气管使其部分阻塞时可引起喘鸣，还可出现声嘶、胸部静脉怒张。

2．体征　周围淋巴结有程度不同的肿大。肺部体征不明显，与肺内病变不一致。原发病灶较大，叩诊呈浊音，听诊呼吸音减低或有少量干、湿啰音。婴儿可伴肝脾大。

（三）辅助检查

1．胸部X片检查　局部炎症性淋巴结相对较大而肺部的初染灶相对较小是原发型肺结核的特征；原发综合征呈现典型哑铃状双极影者已少见。胸部X片检查支气管淋巴结结核最为多见。X线表现为：①炎症型，②结节型，③微小型。

2．胸部CT检查　对疑诊原发型肺结核但胸部X片检查正常者有助于确诊。

3．结核菌素试验　呈强阳性或由阴性转为阳性。

（四）治疗原则

治疗原则见本节概述部分。抗结核药物的应用如下：

1．无症状或症状不多的原发型肺结核　药物选择以异烟肼为主，配合利福平或乙胺丁醇，一般疗程为9 ~ 12个月。

2．活动性原发型肺结核　宜分阶段治疗，在强化治疗阶段宜用3 ~ 4种杀菌药，即异烟肼、利福平、链霉素和吡嗪酰胺，2 ~ 3个月后以异烟肼、利福平或乙胺丁醇巩固维持治疗。

（五）常见护理问题和护理措施

【护理问题】

1．体温过高　与结核分枝杆菌感染有关。

2．疲乏　与结核分枝杆菌感染有关。

3．营养失调，低于机体需要量　与食欲不佳及机体消耗有关。

4．有感染传播的危险　与呼吸道排出病原体有关。

5．潜在并发症　如结核性脑膜炎。

【护理措施】

1．发热护理　定时测量体温，遵医嘱进行对症处理，注意保暖。

2．充分休息　保持居室空气流通，阳光充足，除严重的结核病和极度衰弱者应绝对卧床休息外，一般不应强调绝对卧床。可做适量室内外活动，呼吸新鲜空气。

3. 保证营养供给　注意摄入热量高、富于蛋白质及维生素的饮食。营养调配要适合患儿胃口，促进食欲，以增加患儿对疾病的抵抗力。

4. 做好隔离与消毒

（1）需呼吸道隔离，开放性肺结核患儿应独居。

（2）入室前工作人员须戴帽子、口罩。

（3）护理患儿后，最好采用机械法刷洗双手，即用刷子与肥皂以转圈的方法将手彻底刷完后，在流动水下冲净，如此两次共 2 min 或在 0.2% 过氧乙酸溶液中浸泡 2 min，然后再用肥皂在流动水下刷洗干净。

（4）患儿食具应放在为传染病专设的消毒锅内煮沸消毒 30 min。

（5）痰液吐于有 1/3 杯的 0.5% 过氧乙酸加盖杯中。

（6）室内保持空气流通，每日紫外线照射一次。

5. 密切观察病情　应注意观察患儿咳嗽、呼吸状态；有无咯血、头痛等；注意观察精神症状，以便早期发现结核性脑膜炎症状，及时诊治。

三、结核性脑膜炎

结核性脑膜炎（tuberculous meningitis）简称结脑，是小儿结核病中最严重的一型。常在结核原发感染后 1 年以内发生，尤其在初感染 3 ~ 6 个月最易发生结脑。多见于 3 岁以内婴幼儿。

（一）病理生理学改变

软脑膜弥漫充血、水肿、炎性渗出，并形成许多结核结节，易出现脑底部炎性渗出物积聚，引起脑神经损害。脑组织血管病变早期主要为急性动脉炎，后期可见栓塞性动脉内膜炎，严重者可引起脑组织梗死、缺血、软化而致偏瘫。炎性病变从脑膜蔓延至脑实质、脊膜或脊髓，可致结核性脑膜脑炎、蛛网膜下腔闭塞等。

（二）临床表现

一般起病缓慢，病程大致可分为 3 期：

1. 早期（前驱期）1 ~ 2 周，主要症状为小儿性格改变、精神呆滞，如少言、懒动、易倦、喜哭、易怒。可有低热、厌食、盗汗、消瘦、呕吐、便秘（婴儿可为腹泻）等。年长儿诉轻度头痛。

2. 中期（脑膜刺激期）1 ~ 2 周，因颅内压增高致持续性剧烈头痛、喷射性呕吐、嗜睡或烦躁不安、惊厥等；出现明显脑膜刺激征。幼婴以前囟膨隆、骨缝裂开为特征，并可出现脑神经障碍，最常见者为面神经瘫痪。

3. 晚期（昏迷期）1 ~ 3 周，以上症状逐渐加重，由意识朦胧、半昏迷而进入昏迷，频繁惊厥发作。患儿极度消瘦，呈舟状腹。常有水、电解质代谢紊乱。最终因颅内压急剧增高，导致脑疝死亡。

（三）辅助检查

早期诊断极为重要，疑有早期征象，即应进行：

1. 脑脊液检查　脑脊液压力增高，外观清亮或呈毛玻璃状。白细胞总数一般为

（50 ~ 500）$\times 10^6$/L，淋巴细胞占 70% ~ 80%。蛋白质含量增高，糖和氯化物含量都减低，为结核性脑膜炎典型的脑脊液改变。

2．抗结核抗体测定　患儿脑脊液中 PPD-IgG、PPD-IgM 抗体测定有助于早期诊断。

3．胸部 X 线、CT 检查　85% 结脑患儿的胸片有结核病改变，胸片证实有血行播散性结核病对确诊结脑很有意义。

4．结核菌素试验　阳性对诊断有帮助，约 50% 的患儿可呈阴性反应。

（四）治疗原则

结脑的治疗主要抓住两个环节：一是抗结核治疗；二是降低颅内高压。

1．抗结核治疗　应联合使用易透过血 - 脑屏障的抗结核药物，分阶段治疗。

（1）强化治疗阶段：异烟肼、利福平、链霉素、吡嗪酰胺四联药物连用 3 ~ 4 个月，其中异烟肼每日 10 ~ 15 mg/kg，最大剂量为 300 mg，开始治疗的 1 ~ 2 周内，异烟肼全日量的一半加入 10% 葡萄糖液中静脉滴注或缓慢静脉推注，余量口服，待病情好转，改为全日量口服。

（2）巩固治疗阶段：继续用异烟肼、利福平或乙胺丁醇，其中利福平或乙胺丁醇使用 9 ~ 12 个月。抗结核药物总疗程不少于 12 个月，或待脑脊液恢复正常后继续治疗 6 个月。

2．降低颅内压　可使用脱水剂（常用 20% 甘露醇）、利尿剂治疗，急性脑积水或疑有脑疝形成时，可进行侧脑室穿刺引流，持续减压。

3．应用糖皮质激素　能抑制炎症物质渗出从而降低颅内压，并可减少粘连，有利于脑脊液循环，早期使用效果好。一般用泼尼松，每日 1 ~ 2 mg/kg（$<$ 45 mg/d），1 个月后逐渐减量，疗程 8 ~ 12 周。

4．对症治疗　对惊厥患儿给予止惊镇静剂；纠正水电解质紊乱。

（五）常见的护理问题和护理措施

【护理问题】

1．潜在并发症　如颅内高压，脑疝。

2．营养失调，低于机体需要量　与摄入不足及消耗增多有关。

3．有皮肤完整性受损的危险　与长期卧床、排泄物刺激有关。

4．知识缺乏　家属缺乏疾病相关知识。

【护理措施】

1．密切观察病情变化，维持正常生命体征

（1）密切观察体温、脉搏、呼吸、血压、神志、双侧瞳孔大小及对光反射、尿量等，早期发现颅内高压或脑疝，积极采取抢救措施。

（2）患儿绝对卧床休息，保持室内安静，避免一切不必要的刺激，治疗、护理操作尽量集中完成。

（3）惊厥发作时，注意记录具体表现；保持呼吸道通畅，取侧卧位，以免仰卧舌根后坠堵塞喉头，不要向口腔内塞入任何物品，避免窒息及误吸；给予吸氧，必要时吸痰或行人工辅助呼吸；放置床栏，移开患儿周围易致其受伤的物品，不要过度用力按压患儿，避免受伤或坠床。

（4）遵医嘱给予脱水剂、利尿剂、肾上腺皮质激素、抗结核药物等，注意药物速度及观察药物疗效、副作用。

（5）必要时配合医生行腰椎穿刺术、侧脑室引流术，做好术后护理。腰椎穿刺术后取去枕平卧位 4 ～ 6 h。根据医嘱定期复查脑脊液结果。

2．改善营养状况，保持口腔清洁

（1）饮食护理：评估患儿的进食及营养状况，提供营养丰富、易消化的食物，保证足够的热量、蛋白质及维生素。少量多餐，耐心喂养。清醒患儿采取舒适体位并协助进食；对昏迷、不能吞咽者，可鼻饲和静脉补液，维持水、电解质平衡，鼻饲时压力不宜过大，以免呕吐。

（2）口腔护理：每日清洁口腔 2 ～ 3 次，以免因呕吐物致口腔细菌繁殖或并发吸入性肺炎；口唇干裂者可涂液状石蜡或润唇膏。

3．维持皮肤、黏膜的完整性

（1）皮肤护理：保持皮肤清洁干燥，患儿出汗多时及时更换衣物，及时清除呕吐物和大小便，保持床铺整洁；昏迷和瘫痪患儿，每 2 h 翻身、拍背一次，按摩受压部位皮肤，骨隆突处可垫气圈或海绵垫，防止出现压力性损伤。

（2）昏迷不能闭眼患儿，可涂眼膏，用纱布覆盖，保护角膜。

4．健康教育

（1）向家长解释该病的一般知识、坚持长期治疗的重要性，告诉家长病情观察要点。强调消毒隔离措施的必要性，对伴有肺部结核病灶的患儿，采取呼吸道隔离措施，保持室内空气清新，每天通风 2 次，维持合适的温、湿度；对患儿呼吸道分泌物、餐具、痰杯等进行消毒处理。

（2）患儿病情好转出院后，应给予家庭护理指导，强调出院后坚持服药、定期到医院复查的重要性。指导患儿及家长严格执行治疗计划；指导他们如何观察病情及药物毒副作用；介绍结核病复发的时间多发生在停药后 2 ～ 3 年，复发的危险因素有营养不良、使用免疫抑制剂等。

（3）与患儿及家长一起讨论如何建立良好的生活方式，保证患儿足够的休息时间，适当进行户外活动。解释加强营养的重要性。

（4）指导患儿避免与开放性结核患者接触，积极预防和治疗各种急性传染病。

（5）对留有后遗症的患儿，指导家长对瘫痪肢体进行理疗、针灸、被动活动等功能锻炼，促进肢体功能恢复。对失语和智力障碍者，进行语言训练和适当教育。

附：结核菌素试验（PPD 试验）

1．试验方法　所用的抗原制品为结核菌纯蛋白衍生物（protein purified derivative，PPD）。一般取 PPD 制品（每毫升含 50 个结核菌素单位）0.1 ml（即含 5 个结核菌素单位）于左前臂掌侧面中下 1/3 交界处皮内注射，使之形成直径为 6 ～ 10 mm 的皮丘。

若患儿患疱疹性结膜炎、结节性红斑或一过性多发性结核、过敏性关节炎等疾病，宜用 1 个结核菌素单位的 PPD 试验，以防因结核变态反应强烈导致局部的过度反应及可能的病灶反应。

2．结果判断　48 ～ 72 h 观察反应结果，以局部硬结直径的毫米数来表示，取硬结横径和纵径的平均值来判断反应的强度。标准如下：硬结平均直径不足 5 mm 为阴性“–”；5 ～ 9 mm 为一般阳性“+”；10 ～ 19 mm 为中度阳性“+ +”；20 mm 及以上为强阳性“+ + +”；除局部硬结外，还可见水疱、破溃、淋巴管炎及双圈反应等为极强阳性“+ + + +”。后两者为强阳性反应。

3．临床意义

（1）阳性反应：①曾接种过卡介苗；②儿童无明显临床症状而仅呈一般阳性反应，表示受过结核感染，但不一定有活动病灶；③ 3 岁以下，尤其是 1 岁以下未接种卡介苗小儿，中度阳性反应多表示体内有新的结核病灶，年龄愈小，活动性结核可能性愈大；④小儿结核菌素试验强阳性反应者，表示体内有活动性结核病；⑤由阴性反应转为阳性反应，或反应强度从原来＜ 10 mm 增至＞ 10 mm，且增加的幅度为 6 mm 以上时，表示新近有感染。

（2）阴性反应：①未感染过结核分枝杆菌；②结核迟发性变态反应前期（初次感染后 4 ～ 8 周内）；③机体免疫反应受抑制可出现假阴性反应，如部分危重结核病、急性传染病、体质极度虚弱者进行免疫抑制剂治疗时、原发或继发性免疫缺陷；④技术误差或结核菌素效价不足。

（张　欣）

习题

一、单项选择题

1．流行性腮腺炎发病时腮腺肿大的顺序为

A．以耳轮为中心、向前、后、上发展

B．以耳垂为中心，向前、后、下发展

C．以三角窝为中心、向前、后、下发展

D．以三角窝为中心、向前、后、上发展

2．麻疹的传染期为

A．出疹前 3 日至出疹后 5 日　　B．出疹前 5 日至出疹后 5 日

C．出疹前 5 日至出疹后 10 日　　D．出疹前 5 日至出疹后 15 日

3．麻疹皮疹出疹的顺序为

A．耳后发际→面颈部→胸、背、腹及四肢→手心足底

B．手心足底→耳后发际→胸、背、腹及四肢→面颈部

C．手心足底→胸、背、腹及四肢→耳后发际→面颈部

D．手心足底→面颈部→胸、背、腹及四肢→耳后发际

4. 猩红热的首选抗生素为

A. 青霉素　　B. 头孢类抗生素

C. 红霉素　　D. 阿司匹林

5. 猩红热的解除隔离的指征为

A. 咽拭子培养一次阴性　　B. 咽拭子培养连续两次阴性

C. 咽拭子培养连续三次阴性　　D. 咽拭子培养连续四次阴性

二、简答题

1. 简述水痘患儿皮肤护理要点。

2. 简述护理原发型肺结核患儿隔离和消毒的措施。

3. 简述结核菌素试验阳性反应的临床意义。

三、案例题

患儿，男，12 岁，因“低热伴咳嗽 1 月余”就诊。患儿 1 月前受凉后出现低热，下午明显，偶有夜间出汗，体温最高可达 39.5 ℃。咳嗽，咳少量白色黏痰，无咯血及胸痛，患儿自认为乏力感加重，学习精力不足。患病后进食和睡眠稍差。患儿有肺结核接触史。查体：体温 37.8 ℃，脉搏 87 次 / 分，呼吸 18 次 / 分，血压 120/80 mmHg。右上肺叩诊音稍浊，语颤增强，可闻及支气管肺泡呼吸音和少量湿啰音。PPD 试验强阳性。

（1）判断该患儿可能的医疗诊断及相关依据。

（2）列出患儿 3 个现存的护理问题。

（3）列出应采取的护理措施。

在线答题

第十七章数字资源

第十七章　儿科重症监护单位患儿的护理

儿童危重病的抢救及监护是儿科护理工作的重要组成部分之一。儿科重症监护单位（pediatric intensive care unit，PICU），是指集中利用现代化的诊疗技术和监护手段，对危重病儿进行持续监护、及时合理的治疗，以及进行有效抢救和积极的生命支持的病区。掌握危重病种的基础医学知识、基本监护及复苏抢救技能、呼吸器等医疗器械的使用是作为儿童重症监护病区护士的基本要求。

第一节　儿科重症单位的监护技术

重症监护技术是指对危重症患者的人体信息和各种医疗仪器运转状态的监护。护士所承担的责任是通过某些先进仪器对患儿的病情进行系统、连续和动态的观察，以利于早期发现问题，为诊断治疗提供可靠依据。

一、心血管系统的监护

1. 临床观察

（1）观察心率、心律、心音强弱、有无奔马律、病理性杂音及血压。

（2）观察有无呼吸困难；面色、甲床、皮肤色泽、肢端温度；尿量、肝的大小等。

2. 心电监护　临床上常用的心电监护仪、心肺监护仪、多功能监护仪均属无创性监护手段，可持续监测心率及心律的变化。心电监测的目的在于及时发现心律不齐、心动过缓 / 过速、心脏停搏。心电监护时电极放置部位并不严格，不同监护电极放置部位不同，但均不是做心电图时的标准位置，监护电极放置部位的基本要求为能触发心率及报警、P 波清晰、不损伤皮肤。心电监护仪所示的心电图不宜作为分析报告用。目前国内外监护仪电极颜色已趋统一，黄色为正电极、红色为负电极、黑色为地线标示。

3. 动脉血压监测　血压是反映循环功能的重要生命体征，血压显著下降提示循环系统的代偿能力衰竭。收缩压（SBP）由血容量及心肌收缩力决定。收缩压的重要性在于保证各脏器供血。舒张压（DBP）反映流经动脉系统的血液流速和动脉壁弹性。舒张压降低是血容量减少的一个标志。脉压是 SBP 与 DBP 的差值，在低血容量休克时最先变小。平均动脉压（MAP）是心脏各时相动脉系统的功能压，是组织灌注的指标。MAP =（SBP+DBP × 2）/3 或 MAP=DBP+1/3 脉压差。

测量血压的方法有间接法与直接法。①间接法：包括普通血压计袖带测量法、多普勒超声血流仪袖带测量法（多用于新生儿），以及使用电子血压表、无创性指套动脉压测定仪等。②直接法：属于侵入性监测手段；在动脉内放置短导管直接测压，可持续监测血压，比间接测压法准确；常用部位为桡动脉。

4. 中心静脉压（CVP）监测　正常值为 0.588 ~ 1.18 kPa（6 ~ 12 cmH_2O，4.4 ~ 8.8 mmHg）。CVP 反映进入心脏的血量与心脏搏出该血量的效率。其高低与右心室功能、静脉血容量及张力有关，对输血、输液治疗有指导作用。

5. 肺动脉压（PAP）与肺动脉楔压（PAWP）或肺毛细血管楔压（PCWP）的监测　正常时 PAP 收缩压为 2.67 kPa（20 mmHg），舒张压为 1.33 kPa（10 mmHg），平均为 2.00 kPa（15 mmHg）。PAWP 为 0.8 ~ 1.33 kPa（6 ~ 10 mmHg）。低血容量休克时 PAP 多降低；PAP 增高可见于心源性休克、创伤性休克、先天性心脏病复苏后等。PAWP 间接反映左心室充盈压，可作为扩容指标，对肺水肿的诊断亦有帮助。

二、呼吸系统的监护及治疗技术

1. 使用人工呼吸机患儿的监护

（1）每小时记录患儿的血压、脉搏、面色、自主呼吸情况。准确记录血气检查结果和吸痰经过，以及呼吸机的各项参数，如频率、压力、潮气量、呼吸值、氧浓度（FiO_2）。

（2）观察患儿呼吸情况：使用呼吸机后，如患儿呼吸平稳，表情安详，面色红润，血压稳定，自主呼吸与呼吸机合拍，表示通气适宜，插管位置正确，机器运转正常。反之，使用机器后，患儿出现焦虑，烦躁不安，挣扎、鼻扇、发绀、呼吸急促，则说明可能有通气不足、管道漏气或痰堵，在吸痰后或确认非机器故障时，应立即与医生联系，采取其他措施，如加大通气量或吸气压力。

（3）观察患儿循环情况：开始使用呼吸机时，要密切观察心率、血压，以了解压力与通气量是否适宜。当持续心率加快，血压偏低，说明通气量过大。

（4）机器运转情况：使用前检查呼吸机管道和各部件接头有无松脱漏气及管道是否有扭曲受压。使用中注意看仪表、听声音，了解机器运转情况。当定容型呼吸机压力明显增高，定压型呼吸机进气时间过短时，应检查有无痰液堵塞，气道梗阻或机器故障等情况。

（5）呼吸机报警装置：其关键部分是压力监测，压力过高、过低时均能报警。性能良好的呼吸机，当电源、气源、吸氧浓度、吸入气体温度等不符合要求时均可报警。

（6）了解吸入气体的加温、湿化效果：吸入气体温度在 32 ~ 34 ℃并含饱和水蒸气为宜。

（7）观察通气功能时，以 $PaCO_2$ 为指标比较可靠。临床中做血气分析或监测经皮二氧化碳分压及呼出气二氧化碳分压。

（8）使用带套囊的气管插管，应每 2 h 放气 15 ~ 20 min，以防气管黏膜长期受压，缺血坏死。注意体外指示小囊不可过分膨胀，漏气时应及时更换。

（9）做好口腔及气管切开的护理。

2. 监测吸入氧浓度　吸氧浓度为 1.0 及 $>$ 0.6 时，其持续吸入时间分别 $<$ 6 h 及

＜24 ~ 48 h，避免长期高浓度氧吸入。

3. 监测血气分析结果　关注血气分析结果，注意有无呼吸衰竭的表现。

4. 心肺监护仪监测呼吸　小儿常用的是阻抗式呼吸监护，借助置于胸部的电极，测定与呼吸动作变化相应的胸部阻抗所形成的呼吸运动图或肺气流图。屏幕可显示呼吸波形及频率。新生儿监护仪多有窒息报警，一般以 20 s 为无呼吸的报警限，还可记录窒息次数。

5. 经皮氧监测（transcutaneous oxygen monitoring，$TcPO_2$）$TcPO_2$ 为非损伤性监测方法，可连续观察血中 PaO_2 变化。多适用于新生儿、婴幼儿。皮下脂肪越薄，所测结果越可靠。电极需放于上胸部、腹部、大腿或上臂内侧等皮肤角化薄弱，又便于固定密封且避开大血管又有良好毛细血管网之处。

6. 经皮二氧化碳监测（transcutaneous carbondioxide monitoring，$TcPCO_2$）$TcPCO_2$ 与 $TcPO_2$ 一样属于非创伤性连续监测法。将电极放置于皮肤上连续测定二氧化碳张力，能反映患儿病情的动态变化，指导临床用药和调节呼吸机参数。温度对 $TcPCO_2$ 的测试结果会产生影响。温度每上升 1 ℃，可使 $TcPCO_2$ 提高 4.5%。这些影响将导致 $TcPCO_2$ 值高于 $PaCO_2$。二者呈线性关系，现已有仪器同时监测 $TcPO_2$ 及 $TcPCO_2$。

7. 经皮血氧饱和度（$TcSO_2$）监测　为非损伤性监测方法，可连续监测血氧饱和度和脉率。探头可为指套形、夹子状（夹在耳垂）或扁平样（贴在前额）。使用方便、安全，对皮肤不造成热损伤。适用广泛，对新生儿、手术患儿尤为合适。对严重低血压、低血容量和应用扩血管药物后的患儿使用，检查结果较 $TcPO_2$ 精确。

三、神经系统的监护

1. 临床观察　密切观察患儿的意识状态、姿势、瞳孔、呼吸、深反射 / 浅反射、肌力、肌张力、病理反射等。

2. Glasgow 评分　有助于判断意识状态，观察病情进展及了解预后。最差者 3 分，最佳者 15 分，见表 17-1。

表 17-1　Glasgow 评分表

睁眼		语言反应		运动反应	
反应	评分	反应	评分	反应	评分
自动睁眼	4	回答正确	5	按指令运动	6
呼唤睁眼	3	回答错误	4	刺痛能定位	5
刺痛睁眼	2	吐字不清	3	刺痛时回缩	4
不能睁眼	1	有音无语	2	刺痛时屈曲	3
		不能发音	1	刺痛时回缩	2
				无动作	1

3．监测颅内压　颅内压增高的危险可以引起脑疝和脑血流的中断。保持血压、颅内压稳定是维持脑灌注压的前提。颅内压正常值因患儿年龄、测压部位及测压方法而异。咳嗽、哭闹、烦躁、排便等均可使颅内压暂时增高。颅内压（intracranial pressure，ICP）的正常值随着年龄的增长而变化，足月儿为 1.5 ~ 6.0 mmHg，儿童为 3 ~ 7 mmHg，年长儿及成人＜ 10 ~ 15 mmHg，若监测颅内压＞ 20 mmHg 超过 5 min 应给予降压处理。

监测颅内压的方法有：

（1）腰椎穿刺测脑脊液压力：颅内压增高时，采用此法有导致脑疝的危险。必须腰穿时应先用一次甘露醇，30 min 后再行穿刺，穿刺后平卧休息 2 h 以上。脑脊液压力超过 1.96 kPa（200 mmH_2O）应考虑存在颅内高压。

（2）脑室穿刺测压：利用腰穿针刺入侧脑室后，连接测压管测定颅压，该方法比腰椎穿刺测压安全。同时在颅压监测下可行控制性脑脊液引流降压，还可进行脑室内注射药治疗脑室膜炎。

（3）颅压监测仪前囟直接测压：该方法为非损伤性测压法。测量时将传感器放置于新生儿、婴儿未闭的前囟直接读数，数值为颅压增高数。囟门太小者不宜使用此方法。

（4）持续直接颅内压监测法：为损伤性颅压监测法。操作时将专用探头（感应器）直接放置于硬膜外、蛛网膜表面或脑室内测压。此方法能连续、精确监测颅压的瞬时变化。其缺点为存在出血、感染及脑组织损伤的危险。目前该方法因设备昂贵，难于普及。

5．脑电图　可出现局灶性或弥漫性异常，结合临床有助于诊断，并可追踪其演变过程。

四、体温监测

测温部位包括中心体温（肛门、口腔、鼻咽部、食道、鼓膜的温度）与体表温度（指、趾、腋下、皮肤）。肛指（趾）温差可间接反映外周血管有无收缩及周围组织灌注情况，正常时应＜ 2 ℃，若 3 ~ 6 ℃表示周围血管高度收缩，＞ 7 ℃则存在血液向身体的重要脏器集中，外周血供明显减少的现象。

人体能保持正常体温的最低环境温度称临界温度。使体内氧耗量最小又能保持正常体温的环境温度称适中温度（中性温度）。在此温度范围内体温完全由血管的舒缩控制，产热维持最低水平。环境温度与裸体皮温（腹壁）之差在 1.5 ℃以内时机体氧耗量最小。成人与新生儿的临界温度与中性温度差异明显（表 17-2），在 NICU 的临床护理工作中需予以重视，指导暖箱的正确使用。

表 17-2　成人及新生儿的临界温度与适中温度

	适中温度（℃）	临界温度（℃）
成人	28	1
新生儿	32	23
早产儿	34	28

第二节　急性呼吸衰竭

呼吸衰竭是指由各种原因导致的中枢或（和）外周性的呼吸生理功能异常，使动脉血氧分压下降和（或）二氧化碳分压增加，患儿有呼吸困难（窘迫）及意识状态的改变。儿童呼吸衰竭多为急性呼吸衰竭，具有较高的死亡率。

若在排除发绀型心脏病的前提下，患儿吸入氧浓度（FiO_2）$>$ 60%，动脉氧分压仍 $<$ 60 mmHg 可判定为低氧性呼吸衰竭；若急性期 $PaCO_2 >$ 50 mmHg，则判定为高碳酸血症性呼吸衰竭。传统上呼吸衰竭分为两型，Ⅰ型呼吸衰竭：缺氧而无二氧化碳潴留（$PaO_2 <$ 60 mmHg，$PaCO_2$ 正常或降低）；Ⅱ型呼吸衰竭：缺氧伴二氧化碳潴留（$PaO_2 <$ 60 mmHg，$PaCO_2 >$ 50 mmHg）。但这种单纯依据血气分析指标作为呼吸衰竭的诊断依据存在一定局限性，随着呼吸急救的进步，大家对呼吸衰竭的定义和理解会有新的进展。

一、病因和发病机制

1．肺部疾病（外周性呼吸衰竭）　包括原发于气道、肺、肺循环等病变。临床上以低氧血症为主，患儿常有呼吸困难、呼吸做功增加。

2．呼吸泵功能障碍（中枢性呼吸衰竭）　由呼吸的驱动障碍所致的呼吸衰竭，呼吸器官本身正常，呼吸泵出现异常。呼吸泵异常包括从呼吸中枢、脊髓到呼吸肌和胸廓各部位的病变，导致肺泡通气不足，血二氧化碳分压增高。

二、病理生理学改变

1．主要病理生理学改变　是呼吸系统不能有效地在空气 - 血液间进行氧气和二氧化碳的气体交换，导致机体氧的供应和二氧化碳的排出不能满足代谢的需求，出现低氧血症和高碳酸血症。

2．低氧血症和高碳酸血症对机体的影响　呼吸衰竭的最终结果是发生缺氧、二氧化碳潴留和呼吸性酸中毒，脑细胞渗透性发生变化，出现脑水肿，使呼吸中枢受损出现呼吸困难，甚至呼吸抑制。通气量进一步减少，其结果又加重了呼吸性酸中毒和缺氧，形成恶性循环。此外，严重的呼吸性酸中毒影响心肌收缩力，心搏出量减少，血压下降，肾血流量减少，肾小球的滤过率降低，严重者导致肾功能不全，产生代谢性酸中毒，酸中毒程度进一步加重。

三、临床表现

1．呼吸系统症状

（1）呼吸困难：辅助呼吸肌活动加强，出现三凹征，鼻翼扇动。上呼吸道梗阻时以吸气性呼吸困难为主，下呼吸道梗阻时以呼气性呼吸困难为主。早期呼吸频率加快，晚期呼吸减慢无力。

（2）呼吸抑制：呼吸肌麻痹者，呼吸浅而无力；中枢性呼吸衰竭表现为呼吸节律不齐，深浅不匀，出现潮式呼吸、叹息样呼吸、呼吸暂停及下颌式呼吸。

2．低氧血症和高碳酸血症的症状

（1）低氧血症：

1）发绀：$PaO_2 < 50$ mmHg，$SaO_2 < 80\%$ 时出现发绀，以唇、口周、甲床等处明显。严重贫血，血红蛋白低于 50 g/L 时不会出现发绀。

2）其他：心率增快、心律不齐、烦躁、嗜睡，甚至惊厥、昏迷、消化道出血、肝功能受损、少尿或无尿甚至肾衰竭。

（2）高碳酸血症：循环系统出现毛细血管扩张表现，多汗、皮肤潮红、口唇暗红；神经系统表现早期为头痛、烦躁不安、意识障碍、肢体颤动，严重时出现昏睡、昏迷、颅内压增高甚至脑疝。

四、辅助检查

动脉血血气分析是诊断呼吸衰竭的主要方法，通过 SaO_2、PaO_2、$PaCO_2$、动脉血 pH 值等数值判断呼吸衰竭的类型、程度等。

五、治疗原则

处理原则为保持呼吸道通畅，迅速纠正缺氧、改善通气，积极治疗原发病，消除诱因，加强一般支持治疗和对其他重要脏器功能的监测与支持，预防和治疗并发症。

1．病因治疗　分析引起呼吸衰竭的原因与诱因，及时处理。

2．防治感染　最好能根据细菌培养、药敏试验选择适当抗生素。

3．改善呼吸功能　详见本节护理措施。

4．纠正酸碱失衡和电解质紊乱

（1）维持静脉输液，保证应有的热量［210 kJ/（kg・d）或 50 kcal/（kg・d）］，水［60 ~ 80 ml/（kg・d）］和电解质的供给，防止脱水和电解质失衡。

（2）呼吸性酸中毒主要通过改善通气纠正，但当呼吸性酸中毒合并代谢性酸中毒，pH 值低于 7.2 时，可适当静脉滴注 1.4% 碳酸氢钠液，每次 10 ~ 20 ml/kg。

在治疗呼吸衰竭过程中，常因并发低钾、低氯血症，产生代谢性酸中毒，有时伴低钠血症，应及时补钾、氯、钠离子等。

5．维持心、脑、肺、肾功能

（1）并发心力衰竭可用洋地黄制剂。

（2）脱水剂：常用 20% 甘露醇，每次 0.5 ~ 1 g/kg 快速静脉滴注，每日 2 ~ 3 次。使用时注意血容量，以免因气道分泌物黏稠而加重气道阻塞。

（3）利尿剂：呋塞米在短期内使肺内水分减少，具有减轻呼吸困难的作用；乙酰唑胺为碳酸酐酶抑制剂，使用时注意监测电解质，特别防止电解质紊乱。

（4）肾上腺皮质激素：常用地塞米松 0.5 mg/（kg・d）静脉滴注，疗程一般为 3 ~ 5 日。

六、常见的护理问题和护理措施

【护理问题】

1．气体交换受损　与肺组织有效换气面积减少有关。

2. 清理呼吸道无效　与呼吸道感染、分泌物过多或黏稠、咳嗽无力及大量液体和蛋白质漏入肺泡有关。

3. 潜在并发症　如重要器官缺氧性损伤。

【护理措施】

（一）改善缺氧和促进二氧化碳排出

吸氧：给氧方法可采用鼻导管、口罩、头罩或氧帐。在通气功能不好，$PaCO_2$ 不高的情况下可采用 CPAP 治疗。氧疗过程中，应注意观察氧疗效果，如吸氧后患儿呼吸困难缓解、发绀减轻、心率减慢，表示氧疗有效；如果通过吸氧无法有效地改善患儿的低氧血症，患儿意识障碍加深或呼吸过度表浅，应做机械通气的准备。

（二）机械通气

机械通气是指用呼吸机产生间歇正压，将气体送入肺内的机械呼吸，呼气是靠胸廓和肺的自然回缩完成的。呼吸衰竭患儿经保守治疗病情不见好转，可通过气管插管或气管切开进行机械通气。目前，机械通气已成为呼吸衰竭治疗的主要手段。

1. 应用指征

（1）血气分析符合呼吸衰竭标准。

（2）呼吸频率减低至正常的 1/2 或以下。

（3）呼吸微弱，全肺呼吸音减低或呼吸停止。

（4）频繁发作的呼吸暂停。

2. 气管内插管

（1）插管途径：经鼻、经口和气管切开。

（2）经鼻或经口置入气管插管的配合与固定：置入气管插管时一般由甲、乙两名护士配合医生操作。甲护士负责固定患儿，观察患儿呼吸、心率、面色等情况；乙护士负责准备、传递物品并协助固定气管插管。

1）操作前，甲护士把置入气管插管所需的物品放置在患儿处，把方巾折叠为 12 cm × 3.5 cm 左右的布卷垫于患儿肩下，使患儿下颌轻轻上抬。置管前，吸出口、鼻腔分泌物。在医生放置气管插管的过程中，监测患儿心率和心律的变化，观察有无心动过缓和心律不齐等。

2）气管插管置入成功后，由乙护士协助医生吸净患儿口腔、咽喉部的分泌物，用加压给氧气囊经气管插管给氧，同时听诊两肺呼吸音，以判断气管插管的位置。

3）听诊后确信气管插管在气管内后便可以固定。用“工”形胶布固定导管（图 17-1），并记录导管内径、进入气管部分的导管长度、鼻腔外剩余部分的导管长度。为减少无效腔，一般以 2 ~ 3 cm 为宜。重新连接好气管插管接头，连接呼吸机，收拾用物，置患儿于舒适体位。

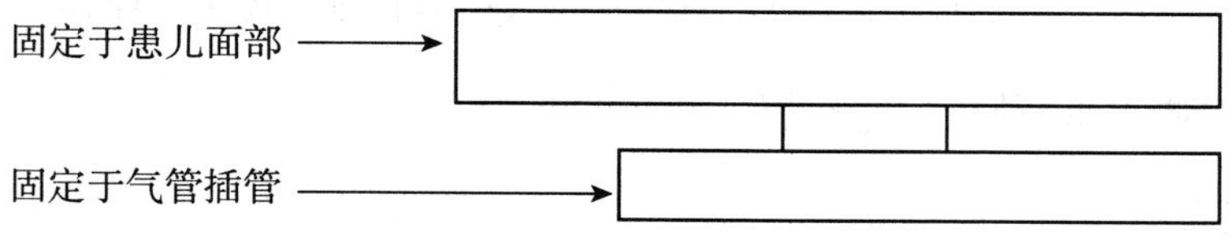

图 17-1　固定气管插管胶布示意图

3．气管切开　气管切开可减少呼吸道解剖无效腔（死腔），便于吸痰，可长时间应用，但手术创伤较大，肺部感染和气管损伤等并发症机会发生的增多。

4．机械通气的护理要点

（1）由专人 24 h 对使用呼吸机的患儿进行特护。

（2）护士必须根据患儿病情详细制订护理计划，按时完成护理措施，并做出评价。

（3）建立特护记录，详细记录体温、脉搏、呼吸、血压、出入量、病情、血气结果、呼吸机参数等。

（4）对执行的医嘱必须严格遵守三查八对的原则。

（5）病情观察：每小时监测一次患儿体温、脉搏、呼吸、血压、皮肤颜色、末梢循环状况；监测有无三凹征，听诊呼吸音，以鉴别气管插管的位置，有无气胸；观察胸廓运动；自主呼吸与呼吸机是否同步；自主呼吸运动强弱；肢体活动情况。

（6）吸痰：正确的吸痰方法是维持有效机械呼吸的关键。吸痰的间隔时间不宜硬性规定，应以肺部听诊为依据，一般 2 h 吸痰一次，痰多时应及时吸，病情好转后可逐渐延长间隔时间。

5．停用呼吸机时的几个问题

（1）停用呼吸机的指征：①患儿病情改善，呼吸循环系统功能稳定；②能维持自主呼吸 2 ~ 3 h 以上无异常；③吸入 50% 氧时，$PaO_2 > 6.65$ kPa（50 mmHg），$PaCO_2 < 6.65$ kPa（50 mmHg），可开始撤离呼吸机。

（2）拔管：①脱掉呼吸机管道，吸净患儿气管插管、口腔、鼻腔、咽喉部的分泌物；②经气管插管为患儿加压给氧，直至拔出气管插管为止；③再次用棉签清洁患儿鼻腔，吸净口腔分泌物，保持气道通畅；④继续观察患儿病情变化，15 min 后复查血气。

（三）保持气道通畅，促进痰液引流

1．翻身、拍背、体位引流、吸痰、加强呼吸道温湿化以保持呼吸道通畅。雾化吸入每次 15 ~ 20 min，每日 2 次，雾化器内放入解痉、化痰、消炎等药物，达到稀释痰液和促进痰液排出的目的。

2．按医嘱正确使用抗生素，以控制肺部感染。

第三节　急性颅内压增高

急性颅内压增高（acute increased intracranial pressure）是多种疾病引起脑实质和（或）颅内液体量增加所致的一种临床综合征。如不及时诊断处理，可危及生命。

一、病因和发病机制

颅骨腔内容纳脑组织、脑血管系统及脑脊液。脑组织、脑血管系统和脑脊液所产生的压力称为颅内压。儿童脑脊液压力正常值为 0.69 ~ 1.96 kPa，脑脊液压力超过 1.96 kPa（200 mmH_2O）即为颅内高压。凡可使脑实质、脑室、颅内血管、硬膜下腔与外腔，以及蛛网膜下腔增大或膨胀的因素，均可引起颅内压增高。常见病因如下：

1. 颅内、颅外感染　脑炎、脑膜炎、重症肺炎、中毒性痢疾等。
2. 脑缺血缺氧　各种病因造成的窒息、呼吸心搏骤停和休克等。
3. 颅内占位性病变　脑肿瘤、寄生虫、颅内血管畸形和脑脓肿等。
4. 其他　颅内出血，各种原因引起的脑脊液产生过多或脑脊液循环受阻等。

二、病理生理学改变

颅内压增高可引起一系列中枢神经系统紊乱和病理变化。

1. 脑血流量减少　颅内压增高时，脑灌注压下降，机体通过脑血管扩张来降低脑血管阻力，维持脑血流量稳定。但当颅内压急剧增高，脑血管的自动调节功能丧失，脑血流量急剧下降，造成脑缺血；当颅内压增高接近平均动脉压时，颅内血流几乎完全停止，脑组织处于严重缺血缺氧状态，最终可导致脑死亡。

2. 脑水肿　颅内压增高可直接影响脑的代谢和血流量导致脑水肿，脑水肿加重又使颅内压进一步增高，两者相互影响，互为因果。

3. 脑移位和脑疝　当颅内压增高到一定程度时，脑组织从高压力区向低压力区移位，导致脑组织、血管及脑神经等重要结构受压和移位，被挤入生理性或病理性间隙或孔道中，从而出现一系列严重的临床症状。

4. 脑缺血反应（库欣反应）　颅内压急剧增高时，患儿出现心率变慢、呼吸减慢、血压升高（又称“两慢一高”），称为脑缺血反应（库欣反应）。

三、临床表现

1. 头痛　颅内压增高使脑膜、血管或神经受挤压或炎症刺激引起头痛。头痛可呈广泛性或局限性，咳嗽、大便或头部位置改变时可使头痛加重。

2. 呕吐　常有喷射性，多不伴恶心。

3. 头部体征　婴儿囟门紧张膨隆，失去正常搏动。

4. 意识障碍　早期有性格变化，淡漠、迟钝、学习记忆力下降、嗜睡或不安、兴奋，如不能及时控制脑水肿则可出现昏迷。

5. 眼部表现　眼球突出、上视受累（落日眼）、偏盲、一过性视物模糊甚至失明、眼底检查可见视盘水肿。

6. 生命体征改变　血压升高，一般以收缩压最先升高，继而脉率减少，呼吸增快，呼吸节律不整。

7. 脑疝　瞳孔不等大，对光反应减弱或消失；颈强直，四肢肌张力增加呈强直性抽搐；意识障碍加深。如不及时处理，患儿昏迷加重，可呈去大脑强直至呼吸循环衰竭。

四、辅助检查

1. 血、尿、便常规检查及必要的血液生化检查，如电解质、血氨、肝功能。
2. 腰椎穿刺　脑脊液除常规检查外应做细胞学检查以排除肿瘤。
3. 颅骨B超　适用于囟门未闭的婴儿，可发现脑室扩大。

4. 脑 CT 检查。

五、治疗原则

积极治疗原发病，降低颅内压。

1. 病因治疗　抗感染，改善呼吸及循环；硬膜下积液、积血、积脓、脑内血肿等可穿刺放液；颅内肿物需要手术治疗。

2. 一般治疗　限制液体入量；避免颅内压增高的诱因，如保持大便通畅，防止便秘；保持呼吸道通畅；预防呼吸道感染；给予氧气吸入，有助于降低颅内压。

六、常见的护理问题和护理措施

【护理问题】

1. 疼痛　头痛，与颅内压增高有关。

2. 有脑组织灌注无效的危险　与颅内压增高、脑疝有关。

3. 有体液不足的危险　与颅内压增高引起剧烈呕吐及应用脱水剂有关。

4. 潜在并发症　如脑疝、心搏骤停。

【护理措施】

1. 减轻患儿头部不适

（1）休息：保持病室安静、舒适，避免大声喧哗和仪器的噪音。头部略抬高呈 20° ~ 30°，以利于脑静脉回流，减轻脑水肿；如有脑疝前期症状时，应平卧。

（2）避免患儿情绪剧烈波动，以免血压骤升而加重颅内压增高。

2. 处理颅内压增高

（1）降低颅内压首选 20% 甘露醇，每次 0.5 ~ 1.0 g/kg，一般 4 ~ 6 h 一次。为达到高渗利尿的目的，注射脱水剂时应在 15 ~ 30 min 内推注或快速滴入静脉。注入脱水剂后，应精确记录尿量、测血压、注意瞳孔和电解质的变化。

（2）体液疗法：其原则是既要防止脑水肿加重，又要避免电解质紊乱，入量应略少于出量，注意观察有无酸中毒、低钾、低钙的临床表现。

（3）呼吸支持：意识障碍或昏迷的患儿需置入气管插管，保持呼吸道通畅，以气囊通气或呼吸机控制呼吸，增加通气量，降低 $PaCO_2$，可减少脑血流量，降低颅压。$PaCO_2$ 应维持在 3.3 ~ 4.7 kPa，PaO_2 维持在 12 kPa 左右。

3. 密切观察患儿病情，警惕脑疝、心搏骤停等并发症的发生。

（1）监测体温、心率、呼吸、血压、血气结果、电解质、神志和瞳孔的变化，避免体温过高、二氧化碳潴留、酸中毒和缺氧等可加重脑水肿的因素。

（2）对昏迷患儿要注意眼、耳、鼻、口腔及皮肤的护理，防止出现眼炎、中耳炎、口腔炎及皮肤压力性损伤。保持呼吸道通畅，按需吸痰翻身，预防吸入性肺炎。

第四节　心跳呼吸骤停

心跳呼吸骤停（cardiopulmonary arrest，CPA）是指呼吸循环功能停止，意识丧失或抽搐，脉搏消失，血压测不出。心电图示心动极缓 - 停搏型或心室纤颤。此时患儿面临死亡，如及时抢救，往往可以复生。心肺复苏（cardiopulmonary resuscitation，CPR）是指在心搏呼吸骤停的情况下所采取的一系列急救措施，包括胸外按压形成暂时性人工循环、人工呼吸纠正缺氧、电击除颤转复心室颤动等，其目的是使心脏、肺恢复正常功能，以挽救生命。

一、病因

各种原因均可引起心跳呼吸骤停，常见的原因有：

1．窒息　各种原因所致新生儿窒息，如被窝闷窒、异物或乳汁呛入气管、痰堵塞。

2．意外事件　电击、溺水、严重创伤、大出血等。

3．各种感染　败血症、感染性休克、颅内感染。

4．药物中毒和过敏　青霉素过敏、麻醉意外及洋地黄中毒等。

5．电解质与酸碱平衡紊乱　血钙过高或过低、严重酸中毒等。

6．医源性因素　胸部或心脏手术等。

7．心源性因素　心肌病、心肌炎、先天性心脏病、心律失常、急性心脏压塞（心包填塞）等。

8．婴儿猝死综合征（sudden infant death syndrome，SIDS）。

二、病理生理学改变

1．缺氧　心跳呼吸心搏骤停时首先导致机体缺氧。当机体组织缺氧时出现无氧糖酵解，产生过多的乳酸，引起代谢性酸中毒。缺氧、酸中毒可抑制心肌收缩力，影响细胞膜功能，使 K^+ 从细胞内逸出，促发心室颤动而停搏。脑的耗氧量占全身耗氧量的 20% ~ 50%，严重缺氧时，脑组织首先受损害。心跳呼吸停止 4 ~ 6 min 即可导致脑细胞死亡。

2．二氧化碳潴留　二氧化碳浓度增高可抑制窦房结的传导，引起心动过缓和心律不齐，并抑制心肌收缩力，可引起脑血管扩张，导致脑水肿。

三、临床表现

患儿发生心跳呼吸骤停后，意识突然丧失或伴有短暂抽搐；呼吸断续、喘息，随后呼吸停止；皮肤苍白或明显发绀；瞳孔散大和对光反射消失；大动脉（颈、股动脉）搏动消失；听诊心音消失。心电图显示出现心搏徐缓、心室颤动、心室停搏。

四、治疗原则和护理措施

抢救成功的关键是快速识别和启动急救系统，尽早提供基本生命支持、高级生命支持及心肺复苏后的治疗和护理。

1. 基本生命支持（basic life support，BLS） 即心跳呼吸骤停后的现场急救，包括快速判断和尽早实施心肺复苏，以迅速启动应急反应系统。儿童采取的程序为胸外按压维持正常循环（circulation，C）、开放气道（airway，A）、人工呼吸（breathing，B）；对于新生儿，心搏骤停主要为呼吸因素所致（已明确为心脏原因者除外），其 CPR 程序为开放气道（airway，A）、人工呼吸（breathing，B）、胸外按压维持正常循环（circulation，C）。

（1）开放气道（A）：首先应清理口、咽、鼻分泌物、异物或呕吐物，必要时进行口、鼻等上气道吸引；开放气道多采取仰头抬颏法（head tilt-chin lift maneuver）：用一只手的小鱼际（手掌外侧缘）部位置于患儿前额，另一只手的示指、中指置于下颏将下颌骨上提，使下颌角与耳垂的连线和地面垂直；疑有颈椎损伤者可使用托颌法（jaw thrust）：将双手放置在患儿头部两侧，握住下颌角向上托下颌，使头部后仰程度为下颌角与耳垂连线和地面成 60°（儿童）或 30°（婴儿）；若托颌法不能使气道通畅，应使用仰头抬颏法开放气道。

（2）建立呼吸（B）：采用 30 ∶ 2 的按压 - 通气比率为患儿进行呼吸复苏，若为双人复苏则为 15 ∶ 2，若开放高级气道（气管插管或声门上高级气道），应进行持续按压，并每 6 ~ 8 s 给予 1 次人工呼吸。

（3）胸外按压（C）：将患儿平卧于硬板，抢救者以手掌根部压心前区胸骨处，另一只手压在该手背上，用力快速（100 ~ 120 次 / 分）按压（≥ 1/3 胸部前后径），保证胸廓完全回弹，尽量减少胸外按压过程中断。婴儿的按压深度约为 4 cm（约 1.5 inch），儿童的按压深度为 5 cm（约 2 inch）。对于已进入青春期的儿童，使用成人按压深度（至少 5 cm 但不超过 6 cm）。对较小婴儿可用双手环抱患儿胸部，将第 2 至第 5 指并拢置于背部，双手大拇指置于胸骨中下 1/3 处，避开剑突，用两手拇指与其余 4 指同时相对按压。

心肺复苏的有效指征包括扪及大动脉搏动、口唇及甲床颜色转红，出现自主呼吸、扩大的瞳孔缩小及对光反射恢复、肌张力恢复。

2. 高级生命支持（advanced life support，ALS） 为心肺复苏的第二阶段，是在 BLS 基础上，在不导致胸外按压明显中断和电除颤延迟的情况下，建立血管通路、使用药物，进行电除颤、气管插管，使用人工呼吸器、进行心电监测等，以维持更有效的通气和循环、最大限度地改善预后。条件允许时，BLS 和 ALS 应同时进行；如一人实施胸外按压，一人进行通气，其他人准备除颤、心电监护、建立输液通道、准备急救药物等。

（1）高级气道通气：包括放置口咽或鼻咽通气道、喉面罩通气道、气管插管、食管 - 气管联合导气管等。

（2）供氧：自主循环尚未恢复前，推荐使用 100% 纯氧；自主循环恢复后应逐步调整供氧，以保证动脉血氧饱和度维持在 94% ~ 99%。

（3）建立与维持静脉通路：首选周围静脉通路，必要时可同时建立周围静脉和中心静脉通路。

（4）药物治疗：主要作用包括抗心律失常、纠正休克、纠正电解质和酸碱失衡、维持心输出量和复苏后稳定等，有条件应尽快给予。常见的急救药物有肾上腺素、碳酸氢钠、阿托品、葡萄糖、利多卡因、钙剂等。

3．心肺复苏后的综合治疗和护理　主要针对自主循环恢复后的治疗和护理，包括监测与保护心、肺、肝、肾、脑等重要脏器的功能，判断与治疗诱发心跳呼吸骤停的原发疾病和并发症，提供必要的复苏后康复训练等。心肺复苏仅是抢救心跳呼吸骤停患儿的第一步，心肺复苏后患儿仍面临多种威胁，如脑缺氧、心律不齐、低血压、电解质紊乱及继发性感染。因此必须有专人护理，严密观察病情变化。

（1）心电监护：注意心率变化及异常波形，防止心脏再度骤停。

（2）呼吸管理：保持呼吸道通畅，必要时做气管插管，使用呼吸机。根据患儿情况及时吸痰，所供氧气要湿化，疑有感染者，应及时送痰培养及细菌药敏试验。

（3）维持有效循环量及水电解质平衡：监测血压、周围循环、血气和电解质。严格记录出入量，保证热量供给，纠正酸中毒、低钾、高钠等电解质、酸碱失衡。

（4）加强基础护理：保证口腔、皮肤、会阴的清洁，防止发生继发性感染。

（5）给予患儿及家庭的支持：精心护理患儿，保证患儿的安全和舒适；多与患儿父母交谈，客观准确地介绍病情，聆听其父母的主诉，鼓励患儿父母参与可能的护理活动。

第五节　急性中毒

一、概述

急性中毒是指具有毒性作用的物质通过不同途径进入人体后，引起某些组织和器官的功能性和器质性损害，出现一系列的中毒症状和体征，甚至危及生命。

（一）病因和中毒途径

1．消化道吸收　为最常见的中毒形式，小肠是主要吸收部位。常见的原因有食物中毒、药物误服、灭鼠或杀虫剂中毒等。

2．皮肤接触　常见的有穿着被农药污染的衣服、蜂刺、虫咬、动物咬伤等。

3．呼吸道吸入　多见于气态或挥发性毒物的吸入。常见的有一氧化碳中毒、有机磷吸入中毒等。

4．注射吸收　多为误注药物。如毒物或过量药物直接注入静脉，被机体吸收的速度最快。

5．经创伤口、创伤面吸收　如大面积创伤而用药不当，可经创面或创口吸收中毒。

（二）病理生理学改变

常见的病理生理学改变包括毒物抑制血红蛋白的携氧功能、激发人体异常免疫反应、通过血脑屏障蓄积于脑细胞膜而抑制脑细胞功能、干扰细胞膜的离子运动和膜兴奋性等。

（三）临床表现

儿童急性中毒的临床症状与体征常无特异性，首发症状多为腹痛、腹泻、呕吐、惊厥或昏迷，严重者可出现多脏器功能衰竭。

（四）中毒的诊断

急性中毒的检查和诊断主要依据毒物的接触史、患儿的临床症状体征和毒物鉴定。

1. 病史

（1）询问毒物接触史：了解进食或接触过哪些毒物、进食量和时间。

（2）了解患儿出现了哪些症状，症状出现的时间和发展过程。

（3）对过去一向健康而突然出现难以解释的症状，如腹痛、恶心、呕吐、青紫或皮肤潮红、多汗，尤其是在家中、集体儿童机构中有数人同时发病时，要考虑有急性中毒的可能性。应详细了解患儿的生活环境有无与毒物接触的可能，检查患儿的衣物及活动环境有无毒物残留，以掌握重要资料为明确诊断提供线索。

2. 体格检查

（1）注意一般情况及神志状态、呼吸、脉搏、体温、血压。

（2）观察特征性症状和体征，有无惊厥、昏迷和狂躁；有无喉水肿和肺水肿；有无特殊的气味；瞳孔有无扩大和缩小；皮肤的颜色和湿度有无异常；有无口腔黏膜糜烂、流涎、腹痛、呕吐、腹泻等。

3. 毒物鉴定　对毒物未明或不明中毒原因的患儿，可收集剩余毒物、呕吐物、洗胃内容物或根据可疑线索分别采用血液、尿液或粪便进行毒物鉴定。

（五）治疗原则

立即终止毒物对机体的接触，进行早期治疗，对中毒原因不明者，在诊断的同时，先做一般急救处理，防止中毒程度的发展。

（六）常见的护理问题和护理措施

【护理问题】

1. 潜在并发症　如心跳呼吸骤停。

2. 焦虑 / 恐惧　与病情危重有关。

3. 知识缺乏　患儿及家长缺乏安全防护知识。

【护理措施】

1. 尽快清除毒物并促进毒物排泄，防止出现并发症

（1）清除毒物：

1）口服毒物中毒：采用催吐、洗胃、洗肠和导泻等方法清除消化道毒物。

A. 催吐：适用于食入毒物 4 ~ 6 h 内，神志清楚、合作和年龄较大的儿童。一般采用压舌板或手指刺激患儿的咽喉部和咽后壁引起呕吐，或先口服 1∶5000 高锰酸钾溶液每次 100 ~ 200 ml 再催吐的方法。催吐的禁忌证包括有严重心脏病、食管静脉曲张、溃疡病、昏迷或惊厥的患者，强酸或强碱中毒、汽油、煤油等中毒及 6 个月以下婴儿不能采用催吐。

B. 洗胃：经鼻或经口插入胃管后，用 50 ml 注射器抽吸，直至洗出液清澈为止，首次抽出物应送毒物鉴定。常用洗胃溶液有温开水、2% ~ 5% 碳酸氢钠、生理盐水、1∶10000 高锰酸钾溶液等，牛奶、豆浆、蛋清等对强酸、强碱中毒均可起中和作用，并有保护胃黏膜的作用。

C. 全肠灌洗：适用于毒物已食入 4 h 以上且仍存留于小肠和大肠者，尤以巴比妥类

和重金属类中毒洗肠为必要。常用的洗肠液有 1% 温盐水或清水，也可加入活性炭，应注意水、电解质平衡。

D．导泻：中毒 6 h 以上者，毒物大多已进入肠道，服用泻剂使毒物尽快排出，每次使用 25% 硫酸镁溶液 0.4 ～ 0.5 ml/kg。一般不用油类泻药，以免增加脂溶性毒物，如酚、碘等的吸收。强酸、强碱中毒及严重腹泻者禁用导泻方法。

2）吸入中毒：立即将患儿撤离现场，吸入新鲜空气或吸入氧气，并保持气道通畅。

3）皮肤接触中毒：立即脱去污染的衣服，暴露皮肤用清水冲洗。强酸、强碱类污染皮肤时，应先用干布沾干后冲洗。强酸可选用 3% ～ 5% 碳酸氢钠或肥皂水冲洗；强碱可用 3% ～ 5% 醋酸或食用淡醋冲洗，特别应注意患儿的毛发、指缝等最易残留毒物的部位。

（2）促进毒物排泄：

1）利尿：毒物进入人体后多由肾排泄解毒。口服大量糖水或静脉点滴 5% 葡萄糖溶液，可以稀释毒物在血液内的浓度，增加尿量促进毒物排泄，并具有保护肝的作用。需要时可用利尿剂，利尿时注意水、电解质的平衡问题。

2）透析疗法：适用于某些急性中毒伴肾功能不全者。根据患儿中毒性质的不同可分别采用腹膜透析和血液透析的方法。

（3）使用特效解毒剂：不同的毒物引起的中毒可使用相应特效解毒剂，如有机磷中毒选用解磷定或氯解磷定治疗；亚硝酸盐中毒可用亚甲蓝（美蓝）治疗。

（4）阻滞毒物吸收：牛奶、蛋清、豆浆、浓茶能分别与不同毒物发生沉淀作用，从而延缓或阻止毒物吸收。

2．密切观察病情　详细记录体温、脉搏、呼吸、血压、瞳孔、皮肤、口腔流涎、神志等情况，并注意有无出血倾向。

3．心理护理　根据患儿年龄和心理发育特点，采取患儿能理解的方式表达安慰、关心和爱护。采用家长能接受和理解的方式介绍病情、治疗和护理，使其主动配合。关心安慰家长，并提供有效的信息，减轻家长的负性情绪反应。

4．健康教育

（1）告知家长妥善保管一切药品及毒物，防止小儿误食而致中毒。

（2）切勿擅自给小儿用药，不吃有毒或变质的食品。

（3）普及预防中毒相关的知识教育。

二、毒鼠药中毒

毒鼠药（敌鼠）是一种新型抗凝血灭鼠剂，属高毒类。小儿中毒多是由于毒鼠药放置不妥，导致小儿自取误食；或因误食被毒鼠药污染的粮食及毒死的家禽家畜所致。

（一）毒物及中毒特点

1．毒物　毒鼠药进入小儿体内后，造成维生素 K 的活性减低，影响凝血酶原和凝血因子在肝脏中的合成，凝血过程出现障碍，表现为机体各部位出血现象；毒鼠药还可造成人体毛细血管壁的损伤，增加其脆性和通透性，加重出血倾向。

2．中毒特点　由于误食量的不同可在误食后短时至第 3 天内出现症状，如恶心、呕吐、腹痛等，继而出现出血倾向：鼻、牙龈出血、皮肤紫癜，严重者可有心、脑等重要器官出血；如出血严重，可因缺血缺氧导致休克。

（二）急救处理措施

1. 催吐、洗胃和导泻，解除毒物，减少毒物吸收。

2. 维生素 K 110 mg 肌内注射或加入葡萄糖液内静脉缓慢注射，每日 2 ~ 3 次，持续 3 ~ 5 日。病情严重的患儿首次剂量可加大，并加用足量的维生素 C 治疗，必要时使用糖皮质激素。

3. 对失血过多患儿，迅速输入新鲜血液以预防缺血缺氧引起休克。

三、有机磷农药中毒

有机磷农药种类很多，常用的有对硫磷、内吸磷、敌敌畏、敌百乐、乐果等，根据其毒性的强弱分为高毒、中毒、低毒 3 类。高毒类有机磷农药少量接触即可中毒，低毒类大量进入体内亦可发生危害。

小儿有机磷农药中毒原因多为：误食被有机磷农药污染的食物；使用沾染农药的玩具或农具；母亲使用农药后未认真洗手及换衣服而喂婴儿；或较大儿童在喷过有机磷农药的田地附近玩耍引起中毒。

（一）临床表现

一般急性中毒多在 12 h 内发病，经吸入、口服高浓度或剧毒的有机磷农药，可在几分钟到十几分钟内出现症状以至死亡。

1. 农药中毒早期或轻症可出现头晕、头痛、恶心、呕吐、流涎、多汗、视物模糊、乏力等。

2. 病情较重者出现瞳孔缩小、肌肉震颤、流泪、支气管分泌物增多、肺部有干、湿啰音和哮鸣音、腹痛、腹泻、意识恍惚、行路困难、发热、寒战等。

3. 重症患者常有心动过速、房室传导阻滞等心律失常，血压升高或下降，发绀、呼吸困难、口鼻冒沫甚至带有血液（肺水肿），烦躁、昏迷，因呼吸麻痹或伴循环衰竭而死亡。

（二）急救处理措施

1. 清除毒物，防止继续吸收　首先将患儿移离现场，口服中毒者立即洗胃，除美曲膦酯（敌百虫）外，可用 2% ~ 4% 碳酸氢钠洗胃，因碳酸氢钠等碱性溶液可使美曲膦酯（敌百虫）变成比它毒性大 10 倍的敌敌畏。对于皮肤接触中毒的患儿，应立即去除被污染的被、衣、鞋、袜等，用肥皂水、碱水或 2% ~ 5% 碳酸氢钠溶液彻底清洗皮肤，特别注意指甲、头发等易存毒物的部位。

2. 积极采取对症治疗措施　清除患儿口腔分泌物，保持呼吸道通畅，必要时吸氧。及时纠正呼吸衰竭、脑水肿和肺水肿，保护肝、肾功能，注重强心、利尿、保暖和预防继发感染等问题。

3. 解毒药物的应用　在清除毒物及对症治疗的同时，必须应用解毒药物。

（1）胆碱能神经抑制剂：常用的有阿托品和山莨菪碱等。阿托品剂量为每次 0.02 ~ 0.1 mg/kg，根据病情轻重不同可口服、肌内注射或静脉注射。

（2）胆碱酯酶复活剂：常用的有解磷定和氯解磷定，每次使用 15 ~ 30 mg/kg 解磷定或氯解磷定静脉注射。

上述胆碱能神经抑制剂应及时应用。胆碱酯酶复活剂中的同类药物，每次只能选用一种，不可两种同时用。

（张　欣）

习题

一、单项选择题

1．为婴儿进行心肺复苏时，双拇指环绕放置于胸骨的位置为

A．上 1/3 处　　B．中间

C．中下 1/3 处　　D．下 1/3 处

2．下列描述心肺复苏有效标志**不准确**的是

A．扪及大动脉搏动　　B．瞳孔收缩

C．出现自主呼吸　　D．口唇、甲床颜色转红

二、简答题

（1）简述小儿心电监护电极放置位置的基本原则。

（2）简述低氧血症的主要临床表现。

（3）简述患儿颅内压升高的主要护理措施。

（4）简述小儿颅内压升高的主要临床表现。

三、案例题

患儿，女，6 岁，身高 112 cm，体重 18 kg，住院 4 天前无明显诱因出现非喷射性呕吐，呕吐胃内容物，无发热，无腹痛、腹泻。次日仍呕吐 2 ~ 3 次，转入医院重症监护室，诊断“急性胃肠炎、中度脱水”。入室时血压 77/57 mmHg，心率 150 次 / 分，患儿意识模糊，脸色苍白，呼吸急促，三凹征阳性，双肺背部细湿啰音，心律不齐，心音低钝，未闻及病理性心脏杂音，四肢末梢凉，足背动脉搏动细弱。

请根据患儿目前的状态，分析对患儿重点观察的内容及方法。

在线答题

参考文献

1．崔焱，张玉侠．儿科护理学［M］．7 版．北京：人民卫生出版社，2021.
2．王卫平，孙锟，常立文．儿科学［M］．9 版．北京：人民卫生出版社，2018.
3．崔焱，仰曙芬．儿科护理学［M］．6 版．北京：人民卫生出版社，2019.
4．吴欣娟，张晓静．实用临床护理操作手册［M］．北京：中国协和医科大学出版社，2018.
5．江载芳，申昆玲，沈颖．诸福棠实用儿科学［M］．8 版．北京：人民卫生出版社，2015.
6．江载芳．实用儿科学［M］．8 版．北京：人民卫生出版社，2015.
7．孙锟，沈颖，黄国英．小儿内科学［M］．6 版．北京：人民卫生出版社，2020.
8．毛萌，江帆．儿童保健学［M］．4 版．北京：人民卫生出版社，2020.
9．国家卫生健康委员会．国家免疫规划疫苗儿童免疫程序及说明（2021 年版）［J］．中国病毒病杂志，2021，11（4）：241-245.
10．茹喜芳，冯琪．新生儿呼吸窘迫综合征的防治——欧洲共识指南 2019 版［J］．中华新生儿科杂志（中英文），2019，34（3）：239-240.
11．中华医学会儿科学分会新生儿学组．早产儿无创呼吸支持临床应用建议［J］．中华儿科杂志，2018，56（9）：643-647.
12．中国医师协会新生儿科医师分会循证专业委员会，中国医师协会新生儿科医师分会呼吸专业委员会．2020 新生儿机械通气时气道内吸引操作指南［J］．中国当代儿科杂志，2020，22（6）：533-542.
13．国家呼吸系统疾病临床医学研究中心，中华医学会儿科学分会呼吸学组哮喘协作组，中国医药教育协会儿科专业委员会，等．中国儿童哮喘行动计划临床应用专家共识［J］．中华实用儿科临床杂志，2021，36（7）：484-490.
14．《中华儿科杂志》编辑委员会，中华医学会儿科学分会呼吸学组，中国医师协会儿科医师分会儿童呼吸专业委员会．儿童支气管哮喘规范化诊治建议（2020 年版）［J］．中华儿科杂志，2020，58（9）：708-717.
15．中华医学会儿科学分会呼吸学组慢性咳嗽协作组，《中国实用儿科杂志》编辑委员会．中国儿童慢性湿性咳嗽的诊断与治疗专家共识（2019 年版）［J］．中国实用儿科杂志，2019，34（4）：256-264.
16．中国医师协会儿科医师分会儿童呼吸专业委员会，中华医学会儿科学分会呼吸学组，《中国实用儿科杂志》编辑委员会．儿童常见喘息性疾病抗病原微生物药物合理应用专家共识［J］．中国实用儿科杂志，2020，35（12）：918-926.

17．焦伟伟，孙琳，肖婧等．国家结核病规划指南——儿童结核病管理（第2版）[J]．中国循证儿科杂志，2016，11（1）：65-74.

18．陆叶，崔云，史婧奕等．经鼻导管高流量氧疗在儿童急性呼吸衰竭中的应用效果评价［J］．中华儿科杂志，2021，59（1）：20-26.

19．刘刚，楚建平，陈建丽，等．儿童重症监护病房先天性心脏病患儿心肺复苏效果及预后影响因素分析［J］．中华儿科杂志，2022，60（3）：197-202.

20．孙琪，金志鹏．2020年美国心脏协会心肺复苏及心血管急救指南［J］．中华实用儿科临床杂志，2021，36（5）：321-328.

21．崔云，史婧奕．儿童急性中毒的急诊处理［J］．中华实用儿科临床杂志，2018，33（18）：1381-1384.

后　记

经全国高等教育自学考试指导委员会同意，由医药学类专业委员会负责高等教育自学考试《儿科护理学（本）》教材的审稿工作。

本教材由北京协和医学院护理学院李杨教授担任主编，北京协和医学院护理学院陈京立教授、张欣副教授，北京大学护理学院洪黛玲教授、梁爽副教授、陈华副教授，北京协和医院连冬梅老师，西安交通大学护理学院蒋文慧教授、西安交通大学第二附属医院周静老师参加编写。全书由李杨教授统稿。

全国高等教育自学考试指导委员会医药学类专业委员会在北京组织了本教材的审稿工作。北京协和医院魏珉教授担任主审，北京儿童医院刘小梅教授参审，提出修改意见，谨向她们表示诚挚的谢意。

全国高等教育自学考试指导委员会医药学类专业委员会最后审定通过了本教材。

全国高等教育自学考试指导委员会

医药学类专业委员会

2023 年 5 月